U0190075

临床护理实践教学大纲

主编 明 艳 刘 冰 亓爱红

中国海洋大学出版社

·青岛·

图书在版编目（CIP）数据

临床护理实践教学大纲 / 明艳，刘冰，亓爱红主编．
青岛：中国海洋大学出版社，2024. 6. --ISBN 978-7
-5670-3880-6

Ⅰ. R47-41

中国国家版本馆 CIP 数据核字第 20243A5U63 号

临床护理实践教学大纲

LINCHUANG HULI SHIJIAN JIAOXUE DAGANG

出版发行	中国海洋大学出版社		
社　　址	青岛市香港东路 23 号	邮政编码	266071
出 版 人	刘文菁		
网　　址	http://pub.ouc.edu.cn		
订购电话	0532-82032573（传真）		
责任编辑	邹伟真　刘　琳	电　　话	0532-85902533
印　　制	青岛国彩印刷股份有限公司		
版　　次	2024 年 6 月第 1 版		
印　　次	2024 年 6 月第 1 次印刷		
成品尺寸	185 mm ×260 mm		
印　　张	34.5		
字　　数	733 千		
印　　数	1—1 000		
定　　价	218.00 元		

发现印装质量问题，请致电 0532-58700166，由印刷厂负责调换。

《临床护理实践教学大纲》编委会

主　编： 明　艳　　刘　冰　　亓爱红

副主编： 吕凤菊　　蓝永香　　张丽娜　　王　延　　葛润萌　　秦艳丽　　修明君　　李守娜

编　者：（以姓氏笔画为序）

丁叶祯	于　云	于　雯	于小利	于银平	王　丽	王　岫	王　清
王　敬	王　歡	王丽梅	王秋漫	王晓宁	王晓锋	王海燕	王雪丽
王晨露	亓丰华	亓文倩	艾金民	田　平	冯　瑞	邢雪梅	毕春华
毕翠霞	曲晨菲	刘　玉	刘　昊	刘　婷	刘小龙	刘方花	刘立洁
刘国苗	刘晓庆	江　晓	安丰琴	孙艳清	纪文皓	杜　欣	杜　雪
李　昆	李　琳	李　辉	李　静	李元梦	李东海	李伟静	李丽丽
李秀英	李艳红	李艳芬	李莺鸿	李继霞	杨　洁	杨双华	杨俊清
杨斐清	何　草	何冰冰	宋　倩	张　佳	张　艳	张　萍	张　梦
张　强	张一涵	张玉立	张田丽	张庆丽	张荣荣	张桂珍	张倩茹
张竞竞	张海利	陈　燕	陈　霞	陈树芬	邵雯瑾	苗　媛	范利芳
林亚囡	周　青	周　猛	郑玉香	房显著	孟红岩	孟祥凤	赵嘉祺
胡延慧	段希文	逄　蕾	姜延玲	骆晓萍	徐亚群	徐倩倩	高　欣
高　婧	高　静	郭振津	崔　华	崔秀丽	梁小燕	彭　丽	葛　琳
董　艳	韩　杰	解　冰	窦春晓	臧丽云	管梦睿	薛丁山	冀　敏

前 言

护理学（Nursing）是一门综合性很强的学科，是以自然科学和社会科学理论为基础，研究、维护、促进、恢复人类健康的护理理论、知识、技能及其发展规律的综合性应用科学。护理学还是一门技能性极强的学科，要求从业者具有较强的实践操作能力、一定的沟通协调能力、良好的心理素质和吃苦耐劳的敬业精神。随着现代医学技术的进步，护理人员需要掌握多方面的知识，而不仅仅是对患者进行简单的看护和照料，要在紧急或者突发状况下采取适当的急救措施提高患者的获救率；要给医生减轻负担，成为医生的合作者，及时了解患者的病情变化，为医生提供有价值的参考数据，为正确诊断和治疗奠定良好基础，从而提高医院整体诊疗质量，帮助更多的患者恢复健康。

"护生"是医院的一个特殊群体——护理专业的实习生，他们在学校接受 3 年基础理论学习后进入临床实习阶段，进一步培养良好的职业道德，形成全心全意为患者服务的思想，形成"以患者为中心"的护理理念；熟练掌握各项护理操作，巩固临床专科护理理论和知识，了解和实践临床护理新技术和新业务；将护理心理学知识融会贯通于实践中，以提高对常见病的防治能力、综合分析能力和解决问题的能力，成为具有良好职业素质和及时获取信息能力的合格护理人才。

临床实习的基本要求：① 巩固和运用专业知识，掌握临床常见病、多发病、急危重症的病情观察与判断、护理干预和康复指导等的相关知识；② 掌握基础护理操作技术、急救护理操作技术和各专科护理操作技术等；③ 具备以护理程序为方法解决健康问题的临床护理能力和社区护理能力，护理管理、护理教育和护理科研的基本能力，以及沟通、合作、自我学习等的专业能力；④ 具备良好的专业态度和职业行为等。

青岛滨海学院附属医院（青岛军民融合医院）是一所集医疗、教学、科研、预防、保健、康复等于一体的三级综合性医院，秉承"除疾润心、济泽众生"的办院理念，践行"仁爱、精诚、创新、卓越"的医院精神,自 2020 年 6 月开诊以来,每年接受护理专业本、专科实习学生 300 余名。为了做好实习带教工作,在医院董事会、党委的大力支持下,在行政职能部门的配合下,护理部会同各科室制定了一系列护理专业临床实习规章制度,按照实习大纲要求,结合医院实际,编纂了 19 个护理单元的实习教程,内容涵盖医院文化、护理质量与安全核心制度、各个护理岗位职责和工作流程、应急预案、基础护理、专科护理等,是临床护理教学的指导材料,也是医院临床护理教学的经验总结,对规范和提升临床护理教学具有重要作用。

在该书付梓之际,特对青岛滨海学院附属医院创办人韩方希董事长、科教科李志华教授的支持和指导表示诚挚的感谢! 希望该书的出版能够让更多的护理专业人员从中受惠,能够进一步促进医院护理实习生规范化培训教学工作的开展,能够为培养高质量护理专业人才、服务人民健康做出应有的贡献。

但是,由于编写人员的知识水平和经验有限,书中不足之处在所难免,敬请读者提出宝贵意见,以便在再次修订时加以完善。

青岛滨海学院附属医院(青岛军民融合医院)护理部

2024 年 6 月 19 日

目　录

第一章

护理临床教学管理制度

第一节　护理临床教学计划

一、护理临床带教工作计划

为培养护生的临床操作技能,使其成为具备良好的心理素质、职业道德和沟通技巧并能够以理论联系实际的合格的护理人员,特制定本计划,具体内容如下。

(一)岗前培训

组织学习医院规章制度、医院文化、护士礼仪与行为规范、医院感染知识等,集中培训重点基础操作技能。

(二)入科教育

(1)介绍环境设施。

(2)介绍科室制度。

(3)介绍人员情况。

(4)介绍工作流程。

(5)介绍本科常见疾病及护理常规。

(6)讲解人文关怀护理理念及博爱护理的重要性。

(7)讲解安全护理。

(8)讲解纪律要求。

(9)讲解教学目标、教学计划及出科考试要求。

（三）操作能力的培养

根据实习大纲要求为护生制定切实可行的教学计划，并注重个性化教学，实行一对一带教。注意以下几点。

（1）带教老师首先让护生从理论上熟悉操作程序，再通过实践掌握。

（2）首次操作由带教老师边示范边讲解，第二遍开始由护生独立操作，老师帮助完成。

（3）操作完毕进行讲评，指出问题所在，再让护生强化训练。

（4）对动手能力较差的护生，带教老师应给予耐心细致的指导，鼓励护生大胆操作，对动作不规范者应及时纠正；对动手能力较强、操作较好的护生及时给予鼓励，增强其信心，使其尽快适应角色。

（四）注重"三基三严"训练

基础理论、基础知识、基础技能的训练贯穿整个临床护理教学的全过程。通过护理操作示教和床边指导对护生进行操作训练，鼓励护生多问、多想，不断完善护生的知识体系，锻炼其解决临床实际问题的能力，增强其责任心。

（五）建立良好的护患关系

在护理教学查房中要注重培养护生的沟通技巧和口头表达能力。要求护生在工作中充分体现对患者的人文关怀，鼓励护生主动与患者及其家属交谈，在做各种检查、喂食、用药、治疗、护理操作等前详细告知目的及注意事项，从患者入院宣教到出院指导，利用一切可能的机会对患者进行宣教，以提高护患沟通的能力。

（六）加强理论知识学习

护理部定期组织业务学习，使护生掌握新知识、新理论。结合各专科工作实际情况，带教老师每周进行科内知识小讲课1次，使护生掌握专科知识，能够理论与实际相联系，指导临床实践；结合本专业发展现状，举行"新技术、新知识、新理论"讲座，让护生了解护理发展的新动态，激发护生的学习热情。

（七）坚持教学查房

科室每月至少1次护理教学查房，护士长和（或）带教老师结合典型病例或某个问题、某种疾病、某种现象深入浅出地启发学生的临床思维，培养学生思考与分析问题的能力。

（八）护理部及带教科室定期召开实习生座谈会

护理部每学年组织2次座谈会（实习开始3个月内及实习结束前，由带教科室每组实习护生组织一次），通过召开实习生座谈会了解带教情况，征求护生意见，及时纠正带教中存在的不足，为实习生提供积极向上且和谐温暖的实习环境，从而提高护生对带教的满意度，促进其临床实践能力的不断提高。

（九）出科考核

量化考核内容,要求实习生结束科室实习后均由带教老师根据教学目标进行专科理论、专科技能和基础护理技能的出科考试,并根据考试成绩及平时表现、医德医风、劳动纪律等作出实习鉴定,填写好考核记录。按优秀、良好、中等、及格和不及格五级记分,五级评分制评分标准如下。

1. 优秀(90～100分)

能将所学理论运用于实际工作,熟练掌握护理基本理论和操作技能,具有独立工作能力,能全面达到实习计划要求,学习认真,工作主动踏实,在完成任务、服务态度、遵守纪律方面表现突出。

2. 良好(80～89分)

能将所学理论运用于实际工作,较好地掌握护理基本理论和操作技能,具有一定的独立工作能力,能较好地完成实习计划要求,学习认真,工作主动,在完成任务、服务态度、遵守纪律方面表现较好。

3. 中等(70～79分)

一般能将所学理论运用于实际工作,基本掌握护理基本理论和操作技能,能完成实习计划要求,学习、工作服务态度和遵守纪律方面表现一般。

4. 及格(60～69分)

对于护理基本理论知识的运用及技术操作不够熟练,只能一般完成实习计划要求,并且在学习、工作、服务态度和遵守纪律方面表现一般。

5. 不及格(59分以下)

有下列情况者,评为不及格。

（1）没有做到理论联系实际,技术操作生疏,在老师带教下仍不能完成实习和工作任务。

（2）不听从各级老师意见,对患者缺乏责任心,工作马虎敷衍,发生差错、事故、旷工,造成不良影响和后果。

二、护理临床带教工作安排

为做好临床实习生带教工作,培养实习生理论与临床实践相结合的能力,提高分析问题及解决问题的能力,使其掌握临床常用基础操作及各专科操作技能,了解、熟悉常见病、多发病的诊疗护理常规,根据青岛滨海学院实习生工作安排,结合学院实际情况,特制定如下护理专业实习工作计划。

（一）实习科室(共计23个)

1. 内科

包括神经内科、消化内科、中医内分泌科、肿瘤防治中心、心血管内科、呼吸内科、康复医学科。

2. 外科

包括胃肠外科、甲乳外科、泌尿外科、骨科、神经外科、胸外科、口腔科、眼科、耳鼻喉科。

3. 妇产科

包括妇产中心（妇科、产科、产房）。

4. 其他科室

包括儿科、手术室、急诊科、重症监护室（ICU）、门诊、血液透析室、消毒供应中心、体检中心、感染性疾病科、预防接种门诊。

（二）各科室实习时间与分组

1. 各科实习时间

各科原则轮转 1 个月（特殊情况除外）。

2. 分组安排

由护理部根据实习人数统一分组，原则上每组 5～10 人，最多不超过 10 人，每个护理单元或科室一组。

（三）科室带教管理

1. 实施带教负责人制

各护理单元或科室的带教工作实行带教负责人制，从护士长或带教老师中选拔出一名带教负责人，全面负责科室的实习生管理工作，包括实习生工作安排、日常管理、理论操作培训组织安排、出科考试、实习评价、实习管理相关会议等。

2. 带教形式

每个病区安排具有带教经验的带教老师实行一对一带教，实习生跟随带教老师轮流值班。

3. 带教内容落实

各科室认真对照本书中各专业内容要求，落实带教相关内容，以保证教学质量。

4. 落实各项带教记录

带教负责人根据护理部要求做好相关教学记录。

（1）做好实习生入科教育记录。

（2）做好实习生技能操作指导记录。

（3）做好实习生教学查房记录。

（4）做好实习生业务讲座记录。

（5）做好实习生考核记录。

（6）做好实习生座谈记录。

上述记录可在带教负责人指导下，由实习组长负责记录。

5. **督导检查**

各科室护士长、护理主管为科室（病区）带教工作的第一责任人，应随时检查、指导带教老师各项工作的落实情况，发现问题及时改进，以确保带教工作的质量。

6. **制定带教计划**

由护士长根据护理部带教计划制定出科室带教计划，由护理部分管副主任审核把关。

（四）科室培训与考核要求

1. **入科介绍**

由护士长或带教老师负责，内容包括医院与科室文化、科室介绍等，以 PPT 形式授课。

2. **理论培训**

（1）集中授课：每周组织一次小讲座，时间为 1 h，以科室为单位对实习小组进行集中授课。讲课者为护士长、带教老师、高年资护士等，内容为常见疾病的护理及开展的新技术、新业务。

（2）网络授课：除集中授课外，也可采取网络授课形式，如快课、微课，将实习生该掌握的知识点、健康教育美篇等制作成小视频，让实习生利用业余时间下载自学，这种培训形式更有利于实习生接受，同时可增加学习内容和学习时间。

（3）护理教学查房：每组实习生组织一次护理查房，采用 BPL 教学查房的形式。

（4）其他形式的培训：通过组织实习生参加科室晨会交班、医生查房、病例讨论、不良事件讨论、科室业务讲座、全院护理业务讲座等形式进行培训，以增加实习生学习理论知识的机会。

3. **操作培训**

（1）培训形式：实行操作演示与临床现场操作相结合的形式。

（2）临床常用操作的培训：由带教老师在日常工作中现场示教。

（3）每科培训两项操作，其中护理部指定培训一项，科室自定专科操作一项，由带教负责人安排集中操作示教。

4. **出科考试**

（1）综合理论考试：出科前一周的周末组织考试，由带教负责人出题组织考试，考试内容为实习大纲中要求掌握的专业知识点及培训重点内容。

（2）操作考试：指定操作项目及专科自定项目两项，由带教负责人组织考试。

例如，实习生在某科室四周，第一周培训护理部规定操作一项，第二、三周培训基础或专科操作一项，最后一周理论及操作考试。

5. **总结与考评**

由带教负责人组织总结与考评。

（1）座谈会：由护士长或带教负责人组织带教老师及实习生座谈会，各带教老师对实习生的学习态度、沟通交流能力、基础知识及操作技能的掌握、临床思维等进行点评，提出改进意见。向实习生征求带教意见和建议，便于及时改进带教工作。

（2）师生互评：采用评教、评学形式，教师和学生进行互评。通过发放调查表，评选出"最佳带教老师""最佳实习生"。每组举行出科座谈会时，由科室总带教老师负责组织本组实习生填写科室实习带教质量调查表（组织者：带教负责人，填写者：实习生）。每组实习生出科后，由科室带教老师评价本组所带教的实习生并填写实习生评价表。护理部实习带教满意度调查表（组织者：护理部，填写者：实习生）定期由护理部组织实习生填写。

（3）填写实习生手册：对实习生进行综合评价，带教负责人在征求各带教老师意见的基础上，对实习生在科室的综合表现给予客观、公正的评价，填写实习生手册。

第二节　临床带教相关规定

一、临床带教老师资格

（1）带教老师要身体健康、品德高尚、责任心强，具有扎实的理论知识、操作技能及较强的组织管理能力。

（2）具有专科及以上学历、护师及以上职称、3 年以上（包含 3 年）工作经历且本专业一年以上工作经验。

二、临床带教老师职责

（1）承担病区护士培训、院内护士轮训及实习生带教任务。根据医院培训计划，制定本病区护士的培训计划及实习生的带教计划。协助护士长、护理部做好护士继续教育培训。

（2）带教老师要以身作则，言传身教、责任心强，具有扎实的理论知识、操作技能及较强的组织管理能力。

（3）根据计划对病区护士的理论、基本技能操作及专科操作进行指导与考核。协助护士长完成护士分层次培训及完善护士档案管理。

（4）根据带教计划与实习大纲对实习生进行理论与技能的指导、培训与考核。实习中要严把技术操作关，做到"放手不放眼"，严防护理差错与事故的发生。实习结束时，应根据实习生的综合表现，认真填写实习鉴定表与实习教学反馈表，并与下一病区带教老师做好实习情况的交接与沟通工作。

第三节　临床带教老师准入条件

一、护理总带教老师准入条件

（1）具有崇高的职业道德、强烈的事业心与责任感，认同医院文化，热爱教学工作，具有较强的带教水平。

（2）遵守医院的各项规章制度和管理规定，遵循护理人员语言行为服务规范，与科室同事关系融洽，亲和力强，医护配合好。

（3）应为科室护理骨干人员，护理业务熟练，临床操作能力较强，参加护理部及科室的各级培训及考核，考核成绩优异，能够较好地承担教学任务。

（4）以身作则，教学态度认真，具有良好的沟通能力，能够与学生进行有效沟通。

（5）具备条件：具有本科学历且工作 5 年以上，或者具有研究生学历且工作 3 年以上。

（6）具有丰富的授课经验、良好的语言表达能力，护理查房的组织及专业能力突出。

二、护理带教老师准入条件

（1）具有崇高的职业道德、强烈的事业心与责任感，认同医院文化，热爱教学工作，能为学生树立良好的形象，并具有一定的带教能力。

（2）遵守医院的各项规章制度和管理规定，遵循护理人员语言行为服务规范，与科室同事关系融洽，医护配合好。

（3）教学态度认真，具有良好的沟通能力，能够与学生进行有效沟通。

（4）以身作则，严于律己，能够给实习生积极的正向引导。

（5）具有授课经验、良好的语言表达能力，能够组织护理查房和专业讲座。

（6）具备条件：具有本科学历且工作 3 年以上，或者具有研究生学历且工作 2 年以上。

第四节　护理实习生管理制度

为规范我院实习管理，应对实习生进行教育及监管，保证实习生圆满完成实习计划，确保为患者提供安全的护理服务，特制定实习生管理规定及实习生考核标准。

一、实习生管理规定

在实习期间有实习生所在学校和医院双重管理，医院护理部和实习科室两级管理，护理部设分管教学副主任和教学培训干事。

（一）护理部管理

护理部每季度召开教学会议,同时检查各科室教学情况,及时解决存在的问题;每月组织业务讲座一次;不定时到临床科室检查实习生劳动纪律、着装规范等;实习结束召开实习生座谈会并发放调查问卷,征求对教学工作的评价、意见和建议。

（二）科室管理

各科室带教老师负责制定实习计划,具体管理护理实习生;护士长必须重视临床教学工作,指导带教老师及全体护理人员共同实施临床实习计划;做好实习生入科教育、持续性培训、排班、出科考核、实习纪律监督等工作;各带教老师要以身作则,对实习生严格管理,做到"放手不放眼"。

（三）实习生要求

实习生在实习期间必须认真遵守医院劳动纪律及规章制度,培养良好的医德医风和严谨的工作作风;加强责任心,树立全心全意为患者服务的思想;尊重师长,团结同学;严格遵守医院仪表着装规范。

（四）临床实践

实习生参与临床护理活动必须由临床指导老师监督、指导,不得私自为患者提供临床护理服务;严格执行各种操作规范,避免差错、事故的发生;尊重患者的知情同意权和隐私权;发生或发现异常事件立即向指导老师、护士长汇报。

（五）考勤管理

实习生要遵守医院作息制度,做到不迟到、不早退;科室做好考勤管理,并记录在实习生手册;病假、事假 1 天,需经科室护士长审批;病假、事假 3 天由班主任(辅导老师)报护理部分管副主任审批,超过 3 天由学校管理部门审批;不得口头请假、电话请假、捎假、事后补假及任意延假;请病假需持本院开具的病休证明;旷工 3 天以上自动取消实习资格。

（六）奖励与处罚

（1）奖励:根据实习生在实习期间各方面表现,实习结束评选出"优秀实习生"。

（2）处罚如下。① 警告处分:迟到、早退、脱岗 ≥3 次;综合评价差(评分≤80 分) 2 次以下。② 终止实习:未请假擅离实习岗位 ≥3 天;综合评议差((评分≤80 分) 3 次;违反医院规定,严重影响公众生活秩序及公共场所管理秩序,侵害其他个人、组织合法权益,造成严重后果;擅自处理患者,造成直接责任事故。

二、实习生考核要求

依据实习计划与实习大纲的要求,对实习生的考核做如下安排。

（1）仪容仪表：仪表端庄、着装整洁，胸牌佩戴规范。

（2）劳动纪律：遵守医院各项规章制度，无迟到、早退、旷工及私自换班现象；按时参加护理教学查房、业务讲座、出科考试、出科座谈会。

（3）实习态度：尊敬师长，服从科室工作安排；工作积极、主动，对患者耐心、热情；有责任心，了解所管患者基本情况；及时巡视病房，发现异常，及时上报带教老师；虚心好学，对老师指出的错误及时改正。

（4）日常工作：在带教老师指导下工作，严格遵守"三查十对"及无菌技术操作原则，操作规范，无差错与事故；认真做好基础护理和生活护理，积极参与危重患者的抢救；护理文书书写规范；沟通良好，并能正确运用护患沟通技巧及所学知识对患者进行健康宣教；能对患者出现的一定护理问题进行分析，提出相应的护理措施。

（5）科室每周晨间提问两次，并做好记录，提问实习生及带教老师，考察带教老师的带教情况及实习生对临床讲座、查房、技能实践知识的掌握状况，以便调整带教方案，提高带教效果。

（6）依据实习大纲的要求，出科时进行理论及技能考试，检验本阶段实习护士的实习成果。

（7）综合考核结果与平时工作表现，对实习生做全面的评价。

第二章

门诊护理单元

第一节 门诊掌握内容纲要

时　间	掌握内容
第一周	一、科室概况及环境布局
	二、护理制度:护理人员服务语言行为规范
	三、专科知识培训:门诊护理服务礼仪
	四、操作培训:生命体征监测技术
第二周	一、护理制度培训:门诊预检分诊制度
	二、护理行为告知及护患沟通制度
	三、常见慢性病知识及健康宣教
第三周	一、护理制度培训:护理告知应注意的问题
	二、专科知识培训:听力检测方法及注意事项
第四周	一、应急预案:门诊就诊患者跌倒应急预案
	二、出科考试:理论技能操作考核
	三、实习生出科讲评总结

第二节　门诊培训具体内容

·第一周培训内容·

一、科室概况及环境布局

门诊大楼位于医院大楼主体的前半部分,总面积约 35 000 m^2,共四层,目前开设至三层。进入门诊大楼,宽阔舒适是第一感觉。潺潺的流水,逸动着生命的希望;头顶的蓝天白云,展翅高飞的鸟儿,律动着生机和活力;巨幅油画、绿植和小天使雕像组合成了别样的观感,代表着温暖和美好愿景的医疗街更是别具一格,头顶蓝色背景的海天壁画,通透开阔;主通道两旁,整齐排列着古今中外名医塑像,这既是文化,也是鞭策,是医院看得见的使命和担当,是人文关怀的体现。

一层设有一级预检分诊台、总服务台、医疗主街、放射科、儿科二级预检分诊台、药房等,总服务台有患者可免费使用的轮椅、拐杖、平车等便民用品,在医疗主街的右侧设有便民药房、自动扶梯,另外还有至少三部直梯,给患者就诊带来了极大的便利。

二层设有内科门诊(血液内科、消化内科、内分泌科、神经内科、心血管内科、肿瘤科、肾病科、呼吸内科、放疗科、临床心理科等)、外科门诊(胸外科、骨外科、泌尿外科、神经外科、普通外科等)、妇产科门诊、检验科、超声电生理科等。

三层设有皮肤科门诊、医疗美容科门诊、耳鼻喉科门诊、眼科门诊、口腔科门诊、中医理疗科门诊(内设中药房)、疼痛(麻醉)科门诊、康复医学科门诊、内镜室、候诊大厅、二次候诊区等。

二、护理制度培训:护理人员服务语言行为规范

(一)语言行为标准

1. 语言修养要求

(1)语言规范,简洁精练,要有逻辑性。

(2)语言文明,语调柔和,语音适中,态度诚恳。回答患者询问耐心、热情,避免语言冷漠,禁忌语言粗俗。

(3)保护患者的隐私,尊重、理解患者。

2. 礼貌用语

(1)上班、下班时——您早,您好,请您慢走……

(2)麻烦别人时——实在不好意思给您添麻烦了,麻烦您了,谢谢……

(3)被人呼叫时——马上来,请您稍等一下……

（4）与同事分别时——早点休息,辛苦了,再见。

（5）自己失误时——实在对不起,很抱歉,请原谅。

（6）称呼病人时——视年龄、性别、职业而定(不能称床号)。

3. 介绍用语

（1）自我介绍要简洁,例如,我是刘某某,请问有什么需要帮助的吗。

（2）介绍他人要有礼貌,体现尊重。例如,向患者介绍情况时可以说:这位是您的就诊医师李医师,他医术很高,对您的病很有研究等。

4. 电话礼仪

（1）掌握接打电话的基本礼仪。

① 电话铃响后,立即接电话(铃声不超过 2 次),提起话筒后,不要与周围人再继续讲话。

② 电话通话过程中,一般由对方结束谈话,如果对方话还未讲完,不要挂电话,待对方讲完并挂断电话后,自己再挂。

（2）掌握电话用语。

① 打电话者——自报家门,作适当问候,条理清楚,述事。

② 接电话者——铃响即接,报出家门,确定对方,作适当问候,记录并复述来电述事。

③ 代人接电话——应记下来电者、何事、如何回复。绝不可以生硬态度喊:找谁?不在!

（二）面部表情

微笑时要真诚、亲切,带有关心、同情和理解,这样可以起到安抚作用;微笑得体,忌哈哈大笑,忌紧锁眉头,忌面部僵硬。

（三）举止行为

稳重、端庄、大方、优美。

（1）站立:头微抬,目光平和、自信,两肩水平;上身挺直、收腰;双手自然下垂至身体两侧或交叉于小腹处;双足并拢,夹角 15°～20°,重心在足弓上。

（2）行走:头、肩、上身的要求与"站立"相同;双臂前后摆动幅度约 30°,微握拳;两腿并拢,沿直线小步前进,体现轻而敏捷。

（3）坐:头、肩、上身的要求与"站立"相同;单手或双手持平衣裙坐下,臀部占椅面的 1/3～1/2;两手轻轻握拳或交叉于小腹前;两腿轻轻靠拢;两足自然踏地。

（四）不良习惯

（1）毫不顾忌地打哈欠、打喷嚏、咳嗽、打嗝。

（2）不分场合随意隔衣抓痒、挖耳、剔牙。

（3）随地吐痰,乱扔杂物。

（4）粗枝大叶,丢三落四(准备不充分)。

（5）坐在患者的床上，打听私事，评论他人的服饰。

三、专科知识培训：门诊护理服务礼仪

（一）接待礼仪

在为患者引路时，应走在患者左前二步或三步，让患者走在路中央，并适当地做些介绍；遇有拐弯的地方应使用手势，提醒患者"这边请"。

（二）职业用语

问候语"您好"，请求语"请"，感谢语"谢谢"，抱歉语"对不起"，道别语"请慢走"。

（三）称呼礼仪

国际称呼：称男性为先生，称女性为女士；中国称呼：大爷、奶奶、叔叔、阿姨、大哥、大姐等；职务称呼。

（四）与患者沟通

根据不同层次的患者，视具体情况对待；语言力求简洁准确，通俗易懂，吐字清楚；表情要得体，语调要平和，语速要适中。

（五）电话礼仪

铃响 3 声或 10 s 内接听，接听后应答："您好，呼吸科，请问您有事吗？"

（六）乘电梯时的注意事项

在电梯内，不可大声喧哗或嬉戏说笑；先上电梯的人应靠后站，以免妨碍他人乘电梯；电梯内已有很多人时，后进的人应面向电梯门站立；公共场所不可谈论患者的检查结果或病情。

四、操作培训：生命体征监测技术

项目	总分	技术操作要求	评分标准	扣分
仪表	5	仪表、着装符合护士礼仪规范。	1 项不符合要求扣 2 分。	
操作过程	10	（1）洗手，戴口罩，摘手表； （2）核对医嘱、执行单； （3）备齐用物，用物放置合理、有序，依次检查所备物品，保证安全有效： ①治疗车上层：治疗盘内放纱布、体温计、血压计、执行单、笔； ②治疗车下层：放弯盘、速干手消毒剂、医疗垃圾袋、生活垃圾袋。	未核对，扣 3 分； 未检查体温计、血压计，扣 3 分；	

项目	总分	技术操作要求	评分标准	扣分
		（4）检查体温计、血压计性能及电显是否充足（安全评估：体温计、血压计无破损）； （5）清点体温计数目。	其余1项不符合要求，扣1分。	
安全评估	10	（1）备齐用物，携至床旁，核对患者，询问患者姓名，查看床头牌、手腕带与执行单是否一致； （2）说明目的，做好解释工作，了解患者的身体状况、自理程度，取得合作，了解患者0.5 h前是否有哭闹、剧烈运动及情绪变化等，并根据患者的病情和年龄评估测量方法； （3）查看患者局部皮肤情况及肢体灵活度； （4）周围环境整洁，光线充足； （5）与患者沟通时语言规范，态度和蔼。	未查对患者，扣3分； 未查对床牌、手腕带、患者，各扣2分； 查对患者姓名不规范，扣2分； 与患者交流语言不规范、态度不和蔼，各扣1分； 其余1项不合要求，扣1分。	
操作过程	测体温（三种方法选其一）20	向患者说明目的，以取得合作。 （1）红外线额式体温计： ① 安全评估：患者额头有汗液时擦干； ② 取下探头保护盖； ③ 按下电源／记忆按钮； ④ 将探测器于距离前额中心1～3 cm处对准额头； ⑤ 按下测温按钮； ⑥ 测量在1 s后完成并发出提示音； ⑦ 读取度数并记录； ⑧ 盖好探头保护盖。 （2）电子体温计（测腋温）： ① 解开患者的衣扣（避免过度暴露患者）； ② 协助患者取舒适卧位，注意保暖； ③ 安全评估：患者腋下有汗液时，用纱布擦干； ④ 按下电源按钮，接通电源； ⑤ 显示"L"后，转动体温计，使显示面向内，将探测器放在患者的腋窝中央并嘱其夹紧； ⑥ 约20 s蜂鸣器发出鸣响，测量结束； ⑦ 取出体温计，读取度数并记录； ⑧ 关闭体温计电源； ⑨ 将体温计置于弯盘内。 （3）汞柱体温计（测腋温）： ① 解开患者的衣扣（避免过度暴露患者）； ② 协助患者取舒适卧位，注意保暖； ③ 安全评估：患者腋下有汗液时，用纱布擦干；	未评估额部皮肤有炎症、伤口、汗液等禁止使用额式体温计测量的情况，扣2分； 未评估腋下有创伤、炎症、出汗较多以及肩关节受伤或消瘦夹不紧体温计等禁测腋温的情况，扣2分； 未将汞柱甩至35℃以下，扣15分。	

项目	总分	技术操作要求	评分标准	扣分
	测体温（三种方法选其一）20	④ 将体温计汞柱甩至 35℃ 以下； ⑤ 将汞柱端放在患者腋窝中央并嘱其夹紧； ⑥ 10 min 后取出，用纱布擦拭体温计； ⑦ 读取度数并记录； ⑧ 将体温计置于弯盘内。	读数误差 ≤0.4 ℃，扣 2 分，读数误差 >0.4 ℃，扣 15 分； 其余 1 项不合要求，扣 1 分。	
操作过程	测脉搏15	（1）向患者说明目的，以取得合作； （2）患者取自然卧位，手臂轻松置于床上，手腕伸展； （3）护士将食指、中指、环指的指腹平放于测量处（一般为腕桡动脉搏动明显部位），按压力度适中，以能清楚测得脉搏搏动为宜； （4）测试 30 s，将数据乘以 2； （5）安全评估：如果有异常，测量 1 min，如果脉搏短细，应由两名护士同时测量，一人听心率，另一人听脉率，由听心率者发出"起"或"停"的口令，计时 1 min； （6）测量结果正确； （7）对手消毒并记录结果。	每分钟误差 ≤4 次扣 2 分，每分钟误差 >4 次扣 15 分； 其余 1 项不合要求，扣 1 分。	
	测呼吸10	（1）护士保持测脉搏姿势； （2）观察患者胸腹部的起伏情况，一起一伏为一次呼吸； （3）测 30 s，将数据乘以 2； （4）安全评估：对呼吸微弱者，将棉花置于其鼻孔前，观察棉花被吹动的次数，如有异常，测量 1 min； （5）测量结果正确； （6）对手消毒并记录结果。	每分钟误差 >2 次扣 2 分，每分钟误差 >4 次扣 10 分； 其余 1 项不合要求，扣 1 分。	
	测血压（两种方法选其一）20	（1）电子血压计： ① 向患者说明目的，取得配合； ② 协助患者取坐位或卧位（特殊情况除外），掀盖被，卷袖，露臂，手掌向上，肘部伸直，外展 45°； ③ 插上电源线（未安装电池或电池不足时）； ④ 平稳放置血压计，位置与肱动脉、心脏在同一水平线上； ⑤ 将袖带平整地缠于上臂中部，松紧以放入一根手指为宜； ⑥ 下缘距肘窝 2～3 cm 处（将袖带上"▼"或"中"标识置于肱动脉搏动最明显处）； ⑦ 按下开始/停止按钮，自动开始测量；	血压计位置：坐位平第 4 肋，卧位平腋中线，位置错误，扣 2 分；	

项目	总分	技术操作要求	评分标准	扣分
测血压（两种方法选其一）20		⑧ 测量过程中嘱患者保持自然姿势，身体不要移动，保持安静状态； ⑨ 显示测量结果后，正确读取血压数值（对无心律失常者可同时读取脉率）； ⑩ 取下袖带； ⑪ 对手消毒并记录结果； ⑫ 按下开始/停止按钮，切断电源。 （2）台式血压计： ① 向患者说明目的，取得配合； ② 协助患者取坐位或卧位，掀盖被，卷袖，露臂，手掌向上，肘部伸直，外展45°； ③ 平稳放置血压计，打开血压计，使零点位置与肱动脉、心脏在同一水平线上； ④ 开启汞柱开关； ⑤ 驱尽袖带内空气，将袖带平整地缠于上臂中部，松紧以放入一手指为宜； ⑥ 下缘距肘窝2～3 cm处（进出气管置于肱动脉处）； ⑦ 检查汞柱是否至"0"点； ⑧ 将听诊器胸件置于肱动脉搏动最明显处，一手固定，另一手关闭气囊开关，并握住气球向袖带内充气至肱动脉搏动消失，再使其上升20～30 mmHg[①]（注气平稳）； ⑨ 缓慢放气（放气均匀，以4 mmHg/s速度下降）； ⑩ 听到第一声响时，汞柱所在的刻度为收缩压，声音突然消失或变小，汞柱所在刻度为舒张压，测量结果正确； ⑪ 测量结束，驱尽袖带内空气；拧紧螺旋帽，放回盒内；血压计右倾45°，全部汞柱流回槽内，关闭汞柱开关，盖上血压计盒盖；取下听诊器； ⑫ 对手消毒并记录结果。	未做到"四定"（定时间、定部位、定体位、定血压计），扣1分； 注气过猛导致汞溢出，扣5分； 充气或放气不均匀，扣5分； 将听诊器胸件塞在袖带下，扣1分； 测量者视线未与汞柱同一水平，扣5分； 测量结束未关汞柱开关，扣2分； 误差≤10 mmHg，扣2分，误差>10 mmHg，扣20分； 未口述血压测量要求，扣2分； 其余1项不合要求，扣1分。	
操作后	5	（1）协助患者取舒适卧位，整理床单位； （2）正确处理物品。	1项不合要求，扣1分。	
评价	5	（1）动作轻稳，观察准确； （2）患者安全、舒适，沟通及时； （3）操作时间10 min。	操作时间每延长30 s，扣1分。	
合计	100			

① mmHg 表示毫米汞柱，为废弃单位，但临床上仍惯用。1 mmHg≈0.133 kPa。

注意问题：

（1）对体温的观察内容：体温的类型、热型、发热过程中伴随的临床表现及患者的心理反应。

（2）红外额式体温计的使用注意事项：① 测体温的时候，环境温度最好为10℃～40℃，温度不在此范围可能会影响测量的准确性。② 冷敷发热患者额头、发汗及采取其他降温措施后会使测量结果偏低，应避免在这种情况下测量。③ 被测人周围的环境要稳定，不能在风扇、空调的出风口等地方测量。④ 不能在室外或阳光强烈的地方测量。

（3）影响电子体温计的正确测量的因素：① 运动、洗澡或饮食后。② 长时间盖被子、身体发热时。③ 起床后立即开始活动时。④ 体温计探测器接触到衣物。⑤ 体温计没有放置于正确位置上。⑥ 连续测量时。⑦ 腋下大量出汗时。

（4）异常脉搏观察的内容：应观察脉搏的速率、节律，脉搏强弱有无改变，还应观察动脉壁的弹性、动脉走行深浅有无异常及患者的心理反应。

（5）呼吸困难的定义及临床表现：呼吸速率、深浅度和节律改变的呼吸障碍称为呼吸困难。临床表现为发绀、鼻翼扇动、肋间隙凹陷，呼吸浅而急促严重者可出现意识障碍。

（6）血压测量"四定"：定时间、定部位、定体位、定血压计。

（7）血压测量要求：血压应相隔1～2 min重复测量，取2次读数的平均值记录。如果收缩压或舒张压的2次读数差>5 mmHg，应再次测量，取3次读数的平均值记录。首诊时要测量两上臂血压，以后通常测量读数较高一侧的上臂血压。

·第二周培训内容·

一、护理制度培训：门诊预检分诊制度

（1）树立"一切以患者为中心"的服务理念，执行首问负责制，使用文明用语，微笑服务；热情接待患者，及时解决患者就诊过程中遇到的各种疑难问题，解决患者与患者之间的纠纷，做好解释工作。

（2）熟悉信息化就诊流程，各专科就诊情况及常规开展检验、检查项目情况，能正确引导患者就诊。

（3）认真维持好候诊秩序，根据候诊号和疾病的轻重缓急依次安排就诊，正确分流患者。

（4）指导患者选择专业医师，做好患者分诊工作。

（5）做好二次候诊的接待服务，提高患者就诊的满意度。

（6）根据不同疾病类型安排有关专业就诊，对残疾人、现役军人、老年患者优先安排就诊。

（7）密切观察病情，有危重患者或病情突然发生变化时，应及时安排就诊。

（8）科学安排导诊流程，缩短患者候诊时间，为患者创造一个良好的就诊环境。

（9）经预检发现患者为传染病患者或者疑似传染病患者，做好防护措施后陪同患者到感染性疾病科或相应的科室就诊，同时对分诊处采取必要的消毒措施。

（10）维持就诊秩序，尽量做到一医一患，保障患者的人格尊严和个人隐私权。

（11）佩戴胸牌，仪表端庄，衣着整洁；按时上下班，坚守岗位，不离岗，不串岗，不逗留，不闲谈，不做与工作无关的事。

（12）协助做好门诊安全保卫工作，指导门诊保洁员做好保洁工作，文明劝阻吸烟行为，为患者提供安静、舒适、安全的就诊环境。

（13）分诊处应当采取标准防护措施，按照规范严格消毒，并按照《医疗废物管理条例》的规定处理医疗废物。

二、护理行为告知及护患沟通制度

（一）护理行为告知制度

为了切实提高护理服务质量和工作效率，进一步减少护患纠纷，改进护理工作，树立护理队伍的良好形象，更好地为患者服务，结合护理工作的实际，制定本制度。

（1）口头告知：对于护理工作中所有操作，执行前必须告诉患者缘由、如何配合、注意事项等。

（2）告知单告知：对于一些有创性操作，实行告知单告知，告知单上必须明确注明各项注意事项、并发症，并由患者或其家属签字。对没有做到及时告知，造成患者及其家属不理解，甚至发生纠纷，视情节给予批评或诚勉教育；被有效投诉的，按规定进行处罚。

（二）护患沟通制度

护患沟通是指护士与患者及其家属之间的沟通。学习并掌握与患者沟通的技巧是护士的必修课，只有通过不懈的努力，用自身的良好情绪去影响患者，创造最佳的心理健康水平，才能帮助患者提高战胜疾病的勇气，并使之协同护士共同完成各项治疗和护理，早日康复。

（1）护士与患者或患者家属沟通时，要使用文明用语，讲话要轻声，不能在病房内大声喧哗，对待患者的疾苦要深表同情。

（2）要细心询问，耐心解答，对患者提出的要求尽量满足，实在不能满足的要婉言加以说明。

（3）要相互尊重。对患者要态度和蔼、热情，真诚服务。在护士与患者的交谈中，要表现谦虚、有礼貌，有问必答，不以床号或疾病名称呼患者，以表示对患者的尊重。

（4）对情绪偏激的患者，护士的态度要冷静，耐心地讲清道理，使患者心情舒畅、精神愉快，感觉病房温暖如家，利于患者康复。

（5）针对不同文化层次的患者，要有不同的口语，注意语速不宜过快，但也不宜拖长声音,注意语调。

三、常见慢性病知识及健康宣教

（一）冠心病的健康宣教

（1）冠心病的定义:冠心病是冠状动脉粥样硬化性心脏病的简称,是指冠状动脉粥样硬化使管腔发生堵塞以及冠状动脉功能性的改变,导致心肌缺血、缺氧而引起的心脏病,亦称为缺血性心脏病。

（2）引起冠心病发病的危险因素:年龄与性别、高脂血症、高血压、吸烟、糖尿病、肥胖症、久坐、遗传因素、饮酒、环境因素等。

（3）心理指导:保持良好的心态,克服焦虑、恐惧等不良心理状态。

（4）饮食指导:心绞痛患者饮食宜以清淡、易消化、低盐、低脂、低胆固醇饮食为主,避免暴饮暴食。心肌梗死患者前 3 天进食流食,待症状减轻后,逐渐改为半流食、软食、普食。进食不宜过饱,戒烟、酒。

（5）生活指导:保持大便通畅,不要用力排便。必要时可用开塞露、缓泻剂等,或可用温盐水灌肠。

（6）用药指导:不能随意突然停药,硝酸甘油是缓解心绞痛的首选药,心绞痛发作时可用短效制剂 1～2 片舌下含化,勿吞服,若药物不易被溶解,可轻轻嚼碎继续含化。应用硝酸酯类药物时可能出现头昏、头胀痛、面红、心悸,继续用药数日后可自行消失。为避免直立性低血压所引起的晕厥,应平卧片刻,必要时吸氧。

（二）糖尿病患者的健康宣教

（1）指导患者提高自我监测和自我护理的能力,主要内容:① 指导患者掌握定期监测血糖、尿糖的重要性及测定技术,了解糖尿病控制良好的标准,如空腹血糖应低于 7.0 mmol/L,餐后 2 h 血糖低于 10 mmol/L;② 掌握口服降糖药的应用方法和不良反应,注射胰岛素的方法及低血糖反应的判断和应对;③ 了解饮食治疗在控制病情、防止并发症中的重要作用;④ 掌握体育锻炼的具体方法及注意事项;⑤ 生活规律,戒烟、酒,注意个人卫生,做好足部护理;⑥ 了解情绪、精神压力对疾病的影响,指导患者正确处理疾病所致的生活压力。

（2）帮助糖尿病患者、家属了解有关糖尿病的知识,关心和帮助患者,对患者给予精神支持和生活照顾。

（3）指导患者定期复诊,一般每 2～3 个月复检糖化血红蛋白（GHbA）或每 3 周复检叶酸（FA）,以了解病情控制情况,及时调整用药剂量,每年定期全身检查,以便尽早防止慢性并发症。

（4）指导患者外出时随身携带识别卡,以便发生紧急情况及时处理。

（三）高血压患者的健康宣教

1. 高血压的定义

高血压是以体循环动脉压升高为主要表现的临床综合征,是最常见的心血管疾病。其发病与遗传、精神过度紧张、肥胖、吸烟、嗜酒、嗜盐等因素有关。对高血压应采用综合措施治疗,任何治疗方案都应以非药物疗法为基础。积极有效的非药物治疗可通过多种途径干扰高血压的发病机制,起到一定的降压作用,并有助于减少靶器官损害的发生率。

2. 高血压诊断标准

（1）高血压收缩压 ≥140 mmHg 和（或）舒张压 ≥90 mmHg（mmHg）。

（2）理想血压:收缩压 <120 mmHg,舒张压 <80 mmHg。

（3）正常血压:收缩压 <130 mmHg,舒张压 <85 mmHg。

（4）正常高限:收缩压 130～139 mmHg,舒张压 85～89 mmHg。

3. 控制体重

几乎所有超重高血压患者均可通过减轻体重获益。减重的方法一方面是减少总热量的摄入,强调少脂肪并限制过多碳水化合物的摄入,另一方面则需增加体育锻炼,如跑步、打太极拳、做健美操。在减重过程中还需积极纠正其他不良生活习惯,如戒烟、酒。

4. 合理膳食

合理膳食主要包括限制钠盐摄入,依世界卫生组织（WHO）建议每日不超过 6 克,减少膳食脂肪摄入,严格限制饮酒,多吃蔬菜、水果等富含维生素与纤维素类食物,摄入足量蛋白质和钾、钙、镁。

5. 适量运动

高血压患者通过合理的体育锻炼可以使血压有某种程度的下降,并减少某些并发症的发生。运动方案(包括运动种类、强度、频度和持续运动时间)因人而异,需根据血压升高水平、靶器官损害和其他临床情况、年龄、气候条件而定。根据新指南提供的参考标准,常用运动强度指标可用运动时最大心率达到 180（或 170）减去平时心率,若要求精确则采用最大心率的 60%～85% 作为运动适宜心率。运动频度一般要求每周 3～5 次,每次持续 20～60 min 即可。

6. 保持健康心态

不良情绪可对血压产生较明显的影响,喜、怒、忧、思、悲、恐、惊等均可不同程度地升高血压。生活节奏过快、压力过大也是血压升高的常见诱因。此外,不良心境还常使患者产生嗜烟酒倾向,间接影响血压水平。因此,高血压患者应努力保持轻松、平和、乐观的健康心态。

（四）心肌梗死健康宣教

（1）克服焦虑、恐惧等不良情绪,树立战胜疾病的信心。

（2）保持病房安静、整洁、舒适，减少家属探访，避免紧张和刺激。

（3）饮食原则：前3日进食清淡、易消化的流质饮食，以后逐渐过渡到低盐（2 g/d）、低脂、半流质饮食。忌食油炸、腌渍食物，少食动物内脏、蛋黄、鱿鱼等高胆固醇食物。宜少量多餐，禁食过冷、过热或刺激性食物，以减少心脏负担。

（4）运动原则：发病后前3天要绝对卧床休息，由他人协助患者床上进食、排便等，满足患者生活需要。无并发症者，第4日可床上活动，无不适可床边活动，逐渐增加活动量，以不疲劳、无不适症状为宜。支架术后，根据病情可适当提前运动。

（5）天气寒冷时，及时添加衣物，注意保暖。有汗时，及时擦干，更换衣物。

（6）保持大小便通畅，多进食新鲜蔬菜、水果等纤维素丰富的食物，利于通便，避免排便用力而发生意外。

（7）保证充足的睡眠。胸痛持续不缓解，及时告知医生、护士，并绝对卧床，停止一切活动。

（五）心绞痛的健康宣教

（1）定义：心绞痛的产生是在一定条件下冠状动脉所供应的血液和氧不能满足心肌需要的结果，其特点为阵发性前胸疼痛和压迫感，心绞痛主要位于胸骨后，可放射至心前区、左上肢和颈部，持续几分钟之久，经休息或舌下含服硝酸甘油后症状迅速消失，若含硝酸甘油不能缓解，持续心绞痛时，有可能发生心肌梗死，应尽快到医院就诊。有些患者发病时并非典型的心前区痛，可能表现为上腹部不适或疼痛、颈部疼痛。

（2）保持心情舒畅，情绪稳定，应妥善安排工作，防止过度的脑力紧张和重体力劳动，节制生活中不恰当的活动，如快步、逆风行走、追赶车辆。各种活动以不感到疲惫、胸部不适、气急为限度。

（3）硝酸甘油：用药后有可能引起头痛、心率加快、面红，少数患者可有低血压症状，青光眼和对本药过敏者禁用。

（4）合理选择食谱，少量多餐，避免暴饮暴食，禁烟，禁饮浓茶、咖啡，少量饮酒。限制动物脂肪和胆固醇高的食物，不宜饱食，过饱可增加心脏负担，少吃冷食，饭后2 h内不宜体力活动，多吃富含纤维素的食物，保持大便通畅。

（5）冬季注意保暖，不宜在闷热及湿冷环境中过久。

（6）按时服药，定期复诊。

·第三周培训内容·

一、护理制度培训：护理告知应注意的问题

（1）了解、把握语言环境。了解、把握语言环境是成功沟通的关键环节。语言环境的构成：一是主观因素，包括使用语言者的身份、思想、职业修养、性格、心情、处境；二是客观因素,受语言的时间、地点、场合、对象等客观因素的制约。了解这些主、客观因素,是成功告知的基本要素。

（2）了解护士角色在沟通中的地位及作用。护士应该在与患者沟通的过程中去履行"保护生命,减轻痛苦,增进健康"的社会责任。护士在护患沟通中处于主动地位,起主导作用。

（3）了解沟通对象。护患沟通效果受患者身份、文化、职业、思想、性格、心情、处境等因素的影响。护士应根据患者的知识水平、理解能力、性格特征、心情处境以及不同的时间、场合等具体情况,选择患者易于接受的语言形式和内容进行交流沟通。加强护患沟通,也能有效地防范护患纠纷的发生。

（4）善于综合地分析运用语言和非语言交流技巧。俗话说"良言一句三冬暖,恶语伤人六月寒"充分说明了语言艺术的魅力和作用。将高雅脱俗的言谈、诚挚温馨的笑容、亲切谦逊的态度、庄重稳健的举止相结合,构成护理语言和非语言交流系统,这不仅是对患者进行心理护理的重要方法,还是护理艺术和护理道德的本质体现。

（5）合理运用口头告知。护理工作比较繁杂,护理告知更多强调"做",在日常工作中护理告知很少形成书面文件,除非有特殊需要,因此,口头护理告知就显得尤为重要,做好口头告知也是护士职业道德、职业素养的综合体现。

二、专科知识培训:听力检测方法及注意事项

（一）基本概念

1. 纯音听阈测定

纯音听阈测定是测试听敏度的标准化的主观行为反应测定,包括气导听阈测试和骨导听阈测试。

2. 纯音

纯音指频率成分单一的声音。

3. 听阈

听阈指在测试中多次给予声信号,察觉次数在一半以上的最小声音。

4. 气导

声音通过空气传导,经耳廓、外耳道、鼓膜、听骨链到前庭窗的传导途径传入内耳（正常生理下的主要传声途径）。

5. 骨导

声音直接作用于颅骨,声信号经过颅骨传至内耳（贝多芬咬木棍弹钢琴的原理就是骨传导）。

6. 掩蔽

为了得到测试耳的真实听力,对非测试耳一定强度的噪声进行掩蔽,防止非测试耳

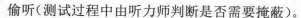

偷听(测试过程中由听力师判断是否需要掩蔽)。

7. 听力图以方框图表示

横坐标表示声音的频率(单位为赫兹,Hz),值越大,声音越尖;纵坐标表示声音的强度(单位为分贝,dB),值越大,声音越响。通常以双图形式出现在报告上,部分以单图形式,不论哪种形式,一张标准的听力图上都会有四条曲线,分别表示双耳的气骨导听力。这些曲线由特定的符号点连接而成,每个符号表示在该频率听到的最小声音强度。红色表示右耳(Right),蓝色表示左耳(Left)。

(二)听力分级

根据 WHO (1997)的分级标准,按 500 Hz、1 kHz、2 kHz、4 kHz 的气导平均听阈(PTA)将听力划分为以下几个级别。

(1)声音强度 ≤25 dB,正常。

(2)声音强度 26～40 dB,轻度听力损失。

(3)声音强度 41～60 dB,中度听力损失。

(4)声音强度 61～80 dB,重度听力损失。

(5)声音强度 ≥81 dB,极重度听力损失。

(三)听力损失性质

1. 传导性聋:外耳和中耳传导路径上出现结构异常或功能障碍,导致传入内耳的声能减弱。听力图中显示气导听力下降,骨导听力正常,存在气骨导差。

2. 感音神经性聋:内耳毛细胞及听神经以上传导通路受损引起的听力下降。听力图中显示气骨导听力都下降,不存在气骨导差。

3. 混合性聋:既有外耳和中耳传导路径上出现异常,又有内耳毛细胞及听神经以上传导通路受损引起的听力下降。听力图中显示气骨导听力都下降,存在气骨导差。

(四)测试方法

1. 测试前准备

(1)询问病史:检查者在测听之前应询问病史。通过询问病史,检查者除了对受试者的听力损失性质及程度有大致印象外,还可通过言语及身体语言与受试者建立融洽的合作关系,以利于下一步测试的顺利进行。

(2)耳廓及耳镜检查:耳道塌陷是指戴上压耳式耳机后,耳罩压迫耳屏软骨使之封闭外耳道口的现象。测试前检查者应以食指压耳廓软骨模拟耳罩置于耳廓上的情形,若造成耳道塌陷,则应用纱布垫于耳廓后;用耳镜检查外耳道是否有耵聍、异物,观察鼓膜是否有穿孔,中耳是否有渗出等,从而对听力损失的程度和类型有初步的印象。

(3)讲解测试要求:向受试者讲解要求必须准确、有效,您将从耳机中听到"滴滴""嘟嘟"的声音,不管声音多小,每次听到后都要按下按钮/举手,没听到不要按钮/举手。先测左(右)耳,再测右(左)耳。

（4）耳机放置：受试者应去除眼镜、助听器及头部饰物。气导耳机中红色标志的是右耳耳机，蓝色标志的是左耳耳机。骨导耳机的振子放置在测试耳的乳突上，另一侧起固定作用。要避免骨导振子触碰到耳廓或头发。

（5）受试者位置：理想的位置是受试者与听力计呈直角。其优势是受试者在测试时不能看到检查者，从而减少受到暗示的可能，同时检查者便于观察受试者的反应。

2. 气导测试过程

（1）侧别：通常先测试健耳或相对较好听力耳，该信息可在询问病史中得到。

（2）声信号选择：选择纯音，若受试者患有耳鸣，应选择啭音或脉冲音。

（3）频率测试顺序：1 kHz—2 kHz—4 kHz—8 kHz—1 kHz—0.5 kHz—0.25 kHz。复测 1 kHz 的目的在于假如两次测试结果相差 10 dB 以上，说明受试者在开始时还没有理解测试要求，反应不准确，需要重新测定。若两次结果重复性很好（结果差值 ≤10 dB），才可继续测 0.5 kHz 和 0.25 kHz。

（4）在中、高频，如果相邻的两个倍频程（如 2 kHz 和 4 kHz）的阈值差 ≥20 dB，应加测半倍频程 3 kHz 的听阈。

（5）测试方法：在每个频率以 Hughson-Westlake 法即升 5 降 10 法查找阈值。Hughson-Westlake 法首先给受试者一个能听得见的声音信号，声音强度以 10 dB 为一级依次降低直至受试者听不到为止，再以 5 dB 为一级依次升高至受试者刚能听见，重复上述步骤，直至在同一强度（最小强度）上得到 3 次反映，此强度即为阈值。在实际操作中只要在上升过程中同一强度得到一半概率以上的反应即可。

（6）给声间隔：每次给声长度为 0.5～1 s，给声间隔不得短于 1 s，而且给声间隔应不规则，以避免节律给声。

（7）以 1 kHz 为例，向大家介绍寻找阈值的过程：在询问病史过程中，检查者已对受试者的听力损失水平有了大致判断，可将大致判断的听力损失程度作为起始测试强度。

（8）按照升 5 降 10 的方法找到在强度上升过程中大于 50% 概率的有反应的最小强度，作为该频率的阈值，并在听力图中的相应位置标记。

（9）按照此过程测试其他频率，找到阈值即可。

3. 骨导测试过程

（1）频率测试顺序：1 kHz—2 kHz—4 kHz—1 kHz—0.5 kHz。

（2）其他与气导阈值的寻找方法相同。

·第四周培训内容·

一、应急预案：门诊就诊患者跌倒应急预案

（1）当患者突然摔倒时，护士和导医应立即到患者身边，检查患者摔伤情况并第一

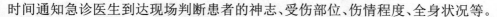

时间通知急诊医生到达现场判断患者的神志、受伤部位、伤情程度、全身状况等。

（2）对疑有骨折或肌肉、韧带损伤的患者，根据摔伤的部位和伤情采取相应的搬运患者方法，将患者送至急诊科，对患者进行检查，必要时遵医嘱行 X 光片检查及其他治疗。可将受伤程度较轻者搀扶至候诊区，安慰患者，并测量血压、脉搏，根据病情作进一步的检查和治疗。

（3）向患者了解当时摔倒的情况，帮助患者分析摔倒的原因，向患者做宣教指导，增强患者的自我防范意识，尽可能避免再次摔伤。

（4）视情节上报护理部及相关部门。

二、出科考试：理论技能操作考核

三、实习生出科讲评总结

第三章

急诊护理单元

第一节　急诊掌握内容纲要

时间	掌握内容
第一周	一、科室概况及环境布局
	二、急诊各班工作职责、流程及注意事项
	三、护理制度:绿色通道病情分级管理制度
	四、急诊专科理论培训:急诊分诊
	五、操作培训:单人徒手心肺复苏(CPR)
第二周	一、核心制度培训:急诊抢救工作制度
	二、专科知识培训
	三、操作培训:洗胃技术
第三周	一、专科知识培训:急性酒精中毒
	二、操作培训:简易呼吸器(球囊)使用技术
第四周	一、应急预案:过敏性休克应急预案(以青霉素过敏性休克为例)
	二、专科知识培训:临床常见危急值
	三、出科考试:理论技能操作考核
	四、实习生出科讲评总结

第二节　急诊培训具体内容

·第一周培训内容·

一、科室概况及环境布局

急诊科位于门诊大厅西南侧,分为急诊分诊、内外诊室、候诊大厅、急诊手术室、抢救大厅、输液室、办公区域、留观病房、急诊病房及急诊重症监护室(EICU)等区域,配备多参数心电监护仪、电除颤仪、智能呼吸机、自动洗胃机、输液泵、注射泵、十二道数字心电图机及十八道数字心电图机等先进急救设备。

二、急诊各班工作职责、流程及注意事项

目前,科室排班有一级预检分诊、二级预检分诊、抢救班、治疗班、白班班次。各班工作流程如下。

(一)预检分诊

做好个人防护,熟知急诊预检分诊流程、三区四级的诊疗标准时限,维持就医次序,负责患者的分诊工作,测量生命体征,登录分诊系统,按照分级标准分级登记,做好发烧患者登记及指引就医工作,详细记录患者姓名、身份证号、家庭住址(精确到门牌号)及联系方式,指导患者挂号就医。协助将危重患者送往抢救室交于抢救护士。保持分诊台干净、整洁、无杂物,正确填写各种分诊登记本,负责门诊输液患者的划价收费、输液贴与执行单的打印、急诊会诊的通知、危急值记录、病区接收患者的通知、医疗垃圾回收、每日轮椅平车的清洁与交接等工作。

(二)抢救班

负责危重患者的抢救与治疗工作,保持抢救大厅各区域整洁,抢救设备仪器完好备用,密切配合医生,正确执行医嘱,按时巡视患者,观察病情,抢救及时,认真交接,准确记录,切实做好患者护理。按时完成抢救室内各种表格的填写,每月1日清点抢救车,每周一擦拭紫外线消毒车、空气消毒机,每周二上报申领耗材计划,每天擦拭、维护设备器械和进行床单位的整理,负责出入库的登记、各抢救单元耗材的补充,完成每日交接班的书写。

(三)治疗班

负责门诊及抢救室患者的治疗、处置,协助外科医生处置患者,清点、整理手术室器械、耗材,及时补充,负责对等候区患者的解释安慰工作。保持治疗室整洁,每日检查各

区域洗手液、手消毒液、锐器盒、棉棒、治疗巾及各种消毒液是否处于有效期内,协助抢救班工作,做好患者外出检查、转运和转科交接单的填写,负责检验标本转送工作。

(四)白班

整理留观病历,确保病历完整无误,送往病案室存档,完成每周二办公物品的申领,每周三、四耗材的申领,查看各班次登记本完成、交班记录书写、护理记录书写、抢救记录书写情况,清点接收被服,协助患者办理出入院,在危重患者登记本、120登记本上记录,做好各班次的协助工作。

三、护理制度:绿色通道病情分级管理制度

为推动急诊科规范化建设、提高急诊患者分诊准确率、保障急诊患者医疗安全,根据卫健委关于《急诊患者病情分级试点指导原则(征求意见稿)》,特制定本制度。

(一)分级适用范围

适用于我院急诊医学科及其医务人员。

(二)分级依据

(1)依据急诊患者病情的严重程度。
(2)依据急诊患者占用急诊医疗资源多少。

(三)分级原则

根据患者病情评估结果进行分级,共分为以下四级。

1. Ⅰ级

濒危患者,病情可能随时危及患者生命,需立即采取挽救生命的干预措施,急诊科需合理分配人力和医疗资源进行抢救。临床上出现下列情况要考虑为濒危患者:气管插管患者、无呼吸/无脉搏患者、急性意识障碍患者以及其他需要采取挽救生命干预措施患者。应将这类患者立即送入急诊抢救室。

2. Ⅱ级

危重患者,病情有可能在短时间内进展至Ⅰ级,或可能严重致残,应尽快安排接诊,并给予患者相应处置及治疗。患者来诊时呼吸循环状况尚稳定,但其症状的严重性应被重视,患者有可能发展为Ⅰ级,如急性意识模糊/定向力障碍、复合伤、心绞痛等。急诊科需要立即给这类患者提供平车和必要的监护设备。严重影响患者自身舒适感的主诉,如严重疼痛(疼痛评分≥7/10),也属于该级别。

3. Ⅲ级

急症患者,患者目前明确没有在短时间内危及生命或严重致残的征象,应在一定的时间段内安排患者就诊。患者病情进展为严重疾病和出现严重并发症的可能性很低,也无严重影响患者舒适性的不适,但需要急诊处理以缓解患者的症状。在留观和候诊过程

中出现生命体征异常,病情分级应考虑上调一级。

4. Ⅳ级

非急症患者,目前没有急性发病症状,无不适或不适主诉很少,且临床判断需要很少急诊医疗资源(≤1 个)的患者。若需要急诊医疗资源 ≥2 个,病情分级上调 1 级,定为3 级。

四、急诊专科理论培训:急诊分诊

重点难点:医院急诊科是救治急危重症患者的重要场所。急诊患者的病情特点是没有预见性。急诊科资源与患者就医供需失衡。急诊分诊是解决急诊就诊顺序或"等候"问题的关键。

(一)急诊分诊概念

急诊分诊(Triage)是指急诊患者到达急诊室后,由预检护士快速、准确地评估其病情程度,判别急诊分级,根据不同等级安排就诊先后次序及就诊区域,科学合理地分配急诊资源。

(二)急诊分诊作用

(1)安排就诊顺序。

(2)给患者登记。

(3)紧急处置。

(4)建立公共关系。

(5)收集与分析统计资料。

(三)分诊分级

(1)Ⅰ级为濒危患者,病情可能随时危及生命,需立即采取挽救生命的干预措施。

指标维度	指标条目	响应时间
危急征象 / 情况指标	心搏 / 呼吸骤停	即刻
	气道阻塞 / 窒息,需紧急气管插管 / 切开	
	有休克征象,急性大出血	
	突发意识丧失,抽搐持续状态	
	胸痛 / 胸闷(疑急性心肌梗死 / 主动脉夹层 / 肺栓塞 / 张力性气胸)	
	特重度烧伤,有脑疝征象	
	急性中毒危及生命	
	脐带脱垂,可见胎先露部位;孕妇剧烈腹痛	
	其他:凡分诊护士认为患者存在危及生命需紧急抢救的情况	

指标维度	指标条目	响应时间
单项客观指标	脉搏 ≤40 次 /min 或脉搏 ≥180 次 /min	
	收缩压 <70 mmHg 或收缩压 ≥220 mmHg	
	呼吸频率 ≤8 次 /min 或呼吸频率 ≥36 次 /min	
	经皮动脉血氧饱和度（SpO$_2$）<85%（创伤患者 SpO$_2$<90%）	
	体温 >41 ℃或体温 <32 ℃	
综合指标	综合指标及改良早期预警评分≥5 分	

（2）Ⅱ级为危重患者，病情有可能在短时间内进展至Ⅰ级，或可能导致严重致残，应尽快安排接诊。

① 高风险，但不需紧急抢救 / 潜在危险情况：活动性胸痛，怀疑急性冠脉综合征但不需要立即进行抢救，稳定。

② 有脑梗表现，但是不符合Ⅰ级标准。

③ 糖尿病酮症酸中毒。

④ 有精神障碍（有自伤或伤人倾向）。

指标维度	指标条目	响应时间
高风险（不需即刻抢救）/潜在危险情况	活动性胸痛，怀疑急性冠脉综合征但不需要立即进行抢救，稳定	
	有脑梗表现，但不符合Ⅰ级标准	
	腹痛（考虑绞窄性肠梗阻）	
	中毒，但不符合Ⅰ级标准	
	突发意识程度改变情况（嗜睡、定向障碍、晕厥）	
	糖尿病酮症酸中毒，骨筋膜室综合征	
	有精神障碍（有自伤或伤人倾向）	少于 10 min
	阴道出血，宫外孕，血流动力学稳定	
	创伤患者，有高危险性受伤机制	
	其他：凡分诊护士认为患者存在高风险，但不需紧急抢救或潜在危险情况	
单项客观指标	脉搏 41～50 次 /分钟 或 141～179 次 /分钟	
	收缩压 70～80 mmHg 或 200～21 mmHg	
	SpO$_2$ 85%～89%	
	疼痛评分 8～10 分	
综合指标	MEWS 3～4 分	
注：创伤患者或年龄 >75 岁，在原有分级基础上上浮一级；高危险性受伤机制如乘客甩出车外、同乘人员严重受伤或死亡等。		

⑤ 综合指标及改良早期预警评分（Modified Early Warning Score, MEWS）

指标	3	2	1	0	1	2	3
呼吸（次/min）	≥30	21～29	15～20	9～14	—	<9	—
体温（℃）	—	≥38.5	—	35～38.4	—	<35	
收缩压（mmHg）	—	≥200	—	101～199	81～100	71～80	≤70
心率（次/min）	≥130	111～129	101～110	51～100	41～50	≤40	—
AVPU 反应	—	—	—	A	V	P	U

（四）急诊分诊程序

（1）分诊程序应及时、简洁。

（2）急诊分诊护士一般要在 3～5 min 完成分诊。

（3）对救护车或其他交通工具转送来的患者，急诊分诊护士需要主动到门口去协助转入。

（4）传染病或特殊疾病流行期间，必须做好筛查，安排疑似或传染病患者到隔离区域候诊或转诊。

（五）分诊问诊

问诊应简洁且有针对性。系统地询问患者问题，以免遗漏。意识不清的患者可由其家属、朋友或协助转送人员提供相关资料。问诊模式可分为：OLDCART 和 PQRST。

（1）OLDCART 问诊模式，适用于评估各种不适症状：

① O（Onset）：发病时间，即"何时感到不适？"

② L（Location）：部位，即"哪儿感到不适？"

③ D（Duration）：持续时间，即"不适多长时间了？"

④ C（Characteristic）：不适特点，即"怎样不适？"

⑤ A（Aggravating factor）：加重因素，即"是什么引起不适？"

⑥ R（Relieving factor）：缓解因素，即"有什么可舒缓不适？"

⑦ T（Treatment prior）：来诊前治疗，即"有没有服用药/接受过治疗？"

（2）测量生命体征：体温、血压、脉搏、呼吸、血氧饱和度。

（3）身体评估：问诊和测量生命体征同时进行。观察患者的外表、皮肤、步态、语言等，需快速、熟练、有目的。

（六）分诊分流

根据患者的主观和客观信息，进行分诊分级和分科，按照其结果，安排患者到相关区域和专科就诊。

（七）分诊护理

（1）初次评估中，如果患者出现气道梗阻、呼吸困难、脉搏不稳定、不清醒，须立刻送往抢救室抢救,实行先抢救后补办手续的原则。

(2)提高分诊符合率,定期评价急诊分诊系统,合理利用急诊科资源。国内多数急诊科不仅需要分级还需要分科,如果有分科异议,应按首诊负责制处理。遇成批伤员时,应立即报告上级及有关部门,启动应急预案,进行快速检伤、分类、分流处理。

(3)遇患有或疑似传染病患者,应按规定将其安排到隔离室就诊。遇身份不明的患者,应先予以分诊处理,做好登记、报告、保护工作。对神志不清者,应由两名以上工作人员清点其随身所带的钱物,签名后上交负责部门保存,待患者清醒或家属到来后归还。

(八)分诊记录

记录的基本内容:(1)患者到达急诊的日期与时间;(2)患者的年龄与性别;(3)主诉或症状;(4)生命体征;(5)病情严重程度分级;(6)分诊科室;(7)入院方式等。

五、操作培训:单人徒手心肺复苏(CPR)

项目	总分	技术操作要求	评分标准	扣分
仪表	5	仪表、着装符合护士礼仪规范,戴手表、戴手套。	1项不合要求,扣2分。	
操作前准备	5	(1)物品准备:胸外按压板、便携面罩、纱布2块、弯盘、听诊器、血压计、手电筒; (2)依次检查所有物品保证在备用状态。	物品少1件,扣1分; 1项不合要求,扣1分。	
安全评估	10	(1)评估环境,确保现场安全; (2)判断患者反应:轻拍双肩,大声呼叫患者"您怎么了?/您醒醒!" (3)判断患者无反应时,立即启动应急反应系统并获取除颤仪、简易呼吸器面罩; (4)判断呼吸及颈动脉搏动(同时):注视或观测胸部运动,检查呼吸是否缺失或异常。使用近侧2根或3根手指找到气管,将手指滑到气管和颈侧肌肉之间的沟内,感触脉搏,同时判断5~10 s; (5)如无呼吸或呼吸异常,并没有明确感触到脉搏,立即记录抢救时间(具体到分钟),行胸外心脏按压。	拍打部位不正确,扣1分; 未呼叫患者,扣1分; 判断时间不正确,扣1分; 颈动脉部位不正确,每次扣2分; 未打开被子,扣1分; 未记录时间,扣1分; 其余1项不合要求,扣1分。	
操作过程	胸外按压25	(1)抢救者位于患者一侧; (2)去枕,确保患者仰卧在坚固的平坦的表面上(如为软床,背部垫按压板); (3)解开患者的衣服,暴露胸部,松懈腰带,口述"理顺肢体,垫入背板"; (4)定位:将一只手的掌根放在患者胸骨下半部上,另一只手的掌根置于第一只手上,双手掌根重叠,手指不触及胸壁。手臂与胸骨垂直,使肩、肘、腕关节成一直线;	未将患者放于硬板床,扣1分; 未去枕,扣1分; 双肘未伸直,扣2分; 双手不平行,扣1分; 按压部位不准确,扣5分; 按压深度不足,每个循环扣2分; 回弹不足,每个循环扣2分;	

续表

项目	总分	技术操作要求	评分标准	扣分
操作过程	胸外按压 25	（5）深度：两肘伸直，快速、用力按压，按压深度至少 5 cm，但应避免超过 6 cm，按压同时观察面色； （6）回弹：每次按压后确保胸壁完全回弹，但手掌不离开胸壁； （7）频率：以每分钟 100～120 次的平稳方式按压，不因任何原因停止按 10 s 以上； （8）复苏方法：胸外按压与人工呼吸比例为按压：通气 =30:2。	速率不合乎要求，每个循环扣 1 分； 手掌离开按压部位，每个循环扣 2 分； 未观察面色，每个循环扣 1 分，动作过猛，扣 2 分； 按压中断时间超过 10 s，扣 2 分； 胸外按压与人工呼吸比例错误，每个循环扣 2 分； 其余 1 项不合要求，扣 1 分。	
	电除颤 10	（1）一旦除颤仪到位，立即开启除颤仪，小于 10 s； （2）安全评估：患者身上无金属物质，电极片避开除颤部位，检查有无心脏起搏器及通信设施干扰； （3）安放电极板：将电极板分别放置于胸骨右缘第二肋间和左侧第五肋间与腋中线交界处； （4）术者停止按压，分析心率，口述"患者为室颤，需立即进行电除颤"； （5）术者使患者左臂外展，用纱布擦干患者除颤部位皮肤； （6）助手在除颤电极板上均匀涂抹导电糊； （7）再次口述患者仍为室颤，选择能量，非同步双向波 200 J，充电。助手重复"选择能量，非同步双向波 200 J"； （8）将电极板贴紧胸壁，压力适当（5～10 kg）； （9）口述 2 遍："旁人闪开"； （10）充电，安全评估，助手协助并确认所有人已离开； （11）放电前，口述"患者仍为室颤"，放电；双手拇指同时按压放电按钮，电击除颤，监测心电示波转为窦性心律； （12）放下电极板，将除颤仪按钮旋至监护模式； （13）立即进行 5 个循环的 CPR； （14）术者擦净患者身上的导电糊，观察局部皮肤有无灼伤，协助患者穿衣并安慰清醒患者。助手关闭除颤仪，充电备用。	1 项不合要求，扣 1 分。	

续表

项目	总分	技术操作要求	评分标准	扣分
操作过程	开放气道 15	（1）检查并清理口腔； （2）将患者的头偏向一侧，用纱布裹以救护者右手指示、中指，清除口鼻腔分泌物（评估无分泌物时可不做此步骤）； （3）将 1～2 层纱布覆盖于患者口部； （4）将患者头部置于中立位； （5）开放气道： ① 仰头提颏法：抢救者一只手小鱼际置于患者前额，用力向后压使其头部后仰，另一手食指、中指置于患者的下颌骨下方，提起下颌，将颏部向前上抬起； ② 助手：助手持简易呼吸器，以患者鼻梁为参照，将面罩紧扣于患者口鼻部，用双手的拇指和示指固定面罩两边成"C"形，并将面罩边缘压住患者面部，使用其余手指提起下颌（6 个手指成"E"形）成"双 EC"技术开放气道，使面罩紧贴患者面部；	未清除口鼻分泌物，扣 3 分； 清除分泌物不到位，扣 1 分； 头未偏向一侧扣 1 分； 纱布覆盖过多扣 1 分； 开放气道手法不正确，扣 2 分； 头后仰程度（颏与耳连线应垂直于地面）不够，扣 5 分； 未开放气道，扣 10 分； 其余 1 项不合要求，扣 1 分。	
	应用简易呼吸器 10	（1）送气量以见到胸廓起伏为宜，范围为 500～600 mL，使胸部隆起，吹气同时观察胸部有无起伏； （2）同时注意观察胸部回弹情况； （3）每次送气时间 1 s； （4）连续送气 2 次；	通气无效 1 次，扣 2 分； 送气量不足 1 次，扣 1 分； 未观察胸廓起伏，每次扣 1 分； 送气时间不足或过长，每次扣 1 分； 其余 1 项不合要求，扣 1 分。	
	判断 5	（1）反复操作 5 个循环后再次同时判断颈动脉搏动及呼吸 5～10 s，如颈动脉搏动及自主呼吸恢复口述"复苏成功"，记录时间； （2）观察并口述：瞳孔缩小，角膜湿润，口唇、面色、皮肤、甲床色泽转红润，测上肢收缩压在 60 mmHg 以上，观察病情变化，进一步进行生命支持（口述前两项即可）。	找颈动脉位置不正确，扣 2 分； 判断时间不正确，扣 1 分； 未记录抢救成功时间，扣 1 分； 观察瞳孔不规范，扣 1 分； 观察甲床不规范，扣 1 分； 其余 1 项不合要求，扣 1 分。	
操作后	5	（1）安置患者：垫枕，整理衣裤，取合适卧位； （2）整理用物； （3）洗手，记录。	1 项不合要求，扣 2 分。	
评价	10	（1）动作迅速，操作熟练，急救意识强； （2）定位准确，手法正确，抢救有效； （3）"爱伤观念"强； （4）操作时间 150 s。	操作不熟练，扣 3 分； 急救意识差，扣 5 分； 操作时间每延长 30 s，扣 1 分。	
合计	100			

·第二周培训内容·

一、核心制度培训:急诊抢救工作制度

急危重患者的抢救是衡量医院业务技术水平和管理水平的重要标志,是医疗及护理工作的一项重要任务,在急诊部急诊抢救是最重要的工作。平时要加强医务人员的思想教育、基本功训练及抢救工作的科学管理,认真执行规章制度,争分夺秒地抢救急危重症患者。

(一)人员安排与组织形式

急诊抢救一般由值班医师负责组织。应安排具有一定的临床经验和技术水平的医师和护士担任抢救工作,必要时立即报告上级医师及科主任,对重大抢救须根据患者情况提出抢救方案,有特殊情况应立即向院领导汇报。急诊部所有医护人员必须有可靠的联系方法,以便随时参加重大抢救。凡涉及法律、纠纷等应报告有关部门。

(二)保证抢救药品及器材、设备的供应

(1)器材、设备要齐全,随时处于备用状态。要定人保管及维护、定位放置、定量储备,使用消耗物品后随时补充。

(2)值班人员必须熟练掌握各种器械、仪器的性能及使用方法。除医务部统一调配外,抢救用仪器、物品一般不外借,以保证应急使用。

(三)严格执行抢救制度

(1)凡参加抢救人员必须全力以赴,明确分工,紧密配合,听从指挥,坚守岗位,严格执行各种规章制度。医师到达之前,护理人员应根据病情给予紧急处理,如吸氧、吸痰、测量血压、建立静脉通路、行人工呼吸、胸外心脏按压、配血、止血等,并及时提供诊断依据。

(2)严密观察病情变化,对危重患者应就地抢救,等病情稳定后方可移动。根据病情收住急诊病房、监护室或相关专业病房。

(3)严格执行交接班制度及查对制度。应及时详细记录病情变化、抢救经过、各种用药等。

(4)急诊值班人员不得对急危重症患者以诊断不明、经济问题或其他任何理由延缓抢救。抢救过程中,应根据实际病情向家属或陪护人员说明病情危重的原因、程度及预后,以取得必要的理解和配合。

(5)因检查、入院等需要搬移患者时,必须充分考虑到病情及生命体征稳定与否,以及患者家属或陪护人对病情的了解、理解程度。必要时应对此作书面记录。危重患者搬运途中应由医师协同护送。

（6）遇重大突发事件或公共卫生事件，在积极救治的同时，值班医师、护士应及时向科主任、总值班（夜间）汇报，严格执行急诊绿色通道管理制度。

（7）自动出院患者家属应在病历上签字，值班医师根据患者的病情书写病历，由家属带出院。

二、专科知识培训

（一）急性胸痛

1. 病因与发病机制

胸痛（Chest pain）是指胸前区的不适感，包括胸部闷痛、刺痛、有烧灼感、有紧缩或压榨感等，有时可放射至面颊、下颌部、咽颈部、肩部、后背部、上肢或上腹部，表现为酸胀、麻木或沉重感等，常伴有精神紧张、焦虑、恐惧感，是急诊科常见的症状之一。

2. 胸痛的分类与常见病因

分类		病因
致命性胸痛	心源性胸痛	急性冠脉综合征、主动脉夹层、心包填塞、心脏挤压伤（冲击伤）
	非心源性胸痛	急性肺栓塞、张力性气胸、食管破裂
非致命性胸痛	心源性胸痛	稳定型心绞痛、急性心包炎、心肌炎、肥厚型梗阻性心肌病、应激性心肌病、主动脉瓣疾病、二尖瓣脱垂等
	非心源性胸痛	胸壁疾病：肋软骨炎、肋间神经炎、带状疱疹、急性皮炎、皮下蜂窝织炎、肋骨骨折、血液系统疾病所致骨痛（急性白血病、多发性骨髓瘤）等
		呼吸系统：肺动脉高压、胸膜炎、自发性气胸、肺炎、急性气管—支气管炎、胸膜肿瘤、肺癌等
		纵隔疾病：纵隔脓肿、纵隔肿瘤、纵隔气肿等
		心理精神：抑郁症、焦虑症、惊恐障碍等
		其他因素：过度通气综合征、痛风、颈椎病等

3. 救治与护理

（1）急性冠状动脉综合征（ACS）的救治原则（急诊科救治）。

① 救治目标：识别并分诊患者，缓解缺血性胸部不适。预防和治疗 ACS 的急性致命并发症，如室颤、无脉性室速、心源性休克、急性心力衰竭等。

② 危险分层：根据评估结果，可将患者划分为 ST 段抬高型心肌梗死（STEMI）、高危非 ST 段抬高型急性冠状动脉综合征（NSTE-ACS）以及中低危 NSTE-ACS，分别采取不同的救治措施。

③ 早期再灌注治疗：如果 STEMI 患者症状出现时间 <12 h，应直接行经皮冠状动脉介入治疗（Percutaneous Coronary Intervention，PCI），目标时间是从接诊到球囊扩张时

间 <90 min。如果采用静脉溶栓治疗,目标时间是从接诊到进针时间 <30 min。

（2）急性主动脉夹层的救治原则:积极给予镇静与镇痛治疗,给予控制血压、负性心率与负性心肌收缩力的药物,必要时介入或外科手术治疗。

（3）急性肺栓塞的救治原则:在呼吸循环支持治疗的基础上,以抗凝治疗为主。对于伴有明显呼吸困难、胸痛、低氧血症的大面积肺栓塞病例,采取溶栓、外科手术取栓或介入导管碎栓治疗。

4. 护理措施:急性胸痛,在没有明确病因前应给予护理

（1）让患者安静卧床休息。

（2）连接心电、血压、呼吸和血氧饱和度监测。

（3）给予鼻导管或面罩吸氧,使血氧饱和度 ≥94％。

（4）描记 12 或 18 导联心电图,动态关注 ST 段变化。

（5）建立静脉通路,保持给药途径畅通。

（6）按所在部门救治流程做各项实验室检查。

（7）对 ACS 急性致命并发症,准备好急救药物和抢救设备。

（8）对 NSTE-ACS 极高危缺血患者,做好紧急行冠状动脉造影的准备。

（9）如果病情允许,协助患者按医嘱接受相关影像学检查。

5. 胸痛护理

观察胸痛的部位、性质、严重程度,了解有无放射、持续时间、伴随症状、缓解和加重因素。注意疼痛程度的变化,胸痛时表情有无面色苍白、大汗和血流动力学障碍。及时向医生报告患者疼痛变化。根据医嘱使用止痛剂,及时评估止痛的效果。

（二）失血性休克患者的护理

由急性大量出血所引起的休克称为失血性休克（Hemorrhagic shock）;通常在迅速失血超过全身总血量的 15％～20％ 时,即出现休克。失血性休克在外科中很常见。

1. 病因及发病机制

失血性休克多见于大血管破裂、腹部损伤引起的肝、脾破裂,消化性溃疡出血,门静脉高压所致食管、胃底静脉曲张破裂出血,宫外孕出血、手术创面广泛渗血或手术所致大血管或脏器损伤、动脉瘤或肿瘤自发破裂等。

2. 护理评估

（1）身体状况:评估休克症状和体征、辅助检查结果、重要脏器功能,了解休克的严重程度。

（2）意识和表情:休克早期患者呈兴奋状态,烦躁不安。休克加重时表情淡漠、意识模糊,反应迟钝,甚至昏迷。若患者意识清楚,对刺激反应正常,表明循环血量已基本补足。

（3）皮肤色泽及温度:评估有无皮肤、口唇黏膜苍白,四肢湿冷。休克晚期可出现发绀,皮肤呈现花斑状征象。补充血容量后,若四肢转暖,皮肤干燥,说明末梢循环恢复,休克有好转。

(4)血压与脉压:休克时收缩压常低于 90 mmHg,脉压小于 20 mmHg。

(5)脉搏:休克早期脉率增快,休克加重时脉细弱,甚至摸不到。临床常用脉率/收缩压(mmHg)计算休克指数,指数为 0.5 表示无休克;指数 1.0～1.5 表示有休克;指数 2.0 为严重休克。

(6)呼吸:注意呼吸次数及节律。休克加重时呼吸急促、变浅、不规则。呼吸增至每分钟 30 次以上或 8 次以下表示病情危重。

(7)体温:大多偏低,感染性休克患者有高热,若体温突升至 40 ℃以上或骤降至 36 ℃以下,则病情危重。

(8)尿量及尿比重:是反映肾血液灌流情况的重要指标。每小时尿量少于 25 mL、尿比重增大表明肾血管收缩或血容量不足。尿量大于 30 mL/h 时,表明休克有改善。

3. 处理原则

迅速补充血容量,积极处理原发病以控制出血。

(1)补充血容量并非指失血量全部由血液补充,而是指快速扩充血容量。可先经静脉在 45 min 内快速滴注等渗盐水或平衡盐溶液 1 000～2 000 mL,观察血压回升情况;再根据血压、脉率、中心静脉压及血细胞比容等监测指标情况,决定是否补充新鲜血或浓缩红细胞。

(2)止血。在补充血容量的同时,对有活动性出血的患者,迅速控制出血。可先采用非手术止血方法,如止血带、三腔双囊管压迫、纤维内镜止血等。若出血迅速、量大,难以用非手术方法止血,应积极做手术准备,及早实施手术止血。

4. 护理措施

补液是纠正失血性休克的重要保证。补液的种类、量和速度是纠正休克的关键。迅速建立两条以上的静脉通路,快速补充平衡盐溶液,改善组织灌注。

三、操作培训:洗胃技术

项目	总分	技术操作要求	评分标准	扣分
仪表	5	仪表、着装符合护士礼仪规范,戴手表。	1 项不合要求,扣 2 分。	
操作前准	18	(1)洗手,戴口罩; (2)备齐用物,用物放置合理、有序,依次检查所备物品,保证安全有效,测水温; (3)核对医嘱,转抄治疗单,双人核对; (4)用流动水以六步洗手法洗手;	每少或多一件用物,扣 1 分。	

项目	总分	技术操作要求	评分标准	扣分
		（5）评估环境，核对患者，评估意识状态、合作程度。了解患者服用毒物的名称、剂量及时间等。评估口鼻腔情况。测量胃管插入长度。		
操作中	66	（1）携用物（摆放整齐）至患者床旁，核对； （2）接电源，查三管连接是否正确，按自控键开机，测试机器。按自控键关机，将三管正确放置。按自控键开机，排尽管内空气，按自控键关机待用； （3）患者取左侧，头偏向一侧； （4）头下、胸前各垫一次性治疗巾，口腔放固定器，将弯盘置于患者口角旁； （5）准备注射器和胃管，放治疗碗内，戴手套； （6）查胃管是否光滑和通畅，润滑胃管，从口腔插入10～15 cm后，嘱患者做吞咽动作，插至所需长度，抽胃液注入标本容器内，脱手套，旋转螺丝，固定胃管，纱块擦净面部，将胃管连接洗胃机，用别针固定； （7）按自控键自动冲洗，反复多次至洗出液无味、澄清。按自控键停止洗胃，取下别针，以血管钳夹闭胃管末端，分离胃管，松开固定器螺丝，戴手套拔胃管，取出固定器； （8）给患者漱口，用纱布块擦净面部； （9）撤弯盘和治疗巾，患者取舒适体位； （10）整理床单位，核对，交代注意事项； （11）处理洗胃机管道和物体表面（口述）； （12）整理用物，分类处理，洗手，记录（口述）。	1项不合要求，扣2分；缺少一项，扣5分。	
评价	11	（1）举止端庄，作风严谨； （2）关注患者舒适度； （3）与患者交流用语规范、自然、针对性强； （4）操作流程熟练，动作规范； （5）完成时间：20 min。	1项不合要求，扣2分。	
合计	100			

·第三周培训内容·

一、专科知识培训：急性酒精中毒

（一）概述

　　乙醇，俗称酒精，是无色、易燃、易挥发的液体，具有醇香气味，能与水或大多数有机溶剂混溶。急性乙醇中毒（Acute ethanol poisoning）是指一次饮入过量乙醇或酒类饮料，引起兴奋继而抑制的状态,又称急性酒精中毒(Acute alcohol poisoning)。

(二)病因与发病机制

(1)主要是因过量饮酒所致。

(2)中毒机制:① 抑制中枢神经系统功能;② 干扰代谢。

(三)病情评估与判断

1. 临床表现

(1)兴奋期:血乙醇浓度 >50 mg/dL。

(2)共济失调期:血乙醇浓度 >150 mg/dL。

(3)昏迷期:血乙醇浓度 >250 mg/dL。

2. 预后

急性乙醇中毒多数预后良好。若有心、肺、肝、肾病变者,昏迷长达 10 h 以上,或血中乙醇浓度 >400 mg/dL 者,预后较差。

(四)救治与护理

1. 救治原则

(1)轻症患者无需治疗。

(2)应注意昏迷患者是否同时服用其他药物。

(3)维持生命脏器的功能。

(4)血液透析。

2. 护理措施

(1)即刻采取护理措施。

(2)催吐或洗胃。

(3)观察病情。

(4)血液透析。

(5)用药护理。

(6)健康教育。

二、操作培训:简易呼吸器(球囊)使用技术

项目	总分	技术操作要求	评分标准	扣分
仪表	5	仪表、着装符合护士礼仪规范,戴手表。	1 项不合要求,扣 2 分。	

项目	总分	技术操作要求	评分标准	扣分
操作前准备	8	（1）洗手，戴口罩； （2）备齐用物，用物放置合理、有序，依次检查所备物品，保证安全有效： ① 治疗车上层：放性能良好的简易呼吸器，包括加压面罩、氧气管、储氧袋，放吸氧四防标识牌，治疗盘内备纱布2块、吸氧面罩、一次性手套2副、口咽通气道； ② 治疗车下层：放速干手消毒剂、弯盘、医疗垃圾袋、生活垃圾袋。	1项不合要求，扣1分。	
安全评估	12	（1）评估环境，确保现场安全； （2）判断患者反应：轻拍患者肩部，大声呼叫患者"您还好吗？" （3）启动应急反应系统并获取自动体外除颤器（AED）/除颤仪：如判断患者无反应时； （4）判断呼吸及颈动脉搏动（同时）：注视或观测胸部运动，检查呼吸是否缺失或异常，使用近侧2根或3根手指找到气管，将手指滑到气管和颈侧肌肉之间的沟内，感触脉搏，同时判断5～10 s； （5）触及颈动脉搏动； （6）无呼吸或呼吸异常，立即记录抢救时间（具体到分钟），行简易呼吸器辅助呼吸。	拍打部位不正确，扣1分； 未呼叫患者，扣1分； 判断时间不正确，扣1分； 找颈动脉部位不正确，每次扣2分； 未打开被子，扣1分； 未记录时间，扣1分； 其余1项不合要求，扣1分。	
操作过程	应用简易呼吸器 55	（1）移开床头桌30 cm，移开床体，距离墙面40 cm，取下床头； （2）给患者去枕，使其平卧于硬板床； （3）解开患者的衣服，暴露胸部，松解腰带； （4）戴手套，检查并取出活动性义齿； （5）将患者的头偏向一侧，用纱布裹以救护者右手食指、中指，清除口鼻腔分泌物，脱手套，洗手； （6）头复位，取中立位； （7）将简易呼吸囊连接氧气，调节流量为8～10 L/min，戴手套； （8）以推举下颌法打开气道： ① 操作者站于患者头部的正上方； ② 双手中指、环指、小指分别置于患者的下颌角下方并用双手提起患者的下颌，使患者头后仰，处于过伸位（面向急救者），打开气道，使气管与口腔成一条直线（必要时置口咽通气道）；	面罩压在患者眼部，扣3分； 通气无效1次，扣2分； 110～120 s有效次数小于20次或者大于4次，扣5分； 频率不正确，扣5分； 其余1项不合要求，扣2分。	

续表

项目	总分	技术操作要求	评分标准	扣分
操作过程		③ 用左手中指、环指、小指提下颌,固定头部位置,使头保持后仰,右手持简易呼吸器,以患者的鼻梁为参照,将面罩紧扣于患者口鼻部,用左手的拇指和示指固定面罩两边成"C"形,并将面罩边缘压住患者面部,使用其余手指提起下颌(3个手指成"E"形)成"EC"钳技术开放气道,使面罩紧贴患者面部; ④ 人工呼吸:用另一只手挤压气囊,给予人工呼吸; (9) 呼吸频率:成人每分钟 10～12 次(5～6 s 给气 1 次),儿童及婴儿每分钟 12～20 次(3～5 s 给气 1 次),有规律地反复挤压呼吸囊; (10) 每次挤压持续 1 s; (11) 送气量以见到胸廓起伏为宜,范围为 500～600 mL; (12) 挤压的同时安全评估并观察判断通气情况:胸廓起伏,胃区无膨隆;口唇、面部颜色如何;患者的血氧饱和度;呼气时面罩内是否有雾气,观察单向阀工作状态; (13) 观察患者是否处于正常的换气状态,呼吸有无改善,神志有无转清楚; (14) 辅助通气 110～120 s,每分钟有效次数 20～24 次。		
	停用 10	(1) 患者呼吸恢复正常后,将简易呼吸器置于治疗车下层,再次判断患者的呼吸及颈动脉搏动,记录成功时间,观察并口述:瞳孔缩小,角膜湿润,口唇、面色、皮肤、甲床色泽转红润,测上肢收缩压在 60 mmHg 以上,观察病情变化; (2) 头复位,用纱布清洁患者口鼻及面部,脱手套; (3) 垫枕,遵医嘱给予面罩吸氧; (4) 手消毒,在执行单上签字,记录吸氧时间; (5) 安慰清醒患者,询问患者的感受,交代注意事项。	1 项不合要求,扣 1 分。	
操作后	5	(1) 协助患者取舒适卧位,整理床单位; (2) 正确处理物品; (3) 洗手,记录。	1 项不合要求,扣 2 分。	
评价	5	(1) 动作迅速、准确,急救意识强; (2) 操作方法规范,手法正确; (3) 操作时间 5 min。	操作不熟练,扣 3 分; 急救意识差,扣 5 分; 操作时间每延长 30 s,扣 1 分。	
合计	100			

·第四周培训内容·

一、应急预案:过敏性休克应急预案(以青霉素过敏性休克为例)

(1)发现患者出现过敏反应,立即更换液体及输液器,保留静脉通路,使患者平卧,为其保暖,给予氧气吸入。

(2)报告主管医生,并遵医嘱给药,即刻皮下注射 0.5～1 mL 0.1％的盐酸肾上腺素,如症状不缓解,可每隔半小时皮下注射 0.5 mL,直至脱离危险为止。

(3)遵医嘱给予激素、抗组胺类药物,用针刺疗法。

(4)对症处理。对烦躁不安者给镇静剂,肌肉瘫痪无力时可注射新斯的明 0.5～1 mg。

(5)若病情无好转,血压不回升,需补充血容量,并酌情给予多巴胺等升压药;对呼吸抑制者可肌注尼可刹米等呼吸兴奋剂;喉头水肿,可行气管切开;对呼吸、心跳停止者应立即进行人工呼吸及胸外按压术。

(6)抢救的同时应密切观察体温、脉搏、呼吸、血压和一般情况的变化,并做好记录,未脱离危险不宜搬动。

二、专科知识培训:临床常见危急值

危急值(Critical value/Panic value):是指危及生命的极度异常的检验、检查结果,表明患者可能正处于生命危险边缘状态。若医生及时得到其信息,迅速给予患者有效的治疗,就可能挽救患者生命,否则就有失去最佳抢救机会或出现严重后果的可能。

(一)检验危急值

1. 白细胞(WBC)

(1)WBC<2×10^9/L:有引发严重、反复致命性感染的可能,甚至可引发败血症。

(2)WBC>30×10^9/L:提示可能为白血病或其他血液系统恶性疾病。

2. 血红蛋白(Hb)

(1)Hb<50 g/L:常见于急性大量失血或严重贫血,随时有休克、多脏器功能障碍的可能。

(2)Hb>200 g/L:常见于真性或继发性红细胞增多症,可有血栓形成和梗死,血栓常见于四肢、肠系膜、脑及冠状动脉,严重时出现瘫痪症状,亦可有出血倾向。

3. 血小板(PLT)

(1)PLT 水平<31×10^9/L:有严重的自发性出血倾向,可导致颅内出血、消化道大出血等危及生命的并发症。

(2)PLT 水平>999×10^9/L:极易出现血栓病,有生命危险,见于原发性血小板增多

症、慢性粒细胞白血病、感染、创伤及脾切除术后等。

4. 凝血酶原时间（PT）

（1）PT<8 s：血栓性疾病发生风险高，见于先天性凝血因子Ⅴ增多、口服避孕药、高凝状态、血栓性疾病、多发性骨髓瘤、洋地黄中毒、乙醚麻醉后等。

（2）PT>30 s：见于先天性或继发性凝血因子缺乏或使用华法林，可有严重的出血倾向。

5. 血清钾（K）

（1）K 浓度<2.8 mmol/L：易发生的高辛中毒、肌肉缺血性坏死和横纹肌溶解、麻痹性肠梗阻、定向力障碍、嗜睡甚至昏迷，随时可因致命性快速性心律失常以及呼吸肌麻痹死亡。

（2）K 浓度>6.2 mmol/L：随时可出现呼吸肌麻痹、严重缓慢性心律失常、心室颤动、心搏骤停。

6. 血清钠（Na）

（1）Na 浓度<120 mmol/L：出现脑水肿，表现为头痛、嗜睡，最终出现抽搐、昏迷和呼吸困难。

（2）Na 浓度>160 mmol/L：神经症状表现为肌无力，先兴奋后抑郁、淡漠，肌张力增大，腱反射亢进，直至抽搐、幻觉、昏迷，甚至死亡。颅内出血、硬膜下血肿、大静脉窦血栓形成。失水严重者有休克表现。

7. 血清钙（Ca）

（1）Ca 浓度<1.6 mmol/L：神经肌肉系统出现全身性痉挛的危险性极高，如喉痉挛、腕足痉挛、支气管痉挛、癫痫发作，甚至呼吸暂停。心血管系统出现传导阻滞，心律失常，甚至室颤。骨骼出现慢性低钙可引起病理性骨折。

（2）Ca 浓度>3.5 mmol/L：出现高血钙危象的可能性极大，若无及时、有效的治疗可导致患者死亡。神经肌肉系统表现为抑郁、神志不清，甚至昏迷。心血管系统易出现心律失常及洋地黄中毒。骨骼系统表现为甲状旁腺功能亢进，可有病理性骨折。

8. 血糖（Glu）

（1）Glu 水平<2.5 mmol/L：低血糖严重并持续时，可出现意识模糊、昏迷，甚至导致死亡。

（2）Glu 水平>22.2 mmol/L：易于发生糖尿病酮症酸中毒，未及时、有效救治，可导致多脏器功能衰竭，甚至死亡。易于发生高渗性糖尿病昏迷，未及时、有效救治，可致死亡。

9. 血肌酐（Scr）危急值报告界限

Scr 水平>650 μmol/L，短期内数值快速升高，见于急性肾损伤或急性肾功能衰竭。

10. 肌钙蛋白 I（TNI）危急值报告界限

TNI 水平>0.5 μg/L。TNT 水平>0.2 μg/L 是诊断急性心肌梗死及心肌坏死的敏感标志物。

11. N 末端前脑钠肽（BNP）危急值报告界限

BNP>1 000 ng/L,提示急性或慢性心力衰竭的严重状态,病死率高。

12. 血气 pH

（1）血气 pH<7.2:为严重失代偿性代谢性或呼吸性酸中毒。人可生存的最高酸度的 pH 为 6.9。

（2）血气 pH>7.55:为严重失代偿性代谢性或呼吸性碱中毒。人可生存的最高碱度的 pH 为 7.7。

13. 血气分析

（1）血氧分压（PaO_2）<45 mmHg:严重缺氧,随时可能出现呼吸、心搏骤停,死亡率高。

（2）PaO_2<20 mmHg:脑细胞不能再从血液中摄取氧,有氧代谢停止,生命难以维持。

（3）PaO_2>145 mmHg:长时间易致氧中毒。

（4）二氧化碳分压（$PaCO_2$）<20 mmHg:低碳酸血症使心输血量减少,出现氧运输障碍,氧离曲线左移,脑血流量减少,导致抽搐及颅内压下降。

（5）$PaCO_2$>70 mmHg:呼吸抑制,颅内压增加,急性期患者可由嗜睡转入昏迷状态。

三、出科考试:理论技能操作考核

四、实习生出科讲评总结

第四章

重症医学科护理单元

第一节　重症医学科掌握内容纲要

时间	掌握内容
第一周	一、科室概况及环境布局
	二、各班工作职责、流程及注意事项
	三、科室相关规章制度:重症医学科危重患者管理规定
	四、专科知识培训
	五、操作培训:动脉采血技术
第二周	一、核心制度培训:危重患者抢救制度
	二、专科知识培训:房颤、房早、室早、室颤的心电图特点
	三、操作培训:中心静脉置管维护技术
第三周	一、专科知识培训
	二、操作培训:对气管插管患者行口腔护理技术
第四周	一、应急预案:患者发生躁动时的应急预案
	二、操作培训:微量泵使用技术
	三、专科知识培训:血气分析各项指标正常值
	四、出科考试:理论技能操作考核
	五、实习生出科讲评总结

第二节　重症医学科培训具体内容

·第一周培训内容·

一、科室概况及环境布局

重症医学科位于门诊楼四楼,紧邻手术室。重症医学科护理组是一支素质高、临床经验丰富、业务能力强的团队;拥有先进的中央监护系统,能同时监测心电图、血压、呼吸、体温、血氧饱和度、有创动脉、静脉血压;拥有进口呼吸机、心脏除颤仪、床旁血滤机、血气分析仪、微量注射泵、十二导联心电图机、医用控温毯等先进的检测仪器及治疗设备,以确保危重患者的病情监测和抢救。

重症医学科主要是针对全院疑难危重患者的治疗,包括心脏病急性心肌梗死的溶栓治疗,严重心力衰竭、心律失常的治疗,呼吸衰竭的机械通气治疗,各种原因导致的休克、脑血管疾病和颅脑外伤的救治,多脏器功能不全的治疗,大手术术后监护,各种严重高血压、心脏病的治疗,技术包括呼吸机应用、气管插管、床旁血滤及纤维支气管镜检查、中央静脉置管及经外周中央静脉置管、肠内与肠外营养等,这些专业技术挽救了无数危重患者的生命。重症医学科护理人员不但在生活上用心护理患者,满足患者临床需要以及生活护理;而且在优质护理与患者人文关怀上采用了目前国内先进的探视设备,确保患者家属及患者可进行无障碍沟通。

二、各班工作职责、流程及注意事项

（一）工作时间安排（所有班次提前 15 min 到岗）

（1）白班上班时间为 8:00—20:00,特殊情况另行通知。7:45 之前按时到岗,8:00交班。

（2）夜班上班时间为 20:00—次日 8:00。

（二）注意事项

（1）实习生应在老师的带教下完成护理工作,不可单独操作。

（2）严格执行"三查十对",所有静脉用药、肌内注射、口服药、雾化药、采集血标本等操作严格查对,防止差错、事故的发生。

（3）加强手卫生意识,防止交叉感染。

（4）实习期间,实习生不仅要学习理论和护理操作技能,还需要协助老师完成基础工作,同时学习带教老师的工作方法、沟通交流的能力、分析及解决问题的能力。

（5）实习期间应加强核心制度和法律法规的学习,严格按照制度和流程工作,防止

差错、事故的发生。

（6）上班时需佩戴胸牌、挂表，胸牌务必保持清洁。

三、科室相关规章制度：重症医学科危重患者管理规定

（1）ICU 危重患者收治标准：各种复杂大型手术后的危重患者（尤其术前有并发症，如冠心病、呼吸功能不全、电解质紊乱，术中病情不平稳、出血量大、有一过性缺血缺氧性损害或电解质紊乱者）。

① 需行呼吸管理和（或）呼吸支持。

② 心功能不全，或有严重心律失常。

③ 急性心肌梗死。

④ 各类休克。

⑤ 严重复合创伤。

⑥ 各种原因所致的急性肾小球坏死（ATN）。

⑦ 器官移植。

⑧ 急性药物中毒。

⑨ 其他经短期强化治疗可望恢复的多器官系统功能减退的急性衰竭患者。

（2）下列情况不属 ICU 的收治范围。

① 脑死亡者。

② 有急性传染病。

③ 无急性症状的慢性病患者。

④ 恶性肿瘤晚期。

⑤ 老龄自然死亡。

⑥ 治疗无望或因某种原因放弃抢救者。

（3）危重患者转入 ICU 工作程序如下。

① 由原科室提出申请（电话或书面请会诊），ICU 医师会诊，看过患者后，有 ICU 收治指征的患者可转入 ICU 治疗。

② 转入 ICU 过程中应以科室医务人员为主，ICU 医务人员为辅。

③ 转入 ICU 前，由 ICU 医师向家属讲明 ICU 有关制度（如家属不能陪护）、每天的大致花费、患者的预后、治疗周期等，并签署相应的协议书。

④ 转入科室医师送患者入 ICU，ICU 医师进行交接班，并写好转入、转出记录。

（4）危重患者转出 ICU 工作程序如下。

① 由 ICU 医师判断患者是否有转出 ICU 指征，决定可否转出 ICU 回原科室继续治疗。

② 与原科室医师联系，待其看过患者后，做好转出准备（书写转出记录，整理病历等）。

③ ICU 医护人员送患者回原科室并向原科室医护人员交班。

④ 患者在 ICU 住院期间的费用管理由 ICU 负责。患者入住 ICU 以前及转出后的费用管理由相应科室负责。

四、专科知识培训

（一）重症医学科相关知识、中心静脉压的测量

1. 相关专业知识

（1）熟悉重症医学科常见疾病的病因、症状、体征、治疗处理原则、抢救配合要点。

（2）掌握重症医学科常见疾病的护理评估、病情观察、治疗要点、护理措施。

（3）掌握中心静脉管路、氧疗及各种引流管的护理要点。

（4）掌握危重患者的转运流程和处理要点。

（5）熟悉重症医学科常用药物（如抢救药物、血管活性药物、止血药物、镇静药物镇痛药物、抗凝药物、抗菌药物、肌肉松弛药物等）的相关知识。

（6）熟悉重症医学科常用化验检查（如血常规、血生化、血气分析、凝血功能等）结果的临床意义。

（7）熟悉重症医学科常见急危重症患者的急救配合要点。

（8）熟悉气管插管、气管切开、心肺脑复苏等护理配合和护理要点。

2. 中心静脉压测量

（1）中心静脉压（Central Venous Pressure，CVP）是指右心房及上、下腔静脉胸腔段的压力。它可判断患者血容量、心功能与血管张力的综合情况，有别于周围静脉压力。

（2）CVP 测量是有创监测方法，需要在颈内静脉或者锁骨下静脉放入一根中心静脉导管，在右心房与上、下腔静脉会合处留置后进行检测。

（3）检测方法有以下两种。

① 监测需要取平卧位，通过留置中心静脉导管，缓慢滴入生理盐水，当滴入生理盐水逐步与静脉压形成平衡时，用皮尺测量外面管道内水的高度，这便是中心静脉压。

② 在留置管道口接压力传感器，通过压力传感器传输到监护仪上，监护仪会自动分析中心静脉压力的传导，自动测定中心静脉压。正常中心静脉压为 $5 \sim 12$ cmH$_2$O[1]。中心静脉压 >12 cmH$_2$O 代表中心静脉压过高，可能是回心血量过多或者有效循环量过多、右心功能不全、肺动脉压力过高。中心静脉压 <5 cmH$_2$O，反映回右心血量不足，这是中心静脉压监测的临床意义。

---

① 临床上仍习惯用厘米水柱（cmH$_2$O）表示某些压力单位，1 cmH$_2$O＝0.1 kPa。全书同。

（二）常用抢救药物的药理作用

药品名称及剂量	药理作用	适应证	副作用
盐酸肾上腺素注射液（肾上腺素）1 mg/1 mL	对 α 和 β 受体都有激动作用：α 受体激动引起皮肤、黏膜、内脏血管收缩；β 受体激动引起冠状血管扩张，骨骼肌、心肌兴奋，心率增快，支气管平滑肌、肠道平滑肌松弛。对血压的影响与剂量有关，常用剂量使收缩压上升，舒张压不升或略降，大剂量使收缩压、舒张压均升高。	支气管痉挛所致严重呼吸困难；缓解药物引起的过敏性休克；对心搏骤停者进行心肺复苏。	心律失常，严重者可发生室颤；心悸、头痛、血压升高，震颤、无力、眩晕、呕吐、四肢发凉；用药局部可有充血、水肿、炎症。
重酒石酸去甲肾上腺素注射液（正肾素）2 mg/1 mL	是强烈的 α 受体激动药，同时也激动 β 受体；激动 α 受体引起血管收缩，使血压升高，冠状动脉血流增加；激动 β 受体，使心肌收缩加强，心排血量增加。	急性心肌梗死，体外循环、椎管内阻滞、嗜铬细胞瘤切除术后引起的低血压；血容量不足所致的休克、低血压；心搏骤停后复苏血压维持。	急性肾功能衰竭，尿量减少；局部组织缺血性坏死、头痛、高血压，禁止皮下及肌内注射。
盐酸异丙肾上腺素注射液 1 mg/2 mL	β 受体激动剂：作用 β1 受体，增强心肌收缩力，加快心率，加速传导，心排血量和心肌耗氧量增加；作用于血管平滑肌 β2 受体，使骨骼肌血管扩张，肾、肠系膜血管及冠脉亦不同程度扩张；作用于支气管平滑肌 β2 受体，使支气管平滑肌松弛；促进糖原和脂肪分解，增加组织耗氧量。	心源性或感染性休克；完全性房室传导阻滞、心搏骤停。	常见口咽发干，心悸不安；少见头晕、目眩、面潮红、恶心、心率增快、震颤、多汗、乏力等。
硫酸阿托品注射液 1 mg/1 mL	M 胆碱受体阻滞剂，能解除胃肠平滑肌的痉挛，抑制腺体分泌，扩大瞳孔，升高眼压，加快心率；大剂量能作用血管平滑肌，扩张血管，解除痉挛性收缩，改善微循环。	内脏绞痛，如胃肠绞痛及膀胱刺激症状，有机磷农药中毒，全身麻醉前给药，迷走神经兴奋所致的缓慢型心律失常，抗休克。	口干、眩晕、瞳孔散大、皮肤潮红、心率加快、兴奋、烦躁、惊厥；严重中毒反应为昏迷和呼吸麻痹。
盐酸利多卡因注射液 400 mg/20 mL	局麻药及抗心律失常药，降低心肌兴奋性，减慢传导速度，抑制异位节律点的自律性。	各种原因引起的心动过速、频发性室早、室颤。	嗜睡，感觉异常，惊厥，呼吸抑制；低血压及心动过缓。

药品名称及剂量	药理作用	适应证	副作用
尼可刹米注射液（可拉明） 0.375 g/1.5 mL	选择性兴奋延髓呼吸中枢，也可作用于颈动脉体和主动脉体的化学感受器反射兴奋呼吸中枢，使呼吸加深加快。	中枢性呼吸抑制及各种原因引起的呼吸抑制。	面部刺激征、烦躁不安、抽搐、恶心呕吐；大剂量可引起血压升高、心悸、出汗、震颤、昏迷。
盐酸多巴胺注射液 20 mg/2 mL	多巴胺受体激动剂，小剂量使肠系膜、肾、脑及冠状动脉扩张，增加血流量，使肾血流量及肾小球滤过率均增加，从而使尿量及钠排泄量增加，预防急性肾功能衰竭；中等剂量增加心肌收缩力，增加心排血量，加快心率；大剂量使外周阻力增加，血压升高。	心肌梗死、创伤、肾功能衰竭、充血性心力衰竭等引起的休克综合征；洋地黄和利尿剂无效的心功能不全。	胸痛、呼吸困难、心悸、心律失常。
重酒石酸间羟胺注射液（阿拉明） 10 mg/1 mL	a 受体激动剂，升压效果比去甲肾上腺素较弱但较持久，也可增强心脏收缩力，正常人的心排血量变化不大，但能使休克患者的心排血量增加。	防治椎管内阻滞麻醉时发生的急性低血压；出血、药物过敏合并休克所致的低血压。	心律失常，急性肺水肿，高血压，如药物外渗可导致局部组织坏死。
去乙酰毛花苷注射液（西地兰） 0.4 mg/2 mL	正性肌力作用，增强心肌收缩力；负性频率作用，增强迷走神经张力，降低心率，延缓房室传导阻滞。	急、慢性心力衰竭，心房颤动、心房扑动和阵发性室上性心动过速。	恶心、呕吐、下腹痛、视力模糊，洋地黄中毒反应中心律失常最重要，最常见为室性期前收缩。
盐酸异丙嗪注射液（非那根） 50 mg/2 mL	抗组胺药，可用于镇吐、抗晕动及镇静催眠。	皮肤黏膜过敏，晕动病，麻醉和手术前后的辅助治疗，防治放射病或药源性恶心、呕吐。	口干、视物不清、乏力、嗜睡。
二羟丙茶碱注射液（喘啶） 250 mg/2 mL	松弛支气管平滑肌，对抗腺嘌呤对呼吸道的收缩作用，增强膈肌收缩力，改善呼吸功能。	支气管哮喘、喘息性支气管炎、阻塞性肺气肿、心源性肺水肿引起的哮喘。	恶心、呕吐、易激动、失眠、心律失常。

药品名称及剂量	药理作用	适应证	副作用
硝酸甘油片 5 mg/ 片	为速效、短效硝酸酯类抗心绞痛药，可直接松弛血管平滑肌，使周围血管扩张，外周阻力减少，回心血量减少，心排血量降低，心脏负荷减轻，心肌耗氧量减少。	用于冠心病、心绞痛的治疗及预防，也可用于降低血压或治疗充血性心力衰竭。	头痛、眩晕、心悸、直立性低血压、恶心、呕吐。
地塞米松磷酸钠注射液（氟美松） 5 mg/1mL	肾上腺皮质激素类药，有较强的抗炎、抗过敏、抗休克作用，而对水钠潴留和促进排钾作用轻微。	过敏性和自身免疫性炎症性疾病，如结缔组织病、类风湿性关节炎、严重的支气管哮喘等	并发感染，较大量可引起糖尿病、消化道溃疡及类库欣综合征
盐酸甲氧氯普胺注射液（胃复安） 10 mg/1mL	作用于延髓催吐化学感受区，具有中枢性镇吐作用；阻断下丘脑多胺受体，有一定的催乳作用。	镇吐药，用于化疗、放疗、颅脑损伤及药物所引起的呕吐；急性胃肠炎等疾病的恶心；诊断行十二指肠插管前用。	常见昏睡、烦躁不安、疲乏无力，少见乳腺肿痛、溢乳、直立性低血压。
注射用精氨酸阿司匹林 0.5 g/ 支	抑制环氧酶，减少前列腺素的合成，具有解热、镇痛、抗炎的作用。	用于发热及轻、中度的疼痛。	胃肠道反应，长期应用溃疡发病率较高、出血倾向、过敏反应。
盐酸山莨菪碱注射液（654-2） 10 mg/1 mL	M胆碱受体阻滞剂，松弛平滑肌，解除微血管痉挛，有解痉止痛和改善微循环的作用，抑制腺体分泌和扩瞳作用较阿托品弱。	感染中毒性休克、有机磷农药中毒、平滑肌痉挛、眩晕症。	口干、面红、轻度扩瞳、视物模糊等。
50%葡萄糖注射液 10 g/20 mL	补充热量，快速静脉推注有组织脱水作用。	全静脉营养疗法，低糖血症，组织脱水，调节腹膜透析渗透压。	静脉炎，外渗致局部肿痛。
葡萄糖酸钙注射液 1 g/10 mL	钙离子补充剂，维持神经、肌肉的正常兴奋性，降低毛细血管通透性，有消炎、消肿和抗敏作用；用于镁中毒、氟中毒的解救。	钙缺乏症、心搏骤停的复苏、过敏性反应、镁中毒的解救，氟中毒的解救。	快速静注可产生心律失常、心搏骤停、恶心、呕吐、高钙血症。

药品名称及剂量	药理作用	适应证	副作用
盐酸胺碘酮注射液（可达龙）150 mg/3 mL	抗心律失常药,减慢传导,降低窦房结自律性,具有选择性对冠状动脉及周围血管的直接扩张作用;能增加冠脉血流量,降低心肌耗氧量。	利多卡因无效的室性心动过速和控制房颤、房扑的心室率。	窦性心动过缓,房室传导阻滞,甲状腺功能亢进或低下,便秘,转氨酶水平升高。
呋塞米注射液（速尿）20 mg/2 mL	为速效、强效利尿药,主要作用于肾小管髓袢,对水、电解质有排泄作用;扩张肾血管,降低肾血管阻力,使肾血流量增加;扩张肺部静脉容量,降低肺毛细血管通透性,使回心血量减少。	水肿性疾病,高血压,预防急性肾功能衰竭,高钾血症、高钙血症,急性药物中毒。	水及电解质失调,直立性低血压、休克、低血钾、低血钠、低血钙,增加强心苷毒性、骨髓抑制、头痛、听力障碍。

五、操作培训:动脉采血技术

项目	总分	技术操作要求	评分标准	扣分
仪表	5	仪表、着装符合护士礼仪规范。	1项不合要求,扣2分。	
操作前准备	8	（1）洗手,戴口罩; （2）核对医嘱单、执行单、检验标签; （3）备齐用物,用物放置合理、有序,依次检查所备物品,保证安全有效:① 治疗车上层:放执行单、检验标签,注射盘内放安尔碘、棉签、动脉血气针2个;② 治疗车下层:弯盘、小枕(桡动脉穿刺时备用)、锐器盒、速干手消毒剂、医疗垃圾袋、生活垃圾袋;③ 必要时备屏风。	未核对,扣3分;其余1项不合要求,扣1分。	
安全评估	12	（1）备齐用物,携至床旁,核对患者,询问患者姓名,查看床头牌、手腕带与执行单是否一致; （2）了解患者的病情、意识状态及合作程度,判断是否处于安静状态,解释动脉采血目的、方法,指导正确配合; （3）查看采集局部皮肤和血管情况; （4）周围环境整洁,光线明亮,注意保暖,保护患者隐私; （5）与患者沟通语言规范,态度和蔼。	未核对,扣3分;未查对床头牌、手腕带、患者,各扣1分;查对患者姓名不规范,扣2分;少评估1项,扣1分;其余1项不合要求,扣1分。	

续表

项目	总分	技术操作要求	评分标准	扣分
操作过程	65	（1）根据患者的病情及动脉搏动强弱选择穿刺部位； （2）如选择穿刺股动脉，注意保护患者隐私，注意保暖； （3）穿刺体位及部位选择： ① 桡动脉穿刺时，艾伦试验阴性，患者将上肢稍外展，腕部伸直，掌心向上，手自然放松，穿刺点位于前臂掌侧腕关节上 2 cm，动脉搏动明显处，下方垫小枕；② 股动脉穿刺时，患者取仰卧位，穿刺侧大腿略外旋，穿刺点位于腹股沟内股动脉搏动明显处； （4）以穿刺点为中心，用安尔碘对穿刺部位进行 2 次消毒，直径 >5 cm，自然晾干； （5）打开动脉血气针外包装，推动活塞，回抽至所需血量刻度； （6）常规给术者左手示指和中指消毒； （7）再次核对患者、执行单、检验标签； （8）用已消毒的左手示指和中指触摸动脉搏动的准确位置，两指分开，绷紧皮肤固定血管； （9）右手持针在左手两指间处进针并调整穿刺的深度； （10）桡动脉穿刺时针头斜面朝上，进针方向为逆血流方向并与皮肤成 40° 股动脉穿刺时，垂直进针，进针幅度不宜过大，以免刺破对侧血管壁； （11）见鲜红血液涌入注射特内，至所需血液后迅速拔出针头； （12）用棉签局部压迫止血 5～10 min，对有出血倾向、凝血机制不良或高血压的患者压迫时间应延长； （13）迅速将针头排气后插入橡胶塞内以隔绝空气或取下针头，旋上螺旋帽； （14）将血气针在两手间搓动 4～5 次，使血液混匀； （15）再次核对患者、执行单、检验标签； （16）贴上标签，立即送检； （17）手消毒，签名； （18）询问患者的感受，交代注意事项。	未核对 1 次，扣 3 分； 核对内容不全，少 1 项，扣 1 分； 查对患者姓名不规范，扣 2 分； 选择桡动脉未做艾伦试验，扣 2 分； 消毒后未待干，扣 5 分； 重新调整穿刺位置进针，每增加 1 次，扣 3 分； 压迫时间不够，有血肿形成，扣 10 分； 操作过程有污染 1 次，扣 2 分； 穿刺方法不正确、部位不准确，扣 5 分； 未隔绝空气，扣 5 分； 血液外溢造成污染，扣 2 分； 采血 1 次不成功，扣 50 分； 采血量不够，扣 5 分； 其余 1 项不合要求，扣 1 分。	
操作后	5	（1）协助患者取舒适卧位，整理床单位； （2）正确处理物品； （3）洗手，记录并签字。	1 项不符合要求，扣 1 分。	
评价	5	（1）无菌观念强，操作规范、熟练，抽血一次成功； （2）操作前后及操作过程中，应随时监测患者的生命体征； （3）操作时间 5 min。	污染 1 处，扣 2 分； 操作不规范、不熟练 1 处，扣 2 分； 操作时间每延长 30 s，扣 1 分。	

续表

项目	总分	技术操作要求	评分标准	扣分
合计	100			

注意问题如下。

（1）动脉血标本采集的注意事项：① 采集血标本前需告知患者注意事项；② 应给穿刺部位压迫止血直至不出血为止；③ 若患者饮热水、洗澡、运动，需休息 30 min 后再取血，避免影响结果；④ 血标本必须隔绝空气。

（2）动脉血标本采集的操作并发症：① 皮下血肿；② 穿刺口大出血；③ 穿刺困难。

艾伦试验的做法：艾伦试验是检查手部的血液供应、桡动脉与尺动脉之间吻合情况的一种方法。术者用双手同时按压患者的尺动脉和桡动脉，嘱患者反复用力握拳和放松5～7次至手掌变白，松开对尺动脉的压迫，继续压迫桡动脉，观察手掌颜色的变化。结果判断：若 10 s 之内手掌颜色迅速变红或恢复正常，表明尺动脉和桡动脉间存在良好的侧支循环，即艾伦试验阴性，可以经桡动脉进行穿刺。若 10 s 手掌颜色仍为苍白，即艾伦试验阳性，表明手掌侧支循环不良，不应选择桡动脉进行穿刺。

·第二周培训内容·

一、核心制度培训：危重患者抢救制度

危重患者的抢救是一个医院业务技术水平和管理水平的重要标志，是医疗护理工作的一项重点任务。平时要加强医务人员的素质教育和基本训练及抢救工作的科学管理。医务人员要认真执行规章制度，争分夺秒地抢救危重患者。

（1）人员安排与组织形式：安排具有一定的临床经验和技术水平的医师和护士担任抢救工作，必要时立即报告上级医师及科主任，对重大抢救，根据病情提供抢救方案，并立即呈报院领导、医务处及护理部。

（2）抢救药品、器材、设备要齐全完备，做到定人管理、定点放置、定期消毒、定量供应、定时核对，用后及时补充。

（3）值班人员必须熟练掌握各种器械、仪器的性能及使用方法。抢救物品一般不外借，以保证应急使用。

（4）凡参加抢救人员必须全力以赴，明确分工，紧密配合，听从指挥，坚守岗位，严格执行各种规章制度。医师来到之前，护理人员应根据病情给予紧急处理，如吸氧、吸痰、测血压、疏通静脉通路、行人工呼吸、胸外心脏按压、配血、止血等。

（5）观察病情变化，对危重患者就地抢救，病情稳定后方可移动。有监护室的病区可酌情将患者移至监护室。

（6）严格执行交接班制度及查对制度，对病情变化、抢救经过、各种用药等应及时详细记录，并及时提供诊断依据。

（7）及时与患者家属及单位联系。

（8）抢救完毕，整理用物，除做好抢救登记和消毒外，必须在 6 h 之内做好护理记录的补记。

二、专科知识培训：房颤、房早、室早、室颤的心电图特点

（一）房颤（Af）

（1）P 波消失，代之以大小不等、形状各异的 f 波，f 波的频率一般在 350～600 次/分。

（2）心室率绝对不规则。

（3）R-R 间期不等。

（二）房早

（1）有一提前出现的 P 波，形态与窦性 P 波不同。

（2）P-R 间期 ≥0.2 s。

（3）不完全代偿间歇。

（三）室早

（1）QRS 波群提早出现，形态异常（宽大畸形）时限 ≥0.12 s。

（2）提早出现的 QRS 波群前无相关的 P 波。

（3）T 波与 QRS 波群的主波方向相反。

（4）代偿间歇完全。

（四）室颤

QRS-T 波完全消失，出现大小不等、极不匀齐的低小波，频率为 200～500 次/分。

三、操作培训：中心静脉置管维护技术

（一）物品准备

中心静脉导管（CVC）换药包、10mL 注射器、0.9% 的生理盐水 100 mL、肝素盐水（10～100 U/mL）、输液接头（正压）、胶布、污物盘、利器盒、油性签字笔、生活垃圾桶、污染垃圾桶、手消毒液。

（二）操作步骤

（1）洗手，戴口罩，核对医嘱。查对物品的完整性及有效期。

（2）携用物至床旁，查对床号、姓名、腕带。向患者解释操作目的：××您好！我是护士××，根据需要为您更换敷料，目的是防止发生感染。请问您需要去卫生间吗？协

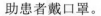

助患者戴口罩。

（3）协助患者取舒适卧位，充分暴露穿刺点及换药侧肩颈部，肩下垫治疗巾。评估穿刺部位及周围皮肤有无渗出、红肿、热痛等。触摸穿刺周围皮肤，评估有无硬结形成，询问患者的感觉。

（4）解开固定输液接头的胶布，检查输液接头有效期。

（5）再次洗手，预冲，与新输液接头连接，排气备用（勿将接头从包装袋内取出）。

（6）更换输液接头：① 去除旧输液接头；② 用酒精棉片擦拭路厄接口，多方位用力摩擦不少于 15 s，用碘伏给路厄氏接口截面消毒 10 遍，给侧面消毒 10 遍，另取一根棉签给接头下方皮肤消毒；③ 将备好的新输液接头与路厄氏接口连接；④ 在输液接头上标注更换日期。

（7）冲洗导管：① 打开夹子，确认导管位置，抽回血（不超过输液接头）；② 用 10 mL 生理盐水脉冲式冲洗导管；③ 用 3～5 mL 肝素盐水正压封管，关闭夹子。

（8）更换敷料。

① 180° 顺导管方向撕除贴膜，由远心端向近心端去除旧敷料。

② 再次评估穿刺点有无异常。

③ 洗手，打开 CVC 换药包及透明贴膜，戴无菌手套。

④ 消毒：以 CVC 穿刺点为中心向外给皮肤消毒。

酒精（三遍）：左手提起导管；右手持酒精棉球（棉棒），避开穿刺点直径 1 cm 处，顺时针消毒；取酒精棉球（棒）逆时针消毒第二遍；第三遍消毒方法与第一遍相同（穿刺点若有血迹建议用酒精擦拭）。

洗必泰（三遍）：取洗必泰棉球以穿刺点为中心顺时针给皮肤、导管消毒；取洗必泰棉球逆时针消毒第二遍；第三遍用洗必泰棉球顺时针给皮肤、导管消毒，自然待干（来回往复消毒 30 s，待干 30 s 至 1 min）。

⑤ 调整导管位置，导管出皮肤处盘绕“L”或“S”或“U”形弯。

⑥ 取出透明敷料，移除透明敷料的离型纸，将透明敷料边框预切口的一边对准延长管方向无张力粘贴敷料，贴膜中央对准穿刺点。拇指沿导管走向捏穿刺点塑形，从中间向两边抚平透明敷料，在敷料开口处取出导管，去除边框，边撕除边由里向外按压敷料边缘（调—贴—塑—抚—去）。

⑦ 将免缝胶带打两折或用胶布蝶形交叉固定透明敷料。

⑧ 将免缝胶带（标好穿刺与更换贴膜时间）固定在蝶形交叉的下缘。

（9）整理床单位，处理用物。

（10）向患者交代注意事项：带管期间，每天要观察导管内是否有回血，穿刺点有无渗血，贴膜是否出现潮湿、卷边、脱落等。如果有这些情况，我们会及时处理。导管外露部分切忌接触坚硬、锋利物品。请问我还能为您做些什么吗？

（11）洗手，再次核对，在 CVC 维护记录单上记录。

<h1 style="text-align:center">·第三周培训内容·</h1>

一、专科知识培训

（一）呼吸机相关知识

1. 生理目标

（1）改善或维持动脉氧合。改善低氧血症、提高氧输送是机械通气最重要的生理目标。

（2）支持和（或）增加肺泡通气。慢性阻塞性肺疾病急性加重期（AECOPD）、颅内高压患者需目标性过度通气。

（3）减少患者呼吸做功。正常情况下，呼吸肌氧需占全身氧需的 $1\%\sim3\%$；呼吸窘迫时，占 $20\%\sim30\%$。呼吸肌氧耗增加将加重其他器官的缺氧。

（4）维持和（或）增加肺容积。肺不张、急性呼吸窘迫综合征（ARDS）、肺炎、肺水肿时肺容积会明显减少，通过膨肺、高呼气终末正压（PEEP）、叹息、俯卧位通气可促进肺复张。

2. 临床目标

（1）纠正低氧血症。

（2）通过增加肺通气量、增加功能残气量、降低呼吸肌氧耗，纠正低氧血症。

（3）纠正急性呼吸性酸中毒，降低血二氧化碳分压（PCO_2）。

（4）缓解呼吸窘迫。

（5）防止或改善肺不张。

（6）防止或改善呼吸肌疲劳。

（7）保证镇静和肌松剂使用的安全性。

（8）减少全身氧耗。

（9）降低颅内压。

（10）促进胸壁稳定性。

3. 机械通气的适应证

（1）通气异常：① 呼吸肌功能不全或异常，如呼吸肌疲劳、胸壁稳定性下降、胸廓结构异常、格林巴利综合征、重症肌无力等；② 通气驱动降低，如肺性脑病、中枢性呼吸衰竭等；③ 气道阻力增加和（或）阻塞，如哮喘、慢性阻塞性肺疾病（COPD）等。

（2）氧合异常，如 ARDS、顽固性低氧血症、需 PEEP、呼吸功明显增加等。

（3）需使用镇静剂和（或）肌松剂。

（4）降低氧耗（全身、心肌、呼吸肌）。

（5）需适当过度通气降低颅内压。

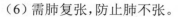

（6）需肺复张，防止肺不张。

4. 机械通气的禁忌证

没有绝对禁忌证。相对禁忌证包括以下几点。

（1）张力性气胸或气胸。

（2）大咯血或严重误吸引起的窒息性呼吸衰竭。

（3）伴肺大疱的呼吸衰竭。

（4）严重心衰时机械通气可能影响心脏前负荷、心脏后负荷，需调整参数，降低影响。

5. 呼吸机治疗常见并发症

呼吸机治疗常见并发症包括气压伤、氧中毒、呼吸机相关肺部感染、气胸、纵隔气肿。

6. 常用呼吸机模式特点

（1）容量控制／辅助通气（CMV/AMV）。

① 容量控制通气（CMV）。CMV 是时间启动、容量限定、容量切换，与自主呼吸完全相反，其潮气量和频率完全由呼吸机产生。CMV 的适应证：呼吸停止、神经肌肉疾病引起的通气不足、麻醉和手术中应用肌松剂后，较少用。

② 容量辅助通气（AMV）。

AMV 是压力或流速启动、容量限制、容量切换。AMV 可保持呼吸机与患者吸气同步，以利于患者呼吸恢复，减少患者做功，且辅助/控制通气（A/C）可自动转换。当患者自主呼吸触发呼吸机时，进行辅助呼吸。当患者无自主呼吸或自主呼吸负压较小，不能触发呼吸机时，呼吸机可转换到控制呼吸。AMV 的适应证：需完全呼吸支持的患者。缺点：由于峰值流速不足，触发灵敏度低，使患者额外做功，总呼吸功能增加，在自主呼吸较强的患者中尤为突出。清醒、非镇静患者往往出现人机不同步，有可能发生过度通气和呼吸性碱中毒。COPD 患者应用该模式时，有可能使肺泡陷闭。当患者气道阻力增加或人机对抗时，由于有气道压力高限限制，潮气量难以保证。

（2）压力控制／支持通气（PCV/PSV）。

① 压力控制通气（PCV）。

PCV 时间启动、压力限定、时间切换。PCV 按预先设置的气道压和吸气时间，吸气开始，流速开始很快，使压力迅速达到预设值，然后流速下降，整个吸气期压力水平不变，然后到时间时切换到呼气。优点：具有控制通气安全性的特点，可控制压力，避免气压伤。气流模式为减速气流，吸气早期流速较高，有助于使塌陷肺泡复张，与人呼吸生理相符。缺点：潮气量不能保证是最大的缺点，潮气量与压力有关外，还与肺顺应性、气道阻力等有关，人机不配合可能会发生过度通气和呼吸性碱中毒。

② 压力辅助通气（PSV/ASV）。

PSV 是压力启动、压力限定、流速切换。自主呼吸期间，患者吸气，呼吸机管路内压力下降，触发呼吸机送气，使气道内压力迅速上升到预置压力值，且吸气相压力值不变，气流由开始吸气时最快逐渐减低，当降到最高流速的 25% 时，停止送气，开始呼气，脱机模式。优点：呼吸由患者控制，人机对抗少。根据 PSV 支持水平不同，呼吸机做功可不同，PS 超高，呼吸机做功越多，潮气量越高，可根据患者潮气量和呼吸频率调整吸气压力（PS）。PS 在 8～12 cmH$_2$O 时，呼吸机可完全克服气管插管、按需阀的阻力，减少患者做功。逐步降低 PS 水平，可有效锻炼呼吸机，有利于患者顺利脱机。

③ 同步间歇指令通气（SIMV）。

SIMV 是 A/C 模式与患者自主呼吸的结合。在同步触发窗内，患者自主呼吸触发呼吸机，可行 AMV，若无自主呼吸或自主呼吸微弱不能触发呼吸机，在触发窗结束时呼吸机自动给予 CMV，可有效避免人机对抗。触发窗一般为 CMV 呼吸周期的后 25%。SIMV 在触发窗之前，若出现自主呼吸且达触发灵敏度，可给予一次 PS。容量型 SIMV 与 A/C 模式相近。压力型 SIMV 与 PCV 相近。优点：减少人机对抗。保留自主呼吸功能，有利于锻炼患者呼吸肌功能，有利于过渡到脱机，一定程度上保证潮气量、避免气压伤。缺点：可能导致过度通气、呼碱。因按需阀反应迟钝、开始气流不能满足患者需要，可能有气体饥饿感，增加呼吸功。COPD 患者应用 SIMV 时，可能肺泡陷闭加重，建议用压力型 SIMV。

④ 气道双向正压通气（BIPAP）。

BIPAP 是保留自主呼吸的 PCV/PSV，气道内始终保持正压通气，根据不同参数设置，可变换成众多不同的呼吸模式，是一种万能模式。定压型。无自主呼吸时 BIPAP 就是 PCV。在低压时，若有自主呼吸触发 PSV，相当于 SIMV+PSV。若患者有完全的自主呼吸且高压、低压设置为同一数值时，BIPAP 相当于持续气道正压通气（CPAP）。若设置高压时间大于低压时间，允许患者在高压阶段自主呼吸时，BIPAP 相当于气道压力释放通气（APRV）。有自主呼吸时，BIPAP 允许高压与低压之间切换，在高、低压时间窗的后段设定触发窗，若患者在触发窗内有自主呼吸，可进行高低压切换。优点：保持气道压力，防止气压伤。气道压力水平稳定，可防止肺泡塌陷，有利于肺复张。双向压力水平和吸呼比可随意调整，适用范围更大。保留自主呼吸，人机对抗小，对循环干扰较小，减少了肌松剂和镇静剂的使用。缺点：不保证潮气量。

7. 呼吸机常见参数的概念及意义

（1）潮气量（VT）：平静呼吸时每次吸入或呼出的气量，在机械通气时，是指患者通过呼吸机每一次吸入或呼出的气量。

（2）通气频率（Rate）：每分钟内机械通气的次数。

（3）每分通气量、通气频率和潮气量三者间的关系：

每分通气量＝通气频率×潮气量。

（4）吸气与呼气时间比简称吸呼比（I∶E）。

（5）吸呼比大小与吸气流速密切相关，如潮气量不变，吸气流速增快，则吸气时间相应缩短，在呼吸周期不变的前提下，则吸呼比缩小。反之，吸气流速减慢，吸气时间延长，则吸呼比增大。

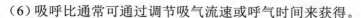

（6）吸呼比通常可通过调节吸气流速或呼气时间来获得。

8. 触发灵敏度（Trigger Sensitivity）

触发灵敏度是指在使用辅助通气模式时，靠患者自主吸气的初始动作使吸气管路中产生负压，被呼吸机中特定的传感器感知而同步协调地启动呼吸机行机械通气。这种感知域称为触发灵敏度。

9. 吸气压力（PS）

吸气压力是指机械通气时的驱动压力水平。

10. 吸入氧浓度（FiO2）

以选择能够达到满意水平的最低 FiO_2。一般 $FiO_2<60\%$ 较为安全，若 FIO_2 达 60%，低氧血症不能改善，不要盲目提高 FIO_2，可尝试以下操作：提高 PEEP、延长吸气时间、俯卧位通气、高频振荡通气或加用吸气末停顿等。

11. PEEP 呼气末正压

（1）作用：保持气道开放，减少肺泡动脉氧分压差，促进氧合，防止肺泡萎陷，生理性 PEEP 为 $3\sim5$ cmH$_2$O。治疗性 PEEP 适用范围为 $5\sim20$ cmH$_2$O，PEEP<5 cmH$_2$O 通常没有明显的作用，PEEP>20 cmH$_2$O，副作用明显增加而改善氧合的作用不变。

（2）最佳 PEEP：保证心脏输出量不变，保证静脉血氧饱和度不下降，保证患者血氧供应时气道压力最低。如果使用 PEEP 时气道峰压不发生变化，说明有内源性 PEEP。

12. 吸气末正压

（1）作用：促进小气道开放，改善肺内气体的分布，改善肺泡中氧的弥散，为计算顺应性提供时间。

（2）通常设定时间：$10\%\sim15\%$，最长 20%。

（3）副作用：肺内积气增加导致气压伤，气道峰压上升导致循环障碍。

13. 压力监测

（1）气道峰压：气体量、肺和胸壁弹性回缩力、气道阻力。

（2）平台压：反映弹性回缩力。

（3）峰压升高而平台压不变：常见导管堵塞、气道被分泌物阻塞、急性气道痉挛。处理方法：吸痰和解痉挛。

（4）峰压和平台压均升高：常见气胸、肺不张、急性肺水肿、肺部炎症加重、ARDS、COPD 产生内源性 PEEP、腹压上升、不同步呼吸。

14. 呼吸机准备

（1）检查呼吸机的各个部件，包括呼吸环路、监控管道、调节力臂的角度和长度。

（2）连接氧气，打开呼吸机。

（3）检查每分通气量及气路压力表头读数是否在 0 位置，若没有，则按一定程序校正。

15. 呼吸机常见报警的处理

（1）气道压过高报警：

原因	处理方法
呼吸管道扭曲打折	重新连接管道
呼吸道分泌物堵塞	吸痰
使用过程中湿化罐加水过多,患者的气路容积突然减少	降低湿化罐水位
支气管痉挛	解痉
人机对抗	镇静、应用肌松药
肺顺应性降低	应用 PEEP
高压报警上限设置过低	升高上限设定值

（2）气道压过低报警：

原因	处理方法
管道漏气、脱落 / 连接不严密、螺纹管老化裂缝、湿化罐 / 储水罐未安装好	重新连接、更换管道
潮气量设置过低	重新调低参数
气管插管套囊充气不足	充足气囊
气源不足	检查空气-氧混合器和气源

（3）低分钟通气量：

原因	处理方法
管道漏气	接好或更换管道
气囊漏气	充足气囊
ASB 模式时,患者调节通气模式及自主呼吸弱,频率过慢	降低相应参数低限设定值
低限值设置过高	降低相应参数低限设定值

（4）高分钟通气量：

原因	处理方法
分钟通气量上限设置过低	调节报警上限
SIMV 模式时,患者自主呼吸频率过快	根据具体原因酌情处理

（二）心电图导联位置、中心静脉压与血压的关系

1. 心电图导联位置

（1）心电图有 12 个导联,包括Ⅰ、Ⅱ、Ⅲ标准肢体导联以及 aVR、aVL、aVF 加压肢体导联,还包括 V1—V6 胸前导联。通常情况下,心电图胸前导联主要是通过六个不同的颜色且能够吸附于人体皮肤上的球固定于患者的胸前位置,采取患者心电图的信息。

通常 V1 导联应位于胸骨右缘的第四肋间，V2 导联位于胸骨左缘的第四肋间，V4 导联在左锁骨中线与第五肋间的交界处，V3 导联在 V2 和 V4 导联连线的中点位置，V5 导联在左腋前线，且与 V4 导联位于同一水平线，V6 导联是在左腋中线，与 V4 导联位于同一水平。只有将患者的肢体导联、胸前导联这些标志放到正确的位置，才能反映出患者真实的心电图表现，有助于判断患者是否存在心源性疾病。

（2）如果怀疑患者有右心室和后壁心肌梗死，则需要做 18 导联心电图，这时需要在原来 12 导联心电图的基础上加做 V7、V8、V9、V3R、V4R、V5R 导联。其中，V7 位于腋后线，与 V4 在一水平线。V8 导联位于肩胛后线，与 V7 同一水平线。V9 导联在左侧脊柱旁，与 V7 在同一水平线。V3R、V4R、V5R 导联均在右侧与 V3、V4、V5 相对应的位置。

（3）心电图有 12 个导联，包括 Ⅰ、Ⅱ、Ⅲ 标准肢体导联以及 aVR、aVL、aVF 加压肢体导联，还包括 V1—V6 胸前导联，通常情况下心电图这些导联是通过 4 个夹子、6 个球来检查人体心脏有无异常。在特殊情况下，需要做 18 导联心电图。4 个夹子主要反映肢体导联，一般有红、黑、黄、绿 4 个颜色。红色夹子应该夹在患者右上肢手腕处，黑色夹子应夹在患者右下肢脚踝，黄色应夹在患者左上肢手腕，绿色应夹在患者左下肢脚踝处。

2. 中心静脉压与血压的关系

中心静脉压的英文缩写是 CVP，是指右心房上下腔静脉内的压力，是临床反应右心功能和血容量的常用血流动力学指标。

（1）测量 CVP 数值的临床意义：① 对于了解血容量、心功能、心脏压塞有着重大意义；② 了解原因不明的急性循环衰竭是低血容量性的还是心源性的；③ 了解少尿或者无尿的原因是血容量不足还是肾功能衰竭。

（2）测量 CVP 数值的适应证：① 急性循环衰竭患者，测定 CVP 以鉴别血容量是否不足或心功能是否不全；② 需要大量补液、输血时，借以监测血容量的动态变化，防止发生循环负荷过重的危险；③ 拟行大手术的危重患者，借以监测血容量维持在最适当水平，更好地耐受手术；④ 血压正常而伴少尿或无尿时，借以鉴别少尿为肾前性因素（脱水）抑或为肾性因素（肾功能衰竭）；⑤ CVP 正常值为 5～12 cmH₂O，CVP 过高可反映心功能不全或者回流量过多（如输液过快）超过心脏负担能力，CVP 过低则反映血容量不足或回流障碍。若心脏射血能力较强，能及时将回流入心脏的血液射入动脉，则 CVP 较低，反之则 CVP 升高。另一方面，静脉心量增加或静脉回流速度加快，CVP 也升高。

（3）测量 CVP 数值的注意事项。

① 如测压过程中发现静脉压突然显著波动性升高，提示导管尖端进入右心室，立即退出一小段后再测，这是由右心室收缩时压力明显升高所致。

② 如导管阻塞无血液流出，应用输液瓶中液体冲洗导管或变动其位置，若仍不通畅，则用肝素或枸橼酸钠冲洗。

③ 测压管留置时间，一般不超过 5 天，时间过长容易发生静脉炎或血栓性静脉炎，故留置 3 天以上时，需要抗凝剂冲洗，以防血栓形成。

④ 血压反映的是心脏射血能力和血管阻力。收缩压和舒张压构成了血压,收缩压是心脏收缩时对血管侧壁所形成的最大压力,舒张压是心脏舒张期末存留在动脉内的血液对侧壁产生的压力。

⑤ 同时监测 CVP 与血压,比较其动态变化,更有意义。

⑥ 当 CVP 升高、血压低时,提示心功能不全或血容量相对过多(心脏射血能力弱)。当 CVP 升高、血压正常时,提示容量血管过度收缩(心脏射血能力好)。当 CVP 正常、血压低时,提示心功能不全或血容量不足。当 CVP 低、血压正常时,提示血容量不足。代偿期 CVP 低、血压低时,提示血容量严重不足。

二、操作培训:对气管插管患者行口腔护理技术

项目	总分	技术操作要求	评分标准	扣分
仪表	5	仪表、着装符合护士礼仪规范。	1 项不合要求,扣 2 分。	
操作前准备	10	(1)洗手,戴口罩; (2)核对医嘱、执行单; (3)备齐用物,用物放置合理、有序,检查所备物品,保证安全有效: ① 治疗车上层:治疗盘内放治疗碗 1 个(内放棉球)、血管钳、镊子、压舌板 2 个、牙垫、寸带、长胶布、治疗巾、棉签、液状石蜡、溃疡粉(0.5% 的碘伏)、纱布 2 块、手电筒,必要时备用开口器、气囊压力表; ② 治疗车下层:弯盘、速干手消毒剂、医疗垃圾袋、生活垃圾袋; (4)准确清点棉球数量(数量 ≥18 个)。	物品少 1 件,扣 1 分;其余 1 项不合要求,扣 1 分。	
安全评估	10	(1)携用物至患者床旁,查对床头牌,查对患者,询问患者姓名,查看手腕带与执行单信息是否一致; (2)了解患者的病情、意识状态及合作情况,解释操作目的、方法; (3)检查患者气管插管深度,监测套囊压力(25～30 cmH₂O),听诊双肺呼吸音,充分吸净气管内和口鼻腔分泌物,必要时清除气囊上滞留物; (4)环境安静、整洁、宽敞明亮; (5)与患者沟通时语言规范,态度和蔼。	未查对,扣 3 分;未查对床头牌、手腕带、患者,各扣 2 分;查对患者姓名不规范,扣 2 分;套囊压力不准确,扣 3 分;听诊少于 2 个呼吸周期 / 部位,扣 1 分;少评估 1 项,扣 1 分;其余 1 项不合要求,扣 1 分。	

项目	总分	技术操作要求	评分标准	扣分
操作过程	65	（1）协助患者取舒适卧位，使患者的头偏向护士侧； （2）铺治疗巾于患者颌下及枕上； （3）将弯盘置患者口角旁； （4）助手协助固定气管导管； （5）撤去固定的寸带和胶布； （6）护士一只手持手电筒，另一只手持压舌板，安全评估：口腔情况，有无口臭、炎症、溃疡、出血等； （7）将棉球拧至合适湿度（安全评估：以不滴水为宜）； （8）擦净患者口唇、口角； （9）左手持压舌板轻轻撑开非牙垫侧颊部； （10）右手持血管钳夹棉球擦洗非牙垫侧外侧面，由内向门齿，纵向擦拭； （11）张开上、下齿，擦洗非牙垫侧上内侧面、上咬合面、下内侧面、下咬合面、硬腭、舌面、气管导管； （12）弧形擦洗颊部； （13）安全评估：在擦洗的过程中注意患者的生命体征及病情变化； （14）清洁牙垫，将其置于擦洗侧，取出另一侧污染牙垫； （15）用同样方法擦洗另一侧； （16）擦拭患者口唇及口角，撤去弯盘； （17）用手电筒照射，再次观察口腔； （18）安全评估：有口腔黏膜溃疡时，涂溃疡粉，口唇干裂时涂液状石蜡； （19）安全评估：再次确认气管插管深度； （20）妥善固定牙垫与气管导管（先胶布后寸带）； （21）监测气囊压力，听诊双肺呼吸音； （22）撤去治疗巾； （23）清点棉球数量； （24）洗手，核对患者信息，在执行单上签名； （25）询问患者的感受，交代注意事项。	导管脱出，扣50分； 压舌板、开口器使用错误，扣3分； 使用开口器时未从臼齿放入，扣3分； 污染患者的衣服、床单，扣2分； 夹取棉球方法不正确，扣1分； 每个棉球未只擦一面，扣1分； 操作时清洁、污染交叉1次，扣1分，最高扣5分； 未评估1项，扣2分； 导管固定不牢，扣5分； 套囊压力不准确，扣3分； 听诊少于2个呼吸周期/部位，扣1分； 其余1项不合要求，扣1分。	
操作后	5	（1）帮助患者取合适卧位，整理床单位； （2）整理用物，垃圾分类正确； （3）洗手，记录。	1项不合要求，扣1分。	
评价	5	（1）操作熟练，动作轻柔，未损伤黏膜及牙龈，金属钳不碰及牙齿，"爱伤观念"强； （2）患者口腔清洁、无异味，有舒适感； （3）操作时间5 min。	操作时间每延长30 s，扣1分； 其余1项不合要求，扣1分。	
合计	100			

为气管插管患者行口腔护理注意事项:① 充分评估患者的病情,解释口腔护理的目的;② 操作时动作轻柔,防止损伤口腔黏膜及牙龈,尤其是凝血功能较差的患者;③ 对长期使用抗生素患者应密切观察口腔黏膜情况,有无真菌感染;④ 擦洗时用血管钳夹紧棉球,防止遗漏在口腔内,擦洗棉球蘸水不可过多,需用开口器时应从臼齿处放入,痰多时及时予以吸痰处理;⑤ 分泌物多,牙垫不易清洗干净时,需及时更换;⑥ 导管固定须牢固,注意避免脱管及损伤局部皮肤;⑦ 对传染病患者用物严格按照消毒隔离原则处理。

口腔护理的目的:① 保持口腔清洁、湿润,使患者感到舒适,预防口腔感染等并发症;② 防止口臭,促进食欲,保持口腔正常功能;③ 观察口腔黏膜、舌苔的变化,了解特殊的口腔气味,为诊疗提供信息。

口腔护理的并发症:① 口腔黏膜损伤;② 吸入性肺炎;③ 窒息;④ 口腔及牙龈出血;⑤恶心、呕吐。

·第四周培训内容·

一、应急预案:患者发生躁动时的应急预案

(1)当发现患者突然发生躁动,立即说服并制动、约束患者,防止发生意外,并通知医师。

(2)寻找躁动原因,监测生命体征,遵医嘱给予镇静药物。

(3)通知家属,向家属交代病情。

(4)保持环境安静。

(5)做好记录,密切观察病情,必要时遵医嘱开放静脉通路,备好抢救仪器和物品。

二、操作培训:微量泵使用技术

项目	总分	技术操作要求	评分标准	扣分
仪表	5	仪表、着装符合护士礼仪规范,戴手表。	1项不合要求,扣2分。	
操作前准备	8	(1)洗手,戴口罩; (2)核对医嘱单、执行单、药物; (3)备齐用物,用物放置合理、有序,依次检查所备物品,保证安全有效: ① 治疗车上层:放执行单,治疗盘内放置安尔碘、棉签、一次性输液器2套、头皮针2个、药液、盐酸肾上腺素1支、2 mL注射器1个、胶布弯盘、速干手消毒剂、止血带; ② 治疗车下层:放网套、输液泵、锐器盒、医疗垃圾袋、生活垃圾袋。	未核对,扣3分; 物品缺1件,扣1分; 其余1项不合要求,扣1分。	

项目	总分	技术操作要求	评分标准	扣分
安全评估	12	（1）备齐用物，携至床旁，核对患者，询问患者姓名，查看床头牌、手腕带与执行单是否一致； （2）了解患者的病情、合作程度，解释操作目的、方法及如何配合，询问患者是否大小便； （3）评估：患者输液处局部皮肤及血管情况； （4）评估：环境安静、清洁、舒适； （5）与患者沟通时语言规范，态度和蔼。	未核对，扣3分； 未核对床头牌、手腕带、患者，各扣2分； 核对患者姓名不规范，扣2分； 其余1项不合要求，扣1分。	
操作过程	65	（1）协助患者取安全舒适卧位； （2）将输液泵安装在输液架上，接通电源； （3）将弯盘置于治疗车上层； （4）备胶布； （5）再次核对药液质量； （6）给瓶塞消毒，挂输液架上； （7）检查并打开输液器，插入液体瓶内，排气一次成功； （8）将头皮针妥善放置； （9）将输液泵流量探头安装在输液器滴壶上； （10）将输液器管路准确地安装在输液泵上，关闭泵门； （11）打开输液泵开关，输液泵自动检测，检测完成后，出现速度调节屏幕，根据医嘱设置输液速度（1～999 mL/h），设置输入液体总量； （12）再次核对患者； （13）静脉穿刺或正确连接患者已建好的静脉通路，打开调节夹； （14）按输液泵"Start"键开始输液； （15）观察输液情况是否正常； （16）口述：如更改输液速度先按"Stop"键停止输液，调节速度后按"Start"键开始输液； （17）给手消毒，再次核对、签字，询问患者的感受，交代注意事项； （18）停止输液时： ①再次核对后，说明目的； ②按"Stop"键，关闭调节夹，正确拔针，处理用物； ③关闭电源，打开阀门，取下输液器，分离流量探测器与输液器滴壶。	未核对1次扣3分； 核对内容不全，少1项扣1分； 核对患者姓名不规范，扣2分； 输液泵固定不牢靠，扣2分； 未接电源扣3分； 违反无菌原则，每处扣2分； 连接错误，扣3分； 输液器内有气泡，扣2分； 输液器内有附壁气泡，扣1分； 程序错误，扣2分； 设置错误，扣5分； 胶布固定不牢固，扣1分； 输液器低于操作面，扣1分； 其余1项不合要求，扣1分。	
操作后	5	（1）协助患者取安全舒适卧位，整理床单位； （2）垃圾分类正确，清洁、整理机器备用； （3）洗手，记录。	"爱伤观念"缺乏，扣2分； 未记录，扣2分； 未处理用物，扣2分。	

项目	总分	技术操作要求	评分标准	扣分
评价	5	（1）操作规范、熟练，无菌观念强； （2）熟悉机器性能，熟悉常见故障及排除方法； （3）操作时间 4 min。	操作不熟练，扣 4 分； 操作时间每延长 30 s，扣 1 分。	
合计	100			

三、专科知识培训：血气分析各项指标正常值

pH	酸碱度	7.35～7.45
PCO_2	二氧化碳分压	35～45 mmHg
PO_2	氧分压	80～100 mmHg
Na^+	钠离子	135～145
K^+	钾离子	3.5～5.5 mmol/L
Ca^{2+}	离子钙	1.15～1.29
Lac	乳酸	0.5～1.7 mmHg
Hct	红细胞压积	35%～50%
ABE	实际碱剩余/缺失	0
GLU	血糖	4.1～5.9 mmol/L
SBC	标准碳酸氢盐	22～26 mmHg/L
StHb	血红蛋白含量	120～180 g/L

四、出科考试：理论技能操作考核

五、实习生出科讲评总结

第五章

儿科护理单元

第一节　儿科掌握内容纲要

时间	掌握内容
第一周	一、科室概况及环境布局
	二、各班工作职责、流程及注意事项
	三、护理制度培训：分级护理制度
	四、专科知识培训
	五、操作培训：氧驱动雾化吸入技术
第二周	一、护理制度培训：护理查对制度
	二、专科知识培训
	三、操作培训：安全型静脉留置针穿刺技术操作
第三周	一、专科知识培训
	二、操作培训：静脉采血技术
第四周	一、专科知识培训
	二、操作培训：痰标本采集技术
	三、应急预案：患儿发生坠床时的应急预案
	四、出科考试：理论技能操作考核
	五、实习生出科讲评总结

第二节 儿科培训具体内容

·第一周培训内容·

一、科室概况及环境布局

儿科病房位于住院部 B 栋 6 层。儿科护理团队始终坚持"主动微笑服务,用心护理",用爱营造温暖的环境,让患儿感受不一样的乐园。儿科目前现有床位 45 张(其中新生儿监护室床位 9 张),护士 13 名(主管护师 4 人,护师 5 人,护士 4 人)。服务范围涉及儿科门急诊、儿科发热门诊、儿科病房及新生儿室等区域,科室配备心电监护仪、无创血氧饱和度监测仪、呼吸机、输液泵、注射泵、十二道数字心电图机、经皮胆红素仪、蓝光治疗仪、婴儿辐射保暖台、新生儿暖箱等先进设备,儿科护理团队以专业的护理服务呵护每一位患儿的健康。

二、各班工作职责、流程及注意事项

1. 儿科门急诊

	儿科门急诊工作流程	标准
(1)	7:30 上班,应提前到达工作岗位,了解上一班工作情况,交接重要物品并清点,查看当班所需物品,若有急需及时补充。	做到衣帽整齐,账物相符,填写认真、无误,若有疑问及时落实,及时与带教老师沟通。
(2)	更新查对当日出诊专家,交接体温计,按时更换体温计、消毒液。	交班中如发现病情、治疗、器械物品等交代不清,应立即查问,严格执行交接班制度。
(3)	负责分诊台、各诊室内外的卫生,用消毒液擦拭电话机、电脑及桌面,检查当天诊室物品是否充足。	及时、快速。
(4)	维持门诊大厅的就诊秩序,做好分诊工作,主动、热情地接待患者咨询、指导患者就医,维持就诊秩序。做好登记,患者有传染性疾病或可疑有传染性疾病时,按照相应的隔离制度进行汇报并及时督促医生填写疫情报告卡,一人一诊室,保持一米线距离。	保证就诊环境清洁、整齐、安静、安全,分诊准确,礼貌待人,解释耐心,热情服务,积极帮助患者及其家属解决就诊困难,严格执行首诊负责制及首问负责制,及时上报。
(5)	根据患儿病情的轻重缓急进行分级,有危重患者时立即开放绿色通道(危重患者先抢救后挂号),迅速通知值班医生,配合老师抢救。	确保急救绿色通道畅通。

儿科门急诊工作流程		标准
（6）	随时整理诊室，查看各诊室物品并负责诊床的整洁、消毒，及时更换污染的床罩，维修、保养诊室电脑。	保持管理就诊区域床单位清洁、整齐。
（7）	在老师带教下做好门诊患儿小治疗，查看患儿病历首页，有无姓名、性别、出生日期及过敏史，并询问家属患儿姓名是否一致。核对无误后，完成收费及相关治疗。	严格执行查对制度和身份识别制度，做到准确、无误，账物相符，严格执行物价收费标准，不多收、漏收、少收。
（8）	打印治疗单和瓶贴，再次核对执行单和瓶贴的姓名、药物名称、剂量与纸质医嘱是否一致。	严格执行查对制度。
（9）	根据医嘱执行新生儿经皮测黄疸，正确打印医嘱，做好治疗。	严格医嘱执行、查对制度。
（10）	对需采血患儿应核对门诊病历纸质医嘱、就诊卡收费信息及试管检验条码是否准确，指导家属等候采血。	准确，及时落实，交接无误。
（11）	协助患儿测量身高、体重。	测量准确，记录在门诊病历上。
（12）	接听电话，准确传达电话内容，详细记录电话内容，记录并上报危急值。	及时、准确。
（13）	完成周、月计划。	及时、准确。
（14）	查看当日费用，有无漏结算、漏收费，及时追回漏结算费用。	严格执行物价收费标准，不多收、漏收、少收。
（15）	16:00督促保洁人员及时清洁诊区，处理医疗垃圾。	保持分诊台、各诊室的整洁、有序。
（16）	17:00统计工作量，做好交接班。	严格执行交接班制度。

2. 儿科病房

儿科病房工作流程		标准
（1）	7:45到岗交接办公室专用物品:体温表、各类钥匙等，与大夜班护士查对夜间医嘱，参加晨间护理。	物品齐全，认真填写物品交接登记本，仔细查对医嘱并签全名。
（2）	8:00参加晨会交班，床头交接患者，尤其应重点交接危重患者，全面了解病情。	交接班认真无遗漏，床头交接班要认真交接患者的皮肤、口腔、输注液体、引流管、正在使用的仪器的性能及特殊治疗等情况。
（3）	整理办公室，按要求更换体温表、消毒液，与治疗班老师一起核对各类执行单，做好本班治疗。	要求办公室物品摆放整齐、有序，地面无纸屑垃圾。测量生命体征及肌内注射按正规操作要求，严格查对无差错。

儿科病房工作流程		标准
（4）	与主班老师一起办理患者出入院手续，做出院指导以及入院宣教，做满意度调查，执行临时医嘱。	出院患者能了解出院带药的服用方法、注意事项及复诊的时间等，新入院的患者知道分管床位的护士及主管医生，了解病区的各项规章制度并熟悉病区环境。
（5）	11:00测体温，参加危重患儿抢救，巡视病房，整理办公室，与护理班核对医嘱，与治疗班口头及床头交班。	要求办公室物品摆放整齐、有序，地面无纸屑垃圾。仔细查对医嘱并签全名。确保本班工作完成，不留给下个班。
（6）	12:00与辅护班交接。	做好交接班，确保护理工作的连续性，保证患者安全。
（7）	13:30巡视病房。	接触患者前、后手消毒。
（8）	双人核对医嘱，随时处理医嘱，办理出入院手续，整理出入院病例，执行周计划，为次日出院的患儿结账。	仔细查对医嘱并签全名，认真执行周计划，严格按收费标准结账，不多收、不漏收。
（9）	全面了解病情，书写交班报告，参加晚间护理，核对次日抽空腹血试管，通知次日特殊检查患者做好准备并说明目的及注意事项。	交班报告书写规范，认真做好晚间护理。核对次日抽空腹血试管准确无误，及时通知次日行手术及特殊检查患者做好准备并说明目的及注意事项。
（10）	与小夜班护士全面交班，整理办公室的卫生。	交班仔细、全面，必须进行书面、口头及床旁交班，各项工作交班要清楚、详细。

3. 各班次工作时间说明（所有班次提前 15 min 到岗）

（1）分诊班时间为 7:30—17:00，其中 12:00—13:30 为午餐休息时间，具体安排根据门诊患者情况。

（2）白班（主班、护理、辅班、机动）时间如下：

① 时间为 8:00—17:00，其中 11:30—12:30 为午餐休息时间，特殊情况另行通知；

② 平时 7:45 之前到岗，8:00 交班（周三 7:40 前到岗交班，周五 7:50 交班）；

③ 机动班先到病房，病房主班老师安排具体工作事宜。

（3）夜班时间如下：

① 小夜班为 17:00—次日 1:00；

② 大夜班为凌晨 1:00—8:00。

（4）两头班上班时间如下：

① 早头时间 6:00—10:00，晚头时间为 17:00—21:00；

② 先上早头再上晚头。

三、护理制度培训:分级护理制度

分级护理是指患者在住院期间,医护人员根据患者的病情和生活自理能力,确定并实施不同级别的护理。分级护理分为四个级别:特级护理、一级护理、二级护理和三级护理。

(一)特级护理

1. 特级护理病情依据

(1)病情危重,随时可能发生病情变化需要进行抢救;

(2)患者为重症监护患者;

(3)患者经历各种复杂手术或者大手术后;

(4)患者严重创伤或大面积烧伤;

(5)患者使用呼吸机辅助呼吸,并需要严密监护病情;

(6)实施连续性肾脏替代治疗(CRRT),并需要严密监护生命体征;

(7)其他患者有生命危险,需要严密监护生命体征。

2. 特级护理的护理要求

(1)严密观察患者病情变化,监测生命体征;

(2)根据医嘱,正确实施治疗,采取给药措施;

(3)根据医嘱,准确记录出入量;

(4)根据患者病情,正确实施基础护理和专科护理,如口腔护理、压疮护理、气道护理及管路护理等,实施安全措施;

(5)保持患者的舒适和功能体位;

(6)实施床旁交接班。

(二)一级护理

1. 一级护理病情依据

(1)病情趋向稳定的重症患者;

(2)患者手术后或者治疗期间需要严格卧床;

(3)患者生活完全不能自理且病情不稳定;

(4)患者生活部分自理,病情随时可能发生变化。

2. 一级护理的护理要求

(1)每小时巡视患者,观察患者的病情变化;

(2)根据患者的病情,测量生命体征;

(3)根据医嘱,正确实施治疗,采取给药措施;

(4)根据患者的病情,正确实施基础护理和专科护理,如口腔护理、压疮护理、气道护理;护理及管路护理等,实施安全措施;

（5）提供护理相关的健康指导。

（三）二级护理

1. 二级护理病情依据

（1）患者病情稳定，仍需卧床；

（2）患者生活部分自理。

2. 二级护理的护理要求

（1）每 2 h 巡视患者，观察患者的病情变化；

（2）根据患者病情，测量生命体征；

（3）根据医嘱，正确实施治疗，采取给药措施；

（4）根据患者的病情，正确实施护理措施和安全措施；

（5）提供护理相关的健康指导。

（四）三级护理

1. 三级护理病情依据

（1）患者生活完全自理且病情稳定；

（2）患者生活完全自理且处于康复期。

2. 三级护理的护理要求

（1）每 3 h 巡视患者，观察患者病情变化；

（2）根据患者的病情，测量生命体征；

（3）根据医嘱，正确实施治疗，采取给药措施；

（4）提供护理相关的健康指导。

四、专科知识培训

（一）儿童生长发育及健康保健

1. 小儿年龄分期

年龄分期：① 从卵子和精子结合到小儿出生统称胎儿期；② 胎龄满 28 周到生后 7 天称围产期；③ 从胎儿出生后脐带结扎起至生后 28 天内称新生儿期；④ 29 天～1 周岁称婴儿期；⑤ 1～3 岁称幼儿期；⑥ 3～6 岁为学龄前期；⑦ 6～7 岁到 12～14 岁为学龄期；⑧ 男孩从 13～14 岁到 18～20 岁，女孩从 11～12 岁到 17～18 岁为青春期。

2. 体格生长常用指标

体格生长常用指标包括体重、身高（长）、坐高（顶臀长）、头围、胸围、上臂围、皮下脂肪厚度。

3. 儿科常用计算公式

（1）小儿体重计算公式如下。

① 1～6 个月体重（kg）＝出生体重＋月龄×0.7。

② 7～12 个月体重(kg)＝6＋月龄×0.25。

③ 3 月末体重为出生体重的 2 倍(6 kg)。

④ 1 岁时为出生体重的 3 倍(9.5～10.5 kg)。

⑤ 2 岁时为出生体重的 4 倍(12～13 kg)。

⑥ 2 岁～青春前期体重(kg)＝年龄×2＋7 或 8。

⑦ 生理性体重下降：部分新生儿在生后数天内，由于摄入不足、胎粪及水分排出，体重暂时性下降，一般下降原有体重的 3%～9%，体重多在生后 3～4 日达到最低点，以后逐渐回升，至第 7～10 日恢复到出生时的水平。

（2）小儿身高的计算公式如下。

① 足月新生儿出生时平均身高 50 cm。

② 1 岁时小儿平均身高 75 cm。

③ 2 岁小儿平均身高 85 cm。

④ 2～12 岁身长(高)的估算公式为：身高(cm)＝r＝年龄(岁)×7＋77。

（3）小儿药物的计算方式如下。

① 按年龄计算：给药剂量＝年龄×g 或 mg/岁。

② 按体重计算法：每次(日)剂量＝患儿体重(kg)×每日(次)mg(g)/kg。

③ 按体表面积计算法：不超过 30 kg 小儿的体表面积(m^2)＝体重(kg)×0.035＋0.1；超过 30 kg 小儿的体表面积(m^2)＝[体重(kg)－30]×0.02＋1.05。

4. 颅骨发育

（1）囟门与颅骨缝：出生时前囟为 1.5～2.0 cm，1～1.5 岁时闭合，出生时后囟有 25% 已关闭，最迟出生后 6～8 周闭合。

（2）颅骨缝多在 3～4 个月时关闭。

（3）异常表现：前囟早闭、头围小提示脑发育不良、小头畸形。前囟迟闭、过大见于佝偻病、先天性甲状腺功能减退症等。前囟张力增加常表示颅内压增高。前囟凹陷则见于极度消瘦或脱水者。

5. 脊柱发育

（1）出生时脊柱是直的，出生后一岁以内增长最快。

（2）3 个月抬头，出现颈椎前凸，即第一个脊柱生理弯曲。

（3）6 个月会坐，出现胸椎后凸，即第二个脊柱生理弯曲。

（4）1 岁时能行走，出现腰椎前凸，即第三个脊柱生理弯曲。

（5）6～7 岁时这些弯曲被韧带所固定。

6. 牙齿发育

（1）人一生有两副牙齿：乳牙(20 颗)和恒牙(28～32 颗)。生后 4～10 个月乳牙开始萌出，2～2.5 岁出齐，最晚 3 岁出齐。

（2）出牙顺序：先下颌后上颌，自前向后。12 个月后未出牙为乳牙萌出延迟。出牙时间推迟或出牙顺序混乱,常见于佝偻病、呆小病、营养不良等。2 岁以内乳牙数目约为月龄减 4～6。

（3）恒牙:6 岁左右开始萌出第 1 颗恒牙即第一磨牙,又称六龄齿。7～8 岁乳牙按萌出先后逐个脱落,代之以恒牙。12 岁左右出第二磨牙,18 岁以后出第三磨牙(智齿),但也有人终生未出。

7. 运动发育(大运动和精细运动)规律

（1）从不协调到协调。3～4 个月婴儿看到玩具会手足乱动但拿不到,5 个月以后就能准确抓住。

（2）从上到下:抬头、抬胸、坐、站、走。

（3）从近到远:抬肩、伸臂、双手握物、手指取物。先正向动作,后反向动作。先会抓东西,后会放下东西。先会向前走,再会向后退。

（4）程序:"二抬四翻六会坐、七滚八爬周会走"。

8. 消化系统基础知识

（1）新生儿胃内容量为 30～60 mL,1～3 个月时胃内容量为 90～120 mL,1 岁时胃内容量 250～300 mL。

（2）早产儿用硅胶管,插入长度为 10 cm,1 周更换 1 次。

（3）早产儿鼻饲与次数,体重 >1 500 g 者,每次 15 mL,间隔 3 h。

（4）体重 <1 500 g 早产儿,每次 2～4 mL,每次 1～2 h,酌情增加,每次增加 2 mL。

（5）小儿灌肠:① 灌肠量:6 个月以内小儿 50 mL,6～12 个月为 100 mL,1～2 岁为 200 mL,2～3 岁为 300 mL,3～7 岁为 300～700 mL,7 岁以上为 400～800 mL。② 肛管插入长度:婴儿 2.5～4 cm,儿童 5～7 cm。③ 保留长度:10～15 cm,灌肠筒距离床 30～40 cm。

9. 给氧法

（1）鼻导管吸氧,导管插入鼻前庭约 1 cm。氧流量:婴幼儿,0.5 L/min,学龄前儿童,1 L/min,学龄儿童,1.5 L/min;氧气浓度为 30%～40%。

（2）面罩法吸氧的氧流量一般为 1～3 L/min。

10. 电动吸引器使用

根据小儿年龄、分泌物黏稠度选用不同型号吸痰管,吸引力调节控制如下。

（1）新生儿:低于 13.3 kPa(100 mmHg);

（2）婴幼儿:13.3～26.6 kPa(100～200 mmHg);

（3）儿童:低于 39.9 kPa(300 mmHg)。

11. 儿科环境温湿度要求

（1）早产儿室:湿度为 55%～65%,温度为 24 ℃～26 ℃。

（2）新生儿室:湿度为 55%～65%,温度为 22 ℃～24 ℃。

（3）儿科病房:湿度为 55%～60%,温度为 18 ℃～22 ℃。

12. 呼吸、心率正常值

年龄	呼吸频率（次／分）	心率（次／分）
新生儿	40～45	120～140
1个月～1岁	30～40	110～130
1～3岁	25～30	100～120
4～7岁	20～25	80～100
8～14岁	18～20	70～90

13. 泌尿系统

（1）正常婴儿每日排尿量为400～500 mL，幼儿每日排尿量为500～600 mL，学龄前儿童每日排尿量为600～800 mL，学龄儿童每日排尿量为800～1 400 mL，新生儿生后48 h 的正常尿量为1～3 mL/kg。

（2）异常：每小时少于1.0 mL/kg 为少尿，每小时少于0.5 mL/kg 为无尿。

（3）学龄儿童每日排尿少于400 mL，学龄前儿童少于300 mL，婴幼儿少于200 mL，为少尿；每日尿量少于50 mL 为无尿。

（二）小儿雾化注意事项

雾化吸入治疗是将药物经吸入装置分散成悬浮于气体中的雾粒或微粒，通过吸入的方式使药物沉淀于呼吸道，与口服用药相比，雾化吸入治疗在减少用药剂量的同时使药物直接抵达患处，降低了药物全身副作用，且疗效显著。在呼吸系统疾病的治疗中，雾化吸入已成为重要的辅助治疗措施。

（1）雾化吸入前不要抹油性面膏。

（2）雾化吸入时最好让患者进行慢而深地吸气，吸气末稍停片刻，使雾滴吸入更深。雾化吸入后应及时漱口，以减少药物在口咽部的停留。使用面罩雾化吸入者应洗脸，以消除残留在脸部的药物。

（3）采用合适的体位：婴幼儿横膈位置较高，胸腔相对较小，仰卧位胸廓活动度小，肺活量低，易出现呼吸困难、烦躁等缺氧状况，所以宜采用坐位、半坐位或侧卧位。

（4）采用雾化吸入治疗时进行病情观察。

① 雾化过程中药物可能引起局部刺激，发现患儿频繁咳嗽、气促或恶心呕吐等症状时，应立即停止吸入，然后采用间断吸入的方法。

② 如果患儿出现呼吸困难、面色发绀、心率加快等症状，可能为痰液阻塞，立即停止吸入，迅速使患儿侧卧、吸氧，为其吸痰，待症状好转后再行吸入。

（5）每次雾化完毕，给予翻身、拍背、吸痰等促进分泌物排出，协助其漱口，擦净口鼻周围雾水，雾化过程中避免将雾液喷入眼睛，同时观察口腔黏膜变化，做好口腔护理。

（6）雾化结束后，将整套雾化装置分离，把雾药罐、口含嘴、面罩等用清水反复冲洗，晾干待用。在使用过程中,空气导管不可以用水冲洗,以免造成二次污染。

(三)小儿各年龄生命体征、尿量的正常值、贫血的分度

1. 各年龄段呼吸和脉搏正常值

年龄	呼吸(次/分)	脉搏(次/分)
新生儿	40～45	120～140
1 岁以下	30～40	110～130
1～3 岁	25～30	100～120
4～7 岁	20～25	80～100
8～14 岁	18～20	70～90

2. 小儿血压计算公式

新生儿平均收缩压为 60～70 mmHg(8.0～9.3 kPa)。1 岁时收缩压平均为 70～80 mmHg(9.3～10.7 kPa)。2 岁以后收缩压(mmHg)= 年龄×2+80,收缩压的 2/3 为舒张压。收缩压高于此标准 20 mmHg(2.6 kPa)为高血压,低于此标准 20 mmHg(2.6 kPa)为低血压,正常情况下,下肢的血压比上肢约高 20 mmHg(2.6 kPa)。

3. 尿量

(1)不同年龄段尿量的正常值如下。

① 新生儿每小时正常尿量为 1～3 mL/kg。

② 婴儿每天正常尿量为 400～500 mL。

③ 幼儿每天正常尿量为 500～600 mL。

④ 学龄前期每天正常尿量为 600～800 mL。

⑤ 学龄期每天正常尿量为 800～1 400 mL。

⑥ 14 岁以上每天正常尿量为 1 000～1 600 mL。

(2)不同年龄段尿量异常值如下。

① 新生儿每小时尿量<1.0 mL/kg 为少尿,婴幼儿每天尿量<200 mL,学龄前期每天尿量<300 mL,学龄儿每天尿量<400 mL,或其他任何年龄尿量<250 mL/m^2 均为少尿。

② 新生儿每小时尿量<0.5 mL/kg 为无尿,其他年龄小儿每天尿量<50 mL 均为无尿。

4. 贫血的分度

轻度:血红蛋白含量 90～120 g/L。中度:血红蛋白含量 60～90 g/L。重度:血红蛋白含量 30～60 g/L。极重度:血红蛋白含量<30 g/L。

五、操作培训:氧驱动雾化吸入技术

项目	总分	技术操作要求	评分标准	扣分
仪表	5	仪表、着装符合护士礼仪规范。	1项不合要求,扣2分。	
操作前准备	8	(1)洗手,戴口罩; (2)核对医嘱单、执行单、药物; (3)备齐用物,用物放置合理、有序,依次检查所备物品,保证安全有效: ① 治疗车上层:执行单、治疗盘内放一次性雾化吸入器1套、治疗巾、生理盐水、药液、5 mL注射器、纱布、氧气装置1套; ② 治疗车下层:弯盘、含消毒液桶、速干手消毒剂、医疗垃圾袋、生活垃圾袋。 (4)根据医嘱配制雾化液并注入雾化器内,检查雾化器有无漏液情况。	未核对,扣3分;药液配制不准确或有浪费现象,扣4分;其余1项不合要求,扣1分。	
安全评估	12	(1)备齐用物,携至床旁,核对患者,询问患者姓名,查看床头牌、手腕带与执行单是否一致; (2)向患者解释操作目的、方法及如何配合,评估患者的病情及合作程度; (3)评估患者呼吸道是否感染、通畅以及痰液情况,评估患者口腔黏膜有无感染、溃疡等; (4)环境安静、清洁; (5)与患者沟通时语言规范,态度和蔼。	未核对床头牌、手腕带、患者,各扣2分;核对患者姓名不规范,扣2分;少评估1项,扣1分;其余1项不合要求,扣1分。	
操作过程	65	(1)抬高床头,让患者取舒适卧位或坐位; (2)安装氧气装置; (3)在患者颌下铺治疗巾; (4)将氧驱动雾化管道与氧气装置连接; (5)调节氧气流盘,一般流速为6～8 L/min; (6)再次核对患者及药物; (7)将面罩戴在患者口鼻部(若为口含式应正确指导患者使用口含嘴,学会用口吸气、鼻呼气); (8)指导患者做均匀深呼吸; (9)注意观察患者的病情变化并及时通知医师; (10)雾化完毕,去除雾化器,关闭氧气; (11)帮助患者擦净面部,必要时协助患者排痰; (12)手消毒,再次核对并签名,询问患者的感受。	未核对1次,扣3分;核对内容不全,少1项,扣1分;核对患者姓名不规范,扣2分;操作方法不规范,扣5分;操作过程有漏气,扣3分;面罩未完全遮盖口鼻,扣3分;未手消毒,扣2分;未询问患者感受,扣3分;其余1项不合要求,扣2分。	
操作后	5	(1)帮助患者取舒适卧位,整理床单位; (2)用物处理正确; (3)洗手,记录。	1项不合要求,扣1分。	

续表

项目	总分	技术操作要求	评分标准	扣分
评价	5	（1）患者感觉舒适,雾化效果好; （2）操作时间 3 min。	1 项不合要求,扣 1 分; 操作时间每延长 30 s,扣 1 分。	
合计	100			

氧驱动雾化吸入的目的:① 协助患者消炎、镇咳、祛痰;② 帮助患者解除支气管痉挛,改善通气功能;③ 预防、治疗患者呼吸道感染。

·第二周培训内容·

一、护理制度培训:护理查对制度

为保证患者护理治疗安全,杜绝差错事故,消除护理安全隐患,护理工作必须严格执行查对制度。

查对制度包括严格执行"三查十对""一注意"及"五不执行"。

"三查":操作前查、操作中查、操作后查。

"十对":对床号、姓名、性别、年龄、药名、剂量、浓度、时间、用法和有效期。

"一注意":注意用药后的反应。

"五不执行":口头医嘱(抢救除外),医嘱不全,医嘱不清,用药时间、剂量不准,自备药无医嘱不执行。

(一)医嘱查对制度

（1）医嘱由医师直接录入电脑,护士不得转抄转录。

（2）处理医嘱者及查对者均需签全名。

（3）医嘱应做到班班查对,每天总对,包括电子医嘱,各类执行单,各种标识(饮食、护理级别、过敏等)。

（4）抢救患者执行口头医嘱时,护士必须复诵一遍,待医师认可后方可执行,并保留用过的空安瓿瓶,经两人核对后,方可弃去。医师及时补写医嘱,补写后需经二人核对。

（5）对有疑问的医嘱需向有关医师询问清楚后方可执行,如果有异议,需向上一级医师请示确认。

（6）各科设有医嘱查对登记本,每次查对后应及时记录日期、时间、班次、查对者姓名和查对结果。

（7）护士在执行各项医嘱后,必须在治疗执行单上签字,科室保存执行单 3 个月。

（二）服药、注射、输液查对制度

（1）服药、注射、输液前必须严格进行"三查十对"，严格执行患者身份识别制度。

（2）清点、补充药品和使用药品前要检查药品质量、外观、药品名称与标签、有效期和批号，如果不符合要求，不得使用。

（3）给药前要注意查对药品有无变质，药液有无异物、瓶口松动、裂缝等。

（4）摆药后必须经第二人核对。

（5）对易导致过敏的药物，给药前需询问患者有无过敏史并进行皮肤过敏试验。使用毒、麻、限、剧药时，需二人核对，用后保留安瓿瓶，使用毒麻药及使用未完成废弃时均需双人核对签名。

（6）针剂药物宜现用现配，同时使用多种药物时，要注意配伍禁忌，并注意药物的稀释方法，以免发生理化反应。

（7）发药或注射时，如果患者提出疑问，应及时查清，无误后并向患者解释方可执行，必要时与医生联系。

（8）观察用药后反应，应报告医生因各种原因患者未能及时用药的情况，根据医嘱做好处理，并在护理记录中记录。

（9）严格按医嘱时间及药物用法给药，前后不超过 1 h。常规一日三次给药时间分别为 7：30、12：00、17：00。

（10）需控制药物滴注速度的治疗，护士应严格按医嘱中滴速、时间执行。

（三）输血查对制度

（1）根据医嘱及输血申请单，二人核对患者姓名、住院号、血型（含 Rh 血型）、肝功。

（2）与患者核实姓名、血型后方可抽血配型。

（3）查采血日期、血液种类、血液有无凝血块或溶血，并查血袋有无裂缝。

（4）查输血单与血袋标签上供血者的姓名、血型（含 Rh 血型）及血量是否相符，交叉配血报告有无凝集。

（5）查患者床号、姓名、住院号及血型（含 Rh 血型），无误后方可输入。

（6）输血完毕，应将血袋统一送至输血科。

（7）将输血单单独张贴并保留在病历中。

（四）门诊注射室查对制度

（1）严格执行"三查十对""一注意"及"五不执行"制度。

（2）执行医嘱前，接诊护士应认真核对门诊病历及电子医嘱，如果有疑问，及时与相关医生联系，无误后方可执行。

（3）严格执行用药规章制度，禁止使用院外带入的药物，以免发生意外。

（4）需要做过敏试验的药物，超过 24 h 后需重新做过敏试验。

（5）严格执行门诊输液"三级"查对制度。

① 一级：接诊摆药护士认真查对，将本人姓名及时间签署在输液贴上。

② 二级：配药时护士再次核对，将本人姓名及时间签署在输液贴上。

③ 三级：执行护士到患者面前严格执行"三查十对"，执行完将本人姓名及时间一并签署在输液贴上，及时巡视输液情况。

（五）饮食查对制度

（1）每日查对医嘱后，按执行单核对患者床前饮食卡，核对姓名、住院号及饮食种类。

（2）饮食前查对执行单与饮食种类是否相符。

（3）开饭时，在患者床前再查对一次。

（4）发放特殊饮食时，要认真查对患者的姓名、住院号，认真查对患者的饮食与医嘱单是否相符。

（六）手术患者查对制度

（1）术前准备及接患者时，应查对患者腕带（科室、床号、姓名、性别、年龄、住院号、诊断、过敏史、血型等）、手术名称及手术部位（左、右）标识情况、是否取下假牙、麻醉方法、输血申请单及术前用药、药物过敏试验结果、病历、X光片、患者禁食情况等，并在手术患者交接记录单上签署全名，将贵重物品（戒指、项链、耳环等）交由家属保管。

（2）手术中执行口头医嘱时，护士应复述医嘱，与医生核对用药后方可执行，保留药瓶，抢救结束后医生即刻据实补记医嘱并签字后方可将药瓶丢弃。

（3）查对无菌包内化学指示卡以及手术器械是否齐全。

（4）在麻醉前、手术开始前、患者离开手术室前，三方按《手术安全核查表》相关内容进行核对并签字。

（5）严格执行手术室清点制度，凡体腔或深部组织手术，要在缝合前核对棉球、纱垫、纱布、缝针、器械等的数目是否与术前相符。

（6）手术取下的标本，应由洗手护士与手术者核对后，再填写病理检验单送检。

（7）巡回护士应正确填写手术护理记录单。

（七）供应室查对制度

（1）包装器械包时，查对物品是否齐全、配套，性能是否良好，清洁是否符合要求。

（2）器械、敷料灭菌完毕，查对是否注明失效期，并在固定位置放置。

（3）发放器械及各类无菌包时，查对名称、数量及失效期。

（4）收器械及各类无菌包时，查对名称与物品是否相符以及器械的质量及清洁处理情况。

二、专科知识培训

（一）肺炎合并心衰的患儿临床表现及护理措施

1. 临床表现

（1）患儿突然极度烦躁不安，口唇明显地发绀，吸氧后不能缓解。

（2）呼吸困难突然加重，呼吸加快。新生儿呼吸每分钟多于 60 次，婴幼儿呼吸每分钟多于 50 次，儿童呼吸每分钟多于 40 次。

（3）心率突然加快，新生儿心率>180 次/分，婴儿心率>160 次/分，幼儿心率>140 次/分，年长儿心率>120 次/分，不能用发热、呼吸困难解释的心率增快。

（4）肝脏进行性增大，婴幼儿肝脏≥3.0 cm，儿童肝脏≥2.0 cm。

（5）心音低钝，听诊奔马律。

（6）尿少、浮肿。

2. 护理措施

（1）卧床休息：病室应安静、舒适，避免各种刺激，尽量避免患儿烦躁、哭闹，体位宜取半坐卧位，以利于呼吸运动。

（2）大便通畅：鼓励患儿多吃蔬菜、水果，必要时用开塞露通便或睡前服用少量的食物油，避免用力排便。

（3）合理营养：对轻者给低盐饮食，每日钠盐的摄入量不应超过 1 g。对重者给予无盐饮食，应少量多餐，防止过饱。给婴儿喂奶时所用的奶嘴孔宜稍大，以免吸吮费力。吸吮困难者用滴管喂，必要时可用鼻饲。

（4）控制液量：尽量减少静脉输液或输血，输液速度宜慢，以每小时不超过 5 mL/kg 为宜。

（5）正确给氧：患儿呼吸困难时应给氧气吸入。

（6）观察病情：密切观察生命体征的变化，脉搏必须数满 1 min，必要时监测心率。

（7）用药护理：应用洋地黄制剂时注意每次应用前应测量脉搏，必要时听心率。新生儿心率低于 110 次/分，婴儿心率低于 90 次/分，年长儿心率低于 70 次/分时需暂停用药，与医生联系考虑是否继续用药，应用血管扩张剂，密切观察心率和血压的变化，避免血压过度下降。

（8）健康教育：向患儿家长介绍心力衰竭的原因、诱因及防治措施，指导家长及患儿根据病情不同适当安排休息，避免情绪激动和过度活动。注意营养，防止受凉感冒。教会年长儿自我检测脉搏的方法，教会家长掌握出院后的一般用药和家庭护理的方法。

（二）新生儿黄疸的护理及注意事项

（1）用眼罩遮挡双眼，用光疗纸尿裤遮挡会阴，避免对生殖器、视网膜的损害。

（2）注意光疗箱的温度及湿度，按时测量患儿体温及暖箱内温度，保持室温 24 ℃～26 ℃，湿度 55%～65%。箱温 30 ℃～32 ℃（对早产儿保持 32 ℃～36 ℃），光疗时应每 1 h 测体温或根据病情随时测量,使体温保持在 36 ℃～37 ℃为宜,根据体温调节箱温。

(3)如体温>37.8 ℃或体温<35 ℃,应及时处理,必要时停止光疗。

(4)注意患儿因蓝光治疗引起的水分丢失,光疗中按医嘱静脉输液,按需要喂乳,保证水分及营养供给。

(5)每隔 2 h 给患儿翻身一次,使其不同部位皮肤均受到照射。加强巡视,以免口鼻受压影响呼吸。

(6)注意监测患儿的黄疸情况,监测体温变化、皮疹的发生及腹泻的情况,如果单面照射,应定时为患儿翻身。

(7)注意患儿吃奶情况及精神状态,照射中注意观察患儿精神、反应、呼吸、脉搏及黄疸程度的变化。观察大小便颜色与性状。检查皮肤有无发红、干燥、皮疹,有无呼吸暂停、烦躁、嗜睡、发热、腹胀、呕吐、惊厥等。

(8)新生儿蓝光治疗的护理:观察大小便次数、量及性质,如存在胎粪延迟排出,应予灌肠处理,促进大便及胆红素排出。

(9)当血清胆红素水平<10 mg/dL(171 umol/L),可停止光疗。

(三)高热惊厥

高热惊厥属于儿科常见急症,发病率为 3%～5%,复发率为 30%～40%,如惊厥时间过长或多次反复发作可以使脑细胞受损,影响智力发育甚至危及生命。

1. 概念

(1)高热惊厥又称"热性惊厥",俗称"抽风",是小儿常见中枢神经系统器质性或功能性异常的危急症状之一,尤以婴幼儿(6 个月～5 岁)多见,发生高热惊厥的男孩多于女孩。

(2)凡由小儿中枢神经系统以外的感染所致 38.5 ℃以上的发热时出现中枢兴奋性升高、神经功能紊乱而致的惊厥称为小儿高热惊厥。

2. 发病原因

(1)生理因素。由于小儿的神经系统发育尚未成熟,脑神经细胞分化不全,抑制能力差,以至弱的刺激也能在大脑引起强烈的兴奋与扩散,导致神经细胞异常放电而发生惊厥。

(2)遗传因素。患儿近亲中 40%～58%有高热惊厥或癫痫史易诱发此症。

(3)高热惊厥大多由各种感染性疾病引起,以上呼吸道感染最为常见。其见于感冒等疾病初期,体温骤然上升时发作。

3. 发病特点

(1)多发生于 6 个月至 5 岁儿童。

(2)多在体温骤升时(38.5 ℃～40 ℃或更高)发作。

(3)发作呈全身性、次数少、持续时间短的特征。

(4)恢复快,预后好,无阳性神经系统体征。

（5）退热后 1 周脑电图检查正常。

（6）家族有高热惊厥史。

4. 临床表现

先有发热，随后发生惊厥，惊厥出现的时间多在发热开始后 12 h 内，在体温骤升之时，突然出现短暂的全身性惊厥发作，伴有意识丧失，多伴有双眼球上翻、凝视或斜视、面肌或四肢肌强直、口吐白沫、牙关紧闭、呼吸暂停乃至面色与口唇发绀、四肢肌肉痉挛或不停地抽动。发作时间可由数秒至几分钟，24 h 内无复发，或有时反复发作，甚至呈持续状态。

5. 处理措施

（1）保持呼吸道通畅：惊厥发作时即刻松开衣领，帮患儿取侧卧位或平卧位，将患儿的头偏向一侧，及时清理呼吸道分泌物，以防分泌物误吸造成窒息。用开口器、压舌板或口咽通气管置于上下白齿间，防止舌及口唇咬伤。必要时用舌钳把舌拉出，防止舌后坠，引起窒息。必要时吸痰，动作轻柔，以防损伤呼吸道黏膜，减少惊厥的发生。

（2）迅速控制惊厥：高热惊厥起病急，抢救必须争分夺秒，以避免脑细胞受损。药物止惊，选用作用快、毒性小的止惊药物。

① 首选地西泮（安定）0.3～0.5 mg/kg，静脉缓冲推注，不推荐肌内注射。一般为 1～2 mg/min，5 min 内生效（最大剂量为 10 mg）。

② 苯巴比妥剂量 5～10 mg/kg，静脉注射 / 肌内注射。

③ 10% 的水合氯醛加等量生理盐水保留灌肠，每次 0.5 mL/kg，最大剂量不超过 10 mL。

（3）吸氧：因惊厥时氧的需要量增加，流量 4～6 L/min，及时吸氧可提高患儿的血氧浓度，对改善脑细胞的缺氧状况十分重要。待患儿面色由青灰或紫色变红润，呼吸规律后，调节氧气，给予低流量吸入，流量 1～2 L/min，以防氧中毒及晶体后纤维增生症。

（4）迅速降温。

① 物理降温：及时松解患儿的衣被，降低环境温度，但应避免直吹对流风。同时予以物理降温，如头额部冷湿敷、头枕冰袋、温水擦浴、使超高热尽快降至惊厥阈以下，保护脑细胞，使缺氧缺血得以改善。

② 药物降温：立即遵医嘱使用退热药、退热栓或赖氨酸阿司匹林，每次 10～25 mg/kg，肌内注射或静脉滴注。迅速建立静脉通路，建立静脉通路可以保证及时、正确用药，尽量使用留置针，防止抽搐时针头滑脱。对持续而频繁的抽搐，使用地塞米松每次 0.3～0.5 mg/kg，或 20% 的甘露醇，在 30 min 内滴完，同时防止药液外渗。

（5）严密观察病情变化。

① 详细记录抽搐的持续时间、间隔时间、发作类型、程度、伴随症状及停止后的精神、神志状态。注意体温、脉搏、呼吸、血压的变化，降温后 30 min 复测体温并记录。

② 定时监测体温，有感染时遵医嘱给予抗生素，体温过高，及时更换汗湿的衣物，保

持口腔及皮肤的清洁。

③ 保持病室安静,光线柔和。避免噪声及强光刺激。

④ 惊厥发作时,禁止饮食,待病情稳定后,再喂奶或食物。

⑤ 观察用药后反应并记录。

⑥ 注意安全,加强防护,防止坠床及舌咬伤。

(6)健康指导。

① 小儿高热惊厥复发率为35%,而惊厥反复或持续发作可以造成永久性脑损伤,因此,应向患儿家长讲解惊厥的有关知识,指导患儿家长掌握止惊的紧急措施及物理降温的方法。

② 家中备有体温表、退热药等,学会监测体温,当体温>38.5 ℃时即给予降温措施,防止惊厥发生。

③ 发生高热惊厥时,家长要镇定,保持安静,禁止给孩子一切不必要的刺激,松开衣服,保持呼吸道通畅,避免硬掰肢体,造成骨折,给予正确的人中按压手法。同时注意重点观察患儿瞳孔、呼吸变化,及时送医。

三、操作培训:安全型静脉留置针穿刺技术操作

项目	总分	技术操作要求	评分标准	扣分
仪表	5	仪表、着装符合护士礼仪规范。	1项不合要求,扣2分。	
操作前准备	8	(1)洗手,戴口罩; (2)核对医嘱单、执行单、药物; (3)备齐用物,用物放置合理、有序,依次检查所备物品、药品,保证安全有效。 ① 治疗车上层:放执行单,治疗盘内盛安尔碘、棉签、一次性输液器2套、头皮针2个、安全型静脉留置针2支、透明敷贴2贴、药液、盐酸肾上腺素1个、2 mL注射1个、胶布; ② 治疗车下层:放弯盘、止血带、网套、速干手消毒剂、锐器盒、医疗垃圾袋、生活垃圾袋。	未核对,扣3分; 物品每缺1件,扣1分; 其余1项不合要求,扣1分。	
安全评估	12	(1)备齐用物,携至床旁,核对患者,询问患者姓名,查看床头牌、手腕带与执行单是否一致; (2)了解患者的病情、合作程度,解释操作目的、方法及如何配合,询问有无过敏史、是否大小便; (3)评估患者的局部皮肤、血管情况; (4)环境安静、清洁、舒适; (5)与患者沟通时语言规范,态度和蔼。	未核对,扣3分; 未核对床头牌、手腕带、患者,各扣2分; 核对患者姓名不规范,扣2分; 少评估1项,扣1分; 其余1项不合要求,扣1分。	

项目	总分	技术操作要求	评分标准	扣分
操作过程	65	（1）协助患者取舒适卧位； （2）将弯盘置于治疗车上层； （3）选择穿刺部位； （4）选择留置针型号、备胶布； （5）再次安全核对药物有效期、有无破损、有无杂质、颜色有无异常、有无浑浊等； （6）打开液体瓶盖并消毒，挂输液架上，自然晾干； （7）检查并打开输液器，将输液器插入液体袋内至根部； （8）排气一次成功（掌握首次排气液体不流出头皮针为原则），对光检查输液器内有无气泡； （9）将头皮针挂于输液架上（或放置于输液器包装内）； （10）在穿刺处点上方 8～10 cm 处扎止血带； （11）消毒注射部位，用安尔碘消毒 2 遍（顺时针、逆时针各 1 遍），直径>8 cm，自然晾干； （12）打开透明敷贴； （13）连接留置针与头皮针，先将头皮针针尖插入肝素帽内，打开调节夹，使液体充满肝素帽后，将头皮针完全插入肝素帽，去除针套，针头朝下，排气； （14）检查穿刺针，旋转松动针芯，并将针头斜面朝上； （15）再次核对患者、执行单、药物、手腕带； （16）左手绷紧皮肤，右手持针，在血管上方以 15°～30° 直刺进针，见回血后降低角度，沿静脉走向再进针约 2 mm； （17）左手持留置针"Y"形接口，向前送管，将套管全部送入血管后右手缓慢后撤针芯； （18）松开止血带，打开止液夹； （19）透明敷贴无张力固定； （20）记录穿刺日期、时间、签名并粘贴在白色隔离塞处； （21）用胶布高举平台法固定留置针及头皮针； （22）合理调节输液速度； （23）撤止血带； （24）手消毒；	未核对 1 次，扣 3 分； 核对内容不全，少 1 项，扣 1 分； 核对患者姓名不规范，扣 2 分； 污染 1 次，扣 2 分； 药液浪费，扣 2 分； 操作面不洁，扣 2 分； 输液器内有气泡，扣 2 分； 输液器内有附壁气泡，扣 1 分； 消毒不规范，扣 2 分； 消毒后未待干，扣 5 分，未旋转松动针芯，扣 2 分； 手持留置针时，针头未水平或略朝下，扣 3 分； 穿刺角度不正确，扣 5 分； 见回血后未降低穿刺角度，扣 1 分； 每退针 1 次，扣 2 分； 穿刺失败，扣 50 分； 跨越无菌区 1 次，扣 2 分； 扎止血带时间>2 min，扣 2 分； 反扎止血带，扣 2 分； 透明敷贴未包裹留置针后座尾部，扣 2 分； 穿刺日期标签粘贴位置不适宜，扣 1 分； 胶布粘在肝素帽上，扣 2 分； 延长管未"U"形固定，扣 2 分； 肝素帽固定时压迫穿刺部位，扣 2 分； 滴速不正确，每分钟相差 5 滴，扣 0.5 分，最多扣 2 分； 不看表调节滴速，扣 2 分；	

项目	总分	技术操作要求	评分标准	扣分
		（25）再次核对患者、执行单及药物,签名; （26）询问患者的感受。	输液器低于操作面,扣1分; 其余1项不合要求,扣1分。	
操作后	5	（1）整理床铺,患者体位舒适,交代患者注意事项; （2）用物处理方法正确; （3）洗手,记录。	1项不合要求,扣1分。	
评价	5	（1）无菌观念强,患者感觉无不适; （2）操作规范、熟练,穿刺一次成功; （3）操作时间10 min。	少1条,扣1分。	
合计	100			

· 第三周培训内容 ·

一、专科知识培训

（一）急性腹泻

1. 概念

小儿腹泻是一组由多病原、多因素引起的以大便次数增多和大便性状改变为特点的儿科常见病。严重者可引起脱水和电解质紊乱。该病是导致小儿营养不良、生长发育障碍的主要原因之一,在我国是仅次于呼吸道感染的第二大儿童常见多发病。

2. 特点

发病率:小于5岁小儿年发病率为2.5%。

（1）年龄:6个月～2岁小儿。小于1岁者约占50%。

（2）季节:四季均可发病,病毒性——秋末、春初,细菌性——夏季。非感染性腹泻季节不明显。

3. 易感因素

（1）消化系统发育尚未成熟。

（2）机体防御功能差:婴儿胃内酸度低。

（3）正常肠道菌群未建立。

（4）血清免疫球蛋白和胃肠道分泌型免疫球蛋白（SIgA）水平均较低。

（5）人工喂养:缺乏免疫因子、免疫细胞、溶菌酶。

4. 病因

（1）感染性腹泻:肠道内感染:病毒、细菌、真菌、寄生虫。小儿冬季腹泻以病毒感染多见,其中以轮状病毒为主要病原。小儿夏季腹泻以细菌感染多见,其中以致腹泻大肠杆菌最多见。肠道外感染:症状性腹泻。肠道菌群紊乱:抗生素相关性腹泻。

(2)非感染性腹泻:饮食因素有喂食不当、过敏、双糖酶缺陷。气候因素有冷、热。

5. 分类

(1)按病程分:急性腹泻连续病程<2周。迁延性腹泻2周～2个月。慢性腹泻>2个月。

(2)按腹泻严重程度分:轻型腹泻、重型腹泻。

6. 临床表现

(1)轻型腹泻:多由饮食因素或肠道感染引起,以胃肠道症状为主。大便次数增多及性状改变,呈黄色或黄绿色,有酸味,粪质不多,常见黄色或黄白色奶瓣和泡沫,一般无脱水及全身中毒症状,多在数日内痊愈。

(2)重型腹泻:多为肠道内感染所致,除有较重的胃肠道症状以外,还有明显的脱水、电解质紊乱及全身中毒症状。食欲下降,常伴呕吐,有时甚至进水即吐,严重者可吐咖啡样液体。大便次数明显增多,每天十次至数十次,多呈黄绿色样便或蛋花样便,量多,可有少量黏液,少数患儿也可有少量血便。水、电解质和酸碱平衡紊乱。

(3)脱水:表现为皮肤黏膜干燥、弹性下降,眼窝、囟门凹陷,泪少,尿少,甚至血容量不足引起周围循环障碍。

① 脱水性质:水、电解质丢失比例不同,造成体液渗透压变化,引起低渗性、等渗性、高渗性脱水,以等渗性脱水和低渗性脱水多见。

② 脱水程度:吐、泻致体液丢失和摄入量不足,使体液总量尤其是细胞外液减少,引起不同程度脱水(轻、中、重度)。

③ 不同性质脱水临床体征如下:

	等渗脱水	低渗脱水	高渗脱水
血钠	135～145 mmol/L	低于 135 mmol/L	高于 145 mmol/L
皮肤颜色	发灰花纹	发灰花纹更明显	发灰/无发灰
皮肤温度	凉	冰凉	凉或热
皮肤弹性	差	极差	尚可
皮肤湿度	干	湿而粘	极干
黏膜	干	稍湿	干焦、极度口渴
眼眶及前囟	凹陷	凹陷	凹陷
神志	嗜睡	昏迷	易激惹
脉搏	快	快	稍快
血压	正常或低	很低	正常稍低

④ 代谢性酸中毒临床表现：轻度，症状不明显，仅呼吸稍快；重度，精神不振，烦躁不安，嗜睡，昏迷，呼吸深快，呼气凉，呼出气有酮味，面颊潮红，恶心，呕吐。

⑤ 低钾血症的临床表现：由于呕吐、腹泻丢失大量含钾消化液。进食少，钾的摄入量少，缺钾时肾脏继续排钾。在脱水、酸中毒纠正后出现精神不振、肌无力、腱反射消失、腹胀、肠鸣音减弱、心律失常、心电图 U 波等。

7. 几种常见类型肠炎的临床特点

（1）轮状病毒肠炎的临床特点如下。① 发病季节：秋冬季节多见。② 发病年龄：6个月～2岁多见。③ 症状：起病急，常伴发热和上感症状，先吐后泻，全身感染中毒症状较轻。④ 大便性状："三多"，即量多、水多、次数多，为黄色或淡黄色水样便或蛋花汤样便，无腥臭味。⑤ 大便镜检：偶有少量白细胞。⑥ 自限性疾病：自然病程3～8天。

（2）产毒性细菌引起的肠炎的临床特点如下。① 发病季节：夏季多见。② 症状：起病急，呕吐，腹泻，感染中毒症状较轻。③ 大便：水样或蛋花样，无黏液脓血。④ 大便镜检：无白细胞。⑤ 自限性疾病：病程3～7天。

（3）金黄色葡萄球菌肠炎的临床特点如下。① 发病：使用大量抗生素后。② 症状：发热，呕吐，腹泻，全身中毒症状严重，有不同程度的脱水和电解质紊乱。③ 大便性状：暗绿似海水色，有腥臭味，量多，带黏液。④ 大便镜检：有大量脓细胞和革兰氏阳性球菌。⑤ 粪便培养：金黄色葡萄球菌凝固酶阳性（＋）。

8. 常见护理诊断／问题

（1）体液不足：与腹泻、呕吐丢失过多和摄入量不足有关。

（2）营养失调：低于机体需要量，与腹泻、呕吐丢失过多和摄入量不足有关。

（3）体温过高：与肠道感染有关。

（4）有皮肤完整性受损的危险：与大便次数增多刺激臀部皮肤有关。

（5）知识缺乏：患儿家长缺乏合理喂养知识、卫生知识以及对腹泻患儿的护理知识。

9. 护理措施

（1）调整饮食：腹泻、限制饮食过严或禁食过久常造成电解质紊乱，并发酸中毒，造成病情迁延不愈而影响生长发育，故除严重呕吐时禁食4～6 h（不禁水）外，均应继续进食（由少到多，对乳糖不耐受者应限制糖量）以缓解病情，缩短病程，促进恢复。对少数严重病例应加强支持疗法，必要时用全静脉营养。

（2）控制感染：严格无菌观念、床边隔离，护理患儿前、后要洗手，防止交叉感染。严格消毒隔离，防止感染传播，按肠道传染病隔离。

（3）纠正体液不足的护理。

① 口服补液：用于轻、中度脱水及无呕吐或呕吐不剧烈且能口服的患儿，鼓励患儿少量多次口服补液盐（ORS），服用期间让患儿多饮水，防止高钠血症的发生，如患儿出现眼睑水肿应停止服用补液盐。

② 静脉补液：建立静脉通路，保证按计划输入液体，特别是重度脱水者，必须尽快（30 min）补充血容量。

③ 按照先盐后糖、先浓后淡、先快后慢、见尿补钾原则，补钾浓度应小于0.3%，严禁直接静脉推注。补液中密切观察患儿皮肤弹性，前囟、眼窝凹陷情况及尿量，注意不可过慢或过快，记录补液后第1次排尿时间，以估计疗效。

④ 正确记录24 h出入量。

（4）观察小儿腹泻的病情。

① 监测体温变化：体温过高应给患儿多喝水、擦干汗液、减少衣物、头枕冰袋等物理措施，做好口腔及皮肤护理。

② 监测代谢性酸中毒表现：当患儿出现呼吸深快、精神萎靡、口唇樱红以及血pH和CO_2CP下降时，应及时报告医师，遵医嘱使用碱性药物纠正。

③ 观察低血钾表现：常发生于输液后脱水纠正时，当发现患儿全身乏力、不哭或哭声低下、吃奶无力、肌张力低下、反应迟钝、恶心呕吐、腹胀及听诊发现肠鸣音减弱或消失、心音低钝、心电图显示T波平坦或倒置、U波明显、ST段下移或心律失常，提示有低血钾存在，应及时补充钾盐。

④ 判断脱水程度：通过观察患儿的神志、精神、皮肤弹性、前囟、体温及尿量等临床表现，注意大便的变化，观察记录大便次数、颜色、性状、量，及时送检，并注意采集黏液、脓血，准确记录24 h出入量。

（5）维持皮肤的完整性，小儿腹泻的臀部护理：选用吸水性强、柔软的尿布，勤更换，每次排便后用温水清洗臀部并擦干，保持皮肤清洁、干燥，在局部皮肤发红处涂以5%的鞣酸软膏或40%的氧化锌油并按摩片刻，促进局部血液循环。避免使用不透气塑料布或橡皮布，防止皮炎发生。常改变姿势，以预防可能因脱水而产生的损伤。

10. 健康教育

（1）指导合理喂养：宣传母乳喂养的优点，避免在夏季断奶，按时逐步添加辅食，禁止同步添加几种辅食，防止过食、偏食及饮食结构突然变动。

（2）注意饮食卫生，养成良好的卫生习惯：注意食物是否新鲜、清洁和食具消毒，避免肠内感染，教育儿童饭前便后洗手，勤剪指甲。

（3）增强体质：发现营养不良、佝偻病时及早治疗，适当户外活动。

（4）注意气候变：防止过凉或过热，冬天注意保暖，夏天多喝水。

（二）静脉输液、输血的并发症及处理措施

1. 静脉输液

（1）发热反应。

① 反应轻者立即减慢输液速度或停止输液，通知医生。重者立即停止输液。

② 注意观察生命体征变化，每0.5 h测量体温1次。

③ 对症处理,对寒战者给予保暖,对高热者给予物理降温。

④ 遵医嘱给予过敏药物或激素治疗。

⑤ 做好记录,保留剩余溶液和输液器进行检测,查找引起发热反应的原因。

（2）循环负荷过重反应。

① 立即停止输液并通知医生进行紧急抢救。

② 在病情允许的情况下,安置患者端坐位,使其双腿下垂,以减少下肢静脉血液的回流,减轻心脏负担。

③ 加压给氧,氧流量达 6～8 L/min,可提高肺泡内氧分压,使肺泡内毛细血管渗出液的产生减少,从而增加氧的弥散,改善低氧血症。在湿化瓶内放入 20%～30% 的乙醇溶液,以减轻肺泡内泡沫表面的张力,使泡沫破裂消散,从而改善肺部气体交换,减轻缺氧症状。

④ 遵医嘱给予镇静剂,平喘、强心、利尿和扩血管药物,以舒张周围血管,加速体液排出,减少回心血量,减轻心脏负荷。

⑤ 必要时进行四肢轮扎,用止血带或血压计袖带适当地给四肢加压,要求阻断静脉血流,但动脉血流仍通畅。每隔 5～10 min 轮流放松一侧肢体上的止血带,可有效地减少静脉回心血量,待症状缓解后,逐渐解除止血带。

⑥ 安慰患者,给予心理支持,以解除其紧张情绪。

（3）静脉炎。

① 停止在发生静脉炎的血管处输液,抬高患肢并制动。

② 用 50% 的硫酸镁溶液或 95% 的乙醇,每天 2 次湿热敷,每次 20 min。

③ 超短波理疗,每日 1 次,每次 15～20 min。

④ 将中药如意金黄散加醋成糊状,局部外敷,每日 2 次,可起到清热、止痛、消肿的作用。

⑤ 合并全身感染,遵医嘱给予抗生素治疗。

（4）空气栓塞。

① 立即通知医生进行抢救。

② 让患者取左侧卧位或头低足高卧位。

③ 给予高流量氧气吸入。

④ 如果患者安置中心静脉导管,可从导管中抽出空气。

⑤ 密切观察患者的病情变化,如发现异常及时处理。

（5）液体外渗。

① 立即停止输液,更换肢体和针头重新穿刺。

② 抬高患肢,可局部热敷 20 min,促进静脉回流和渗出液的吸收,减轻疼痛和水肿。

2. 静脉输血反应

（1）发热反应。

① 对轻者可减慢输血滴速或暂停输血,对严重者立即停止输血,通知医生,密切观察生命体征,做好对症处理。

② 遵医嘱给予退热、抗过敏药物或激素类药物。

③ 将剩余血液和输血用具送化学实验室检查。

（2）溶血反应。

① 立即停止输血,通知医生紧急处理。

② 给予氧气吸入,保留静脉通道。

③ 保留余血和患者输血前、后的血标本,一同送检。

④ 重新进行血型鉴定和交叉配血实验,以查明溶血原因。

⑤ 注射 5%的碳酸氢钠溶液,碱化尿液,增加血红蛋白在尿液中的溶解度,防止肾小管阻塞。

⑥ 密切观察病情变化。定时测量生命体征及尿量并做好记录,对少尿、无尿者,按急性肾衰竭护理。

（3）过敏反应。

① 密切观察患者的反应并及时处理。

② 对轻者减慢输血速度,遵医嘱给予抗过敏、激素类药物。对重者按过敏性休克处理。

③ 对症处理,如对呼吸困难者给予氧气吸入。对严重喉头水肿者行气管切开,对循环衰竭者立即进行抗休克治疗。

（4）与大量输血有关的反应。

① 循环负荷过重反应。

② 出血倾向。

③ 观察患者的全身反应和局部变化,如意识、血压、脉搏变化,皮肤黏膜或伤口有无出血,并给予相应的处理。

④ 枸橼酸钠中毒。

⑤ 密切观察患者的病情变化及输血后反应,遵医嘱使用钙剂。

⑥ 酸碱平衡失调。遵医嘱按血液酸碱度补充碱性药物,纠正酸中毒。

⑦ 体温过低。

⑧ 保暖,观察病情变化,做好心理护理。

（5）传染性疾病:根据不同疾病采取不同的隔离措施。

（6）其他:如细菌污染反应、空气栓塞、微血管栓塞,要严格把握采血、贮血和输血操作的各个环节。

二、操作培训:静脉采血技术

项目	总分	技术操作要求	评分标准	扣分
仪表	5	仪表、着装符合护士礼仪规范。	1项不合要求,扣2分。	
操作前准备	8	(1)洗手,戴口罩; (2)核对医嘱单、执行单、检验标签、采血试管,贴好试管标签; (3)备齐用物,用物放置合理、有序,依次检查所备物品,保证安全有效: ① 治疗车上层:放执行单,注射盘内放安尔碘、棉签、已贴好条码的采血试管、采血针2个、胶布; ② 治疗车下层:放弯盘、止血带、锐器盒、速干手消毒剂、医疗垃圾袋、生活垃圾袋。	未核对,扣3分; 其余1项不合要求,扣1分。	
安全评估	12	(1)备齐用物,携至床旁,核对患者,询问患者姓名,查看床头牌、手腕带与执行单是否一致; (2)了解患者的病情、意识状态及合作程度,解释采血目的、方法,询问患者是否按照要求进行采血前准备,如禁食等; (3)观察穿刺部位局部皮肤、血管状况,穿刺肢体无输液、输血情况; (4)周围环境整洁,光线充足; (5)与患者沟通时语言规范,态度和蔼。	未核对,扣3分; 未查对床头牌、手腕带、患者,各扣2分; 查对患者姓名不规范,扣2分; 少评估1项,扣1分; 其余1项不合要求,扣1分。	
操作过程	65	(1)协助患者取安全舒适卧位,暴露穿刺部位; (2)将弯盘置于治疗车上层,备胶布; (3)选择合适穿刺部位; (4)在穿刺点上方6～10 cm处扎止血带; (5)嘱患者握拳,以穿刺点为中心给皮肤消毒两遍,范围直径>5 cm,自然晾干; (6)再次核对患者,核对检验单、采血试管是否相符。 (7)使用采血针进行血管穿刺,一次成功; (8)采血针插入第1个真空采血管后,血液流入采血管中时,松开止血带,嘱患者松开拳,用胶布固定采血针; (9)安全评估:采血顺序,血培养(厌氧—需氧—真菌)—无添加剂试管—凝血管(蓝)—血沉管(黑)—促凝管(红)—血清分离管(黄)—肝素管(绿)—EDTA—K2管(淡紫色头盖)—葡萄糖酵解抑制药(灰); (10)采集血液(采血量正确),每管即刻混匀(来回颠倒180°为1次)5～10次,采血管竖直放置; (11)拔出针头,用棉签压迫穿刺点前方皮肤1～2 min;	1次未核对,扣3分; 核对内容不全,少1项,扣1分; 查对患者姓名不规范,扣2分; 污染1次,扣2分; 扎止血带时间>1 min,扣2分; 消毒后未待干,扣5分; 退针1次,扣10分; 穿刺失败,扣30分; 采血顺序错误,扣10分; 未询问患者感受,扣2分; 颠倒混匀不符合要求,扣10分;	

项目	总分	技术操作要求	评分标准	扣分
		（12）再次核对患者姓名、检验单、采血试管； （13）手消毒； （14）核对执行单、签名； （15）询问患者的感受，交代注意事项。	未竖直放置采血管，扣2分； 其余1项不合要求，扣1分。	
操作后	5	（1）协助患者穿好衣服，取舒适体位，整理床单位，嘱患者饮食； （2）用物处理正确，按要求送检血标本； （3）洗手，记录。	1项不符合要求，扣1分。	
评价	5	（1）操作准确，无菌概念强，患者的痛感较小，无不适反应； （2）血标本处理正确，及时送检； （3）操作时间5 min。	操作不熟练，扣4分； 操作时间每延长30 s，扣1分。	
合计	100			

·第四周培训内容·

一、专科知识培训

（一）支气管肺炎

1. 概念

支气管肺炎指不同病原体或其他因素所致的肺部炎症。以发热、咳嗽、气促、呼吸困难和肺部固定湿啰音为共同临床表现。

2. 肺炎的分类

（1）按病因分：感染性肺炎、非感染性肺炎 。

（2）按病理解剖分：大叶性肺炎、小叶性肺炎（支气管肺炎）、间质性肺炎。

（3）按病情分：轻症肺炎、重症肺炎。

（4）按年龄分：新生儿肺炎、婴幼儿肺炎、年长儿肺炎。

（5）按病程分：急性肺炎、迁延性肺炎、慢性肺炎。

（6）按病原分：典型肺炎、非典型肺炎。

（7）其他：流行性喘憋性肺炎等。

3. 支气管肺炎

支气管肺炎是最常见的小儿肺炎。

（1）临床表现如下。

① 轻症肺炎：体征为呼吸加快、鼻翼扇动、点头呼吸、三凹征、唇周发绀。症状：发热、咳嗽、气促、呼吸困难、精神不振、食欲减退、烦躁不安、轻度腹泻、呕吐，早期症状可不明显或仅呼吸音粗糙或稍降低，后期可闻及固定的中、细湿啰音。

② 重症肺炎除呼吸系统症状和全身中毒症状外，还有以下常见症状。循环系统：心肌炎、面色苍白、心音低钝。心率、呼吸增快，面色发绀，烦躁，肝大。心力衰竭：呼吸频率突然加快，每分钟超过 60 次。心率突然加快，每分钟 160～180 次。极度烦躁不安，明显发绀，面色发灰，指（趾）甲微血管充盈时间延长。心音低钝，有奔马律，颈静脉怒张。肝脏显著增大或在短时间内迅速增大。少尿或无尿，颜面、眼睑或双下肢水肿。神经系统：脑水肿时出现烦躁或嗜睡、意识障碍、惊厥、前囟隆起、瞳孔对光反射迟钝。如惊厥同时有明显嗜睡和中毒症状或持续性昏迷，甚至发生强直性痉挛、偏瘫或其他脑征，则可能并发中枢神经系统病变，如脑膜脑炎或中毒性脑病。消化系统：腹胀、呕吐。因严重的腹胀，膈肌抬高，呼吸困难加重。消化道出血时可吐咖啡渣样呕吐物，大便潜血试验阳性或有柏油样便。

（2）治疗原则：控制感染，改善通气功能，对症治疗，防止并发症。

（3）护理诊断及合作性问题如下。

① 气体交换受损：与肺部炎症有关。

② 清理呼吸道无效：与呼吸道分泌物黏稠、多、不易排出有关。

③ 体温过高：与肺部感染有关。

④ 营养失调：与摄入不足、消耗增加有关。

⑤ 潜在并发症：心力衰竭、中毒性脑病、中毒性肠麻痹。

（4）护理措施如下。

① 保持呼吸道通畅：保持室内空气新鲜，室温 22 ℃～26 ℃，湿度 55％～60％。尽量使患儿安静，置患儿于有利肺扩张的体位（半坐卧位）。宜给予易消化的流质、半流质饮食，嘱患儿多饮水。协助患儿更换体位并拍背，指导有效咳嗽。

② 改善呼吸功能：根据医嘱给予患儿低流量吸氧（0.5～1 L/min）。遵医嘱雾化吸入普米克令舒、沙丁胺醇、特布他林、异丙托溴铵等。激光治疗（双肺激光照射）。

③ 维持正常体温：嘱患儿多饮水、吃维生素丰富的水果，如橘子等。保持大便通畅，必要时给予灌肠。当患儿体温大于 38.5 ℃时给予冰敷（腋窝、腹股沟、腘窝处）或温水浴。

④ 遵医嘱给予退烧药：泰诺林、美林等。

⑤ 病情观察：密切观察患儿意识、瞳孔的变化，如患儿出现烦躁或嗜睡、惊厥、昏迷、呼吸不规则。密切观察有无腹胀，啰音是否减弱或消失，呕吐物的性质、量等，并准确、及时地记录。若患儿的病情突然加重，出现烦躁不安、剧烈咳嗽、呼吸困难、胸痛、发绀、患侧呼吸运动受限，提示并发了脓胸或脓气胸。

（5）健康指导：① 向家长讲解肺炎的治疗、护理要点，使家长能配合治疗和护理。② 宣传肺炎预防的相关知识及措施，及时接种各种疫苗。③ 强调预防肺炎的关键是合

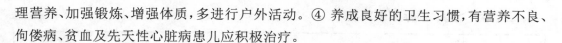

理营养、加强锻炼、增强体质，多进行户外活动。④ 养成良好的卫生习惯，有营养不良、佝偻病、贫血及先天性心脏病患儿应积极治疗。

（二）过敏性休克患儿的抢救与护理

（1）发生过敏性休克时，根据具体情况进行抢救处理：立即停药，使患儿平卧，给予高流量氧气吸入，流速为 4 L/min，保持呼吸道通畅，并请其他护士帮助呼叫其他医务人员。

（2）迅速建立静脉通路，遵医嘱皮下注射肾上腺素，肌内注射非那根，静脉注射地塞米松或用氢化可的松加 5％ 或 10％ 的葡萄糖静脉滴注，并监测患儿脉搏、血压，当患儿出现脉搏细弱、大汗淋漓、口唇发绀、血压下降时，遵医嘱给予升压药物，如多巴胺、间羟胺等，应严格控制滴速。

（3）应迅速准备好抢救物品及药品（如气管切开包、喉镜、开口器、吸引器、呼吸兴奋剂、血管活性药物等）。当呼吸受抑制时，应立即进行口对口呼吸，并肌内注射尼可刹米或洛贝林等呼吸兴奋剂。喉头水肿影响呼吸时，应立即准备气管插管或配合行气管切开术。

（4）患儿出现心搏骤停时，立即行胸外心脏按压，直至患儿出现自主呼吸和心跳。

（5）护理人员应严密观察患儿的体温、脉搏、呼吸、血压、尿量及其他临床变化，及时发现并报告医生，配合医生积极处理。

（6）患儿病情好转，生命体征逐渐平稳后，护理人员应给患儿整理床单位，向家属告知今后避免使用同类及类似药物，在病历上注明对某种药物过敏。在抢救结束后 6 h 内，据实、准确地记录抢救过程。

（7）待患儿病情完全平稳后，向家属详细讲解发生过敏的原因，制定有效的预防措施，尽可能地防止以后再发生类似的情况。

（三）新生儿喂养的注意事项

吐奶是喂养最常见的现象之一。由于婴儿的胃呈水平位，容量小，连接食管处的贲门较宽，不容易关闭，而且连接小肠处的幽门较紧，婴儿吃奶时如果吸入较多空气，奶液容易倒流入口腔，引起吐奶。其实，只要注意哺乳方法，吐奶是完全可以避免的。

（1）喂奶后将患儿竖起由下往上，小幅度空心掌拍奶嗝。

（2）排出奶嗝后，保持右侧卧位 0.5 h。

（3）吃奶时注意含奶的方式，诱导婴儿含住乳头和大部分乳晕。当婴儿嘴张大，舌向下的瞬间，即将婴儿靠向母亲，使其能大口地把乳晕也吸入口内，吸吮时婴儿两颊向外鼓起，嘴唇凸起，为正确含奶方式，可有效避免吸入空气，如用奶瓶喂奶，应将奶嘴充满奶液，避免吸入空气。

（4）避免哭闹时喂奶，喂奶时将婴儿上身抬高 15°，头偏向一侧，避免平躺喂养。

二、操作培训:痰标本采集技术

项目	总分	技术操作要求	评分标准	扣分
仪表	5	仪表、着装符合护士礼仪规范。	1项不合要求,扣2分。	
操作前准备	10	(1)洗手,戴口罩; (2)核对医嘱单、执行单、检验项目,检查标本容器是否贴符号标签; (3)备齐用物,用物放置合理、有序,依次检查所备物品,保证安全有效: ① 治疗车上层:放执行单、集痰器、检验单贴、吸痰用物(吸引器、吸痰管)、生理盐水、无菌手套; ② 治疗车下层:放弯盘、速干手消毒剂、医疗垃圾袋、生活垃圾袋。	未查对,扣3分; 其余1项不合要求,扣1分。	
安全评估	15	(1)备齐用物,携至床旁,核对患者,询问患者姓名,查看床头牌、手腕带与执行单是否一致; (2)评估患者的病情、意识状态及合作程度,解释留取标本目的、方法及配合方法; (3)评估患者口腔黏膜和咽部情况; (4)周围环境整洁,光线充足; (5)与患者沟通时语言规范,态度和蔼。	未查对,扣3分; 未查对床头牌、手腕带、患者,各扣2分; 查对患者姓名,不规范,扣2分; 少评估1项,扣1分; 其余1项不合要求,扣2分。	
操作过程(三种选其一)	60	(1)协助患者取舒适卧位; (2)核对检验单、标本容器是否相符; (3)收集痰液标本; 患者能自主咳痰: ① 请患者清晨醒来未进食前先漱口; ② 数次深呼吸后用力咳出气管深处的痰液; ③ 将痰液盛于痰盒内; ④ 盖好痰盒(如需留取痰培养,要保持标本容器无菌)。 无法咳痰或不合作的患者: ① 协助患者取适当卧位; ② 由下向上叩击患者的背部; ③ 戴好无菌手套; ④ 将无菌集痰器分别连接吸引器和无菌吸痰管; ⑤ 按吸痰法将痰吸入无菌集痰器中,加盖。 24 h痰标本采集: ① 请患者在广口集痰器内留取痰液; ② 从清晨(7:00)醒来,未进食前; ③ 漱口后从第一口痰开始留取; ④ 次日早晨(7:00)未进食前;	未核对1次,扣3分; 核对内容不全,少1项,扣1分; 查对患者姓名不规范,扣2分; 污染1次,扣2分; 消毒试管口不规范,扣5分; 污染试管,扣30分; 未及时洗手,扣2分; 未注明标本留取时间,扣5分。	

项目	总分	技术操作要求	评分标准	扣分
		⑤ 漱口后第一口痰作为结束; ⑥ 将 24 h 的全部痰液吐入广口集痰器中,加盖; ⑦ 安全评估:嘱患者不可将唾液、漱口水、鼻涕混入痰标本中,避免痰液黏附在容器壁上(正常人痰液量每日约 25 mL 或无痰液)。 (4)留取标本后,根据患者的需要给予漱口或口腔护理,使患者感觉舒适; (5)手消毒;再次核对,签名;询问患者的感受,交代注意事项。		
操作后	5	(1)协助患者取舒适卧位,整理床单位; (2)用物处理正确,按要求送检标本; (3)洗手,记录。	1 项不符合要求,扣 1 分。	
评价	5	(1)操作准确,患者无不适反应; (2)标本处理正确,及时送检; (3)操作时间 5 min。	操作不熟练,扣 4 分;操作时间每延长 30 s,扣 1 分。	
合计	100			

三、应急预案:患儿发生坠床时的应急预案

(一)目的

提高医务人员对患儿发生跌倒、坠床的应急能力,及时、迅速、妥善地进行处理,保障患儿的安全。

(二)时间

××年××月××日:××时××分。

(三)地点

儿科病房。

(四)参加人员

应急预案总指挥:科室主任;主任:主任医师;护士长:主管护师。参与人员:医生一名、护士一名。

(五)演练场景

(1)患儿不慎发生坠床,立即奔赴现场,检查患儿坠床的着力点及测量生命体征,同时立刻通知医生。

（2）医生为患儿进行初步检查。

（3）护士将患儿移至病床。

（4）医生对患儿进行全面检查，护士给予对症处理。

（5）密切观察患儿的病情变化，遵医嘱给予处置及治疗并准确记录。

（6）护士对患儿及其家属加强健康宣教。

（7）积极上报不良事件及通知护士长，科室内进行讨论。

（8）对患儿进行四次回访。

（六）实施步骤

（1）××（女，×岁）患儿在床上玩耍时不慎坠到地面，责任护士××立即到达病房，并立刻通知值班医生××，同时检查患儿坠床的着力点及测量生命体征。

（2）值班医生××检查患儿坠床的着力点，迅速检查全身状况和局部受伤的情况。

（3）责任护士××将患儿移至病床。

（4）责任护士××配合值班医生××对患儿进行对症治疗，患儿前额部有轻微擦伤，若有必要，给予患儿CT检查。

（5）严密观察患儿的病情变化。

（6）责任护士××及值班医师准确做好记录。

（7）责任护士××积极填写不良事件上报卡，通知护士长，科室内进行讨论。

（8）对患儿进行四次回访。

四、出科考试：理论技能操作考核

五、实习生出科讲评总结

第六章
妇产科护理单元

第一节　妇科掌握内容纲要

时间	掌握内容
第一周	一、科室概况及环境布局
	二、各班工作职责、流程及注意事项
	三、护理制度培训:病历书写基本规范与病历书写管理工作制度
	四、专科知识培训:腹腔镜手术术后护理常规
	五、操作培训:女性患者会阴清洁护理技术
第二周	一、护理制度培训:护理交接班制度
	二、专科知识培训:异常子宫出血
	三、操作培训:留取尿培养标本技术
第三周	一、专科知识培训:子宫肌瘤
	二、应急预案:病区发生火灾的应急预案
第四周	一、专科知识培训:妇科化疗患者的护理
	二、出科考试:理论技能操作考核
	三、实习生出科讲评总结

第二节　妇科培训具体内容

·第一周培训内容·

一、科室概况及环境布局

妇科位于住院部大楼 B 区,妇科护理组是一支具有专业技术能力,有爱心、包容心,团结友爱的团队,始终坚守着保障女性健康的职责。现在,我院妇科共设床位 26 张,护士 6 名。其中主管护师 2 名,护师 2 名,护士 2 名。

护理团队本着"以患者为中心"的服务理念,通过全方位科学的、系统的整体化护理工作,为住院患者提供了温馨、舒适的治疗与康复环境,大大提高了患者的满意度。利用现代化的宫腔镜及腹腔镜微创技术治疗子宫肌瘤、宫腔内异物、卵巢良性肿瘤,从患者入院到手术至出院,给予全面、专业、个性化的护理服务及健康教育,将会为更多患者带来希望,为更多患者带来更佳的就医体验。

二、各班工作职责、流程及注意事项

目前,科室排班有主班、责班、责午班、夜班,各班工作流程如下。

（一）主班

（1）参加晨会,严格交接班,全面掌握住院患者的病情,了解诊断,熟悉治疗护理要点。

（2）负责医嘱审核,及时通知有关人员执行医嘱。要严格执行查对制度,杜绝差错、事故发生。

（3）保持护士站整齐、清洁,工作做到忙而不乱,有条不紊。

（4）负责督促、检查、整理医疗文书,正确填写各种护理表格。要求字迹清楚,书写正规。将医疗文书保管妥当,整理及时病历,排列准确。

（5）办理出入院、转科患者的接待安排工作。要求及时、准确办理出院、转院、入院手续,账目清楚,合理收费。

（6）负责联系会诊和特殊检查、饮食通知,准备检查标本容器,并督促各班及时送给患者。

（7）做好病房各项物资请领计划,为各班护士做好物品、药品和仪器设备的准备。

（8）做好抢救车的管理,确保抢救药品、物品、急救仪器设备良好备用。

（9）负责科室内二级库物资领取、盘点、核对、维护工作。

（10）正确打印输液标签、试管标签,交治疗班。

（11）与治疗班、夜班人员核对医嘱,核对输液本、口服药本、治疗本、执行单。

（12）负责病区卫生工作的管理。

（二）责班

（1）在护士长的领导下进行工作。

（2）实行8 h在班,24 h负责制,负责分管患者的一切服务工作,及时发现和解决患者的护理问题。

（3）热情接待入院患者,送出院患者到病房出口,做好健康宣教。

（4）患者入院后6 h内完成评估,24 h内完成护理病历,对危重患者制定护理计划。

（5）及时书写护理记录,要求客观真实,重点突出,用医学术语描述病情,字迹端正,无涂改,签全名。

（6）对分管患者实施各项治疗、生活护理、心理护理。帮助患者对自己所患疾病的治疗、预防等有所了解。

（7）对分管患者的具体病情、文化程度、社会地位、心理卫生和生活习惯等做深入了解,及时解决患者在诊疗中的问题。

（8）参加科主任、主管医师及护士长对本人分管患者的查房和病案讨论,根据病情变化,修订护理计划,并且指导辅助护士准确实施护理措施,及时讨论、评价护理效果,做好护理记录,检查辅助护士的各项护理工作,以保证护理质量。

（9）患者出院、转院、转科,要及时完成护理小结及出院指导。

（三）责午班

（1）清点治疗用品,及时更换消毒及灭菌物品,严格遵守治疗室工作制度。

（2）负责注射、供药、输液、治疗工作的准备、配合医师换药及各种穿刺等,保持治疗室整洁,物品摆放整齐有序。

（3）对当天的液体进行加药,将配好的液体送至各责任班,认真执行"三查八对"制度。

（4）执行临时医嘱,与责任班交接各种液体、针剂。

（5）做好治疗室清洁、消毒工作,与收集人员交接医疗垃圾。

（6）与主班核对医嘱,核对输液本、口服药本、治疗本、执行单。

（7）为夜班做好准备,对常用药及特殊用品应认真交班。

（8）做好疫情防控期间病区消毒、通风,严格落实疫情防控工作。

（四）夜班

（1）在护士长领导下进行工作。

（2）严格床旁交接,做到对病情、护理、特殊检查及治疗交接清楚并记录。准确清点物品、器械等。

（3）掌握患者的情况，按分级护理要求巡视病房，注意安全，做好危重患者的护理、治疗，定时协助患者翻身。

（4）核对发放 16:00、睡前、次日 8:00 口的服药。

（5）测 7:00 体温、脉搏、呼吸、血压，抽取空腹血，发 8:00 口服药，总结 24 h 出入量。各项记录准确，无涂改，治疗无差错。

（6）完成手术前患者的准备工作，要求按正规操作进行。

（7）整理办公室、治疗室，要求保持清洁、整齐。

（8）写交班报告，各项护理记录客观、准确，书写正规。

（9）7:30 晨间护理，督促陪护人离开病房，保持病房规格化。

（10）与主班核对医嘱，核对输液本、口服药本、治疗本、执行单。

（11）参加晨会交班、床头交接班。

（12）做好疫情防控期间病区消毒、通风，严格落实疫情防控工作。

三、护理制度培训：病历书写基本规范与病历书写管理工作制度

根据《卫生部关于印发〈病历书写基本规范〉的通知》（卫医政发［2010］11 号）、《卫生部关于加强医院临床护理工作的通知》（卫医政发［2010］7 号）和《卫生部办公厅关于在医疗机构推行表格式护理文书的通知》（卫办医政发［2010］125 号）的要求，切实减轻护士书写护理文书的负担，加强基础护理，落实护理交接班制度，保证患者安全，护士需要填写或书写的护理文书包括体温单、医嘱单、病程记录中的手术清点记录和病重（病危）患者护理记录及护理日夜交接班报告。现将有关要求和格式通知如下。

（一）体温单

体温单用于记录患者的体温、脉搏、呼吸及其他情况，内容包括患者姓名、科室、入院日期、住院病历号（或病案号）、日期、手术后天数、体温、脉搏、呼吸、血压、大便次数、出入液量、体重、住院周数等，主要由护士填写，住院期间体温单排列在病历最前面。

1. 体温单的书写要求

（1）体温单的眉栏项目、日期及页数均用蓝黑、碳素墨水笔填写。各眉栏项目应填写齐全，字迹清晰，均使用正楷字体书写。数字除特殊说明外，均使用阿拉伯数字表述，不书写计量单位。

（2）在体温单 40 ℃～42 ℃之间的相应网格内用红色笔纵式填写入院、分娩、手术、转入、出院、死亡等项目。除手术不写具体时间外，其余均按"24 h 制"，精确到分钟。转入时间由转入科室填写，死亡时间应当以"死亡于 × 时 × 分"的方式表述。

（3）体温单（每页显示 7 日体温）的每页第 1 日应填写年、月、日，其余 6 天不填年、月，只填日。如在本页当中跨越月或年度，则应填写月、日或年、月、日。

（4）体温单 34 ℃以下各栏目，用蓝黑、碳素墨水笔填写。

（5）住院天数：自入院当日开始计数，直至出院。

（6）手术后日数自手术次日开始计数，连续填写 14 天，如在 14 天内又做手术，则第二次手术日数作为分子，第一次手术日数作为分母填写。例如，第一次手术 1 天又做第二次手术即写 1（2），1/2，2/3，3/4……10/11，连续写至末次手术的第 14 天。

（7）患者因做特殊检查或其他原因而未测量体温、脉搏、呼吸时，应补试并填入体温单相应栏内。患者如有特殊情况必须外出，须经医师批准，书写医嘱并记录在交接班报告（或护理记录单）上，其外出期间，护士不测试和绘制体温、脉搏、呼吸，返院后的体温、脉搏与外出前不相连。

（8）体温在 35 ℃（含 35 ℃）以下者，可在 35 ℃横线下用蓝黑或碳素墨水笔写上“不升”两字，不与下次测试的体温相连。

2. 体温、脉搏、呼吸、大便等的记录

（1）用蓝色笔或碳素墨水笔绘制体温曲线，以“×”表示腋温，以“○”表示肛温，以“●”表示口温。

（2）降温 30 min 后测量的体温是以红圈“○”表示，再用红色笔画虚线连接降温前体温，下次所试体温应与降温前体温相连。

（3）如患者高热，经多次采取降温措施后仍持续不降，受体温单记录空间的限制，需将体温单变化情况记录在体温记录本中。

（4）体温骤然上升（≥1.5 ℃）或突然下降（≥2.0 ℃）者要进行复试，在体温单右上角用红笔画复试标号“√”。

（5）常规体温每日 15:00 测试 1 次。对当日手术患者在 7:00、19:00 各加测 1 次。手术后 3 天内每天常规测试 2 次（7:00、15:00）。对新入院患者，即时测量体温 1 次，记录在相应的时间栏内。

（6）对发热患者（体温≥37.5 ℃）每 4 h 测试 1 次。如患者体温在 38 ℃以下，23:00 和 3:00 酌情免测。体温正常后连测 3 次，再改常规测试。

（7）脉搏的记录：脉搏以红点“●”表示，连接曲线用红色笔绘制。脉搏与体温相遇时，在体温标志处画一个红圈，如“○”“×”“◎”“⊙”。短绌脉的测试为二人同时进行，一人用听诊器听心率，一人测脉搏。心率以红圈“○”表示，脉搏以红点“●”表示，并以红线分别将“○”与“●”连接。在心率和脉搏两条曲线之间用红色笔画斜线构成图像。

（8）呼吸的记录：① 呼吸的绘制以数字表示，对相邻的两次呼吸数用蓝黑或碳素墨水笔，上下错开填写在“呼吸数”项的相应时间纵列内，第 1 次呼吸应当记录在上方。② 使用呼吸机患者的呼吸以“A”表示，在“呼吸数”项的相应时间纵列内上下错开用蓝黑笔或碳素笔画“A”，不写次数。

（9）大便的记录：① 在 15:00 测试体温时询问患者 24 h 内大便次数，并用蓝黑或碳素墨水笔填写。② 用“*”表示大便失禁。③ 用“☆”表示人工肛门。③ 3 天以内无大便者，结合临床酌情处理。处理后大便次数记录于体温单内。④ 灌肠 1 次后大便 1 次，应在当日大便次数栏内写 1/E,大便 2 次写 2/E,无大便写 0/E。1,1/E 表示自行排便 1 次灌肠后又排便 1 次。

3. 其他内容记录

（1）出量（尿量、痰量、引流量、呕吐量）、入量记录：按医嘱及病情需要,用蓝黑或碳素墨水笔如实填写 24 h 总量。

（2）血压、体重的记录：血压、体重应当按医嘱或者护理常规测量并用蓝黑或碳素墨水笔记录,每周至少 1 次。入院当天应有血压、体重的记录。手术当日应在术前常规测试血压 1 次,并记录于体温单相应栏内,如为下肢血压应当标注。入院时或住院期间因病情不能测体重时,分别用"平车"或"卧床"表示。

（二）病程记录中的手术清点记录

手术清点记录是指巡回护士对手术患者术中所用血液、器械、敷料等的记录,应当在手术结束后及时完成。

（1）用蓝黑、碳素墨水笔填写,字迹清楚、整齐,不漏项。

（2）眉栏内容包括患者姓名、住院病历号（或病案号）、手术日期、手术名称等。

（3）物品的清点要求与记录：① 手术开始前,器械护士和巡回护士须清点、核对手术包中各种器械及敷料的名称、数量,并逐项准确填写。② 手术中追加的器械、敷料应及时记录。③ 手术中需交接时,器械护士、巡回护士要共同交接手术进展及该台手术所用器械、敷料的清点情况,并由巡回护士如实记录。④ 手术结束前,器械护士和巡回护士共同清点台上、台下的器械、敷料,确认数量核对无误,告知医师。⑤ 清点时,如发现器械、敷料的数量与术前不符,护士应当及时要求手术医师共同查找,如手术医师拒绝,护士应记录清楚,并由医师签名。⑥ 器械护士、巡回护士在清点记录单上签全名。⑦ 术毕,巡回护士将手术清点记录单放于患者病历中一同送回病房。

（三）病重（病危）患者护理记录

病重（病危）患者护理记录是指护士根据医嘱和病情对病重、病危患者住院期间护理过程的客观记录。

（1）用蓝黑、碳素墨水笔记录,规范使用医学术语,文字工整,字迹清晰,表述准确,语句通顺,标点正确。

（2）书写应当使用中文,通用的外文缩写和无正式中文译名的症状、体征、疾病名称等可以使用外文。病历中一律使用阿拉伯数字书写日期和时间,采用"24 h 制"记录。

（3）病历书写过程中出现错字时,应当用双线划在错字上,使原记录清楚、可辨,并注明修改时间,修改人签名。不得采用刮、粘、涂等方法掩盖或去除原来的字迹。

（4）病重（病危）患者护理记录应当根据相应专科的护理特点书写。

（5）眉栏内容包括患者姓名、性别、年龄、科别、住院病历号（或病案号）、床位号、页码、记录日期和时间。

（6）详细记录出入量。

（7）对食物含水量和每次饮水量应及时准确记录。

（8）输液及输血：准确记录相应时间液体、血液输入量。

（9）出量：包括尿量、呕吐量、大便、各种引流量等，除记录液量外，还需将颜色、性质记录于病情栏内。

（10）根据排班情况每班小结出入量，大夜班护士每24 h总结一次（7：00），并记录在体温单的相应栏内。各班小结和24 h总结的出入量需用红双线标识。

（11）详细记录体温、脉搏、呼吸、血压等生命体征，记录时间应具体到分钟。

（12）病情栏内客观记录患者病情观察、护理措施和效果等。记录时间应当具体到分钟。对手术患者还应记录麻醉方式、手术名称、患者返回病室时间、伤口情况、引流情况等。

（13）签名栏内签护士全名。

（14）根据患者情况决定记录频次，病情变化随时记录，病情稳定后每班至少记录1次。

（四）护理日夜交接班报告

护理日夜交接班报告用于记录护士在值班期间病房情况及患者的病情动态，以便于接班护士全面掌握、了解病房和患者情况、注意事项及应有的准备工作。

（1）白班用蓝黑、碳素墨水笔填写，夜班用红色笔填写。内容全面真实、简明扼要、重点突出。

（2）眉栏项目包括当日住院患者总数、出院、入院、手术、分娩、病危、病重、抢救、死亡等患者人数。

（3）书写顺序：出科（出院、转出、死亡）、入科（入院、转入）、病重（病危）、当日手术患者、病情变化患者、次日手术及特殊治疗检查患者、外出请假及其他有特殊情况的患者。

（4）书写要求

① 出科患者：记录床号、姓名、诊断、转归。

② 入科患者及转入患者：记录床号、姓名、诊断及重点交接内容。其重点内容为主要病情、护理要点（管道情况、皮肤完整性、异常心理及其护理安全隐患等）、后续治疗及观察。

③ 病重（病危）患者：记录床号、姓名、诊断。病情变化等记录在病重（病危）患者护理记录单上。

④ 手术患者：记录手术名称、回病房的时间、当班实施的护理措施、术后观察要点及延续的治疗等。

⑤ 病情变化的患者：记录本班主要病情变化、护理措施及下一班次护理观察要点和后续治疗。

⑥ 次日手术的患者：记录术前准备，交代下一班次观察要点及相关术前准备情况等。

⑦ 特殊治疗检查的患者：记录所做治疗的名称、护理观察要点及注意事项。

⑧ 特殊检查的患者：记录检查项目、时间、检查前准备及观察要点等。

⑨ 外出请假的患者：记录去向、请假时间、医生意见、告知内容等。

⑩ 其他：患者有其他特殊及异常情况时要注意严格交接，如情绪或行为异常、跌倒、摔伤等不良事件。护理日夜交接班报告至少在科室保存1年，不纳入病案保存。

（五）医嘱的处理要求

医嘱是指医师在医疗活动中下达的医学指令。医嘱单分为长期医嘱单和临时医嘱单。

（1）医嘱由医师直接书写在医嘱单上或输入电脑，护士不得转抄转录。

（2）长期医嘱单内容包括患者姓名、科别、住院病历号（或病案号）、页码、起始日期和时间、长期医嘱内容、停止日期和时间、医师签名、护士签名。临时医嘱单内容包括医嘱时间、临时医嘱内容、医师签名、执行时间、执行者签名等。

（3）医嘱内容及起始、停止时间应当由医师书写。医嘱内容应当准确、清楚，每项医嘱应当只包含一项内容，并注明下达时间，应当具体到分钟。不得涂改医嘱。需要取消时，应当使用红色笔标注"取消"字样并签名。

（4）一般情况下，医师不得下达口头医嘱。因抢救急危患者需要下达口头医嘱时，护士应当复述一遍。抢救结束后，医师应当即刻据实补记医嘱。

四、专科知识培训：腹腔镜手术术后护理常规

（1）床边交接：病房护士应向手术室护士及麻醉师详尽了解术中情况，包括麻醉类型、手术范围、用药情况、有无特殊护理注意事项等。及时为患者测量血压、脉搏、呼吸，检查输液、腹部伤口、阴道流血情况。

（2）体位：全身麻醉清醒后可取低半卧位，头颈部垫枕并抬高头部15°～30°。病情稳定的患者，术后次日取半卧位，有助于腹部肌肉松弛，降低腹部切口张力，减轻疼痛，也利于深呼吸，增加肺活量，减少肺不张情况的发生。半卧位有利于腹腔引流，减少渗出液对膈肌和脏器的刺激。

（3）观察生命体征：患者手术后1～2日体温稍有升高，但一般不超过38 ℃，此为手术后正常反应。术后持续高热，或体温正常后再次升高则提示可能有感染。

（4）切口的观察与护理：观察切口有无渗血、渗液，发现异常及时联系医师。

（5）留置引流管的护理：部分术后患者需要在腹腔或盆腔留置引流管，术后注意合理固定引流管，保持引流管通畅，同时观察引流物的量、颜色及性状。

（6）会阴护理：子宫全切术后患者阴道残端有伤口，应注意观察阴道分泌物的性质、

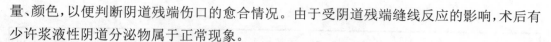

量、颜色,以便判断阴道残端伤口的愈合情况。由于受阴道残端缝线反应的影响,术后有少许浆液性阴道分泌物属于正常现象。

（7）腹胀:术后腹胀多由术中肠管受到刺激使肠道蠕动减弱所致。患者术后呻吟、抽泣、憋气等可咽入大量不易被肠黏膜吸收的气体,排气即可缓解。

（8）下肢深静脉血栓护理:主要是静脉血流缓慢、血液高凝状态、血管内损伤导致,督促患者进行踝泵运动,应用充气压力泵促进静脉回流,使用抗凝药物低分子量肝素,鼓励患者早下床活动。

（9）切口护理:观察患者的切口有无出血、压痛、肿胀。

（10）观察尿量:术中分离粘连时牵拉膀胱、输尿管将会影响术后排尿功能。为此,术后应注意保持尿管通畅,并认真观察尿量及性质。若每小时尿量少于 30 mL,伴血压逐渐下降、脉搏细数、患者烦躁不安或诉说腰背疼痛、肛门处下坠感等,应考虑有腹腔内出血的可能,需及时通报医师。拔除尿管后要协助患者排尿,以观察膀胱功能恢复情况。留置尿管期间应擦洗外阴,保持局部清洁,防止发生泌尿系统感染。

（11）缓解疼痛:腹腔镜手术后应用镇痛泵,如出现上腹部及肩部疼痛,是由二氧化碳气腹对膈肌刺激所致,24 h 后可给予热敷,术后数日症状可减轻。

五、操作培训:女性患者会阴清洁护理技术

项目	总分	技术操作要求	评分标准	扣分
仪表	5	仪表、着装符合护士礼仪规范。	1 项不合要求,扣 2 分。	
操作前准备	10	（1）洗手,戴口罩; （2）核对医嘱、执行单; （3）备齐用物,用物放置合理、有序,依次检查所备物品,保证安全有效: ① 治疗车上层:治疗盘内放治疗碗(盛消毒棉球)、镊子(或钳子)1 把、一次性手套 1 副; ② 治疗车下层:放弯盘、速干手消毒剂、医疗垃圾袋、生活垃圾袋、一次性尿垫,另备屏风。	未检核对,扣 3 分;其余 1 项不合要求,扣 1 分。	
安全评估	10	（1）备齐用物,携至床旁,核对患者,询问患者姓名,查看床头牌、手腕带与执行单是否一致; （2）解释会阴护理目的、方法,了解患者的自理情况、合作程度、耐受力及心理反应; （3）环境安静、整洁,光线明亮,保护患者的隐私,调节室温适宜; （4）评估患者会阴部位皮肤、黏膜情况,查看导尿管引流情况及固定是否牢固,引流袋及导尿管留置时间是否合适; （5）与患者沟通时语言规范、态度和蔼。	未核对,扣 3 分;未核对床头牌、手腕带、患者,各扣 2 分;核对患者姓名不规范,扣 2 分;其余 1 项不合要求,扣 1 分。	

项目	总分	技术操作要求	评分标准	扣分
操作过程	65	（1）协助患者取仰卧位； （2）拆同侧床尾，脱患者左侧裤子并将其盖于右腿，将被子斜盖于左腿上，患者两腿屈曲外展； （3）臀下铺一次性尿垫； （4）将弯盘置于两腿中间； （5）戴一次性手套； （6）擦洗方法：右手持无菌钳或镊子夹取消毒棉球由上向下、由内向外，依次擦洗尿道口2遍、尿管前端10 cm、小阴唇、大阴唇、阴阜、两侧大腿上部，每个棉球只用一次，将用过的棉球放在弯盘内； （7）撤弯盘及一次性尿垫； （8）脱手套； （9）协助患者穿裤，安置引流袋； （10）观察并安全评估：尿液引流通畅； （11）手消毒，再次核对患者，签名，询问患者的感受，交代注意事项。	未核对，扣3分； 暴露患者隐私，扣3分； 沾湿床单1次，扣2分； 擦洗顺序错误，扣3分； 擦洗时手法错误，扣2分； 对清醒患者，未边擦洗边询问患者的感受，扣3分； 引流袋位置放置错误，扣2分； 其余1项不合要求，扣1分。	
操作后	5	（1）整理床单位，恢复患者的舒适卧位，患者感觉舒适； （2）用物处理正确； （3）洗手，正确记录。	1项不符合要求，扣2分。	
评价	5	（1）动作熟练、步骤正确，患者无不适； （2）动作轻巧、准确，操作规范、熟练； （3）操作时间10 min。	1项不符合要求，扣2分； 操作时间每延长30 s，扣1分。	
合计	100			

·第二周培训内容·

一、护理制度培训：护理交接班制度

交接班制度是保证医疗护理工作昼夜连续进行的一项重要措施，护理人员必须严肃认真地贯彻执行。

（1）值班人员必须坚守工作岗位，履行职责，保证各项护理工作准确进行。

（2）每班必须按时交接班，接班者提前15 min到科室，认真看护理记录、交班报告及清点物品、药品，接班者未接清楚之前，交班者不得离开岗位。

（3）值班者必须在交班前完成本班的各项工作，并给下一班做好准备工作，如准备好用品、器械等以减少接班者的忙乱，写好各项护理记录、交班报告及处理好用过的物品,如遇特殊情况,必须做详细的交代。

(4)交班中如发现病情、器械物品等交代不清,应立即查问,接班时发现问题应由交班者负责,接班后发现问题,应由接班者负责。

(5)白班交班报告应由主班护士书写,护理记录由责任护士书写,夜间护理记录、交班报告均由值班护士书写,要求字迹工整、清晰,内容简明扼要,有连贯性,有动态改变,运用医学术语,如进修护士书写,带教护士或护士长要负责审阅并签名。

(6)交接班的方法和要求。

① 集体交接班:早晨集体交接班时应站立并认真听取夜班交班,做到护理记录上要写清、口头交代要讲清、患者床头要看清,交班清楚后方可下班。

② 中午班、小夜班及大夜班前均应床头、口头及书面交班。

③ 对危重患者必须到床头交接,内容包括病情、护理、医嘱执行情况,特殊用药、液体出入量、特殊记录等。

(7)交班内容。

① 交代清楚住院患者总人数,出入院、转科、转院、分娩、手术、死亡人数,护理记录应详细记录新入院、危重患者、抢救患者、大手术前后或有特殊检查处置后病情变化的患者情况。

② 交代医嘱执行情况。对尚未完成的工作,也应向接班者交代清楚。

③ 查看昏迷、瘫痪等危重患者有无褥疮的发生以及基础护理完成的情况。

④ 交代常备、贵重、毒麻药品及抢救物品、器械、仪器等的数量与效能,交接班者均应签全名。

⑤ 交接班者共同巡视检查病室,检查是否达到清洁、整齐、安静的要求及各项制度落实情况。

二、专科知识培训:异常子宫出血

(一)定义

正常月经的周期为 $21\sim35$ 日,持续 $2\sim8$ 日,一般失血量 $20\sim60$ mL。凡不符合以上要求的均属于异常出血。

(二)病因分类

病因有子宫内膜息肉、子宫腺肌病、子宫平滑肌瘤、子宫内膜恶变和不典型增生、全身凝血相关疾病、排卵障碍相关、子宫内膜局部异常、医源性异常子宫出血、未分类的异常子宫出血。

(三)护理措施

1. 补充营养

(1)患者机体抵抗力较低,应加强营养,改善全身情况,可补充铁剂、维生素 C 和蛋白质。

（2）成人体内大约每 100 mL 血含 50 mg 铁,经量多者应额外补充铁,推荐猪肝、豆角、蛋黄、胡萝卜、葡萄干等。

2. 诊疗配合

3. 遵医嘱使用性激素

（1）按时、按量正确服用性激素,保持药物在血中的稳定水平,不得随意停服和漏服。

（2）药物减量必须按医嘱规定在血止后才能开始,每 3 日减量一次,每次减量不得超过原剂量的 1/3,直至维持量。

（3）维持量服用时间,通常按停药后发生撤退性出血的时间与患者上一次行经时间考虑。

（4）告知患者在治疗期间如出现不规则阴道流血应及时就诊。

4. 维持正常血容量

观察并记录患者的生命体征,嘱患者保留出血期间使用的会阴垫及内裤,督促出血量较多者卧床休息,避免过度疲劳和剧烈活动。对贫血严重者,遵医嘱做好配血、输血、止血等措施,以维持患者正常血容量。

5. 预防感染

严密观察与感染有关的征象,如体温、子宫体压痛等,监测白细胞计数和分类,同时做好会阴部护理,保持局部清洁。如有感染征象,及时与医师联系并遵医嘱进行抗生素治疗。

6. 加强心理护理

鼓励患者表达内心感受,耐心倾听患者的诉说,了解患者的疑虑。向患者解释病情及提供相关信息,帮助患者澄清问题,解除思想顾虑,摆脱焦虑。需要接受手术治疗的患者,按手术常规护理。

三、操作培训:留取尿培养标本技术

项目	总分	技术操作要求	评分标准	扣分
仪表	5	仪表、着装符合护士礼仪规范。	1 项不合要求,扣 2 分。	
操作前准备	8	（1）洗手,戴口罩; （2）核对医嘱单、执行单、标本容器并贴标签; （3）备齐用物,用物放置合理、有序,依次检查所备物品,保证安全有效: ① 治疗车上层:执行单,治疗盘内放治疗碗 2 个(分别盛消毒棉球、镊子及血管钳各 1 把)、无菌手套 1 副、一次性手套、无菌治疗巾 1 块、棉签、安尔碘、20 mL 注射器 1 个、无菌尿培养标本容器、纱布;	未查对,扣 3 分; 其余 1 项不合要求,扣 1 分。	

项目	总分	技术操作要求	评分标准	扣分
		② 治疗车下层：放弯盘、速干手消毒剂、便盆、一次性尿垫、医疗垃圾袋、生活垃圾袋，必要时备屏风。		
安全评估	12	（1）备齐用物，携至床旁，核对患者，询问患者姓名，查看床头牌、手腕带与执行单是否一致； （2）了解患者的病情、意识状态及合作程度，解释留取标本目的、方法及配合指导正确； （3）查看会阴部清洁情况或是否留置导尿管； （4）周围环境整洁、光线充足，注意保暖，保护患者的隐私； （5）与患者沟通时语言规范，态度和蔼。	未核对，扣3分； 未查对床头牌、手腕带、患者，各扣2分； 查对患者姓名不规范，扣2分； 少评估1项，扣1分； 其余1项不合要求，扣1分。	
操作过程	65	（1）核对检验单、标本容器是否相符； （2）留取尿标本； （3）未带导尿管患者留取尿标本法： ① 将便盆置于床尾板凳上； ② 协助患者取仰卧位； ③ 拆同侧床尾，协助患者脱左侧裤子并将其盖于右腿，被子斜盖于左腿上； ④ 患者两腿屈曲分开； ⑤ 臀下铺一次性尿垫； ⑥ 操作者左手戴一次性手套； ⑦ 清洁：右手持无菌钳夹取消毒棉球由上向下、由外向内，擦洗阴阜、大阴唇，左手的拇指、食指分开大阴唇，依次擦洗小阴唇、尿道口、阴道口、肛门，脱手套，撤弯盘，每个棉球只用1次，将用过的棉球放在弯盘内； ⑧ 将便盆置于患者臀下； ⑨ 更换无菌手套后左手分开固定大、小阴唇，右手用镊子夹取棉球按尿道口、小阴唇、尿道口的顺序消毒； ⑩ 打开尿培养标本容器； ⑪ 嘱患者排尿，接取中段尿5～10 mL； ⑫ 盖紧容器盖，立即送检； ⑬ 用纱布擦干会阴部，撤便盆。 （4）带导尿管患者留取尿标本法： ① 协助患者取舒适正确卧位； ② 检查导尿管与引流袋固定是否牢固； ③ 充分暴露导尿管与引流袋衔接处； ④ 夹闭导尿管远端，再衔接铺垫无菌治疗巾； ⑤ 以穿刺点为中心，给衔接处（尿管分叉以外）末端管壁消毒2遍，自然晾干；	未核对1次，扣3分； 核对内容不全少1项，扣1分； 查对患者姓名不规范，扣2分； 未解释，扣1分； 暴露患者隐私，扣3分； 沾湿床单1次，扣2分； 擦洗顺序错误，扣3分； 漏擦1项，扣3分； 擦洗时手法错误，扣2分； 清醒患者，未边擦洗边询问患者的感受，扣3分； 污染1次，扣5分； 留取尿标本时，尿液触及容器瓶口，扣5分； 未擦会阴部，扣1分； 未夹闭尿管远端，扣2分；	

项目	总分	技术操作要求	评分标准	扣分
		⑥ 打开无菌注射器,戴无菌手套; ⑦ 从消毒中心点插入针头,抽取 5～10 mL 尿液注入尿培养标本容器; ⑧ 盖紧容器盖,立即送检; ⑨ 打开导尿管关闭夹; ⑩ 安全评估:穿刺点有无漏尿,尿液引流通畅;撤治疗巾,脱手套。 (5) 导尿术留取尿标本法,按照导尿术插入导尿管,将尿液引出,留取尿标本; (6) 协助患者穿裤子,整理盖被; (7) 手消毒;再次核对,签名,询问患者的感受,交代注意事项。	消毒不规范,扣 5 分; 消毒后未待干,扣 5 分; 针头扎破导尿管气囊,扣 20 分; 未评估漏尿和引流情况,扣 2 分; 其余 1 处不合要求,扣 1 分。	
操作后	5	(1) 协助患者取舒适卧位,整理床单位; (2) 用物处理正确,按要求送检尿标本; (3) 洗手,记录。	1 项不符合要求,扣 1 分。	
评价	5	(1) 动作熟练、步骤正确,患者无不适。 (2) 尿培养标本无菌、无污染,送检及时。 (3) 操作时间 10 min。	操作不熟练,扣 4 分; 操作时间每延长 30 s,扣 1 分。	
合计	100			

· 第三周培训内容 ·

一、专科知识培训:子宫肌瘤

(一)定义

子宫肌瘤是女性生殖器最常见的良性肿瘤,由平滑肌和结缔组织组成,常见于 30～50 岁妇女,多无症状。

(二)分类

(1) 按肌瘤生长位置分为子宫体部肌瘤(90%)和子宫颈部肌瘤(10%)。

(2) 按肌瘤与子宫肌壁的关系分为以下几种。

① 肌壁间肌瘤(intramural myoma):占 60%～70%,肌瘤位于子宫肌壁间。

② 浆膜下肌瘤(subserous myoma):约占 20%,肌瘤向子宫浆膜面生长。

③ 黏膜下肌瘤(submucous myoma):占 10%～15%,肌瘤向宫腔方向生长。

（三）临床表现

1. 经量增多及经期延长（最常见）

其多见于大的肌壁间肌瘤及黏膜下肌瘤使宫腔内膜面积增加，宫缩不良，子宫内膜静脉丛充血与扩张，而导致经期延长、经量增多、不规则阴道出血等；黏膜下肌瘤发生坏死感染时，可发生持续性阴道流血或脓血性排液。

2. 下腹部肿块

大的肌瘤使子宫超过怀孕 3 个月时的子宫大小，可从腹部扪及，质硬，清晨空腹尿前更易触及。

3. 白带增多

子宫黏膜下肌瘤坏死感染时，可有大量脓血性伴臭味的分泌物。大的肌壁间肌瘤使宫腔面积增大，内膜腺体分泌增多，此外伴有盆腔充血而导致白带增多。

4. 压迫症状

如肌瘤较大可出现尿频、尿急、排尿困难、尿潴留等泌尿系统症状。如直肠受压，可引起下腹坠胀、便秘等表现。如压迫输尿管，可出现输尿管扩张甚至发生肾盂积水。

5. 其他

其他症状包括腰酸背痛、下腹坠胀、经期加重。

（四）治疗

（1）保守治疗：肌瘤小、症状不明显、近绝经期的妇女，可每 3～6 个月随访一次，肌瘤明显增大或出现症状考虑进一步治疗。

（2）药物治疗：适合于肌瘤在 2 个月妊娠子宫大小以内、症状轻、近绝经期年龄、全身状态不宜手术者。使用促性腺激素释放激素类药物，抑制垂体和卵巢功能，降低雌二醇至绝经水平，缓解症状并抑制肌瘤生长，使其缩小。

（3）手术治疗：适应证包括月经过多致继发贫血，严重腹痛、性交痛或慢性腹痛，有膀胱、直肠压迫症状，不孕或反复流产，疑有肉瘤变。

（五）护理措施

（1）提供信息，增强信心：为患者讲解有关疾病知识，增强康复信心。

（2）积极配合治疗，缓解患者的不适：出血多需住院治疗者，应观察并记录其生命体征，评估出血量。按医嘱给予止血药和子宫收缩剂。必要时输血，纠正贫血状态。

（3）提供随访及出院指导：向接受药物治疗的患者讲明药物名称、用药目的、剂量、方法以及可能出现的不良反应及应对措施。

（4）子宫肌瘤合并妊娠者的护理：肌瘤对妊娠及分娩的影响与肌瘤类型及大小有关。黏膜下肌瘤可影响受精卵着床，导致早期流产。较大的肌壁间肌瘤因宫腔变形或内膜供血不足等可引起流产。肌瘤也可影响胎先露正常下降，导致胎位异常、产道梗阻等，应积极预防产后出血。若肌瘤阻碍胎先露下降或致产程异常发生难产，应按医嘱做好剖宫产术前准备。

二、应急预案：病区发生火灾的应急预案

目的：为有效保障患者的生命安全及医院财产安全，当火灾发生时及时迅速扑灭初起火，控制火势蔓延，确保火灾现场人员安全疏散，尽力将火灾造成的损失降到最低。

组织建立：科室确定灭火、应急疏散负责人（负责本科室灭火应急疏散的统一指挥）。组长：部门负责人、临床科室负责人、护理单元负责人。副组长：科室护士长。

1. **科室设三个行动组**

（1）通讯联络组：主班护士。

（2）灭火行动组：值班医生。

（3）疏散引导组：责任护士及其他护士。

2. **各小组分工情况**

（1）通讯联络组接到火警、火灾情况。

① 立即拨打院内报警电话，并向科主任或护士长报告火灾情况。

② 通讯联络组人员在打完报警电话及向上级领导汇报完毕，实施科室应急预案，及时拨打"119"报警。

③ 同时设法通知相邻科室（失火相邻的科室在做好本科室疏散的工作后），立即增援失火科室对病员的疏散。

（2）灭火行动组：使用灭火器材对火灾进行扑救。

（3）疏散引导组：负责组织引导患者和患者家属从最近的消防疏散通道或安全出口迅速疏散到安全地带，同时要嘱咐患者及家属用湿毛巾捂住口鼻俯身快速通过，禁止乘坐电梯。

注：夜间发生火灾事故时，由当班护士负责拨打院内报警电话：及时拨打"119"报警，并组织人员疏散，当班医生负责实施灭火。

3. **第二梯队分工情况**

（1）灭火和疏散：保安负责。

（2）安全救护：由临近科室医务人员组成或由医疗应急办组织，负责对现场的伤员及患者的救治和安置工作。

注：一旦发生火灾，在第二梯队人员到达后，第一梯队人员全部转为疏散引导组。在消防队到达后，第二梯队全部人员立刻转为疏散组。疏散的原则为"先重后轻"，对重症病员可利用担架车、轮椅等物品进行转运及疏散。

·第四周培训内容·

一、专科知识培训:妇科化疗患者的护理

(一)心理护理

让患者和家属与同病种的治疗效果满意的患者相互交流,认真倾听患者诉说恐惧、不适及疼痛,关心患者以取得信任。提供国内外及本科室治疗滋养细胞疾病的治愈率及相关信息,增强患者战胜疾病的信心。鼓励患者克服化疗不良反应,帮助患者度过脱发等所造成的心理危险期。

(二)健康教育

1. 讲解化疗护理的常识

化疗护理的常识包括化疗药物的类别,不同药物对给药时间、剂量浓度、滴速、用法的不同要求。

2. 教会患者化疗时的自我护理

进食前后用生理盐水漱口,用软毛牙刷刷牙,若有牙龈出血,改用手指缠绕纱布清洁牙齿。化疗时和化疗后二周是化疗反应较重的阶段,不宜吃损伤口腔黏膜的坚果类和油炸类食品。为减少恶心呕吐,避免吃油腻的、甜的食品。鼓励患者少量多餐,每次进食以不吐为度,间隔时间以下次进食不吐为准。与家属商量根据患者的口味提供高蛋白、高维生素、易消化饮食,保证所需营养的摄取及液体的摄入。化疗期间出现腹泻的患者,应进食低纤维素、高蛋白食物,避免进食对胃肠道有刺激的食物,同时补充足够的液体,维持水、电解质平衡。由于白细胞数下降会引起免疫力下降,特别容易感染,指导患者应经常擦身更衣,保持皮肤干燥和清洁,在自觉乏力、头晕时以卧床休息为主,尽量避免去公共场所,如非去不可应戴口罩,加强保暖。

3. 用药护理

(1)准确测量并记录体重。化疗时应根据体重来正确计算和调整药量,一般在每个疗程的用药前及用药中各测一次体重,应在早上、空腹、排空大小便后进行测量,酌情减去衣服重量。

(2)正确使用药物。根据医嘱严格“三查七对”,正确溶解和稀释药物,并做到现配现用,一般常温下不超过 1 h。

(3)合理使用静脉血管并注意保护。遵循长期补液保护血管的原则,有计划地穿刺,用药前先注入少量生理盐水,确认针头在静脉中后再注入化疗药物。一旦怀疑或发现药物外渗应重新穿刺,遇到局部刺激较强的药物,如氮芥、长春新碱、放线菌素 D 等外渗,需立即停止滴入并给予局部冷敷,同时用生理盐水或普鲁卡因局部封闭,以后用金黄散外敷,防止局部组织坏死,减轻疼痛和肿胀。化疗结束前用生理盐水冲管,以降低穿刺部

位拔针后的残留浓度,起到保护血管的作用。对经济条件允许的患者建议使用经外周放置中心静脉导管(PICC)及输液港等给药,以保护静脉,减少反复穿刺的痛苦。

4. 病情观察

经常巡视患者,观察体温以判断是否感染。观察有无牙龈出血、鼻出血、皮下淤血或阴道活动性出血等倾向。观察有无上腹疼痛、恶心、腹泻等肝脏损害的症状和体征。如有腹痛、腹泻,要严密观察次数及性状,并正确收集大便标本。观察有无尿频、尿急、血尿等膀胱炎症状。观察有无皮损等皮肤反应。观察有无肢体麻木、肌肉软弱、偏瘫等神经系统的副作用。

5. 药物毒副反应护理

(1)口腔护理。应保持口腔清洁,预防口腔炎症。

(2)止吐护理。在化疗前后给予镇吐剂,合理安排用药时间以减少化疗所致的恶心、呕吐。选择适合患者口味的食物,鼓励患者进食清淡、易消化、高热量、高蛋白、富含维生素饮食,少吃甜食和油腻食物,少量多餐,同时避免在化疗前后2 h内进食,创造良好的进餐环境等。对不能自行进餐者主动提供帮助,按患者的进食习惯喂食。患者呕吐严重时应补充液体,以防电解质紊乱。护士还可采用指压按摩、音乐疗法、渐进性肌肉放松训练、催眠疗法等心理行为干预技术帮助患者缓解恶心、呕吐症状。

(3)骨髓抑制的护理。按医嘱定期测定白细胞计数。

(4)动脉化疗并发症的护理。动脉灌注化疗后有些患者可出现穿刺局部血肿甚至大出血,主要是穿刺损伤动脉壁或患者凝血机制异常所造成。术后应密切观察穿刺点有无渗血及皮下淤血或大出血。用沙袋压迫穿刺部位6 h,穿刺肢体制动8 h,卧床休息24 h。若有渗出,应及时更换敷料,出现血肿或大出血者立即对症处理。

二、出科考试:理论技能操作考核

三、实习生出科讲评总结

第三节 产科掌握内容纲要

时间	掌握内容
第一周	一、科室概况及环境布局
	二、各班工作职责、流程及注意事项
	三、护理制度培训:护理会诊制度
	四、专科知识培训:产褥期的护理常规
	五、操作培训:手卫生技术

时间	掌握内容
第二周	一、护理制度培训：护理技术准入制度
	二、专科知识培训：剖宫产术后护理常规
	三、操作培训：皮下注射技术
第三周	一、专科知识培训：胎膜早破
	二、应急预案：防新生儿坠床应急处置预案
第四周	一、专科知识培训：产后出血
	二、出科考试：理论技能操作考核
	三、实习生出科讲评总结

第四节　产科培训具体内容

·第一周培训内容·

一、科室概况及环境布局

产科位于住院部大楼 L 区 4 层,产科护理组是团结友爱、积极向上的专业护理团队,始终秉承着"以患者为中心"的护理理念。现我院产科共设开放床位 15 张,产房有待产床 3 张、产床 3 张,护士 6 名、助产士 8 名。其中,主管护师 2 名、护师 5 名、护士 7 名。产科专科护士 1 名。

产科主要针对孕产期妇女及新生儿健康护理,在临床护理工作中,实行责任制整体护理模式,切实履行护士在专业照顾、病情观察、治疗处置、心理支持、健康教育等方面的护理职能,使护理工作更贴近临床、更贴近患者,更能体现护理的专业价值,从而更高质量地服务于患者。

二、各班工作职责、流程及注意事项

目前科室排班有主班、责班、责午班、夜班,各班工作流程如下。

（一）主班

（1）参加晨会,严格交接班,全面掌握住院患者的病情,了解诊断,熟悉治疗护理要点。

（2）负责医嘱审核,及时通知有关人员执行医嘱。要严格执行查对制度,每人核对两次,每周总查对一次,杜绝差错、事故发生。

（3）保持护士站整齐、清洁,工作做到忙而不乱、有条不紊。

（4）负责督促、检查、整理医疗文书,正确填写各种护理表格。要求字迹清楚,书写正规。将医疗文书保管妥当,整理及时病历,排列准确。

（5）办理出入院、转科患者的接待安排工作。要求及时、准确办理出院、转院、入院手续,账目清楚,合理收费。

（6）负责联系会诊和特殊检查,饮食通知,准备检查标本容器,并督促各班及时送给患者。

（7）做好病房各项物资请领计划,为各班护士做好物品、药品和仪器设备的准备工作。

（8）做好抢救车的管理,确保抢救药品、物品、急救仪器设备完好备用。

（9）负责科室内二级物资存领取、盘点、核对、维护工作。

（10）正确打印输液标签、试管,交与责午班。

（11）每日下班前与责班、夜班人员共同核对医嘱,核对输液本、口服药本、治疗本、执行单。

（12）负责病区卫生工作的管理。

（二）责班

（1）在病区护士长的领导下进行工作。

（2）实行 8 h 在班、24 h 负责制,负责分管患者的一切服务工作,及时发现和解决患者的护理问题。

（3）热情接待入院患者,送出院患者到病房出口,做好出院宣教。

（4）患者入院后 6 h 内完成评估,24 h 内完成护理病历,对危重患者制定护理计划。

（5）及时书写护理记录,要求客观真实,重点突出,用医学术语描述病情,字迹端正,无涂改,签全名。

（6）对分管患者实施各项治疗、生活护理、心理护理等。帮助患者对自己所患疾病的治疗、预防等有所了解。

（7）对分管患者的具体病情、文化程度、社会地位、心理卫生和生活习惯等做深入了解,及时解决患者在诊疗中的问题。

（8）参加科主任、主管医师及护士长对本人分管患者的查房和病案讨论,根据病情变化修订护理计划,并且指导辅助护士准确实施护理措施,及时讨论、评价护理效果,做好护理记录,检查辅助护士的各项护理工作,以保证护理质量。

（9）患者出院、转院、转科,要及时完成护理小结及出院指导。

（10）按照专科要求对新生儿进行疫苗接种、先心病筛查、听力筛查及足底血采集工作。

（11）每日下班前与主班、夜班人员共同核对医嘱,核对输液本、口服药本、治疗本、执行单。

（三）责午班

（1）在病区护士长的领导下进行工作。

（2）清点治疗用品，及时更换消毒及灭菌物品，严格遵守治疗室工作制度。

（3）负责注射、供药、输液、治疗工作的准备、配合医师换药及各种穿刺等，保持治疗室整洁，物品摆放整齐有序。

（4）对当天的液体进行加药，将配好的液体送至各责任班，认真执行"三查八对"制度。

（5）执行临时医嘱，与责任班交接各种液体、针剂。

（6）做好治疗室清洁、消毒工作，与收集人员交接医疗垃圾。

（7）与主班核对医嘱，核对输液本、口服药本、治疗本、执行单。

（8）为夜班做好准备，对常用药及特殊用品应认真交班。

（9）做好病区消毒、通风，严格落实医院感染管理要求。

（四）夜班

（1）在护士长领导下进行工作。

（2）严格床旁交接，做到对病情、护理、特殊检查及治疗交接清楚并记录，准确清点物品、器械等。

（3）掌握患者的情况，按分级护理要求巡视病房，注意安全，做好危重患者的护理、治疗，定时协助患者翻身。

（4）核对发放睡前、次日 8:00 的口服药。

（5）按护理文书要求测 7:00 体温、脉搏、呼吸、血压，抽取空腹血，测黄疸，待产孕妇按医嘱进行胎心监护，发 8:00 口服药，总结 24 h 出入量。各项记录准确，无涂改，治疗无差错。

（6）完成手术前患者的准备工作，要求按正规操作进行。

（7）整理办公室、治疗室，要求保持清洁、整齐。

（8）写交班报告，各项护理记录客观、准确，书写正规。

（9）7:10 督促整理病房，保持病房规格化。

（10）与主班核对医嘱，核对输液本、口服药本、治疗本、执行单，做到班班核对。

（11）参加晨会交班、床头交接班。

（12）做好夜间病区消毒、通风，更换无菌物品，严格落实医院感染管理要求。

三、护理制度培训：护理会诊制度

随着医学模式的转变，护理工作应体现新的护理模式，以人为本，满足患者的需求，提高护理质量，尤其是危重患者的护理质量。当重症患者产生非专科性疑难问题或开展新业务、新技术时，护理的难度增多，矛盾突出。通过护理会诊加快专科护理技术发展的步伐,减少各类并发症,促进护理质量提高。

(一)成立急危重症护理管理委员会

急危重症护理管理委员会的主要工作内容是协调全院和科室间的急危重症护理会诊,对科室重症监护中的疑难问题及时组织讨论和分析,制定行之有效的措施。必要时,请有关科室医疗专家进行指导。

及时修订抢救护理计划。会诊后,委员会成员定期检查计划落实情况,并针对病情指导进行护理措施的调整。

(二)护理会诊的形式

(1)科内的护理会诊:凡遇到疑难病例、专科新业务新技术,病区护士长应及时组织科内全体护理人员进行科内的护理会诊。进行护理会诊时,责任护士详细介绍病情,并对会诊的意见及时准确实施,病区护士长检查措施落实情况、目标达到情况、存在的问题等,给予必要的指导和帮助。

(2)科间护理会诊:由病区护士长提出,责任护士填写"护理会诊单",应邀科室应派主管护师以上职称人员前往,一般应在 24 h 内完成护理会诊,并将会诊意见和建议向病区护士长或当班护士交代,并记录在护理病历中。

(3)全院护理会诊:疑难病例或病情需要多科会诊讨论时,病区护士长上报护理部,由护理部确定护理会诊的时间,并通知有关科室参加。会诊时,由申请科室的护士长主持,护理部领导及急危重症管理委员会的相关人员参加,责任护士作病例报告和会诊记录。

(4)院外会诊:如遇本院不能解决的疑难护理问题,由护理部邀请兄弟医院护理专家来会诊,会诊时分管院长和护理部主任参加,护士长主持,责任护士作病例报告和会诊记录。

护理会诊通常按上述形式进行,如遇紧急情况,申请科室可在会诊申请单上注明"急"字,也可电话邀请,应邀会诊科室人员应立即赶到现场进行指导,同时报告护理部值班人员,进行必要协调。

科间和院内会诊是一项无偿服务,除所消耗的材料外,不收取会诊费。

会诊时如遇意见分歧,应积极查阅资料,进行相关研究。

危重患者的急会诊或大批伤员的抢救,任何人必须随叫随到,不得以任何理由拖延。

四、专科知识培训:产褥期的护理常规

(一)定义

从胎盘娩出至产妇全身各器官除乳腺外恢复或接近正常未孕状态所需的一段时间,称产褥期,一般规定为 6 周。

（二）产褥期的母体变化

1. 生殖系统的变化

（1）子宫：① 子宫复旧（Involution of uterus），胎盘娩出后的子宫逐渐恢复至未孕状态的过程称子宫复旧。② 宫体肌纤维缩复：子宫复旧不是肌细胞数目减少，而是肌细胞缩小（肌细胞胞浆蛋白质被分解排出，胞浆减少，裂解的蛋白及代谢产物通过肾排出体外）。随着肌纤维不断缩复，宫体逐渐缩小，分娩结束时——1 000 g，产后 1 周为妊娠 12 周大小——500 g，产后 10 日降至骨盆腔内，产后 6 周比非孕期稍大——50～60 g。③ 宫内膜再生：胎盘从蜕膜海绵层分离排出后，胎盘附着面立即缩小，面积仅为原来的一半，导致开放的螺旋动脉和静脉窦压缩变窄，在正常凝血功能影响下形成血栓，出血逐渐减少直至停止。其后创面表层坏死脱落，随恶露自阴道排出。残存的子宫内膜基底层逐渐再生新的功能层。产后 3 周，胎盘附着部位以外的宫腔表面均由新生内膜修复。产后 6 周胎盘附着部位全部修复。若胎盘附着面因复旧不良出现血栓脱落，可引起晚期出血。④ 子宫颈：胎盘娩出后呈袖口状。产后 2～3 日：宫口可通过 2 指。产后 1 周：宫颈外形恢复至未孕状态。产后 10 日：宫颈内口恢复至未孕状态。产后 4 周：宫颈完全恢复至正常形态，外口由圆形变为“一”字形。

（2）阴道：① 分娩后，阴道腔扩大，阴道壁松弛，肌张力低，阴道黏膜皱襞因过度伸展而减少甚至消失。② 产褥期，阴道腔逐渐缩小，阴道壁肌张力逐渐恢复，产后 3 周重新出现黏膜皱襞。③ 产褥期结束时，尚不能完全恢复至未孕时的紧张度。

（3）外阴：分娩后轻度水肿，产后 2～3 日自行消退，创伤于产后 3～5 日愈合。

（4）盆底组织：盆底肌及其筋膜的弹性因分娩过度扩张减弱，且常伴有肌纤维部分断裂。若盆底肌及其筋膜发生严重断裂，造成骨盆底松弛，加之产褥期过早参加重体力劳动，可导致阴道壁膨出，甚至子宫脱垂。

3. 乳房的变化

（1）泌乳：母乳含大量免疫抗体，如 SIgA，经新生儿摄入后在胃肠道内不受胃酸及消化酶的破坏，大部分黏附于胃肠道黏膜，故母乳喂养的新生儿患肠道感染者甚少。多数药物可经母血渗入乳汁中，故产妇于哺乳期用药时，应考虑药物对新生儿有无不良影响。

（2）乳汁：① 初乳是产后 7 日内分泌的乳汁，含 β 胡萝卜素，为淡黄色，质稠，蛋白质含量较成熟乳多，尤其是 SIgA。脂肪和乳糖较成熟乳少，极易消化，是新生儿早期理想的天然食物。② 过渡乳：产后 7～14 日分泌的乳汁，蛋白质含量逐渐减少，脂肪和乳糖含量逐渐增多。③ 成熟乳：产后 14 日以后分泌的乳汁，呈白色，含蛋白质 2%～3%、脂肪 4%、糖 8%～9%、无机盐 0.4%～0.5%、维生素。

4. 母乳喂养的好处

（1）对母亲的好处。

① 促进子宫复旧，减少产后出血。

② 迅速恢复体重。

③ 降低患病（如子宫癌、卵巢癌）风险。

④ 减少骨质疏松的风险。

⑤ 生育调节。

⑥ 促进心理健康，加深母子感情。

（2）对宝宝的好处。

① 提供给婴儿足够的营养。

② 免疫调节，降低患病的风险，预防过敏。

③ 促进神经系统、肠道的发育。

④ 对婴儿有远期的影响（降血压、预防心脏病、预防 2 型糖尿病、预防肥胖）。

⑤ 促进情感交流。

（3）家庭：经济、方便适宜，减少污染的机会。

（4）血液及循环系统的变化。

① 血容量：产后最初 3 日增加 15%～25%，产后 2～3 周恢复至未孕状态。

② 高凝状态：产后早期仍存在，产后 2～3 周间降至正常。

③ 红细胞（RBC）、血红蛋白（HGB）渐增多。

④ 白细胞（WBC）：产褥早期可高至 $30×10^9/L$，中性粒细胞增多，淋巴细胞稍减少。

⑤ 血小板计数（PLT）：增多。

（5）消化系统的变化。

① 产后 1～2 日：口渴，喜进流食或半流食，但食欲不佳，之后逐渐好转。

② 胃酸分泌减少，1～2 周恢复。

③ 胃肠肌张力及蠕动力减弱，2 周恢复。

④ 易便秘。

（6）泌尿系统的变化。

① 妊娠期体内潴留的大量水分经肾脏排出，产后最初数日尿量增多。

② 肾盂及输尿管扩张恢复需 4 周。

③ 易尿潴留。

（7）内分泌系统的变化。

① 分娩后，雌性激素（E）、孕激素（P）、胎盘升乳素水平骤降。

② 催乳素（PRL）：于产后数日哺乳产妇降至 60 mg/L，不哺乳产妇降至 20 mg/L。

③ 月经复潮：不哺乳产妇，6～10 周；哺乳产妇，推迟或一直不来。

④ 排卵：不哺乳产妇：10 周；哺乳产妇：4～6 个月。

⑤ 产后较晚恢复月经者，首次月经来潮前多有排卵，故哺乳产妇未见月经来潮却有受孕的可能。

（8）腹壁的变化。

① 色素沉着逐渐消退。

② 妊娠纹：紫红色—银白色。

③ 子宫增大—腹壁皮腹部分弹力纤维断裂，腹直肌不同程度分离—产后腹壁松弛—产后 6～8 周恢复紧张度。

（三）产褥期临床表现

1. 体温、脉搏、呼吸、血压

（1）体温：多数正常，产程长致过度疲劳，最初 24 h 内体温略升高，不超过 38 ℃，不哺乳者，产后 3～4 日因乳房血管、淋巴管极度充盈，可发热，体温达 38.5 ℃。

（2）脉搏：缓慢，60～70 次/分，产后 1 周恢复。

（3）呼吸：深慢，14～16 次/分。

（4）血压：平稳。妊高征产妇的血压降低明显。

2. 子宫复旧

（1）胎盘娩出后，子宫圆而硬，在宫底脐下 1 指。

（2）产后 1 日，因宫颈外口升至坐骨棘水平，宫底稍上升，平脐。

（3）以后子宫每日下降 1～2 cm。

（4）产后 10 日子宫降入骨盆腔。

3. 产后宫缩痛（After pains）

（1）产后 1～2 日出现，持续 2～3 日。

（2）经产妇多见。

（3）剖宫产产妇多见。

（4）哺乳时加重。

4. 褥汗

（1）产褥早期，皮肤排泄功能旺盛，排出大量汗液。

（2）夜间睡眠和初醒时明显。

（3）产后 1 周内自行好转。

5. 恶露（Lochia）

（1）产后随子宫蜕膜（特别是胎盘附着处的蜕膜）的脱落，血液、坏死蜕膜等组织经阴道排出，称恶露。

（2）血性恶露（Lochia rubra）：色鲜红，含大量血液，量多，有时有小血块，有少量胎膜及坏死蜕膜组织。

（3）浆液恶露（Lochia serosa）：色淡红，似浆液，含有少量血液，有较多的坏死蜕膜组织、宫颈黏液、阴道排液，有细菌。

（4）白色恶露（Chia alba）：黏稠，色泽较白，含大量白细胞、坏死蜕膜组织、表皮细胞及细菌。

（5）恶露量及持续时间：正常恶露有血腥味，无臭味，持续4～6周，总量250～500 mL，个体差异较大。一般为血性恶露3日－浆液恶露2周－白色恶露3周。若子宫复旧不全，或宫腔内残留胎盘、多量胎膜，或合并感染时，恶露量增多，血性恶露持续时间延长，并有臭味。

（四）产褥期的处理

1. 产后2 h处理

（1）产后2 h内极易发生严重并发症，应在产室严密观察，此期处理非常重要。

（2）协助产妇首次哺乳。观察阴道出血量（用弯盘收集）。注意子宫收缩、宫底高度、膀胱是否充盈。测血压、脉搏。

（3）发现宫缩乏力，给予按摩、宫缩剂。阴道流血不多，宫缩不良，宫底上升，宫腔积血——压宫底、用宫缩剂。肛门坠胀感，阴道后壁血肿——肛查、处理。

（4）产后2 h一切正常，将产妇送回病室，注意巡视。

2. 饮食

（1）产后1 h：进流食或清淡半流食，以后进软食。

（2）营养丰富，热量和水分足够。

（3）哺乳者：多进蛋白质，多吃含汤汁食物，适当补充维生素和铁剂。

3. 警惕产后尿潴留

（1）产后4 h内应排尿。

（2）排尿困难者：坐起，温水冲洗，热敷针灸，使用新斯的明，导尿，预防感染。

4. 重视便秘

（1）原因：卧床休息，肠蠕动减弱，食物中缺乏纤维素。

（2）预防：多吃蔬菜，早日下地活动。

（3）治疗：口服缓泻剂（乳果糖），使用开塞露、肥皂水灌肠。

5. 观察子宫复旧及恶露

（1）子宫复旧：排尿后，按摩子宫使其收缩，测宫底高度（每日应在同一时间测，做好标记）。

（2）恶露：注意观察恶露的量、颜色、气味。量多、色红、持续时间长，为子宫复旧不全，使用宫缩剂。有腐臭味、子宫有压痛，为合并感染，使用抗生素。

6. 会阴处理

（1）使用洗必泰擦洗外阴，每日2～3次。

（2）保持会阴清洁及干燥。

（3）会阴水肿者，使用50%的硫酸镁湿热敷。

（4）若需拆线，产后3～5 d拆线，感染者提前拆线引流、扩创，定时换药。

7. 乳房护理

（1）推荐母乳喂养。早吸吮：产后 0.5 h 内开始哺乳。

（2）推荐按需哺乳。吸空一侧乳房，再吸另一侧。

（3）注意洗乳头、洗手、体位、含接、拍背。

（4）哺乳期：6 个月～2 年。

8. 异常情况

（1）乳胀：使用维生素 B_6 湿冷敷，轻揉乳房。

（2）乳汁不足：指导哺乳方法，调节饮食、中药、针灸。

（3）退奶：使用溴隐停、维生素 B_6、雌激素、生麦芽、樟脑磺酸钠、芒硝、针灸。

（4）乳头皲裂：使用蓖麻油铋糊剂，重者停止哺乳。

（五）产褥期保健

（1）产后健身操：适当活动，有助于体力恢复、排尿及排便，避免或减少静脉栓塞的发生率，能使骨盆底及腹肌张力恢复，避免腹壁皮肤过度松弛。

（2）产褥期禁性交。产后 42 d 采取避孕措施，哺乳者以工具避孕，不哺乳者可用药物避孕。

（3）产后检查。产后访视：出院后 3 d 内、产后 14 d、产后 28 d。产后健康检查：产后 42 d。

五、操作培训：手卫生技术

项目	总分	技术操作要求	评分标准	扣分
仪表	5	仪表、着装符合护士礼仪规范。	1 项不符合要求扣 2 分。	
操作前准备	10	（1）无长指甲，摘下手表； （2）用物准备：洗手液、擦手纸或小毛巾。	1 项不符合要求扣 2 分；漏 1 项，扣 1 分。	
操作过程	55	（1）解开袖口，卷起衣袖； （2）打开水龙头（用避免手部再污染的方式），用流水湿润双手； （3）取适量洗手液； （4）洗手法： ①掌心相对，手指并拢，相互揉搓； ②掌心对手背，沿指缝相互揉搓，交换进行； ③掌心相对，双手交叉，沿指缝相互揉搓； ④弯曲手指，将指关节在另一只手掌心旋转揉搓，交换进行； ⑤一只手握住另一只手拇指，旋转揉搓，交换进行；	沾湿衣服 1 处，扣 2 分；使用水龙头方法不对，扣 3 分；揉搓时间 <15 s，扣 2 分；揉搓范围为双手、指甲、指尖、指缝和指关节等易污染的部位，达不到 1 处，扣 5 分；其余 1 处不合要求，扣 2 分。	

项目	总分	技术操作要求	评分标准	扣分
		⑥ 将 5 个手指尖并拢在另一只手掌心中,旋转揉搓,交换进行,必要时增加手腕及腕上 10 cm,交换进行。 (5)双手在流动水下彻底清洗; (6)关闭水龙头(用肘部关闭); (7)用一次性纸巾或小毛巾彻底擦干。		
操作后	10	(1)垃圾分类正确; (2)洗手范围正确。	1 项不合要求,扣 1 分。	
评价	20	(1)操作规范,顺序正确; (2)认真清洗指甲、指尖、指缝和指关节等易污染的部位; (3)手部不佩戴饰物; (4)小毛巾应一用一消毒; (5)操作时间 30～60 s。	操作时间少于 30 s,扣 2 分。	
合计	100			

·第二周培训内容·

一、护理制度培训:护理技术准入制度

为规范院内护理新技术、新业务准入制度,护理部以医院总体新技术、新业务准入管理制度为基础,组织成立护理新技术、新业务准入领导小组,制定小组各级人员职责。对护理新技术、新业务的开展、应用及推广实施科学、有效的管理。

(1)护理新技术、新业务的认定:凡是近期在国内外医学领域具有发展趋势、在院内尚未开展和使用的临床护理新手段被认定为护理新技术、新业务。

(2)护理新技术、新业务准入的必备条件。

① 拟开展的新技术、新业务项目符合国家的相关法律法规和各项规章制度。

② 应具有先进性、科学性、有效性、安全性、效益性。

③ 所使用的各种医疗仪器设备必须具有《医疗仪器生产企业许可证》《医疗仪器经营企业许可证》《医疗仪器产品注册证》和产品合格证,并提交加盖该企业印章的复印件存档备查,资质证件不全的医疗仪器不得在新项目中使用。

④ 所使用的各种药品须有《药品生产许可证》《药品经营许可证》和产品合格证,进口药品须有《进口许可证》,并提交加盖该企业印章的复印件存档备查,资质证件不全的药品不得在新项目中使用。

⑤ 不得违背伦理道德标准。

⑥ 应征得患者本人的同意,严格遵守知情同意原则。

(3) 使用护理新技术、开展新业务前应报护理新技术、新业务准入领导小组研究、认定,并报护理部备案。

(4) 准入实施后,临床应用时要严格遵守患者知情同意的原则并有记录。临床应用后,护理部应及时制定操作规范及考核标准并列入质量考核范围内。

二、专科知识培训:剖宫产术后护理常规

(一)定义

剖宫产术:是经腹切开完整的子宫壁娩出能存活的胎儿及其附属物的手术(注意:它不包括 28 周前施行的剖宫取胎术及取出已破裂子宫或腹腔妊娠胎儿的剖宫产术。)

(二)手术方式

(1) 子宫下段剖宫产术是目前临床上最常用的剖宫产术式。切口在子宫下段,术时出血少,伤口愈合较好,瘢痕组织少,大网膜、肠管粘连较少见,再次分娩时发生子宫破裂率低。

(2) 子宫体部剖宫产术也称古典式剖宫产术。此法虽易掌握,但术中出血多,切口容易与大网膜、肠管、腹壁腹膜粘连,再次妊娠易发生子宫破裂,其适应证仅用于胎盘前置不能做子宫下段剖宫产术者。

(3) 腹膜外剖宫产术虽较复杂,但不进入腹腔,可减少术后腹腔感染的危险,对有宫腔感染者尤其适用。但因此手术较费时,有胎儿窘迫、胎儿巨大者以及技术操作不熟练者不适用。

(三)剖宫产适应证

(1) 绝对指征:头盆不称、骨产道或软产道梗阻、横位、脐带脱垂等无阴道分娩可能,必须剖宫产结束分娩。

(2) 相对指征:指剖宫产比经阴道分娩对母子更为安全,如妊娠合并心脏病、糖尿病、肾病、重度妊高征、前置胎盘、过期妊娠、引产失败、有剖宫产史等母体因素,再如胎儿窘迫、臀位。

(四)产褥期临床表现

1. 生命体征

正常产妇,产后生命体征在正常范围。产后 24 h 内,体温略升高但不超过 38 ℃,可能与产程长致过度疲劳有关。产后 3～4 日可能会出现"泌乳热",乳房充盈影响血液和淋巴回流,乳汁不能排出,一般不超过 38 ℃。

2. 子宫复旧和宫缩痛

① 胎盘娩出后,子宫收缩呈圆形,宫底即刻降至脐下一横指,产后 1 日略上升至脐平,以后每日下降 1～2 cm,产后 10 日降至盆腔内。产后哺乳,婴儿吸吮乳头反射性地引起缩宫素分泌增加,故子宫下降速度较不哺乳者快。

② 产后子宫收缩引起的疼痛,称为宫缩痛。经产妇宫缩痛较初产妇明显,哺乳者的宫缩痛较不哺乳者明显。宫缩痛一般可承受,多在产后 1～2 日出现,持续 2～3 日自然消失,不需特殊用药,也可酌情给予镇痛剂。

③ 褥汗:产后一周内,孕期潴留的水分通过皮肤排泄,在睡眠时明显,产妇醒来满头大汗,习称"褥汗",不属于病态。

④ 恶露:产后随子宫蜕膜脱落,含有血液及坏死蜕膜等组织经阴道排出,称为恶露。根据其颜色及内容物分为血性恶露、浆液性恶露、白色恶露。正常恶露有血腥味,但无臭味,一般持续 4～6 周,总量可达 500 mL。若有胎盘、胎膜残留或感染,可使恶露时间延长,并有臭味。

(五)护理措施

1. 尽早活动

(1)目的:预防血栓性静脉炎。

(2)孕晚期和产后比较容易出现下肢深静脉血栓,剖宫产的患者更容易发生。引起此病的危险因素包括肥胖、不能早日下床活动、年龄较大、多胎经产妇等。临床表现为下肢疼痛、压痛、水肿、心跳及呼吸加速。

(3)将手术患者安置在适宜房间,了解术中有无异常变化。剖宫产大多采用椎管麻醉,术后 6 h 内取枕平卧,6 h 后取半卧位或自由体位,并鼓励产妇床上多翻身活动,改善肠道通气功能,松弛腹肌,减轻切口疼痛,有利于恶露的排除,预防褥疮的发生,可使产妇感到舒适,又有利于静脉回流,防止血栓形成。

2. 排尿与排便

(1)目的:预防尿路感染、便秘。

(2)一般术后第二天静脉滴注结束会拔除留置导尿管,拔除后 3～4 h 应排尿,以达到自然冲洗尿路的目的。如果不习惯卧床小便,可下床去厕所,再解不出来,应告诉医生,直至能畅通排尿为止,否则易引起尿路感染。

(3)剖宫产后,由于伤口疼痛,腹部不敢用力,大小便不能顺利排出,易造成尿潴留和便秘,若有痔疮,情况将会变得更加严重,故术后产妇应按平时习惯及时大小便。

3. 饮食护理

(1)目的:避免呕吐或腹胀。

(2)剖宫产产妇术后 6 h 内因麻醉药药效尚未消失,全身反应低下,为避免引起呛咳、呕吐等,应暂时禁食,若产妇确实口渴,可间隔一定时间喂少量温水。术后 6 h,可进

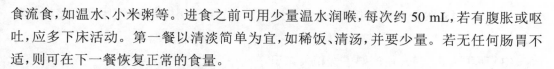

食流食,如温水、小米粥等。进食之前可用少量温水润喉,每次约 50 mL,若有腹胀或呕吐,应多下床活动。第一餐以清淡简单为宜,如稀饭、清汤,并要少量。若无任何肠胃不适,则可在下一餐恢复正常的食量。

（3）术后尽量避免摄取容易产气的食物,其他则依个人喜好适量摄取。避免油腻和刺激性的食物,多摄取高蛋白、维生素和矿物质以帮助组织修复(如鱼、鸡肉)。此外,多摄取纤维素以促进肠道蠕动,预防便秘。

4. 密切观察恶露

（1）目的:避免产后出血。

（2）无论是自然产还是剖宫产,产后都应密切观察恶露。剖宫产时,子宫出血较多,应注意阴道出血量,如发现阴道大量出血或卫生棉垫 2 h 内就湿透,且为月经量的 2～3 倍,应及时通知医护人员。

（3）正常情况下,恶露 10 天内会从暗红色变为淡黄色,分娩后两周变为白色,4～6 周会停止,若超过 4 周还有暗红色的分泌物或产后两个月恶露量仍很多时,应到医院检查。看子宫复旧是否不佳,或子宫腔内是否残留有胎盘、胎膜,或合并有感染。

5. 腹部刀口护理

（1）目的:预防伤口感染。

（2）要特别注意腹部伤口愈合及护理。腹部伤口分为两种,直切口与横切口。产后第二天,伤口换敷料,检查有无渗血及红肿,一般情况下术后伤口隔天一换敷料,出院后无须再更换。如为肥胖患者,或患有糖尿病、贫血及其他影响伤口愈合的疾病要延迟拆线。术后若产妇体温高,而且伤口痛,要及时检查伤口,发现红肿可用 95% 的酒精纱布湿敷,每天两次。若敷后无好转,伤口红肿处有波动感,就确认有感染,要及时拆线引流。

6. 会阴护理

（1）会阴护理术后保持外阴清洁,勤换卫生垫、内衣裤,每日两次擦洗会阴。

（2）导尿管护理。

7. 乳房护理

要保持乳房清洁,每次哺乳前用温水擦洗乳头,乳汁分泌过多时,婴儿又不能吸净,应将多余乳汁部分排出,以促进乳汁分泌。

8. 皮肤护理

避免局部皮肤长期受压而发生压疮,产褥期产妇身体虚弱,出汗较多,应常更换、清洁衣裤,由于恶露污染应勤换一次性消毒会阴垫。护士应加强宣教,协助术后患者翻身及侧卧位。

9. 心理护理

（1）患者心理情况尤为重要。

（2）及时评估患者心理状况,向患者提供心理支持。剖宫产术后产妇卧床生活不能自理,同时产妇对切口瘢痕的担心、对新生儿状况的担心、母乳喂养的担心等因素使产妇产生心理负担,加上长时间卧床,产妇出现腰酸、背痛、焦虑、失眠等,因而拒绝检查和护理。

(3)医护人员宣教,使产妇了解相关知识。

(4)安慰产妇,消除产妇的紧张情绪和顾虑。

(5)家人陪伴。

(6)从心理上获得满足及安全感,增加产妇的自信心,从而使产妇处于较佳的身心康复状态。

10. 出院宣教

(1)新生儿黄疸。

新生儿出生后2～3天多数会出现黄疸。5～7天达高峰后逐渐消退,如果宝宝黄疸较重(除头面部外,躯干及四肢皮肤亦出现黄疸),或黄疸持续2周以上,请及时带宝宝到医院儿科就诊,严重黄疸可损伤神经系统。

(2)新生儿护理。

定期给新生儿洗澡,保持皮肤清洁,每日消毒脐部(一天1～2次),直至脐带脱落,保持皮肤干燥。

(3)喂养指导。

坚持母乳喂养:母乳是宝宝最好的食品,出院后请坚持纯母乳喂养,6个月后根据儿科医生建议添加辅食,继续母乳喂养至2周岁。

(4)复查。

如无特殊情况,产妇于产后42天挂产科号进行查体,地点为二楼妇产科门诊。新生儿挂儿科号进行查体,地点为一楼儿科门诊。产后复查正常后可开始性生活,必须做好避孕措施,建议采用工具避孕。

(5)就医。

如遇高热、腹痛、阴道流血较多或持续流血、外阴肿胀及肛门坠胀感,应及时门诊就医。

(6)个人运动及卫生。

出院后每日下床活动,房间内走动数次,并循序渐进地增加活动量,以促进产后康复。注意个人卫生,勤换卫生巾、内衣裤,保持会阴清洁。可淋浴,一个月内禁止盆浴。

三、操作培训:皮下注射技术

项目	总分	技术操作要求	评分标准	扣分
仪表	5	仪表、着装符合护士礼仪规范。	1项不合要求,扣2分。	

项目	总分	技术操作要求	评分标准	扣分
操作前准备	8	(1) 洗手,戴口罩; (2) 核对医嘱单、执行单、药物; (3) 备齐用物,用物放置合理、有序,依次检查所备物品、药品,保证安全有效: ① 治疗车上层:放执行单,注射盘内放置安尔碘、棉签、注射器、药液、砂轮、盐酸肾上腺素1支; ② 治疗车下层:放弯盘、锐器盒、速干手消毒剂、医疗垃圾袋、生活垃圾袋。	未核对,扣3分; 物品准备每少1件,扣1分; 其余1项不合要求,扣1分。	
安全评估	12	(1) 备齐用物,携至床旁,核对患者,询问患者姓名,查看床头牌、手腕带与执行单是否一致; (2) 了解患者的病情、合作程度,解释操作目的、方法及如何配合,询问有无过敏史; (3) 评估患者局部皮肤、注射部位情况; (4) 环境安静、清洁、舒适; (5) 与患者沟通时语言规范,态度和蔼;	未核对,扣3分; 未核对床头牌、患者手腕带,扣2分; 核对患者姓名不规范,扣2分; 少评估1项,扣1分; 其余1项不合要求,扣1分。	
操作过程	65	(1) 将弯盘置于治疗车上层; (2) 再次检查药液与执行单是否一致; (3) 将安瓿瓶顶端的药液弹下; (4) 用消毒后砂轮切割安瓿瓶; (5) 消毒砂轮锯过的安瓿部位,打开安瓿瓶; (6) 再次检查注射器外包装并正确取出注射器; (7) 抽吸药液,放置于治疗盘内; (8) 协助患者取正确体位; (9) 适度暴露注射部位,查看局部皮肤,确认注射部位; (10) 以穿刺点为中心消毒皮肤2遍,直径>5 cm,自然晾干; (11) 再次核对执行单、药物与患者是否一致,向患者解释; (12) 排尽注射器内空气; (13) 左手绷紧皮肤,右手持注射器,食指固定针栓,针头斜面向上与皮肤成30°～40°进针,进针深度为针头的1/2～2/3为宜; (14) 左手食指、拇指回抽注射器; (15) 如无回血,缓慢推注药液; (16) 注射后快速拔针,按压片刻; (17) 手消毒; (18) 再次核对并签名; (19) 询问患者的感受,交代注意事项。	未核对,扣3分; 无菌注射盘的使用不正确、污染,扣2分; 污染1次,扣2分; 药液浪费,扣2分; 抽吸药液手法不正确,扣2分,未核对,扣3分; 核对内容不全,少1项,扣1分; 核对患者姓名不规范,扣2分; 消毒后未待干,扣5分; 排气手法不正确,扣2分; 药液倒流,扣2分; 注射角度不准确,扣2分; 进针深度不正确,扣3分; 其余1项不合要求,扣1分。	

项目	总分	技术操作要求	评分标准	扣分
操作后	10	（1）整理床单位，爱护、体贴患者； （2）物品处理正确； （3）洗手，记录。	1项不合要求，扣1分。	
合计	100			

（1）皮下注射的注意事项：① 严格执行核对制度和无菌操作原则；② 对皮肤有刺激的药物一般不做皮下注射；③ 护士在注射前详细询问患者的用药史；④ 对过于消瘦者，护士可捏起局部组织，适当减小穿刺角度，进针角度不宜超过45°以免刺入肌层。

（2）皮下注射的目的：① 注入小剂量药物，用于不宜口服给药而需在一定时间内发生药效时；② 预防接种；③ 局部麻醉用药。

（3）皮下注射的操作并发症：① 出血；② 硬结形成；③ 低血糖反应；④ 其他并发症，针头弯曲或针头折断。

·第三周培训内容·

一、专科知识培训：胎膜早破（PPROM）

（一）定义

胎膜在临产前发生自发性破裂。足月单胎 PROM 发生率为8%。未足月单胎妊娠 PPROM 发生率为2%～4%，双胎妊娠 PPROM 发生率为7%～20%。PPROM 是早产的主要原因之一。

（二）病因

胎膜早破是多种因素影响的结果，常见的有以下几种。

（1）生殖道感染：是胎膜早破的主要原因。常见的病原体如衣原体、B 族链球菌、厌氧菌。

（2）羊膜腔压力过高，如双胎妊娠、羊水过多等。

（3）胎膜受力不均：胎位异常、头盆不称、宫颈机能不全等均能使胎膜受力不均，导致胎膜早破。

（4）创伤：性生活刺激、撞击腹部等均有可能引起胎膜早破。

（5）营养因素：孕妇铜、锌及维生素等缺乏，影响胎膜的胶原纤维、弹力纤维合成，胎膜抗张能力下降，易引起胎膜早破。

（三）临床表现

（1）典型症状：孕妇突感较多液体自阴道流出，增加腹压时阴道流液量增多。

（2）足月胎膜早破时检查触不到前羊膜囊，上推胎儿先露时阴道流液增多，可见胎脂和胎粪。

（四）胎膜早破的诊断

（1）临床表现：孕妇自诉阴道流液或外阴湿润等。

（2）辅助检查。

① 窥阴器检查：见液体自宫颈口内流出或后穹窿有液池形成。

② 超声检查：发现羊水量较破膜前减少。

③ 阴道液 pH 测定。

④ 阴道液涂片检查：阴道后穹窿积液涂片见到羊齿植物状结晶。

⑤ 宫颈阴道液生化检查：胰岛素样生长因子结合蛋白-1检测，可溶性细胞间黏附分子-1，胎盘 α 微球蛋白-1 测定。

（3）绒毛膜羊膜炎的诊断：急性临床绒毛膜羊膜炎的主要表现为孕妇体温升高（体温 ≥37.8 ℃），脉搏增快（每分钟不少于 100 次），胎心率增快（每分钟不少于 160 次），宫底有压痛，阴道分泌物异味，外周血白细胞计数升高（白细胞计数 ≥$15×10^9$/L 或核左移），子宫呈激惹状态、宫体有压痛。

（4）对母儿的影响。

① 对母体的影响：感染，胎盘早剥，剖宫产率增加。

② 对围产儿的影响：早产，感染，脐带脱垂和受压，胎肺发育不良及胎儿受压。

（5）护理措施。

问题 1：有感染的危险。

护理目标：不发生感染。

护理干预：① 密切观察孕妇的生命体征，每 4 h 测生命体征 1 次，遵医嘱定期抽血，查血常规检测血细胞。注意阴道分泌物有无异味出现，以判断有无感染。② 尽量减少肛查次数，如需做阴道检查，应严格无菌操作。③ 嘱产妇垫会阴垫，并协助及时更换，给予会阴抹洗，每日 2 次。④ 破膜时间超过 12 h 者，遵医嘱常规给予抗生素预防感染。

问题 2：有胎儿受伤的危险。

护理目标：不发生胎儿受伤。

护理干预：① 破膜后立即听胎心音，观察羊水的量及性状，并记录。胎位异常，胎先露上未衔接，应嘱咐孕妇绝对卧床休息，并抬高臀部，以防脐带脱垂。② 向孕妇讲解胎膜早破虽有可能引起早产、脐带脱垂、感染，但只要积极配合医疗和护理，这种可能性就会减少，那么对胎儿的影响就会降低，及时向孕妇提供胎儿宫内健康的信息。

问题 3：焦虑、恐惧。

护理目标:与不了解破水的原因和治疗,担心胎儿的安危有关。

护理干预:向孕妇讲解胎膜早破的不良影响,分析孕妇现在的状况,使孕妇能够积极配合治疗。

问题4:潜在的并发症。

护理目标:防止早产、脐带脱垂。

护理干预:① 密切注意产兆,如孕周<37周出现产兆者,应立即通知医生,遵医嘱给予保胎治疗,给予地塞米松静推或肌注,以促胎肺成熟,并观察其保胎效果。② 遵医嘱给予间断或持续吸氧,以防或改善胎儿缺氧。③ 严密观察羊水性状的改变,发现异常及时报告医生,协助医生及早结束妊娠。

问题5:自理能力缺陷。

护理目标:无自理能力缺陷。

护理干预:听胎心音,观察羊水的量及性状,并记录。胎位异常,胎先露上未衔接者,应嘱咐孕妇绝对卧床休息,并抬高臀部,以防脐带脱垂。

二、应急预案:防新生儿坠床应急处置预案

(一)应急处置组织机构及职责

(1)组织机构:医院成立防新生儿坠床的应急处理工作小组,包括组长:部门负责人、临床科室负责人、护理单元负责人,副组长:科室护士长,成员:产科医护人员。

(2)工作职责:根据事件具体状况迅速确定参加处理人员,现场研究处理意见并组织实施。

(二)防范措施

(1)做好家属及产妇的防坠床安全健康教育指导工作。

(2)喂养新生儿完毕,家属及时将其放置婴儿车内,产妇躺着喂奶时,婴儿不要放在靠近床边的地方。夜间不得将新生儿放置产妇床上,防止产妇睡觉后发生新生儿坠床。

(3)加强病房巡视,发现存在坠床危险时及时做好预防工作。

(4)为新生儿喂奶或者更换尿布时不得将婴儿车的围栏放下,防止坠床。

(5)定期请设备科相关人员进行婴儿车的检修工作,做好登记工作。

(6)使用婴儿车推新生儿时,推之前要检查活动的围栏是否扣紧。

(三)应急预案

(1)一旦发生坠床,护士应立即到产妇床旁,通知医生,检查新生儿坠床时的着力点,迅速查看全身情况及局部受伤情况,初步判断有无骨折或危及生命的情况。

(2)配合医生对新生儿进行检查,采取必要的急救措施或协助做好各种检查工作。

(3)受伤轻者,加强巡视,观察新生儿反应及吃奶情况,有异常及时汇报医师。

(4)向产妇或家属了解新生儿坠床的情况,分析原因,做好健康教育指导。

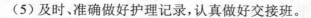

（5）及时、准确做好护理记录,认真做好交接班。

（四）应急程序

做好安全教育指导→发生坠床时→护士立即赶到→通知医生→查看受伤情况→判断病情→采取急救措施→请会诊→加强巡视→严密观察病情变化→做好记录及交接班。

·第四周培训内容·

一、专科知识培训:产后出血

（一）定义

阴道分娩后 24 h 内失血量 ≥500 mL,剖宫产术后 24 h 内失血量 ≥1 000 mL 者称产后出血。

（二）产后出血的病因

（1）子宫收缩乏力最常见(70%)。

（2）全身因素:产妇精神过度紧张。临产后使用镇静剂、麻醉剂或抑制子宫收缩的药物过多。体质弱或合并全身慢性疾病。

（3）产科因素:产程延长、体力消耗大。产科并发症如前置胎盘、胎盘早剥、子痫前期、合并贫血、宫腔感染等可引起子宫肌肉水肿或渗血。

（4）子宫因素:子宫肌纤维过分伸展,如多胎妊娠、巨大胎儿、羊水过多等。子宫发育不良或有子宫疾病(子宫肌瘤或子宫畸形),子宫肌壁损伤(有剖宫产史、肌瘤挖出术史,产次过多、过频造成肌纤维损伤)。

（5）胎盘因素(10%):① 胎盘滞留;② 胎盘胎膜粘连;③ 胎盘植入;④ 胎盘部分残留。

（6）软产道裂伤(20%):① 宫颈裂伤:急产、巨大胎儿、手术助产;② 阴道会阴裂伤:部分原因与宫颈裂伤原因相同,接产时会阴保护不当或没有接产分娩。

（7）凝血功能障碍(1%):① 妊娠合并症有合并血液系统疾病,如原发性血小板减少、再生障碍性贫血、白血病,以及急性肝炎等引起的凝血功能障碍的疾病;② 产科因素有羊水栓塞、妊娠高血压疾病、胎盘早剥及死胎等。

（三）失血量的估计

（1）诊断产后出血的关键在于对失血量有正确的测量和估计,错误低估将丧失抢救时机。突然大量的产后出血易得到重视和早期诊断,而缓慢的持续少量出血和血肿易被忽视。

（2）称重法:失血量(mL)=[分娩后敷料(g)−分娩前敷料(g)]/1.05。需要注意:

避免羊水流到敷料上,影响准确计量。

(3)容积法:接血,实量,将医用聚血盆或肾形弯盆紧贴产妇阴道,直接收集阴道流出的血量,再用量杯测量其总出血量。该法简单,与称重法相配合可得出比较准确的失血量。

(4)根据失血性休克程度估计出血量,监测生命体征、尿量和精神状态:

失血量占血容量比例/%	脉搏/次	呼吸/次	收缩压
<20	正常	14～20	正常
20～30	>100	>20,≤30	稍下降
31～40	>120	>30,≤40	下降
>40	>140	>40	显著下降

(5)休克指数=脉率/收缩压:

休克指数	估计失血量/mL	估计失血量占血容量的比例/%
<0.9	<500	<20
1.0	1 000	20
1.5	1 500	30
≥2.0	≥2 500	≥50

(6)血红蛋白:每下降 10 g/L,失血 400～500 mL。

(7)红细胞:下降 $1.0×10^{12}$/L,血红蛋白水平下降 30～40 g/L(1 500 mL)。

(8)血细胞比容(HCT):下降 3%,约失血 500 mL。

(四)处理原则

(1)针对出血原因,迅速止血。补充血容量,纠正失血性休克。预防感染,纠正贫血。

(2)子宫收缩乏力性出血的处理:加强宫缩是最迅速、有效的止血方法。

① 按摩子宫。

② 应用宫缩剂。

③ 用止血药物。

④ 手术治疗:宫腔填塞术、子宫压迫缝合术、盆腔血管结扎术、经导管动脉栓塞术(TAE)、子宫切除术。

⑤ 宫缩剂:缩宫素、卡前列素氨丁三醇、米索前列醇、其他(卡前列甲酯以及麦角新碱)。

(3)软产道裂伤出血的处理。

① 应在良好的照明下查明损伤部位,注意有无多处损伤,缝合时尽量恢复原解剖关系,并应超过裂伤顶端 0.5 cm 缝合。

② 血肿,应切开清除积血,缝扎止血或碘仿纱条填塞血肿压迫止血,24～48 h取出,小血肿可密切观察,采用冷敷、压迫等保守治疗。

（4）凝血功能障碍的处理:一旦确诊,应迅速补充相应的凝血因子。

（5）处理出血性休克。

① 正确估计出血量,判断休克程度。

② 针对出血原因行止血治疗的同时,积极抢救休克。

③ 建立有效静脉通道,补充血容量。

④ 给氧,纠正酸中毒。

⑤ 应用广谱抗生素预防感染。

（五）预防

（1）加强产前保健:做好孕前及孕期保健工作。积极治疗血液系统疾病及各种妊娠合并症,产前积极治疗基础疾病,充分认识产后出血的高危因素,高危孕妇尤其是凶险性前置胎盘植入者,应于分娩前转诊到有输血和抢救条件的医院。

（2）产时预防:第一产程密切观察产妇情况,消除其紧张情绪,密切观察产程进展,防止产程延长。重视第二产程处理,指导产妇适时正确使用腹压,防止胎儿娩出过快。

（3）第三产程处理:正确协助娩出胎盘和按摩子宫,检查胎盘、胎膜,并检查软产道。积极正确地处理第三产程能够有效降低产后出血量和产后出血的危险度。

二、出科考试:理论技能操作考核

三、实习生出科讲评总结

第五节　产房掌握内容纲要

时间	掌握内容
第一周	一、科室概况及环境布局
	二、各班工作职责、流程及注意事项
	三、护理制度培训:产房交接班制度
	四、操作培训:手卫生技术
第二周	一、护理制度培训:分娩室工作制度
	二、专科知识培训:分娩机制（以枕先露为例）
第三周	一、专科知识培训:熟悉产后2 h产妇及新生儿护理常规
	二、操作培训:静脉留置针穿刺技术
	三、应急预案:用药错误应急预案

时间	掌握内容
第四周	一、专科知识培训:产后出血
	二、应急预案:产后出血应急预案
第五周	一、护理制度培训:产房清洁卫生制度
	二、操作培训:会阴消毒
第六周	一、护理制度培训:产房抢救制度
	二、专科知识培训:胎膜早破护理常规
第七周	一、专科知识培训:胎儿宫内窘迫护理常规
	二、操作培训:无菌技术
	三、应急预案:患者发生羊水栓塞时的应急预案
第八周	一、护理制度培训:产房消毒隔离制度
	二、专科知识培训:缩宫素引产技术
第九周	一、护理制度培训:产房急救药品、器材管理制度
	二、操作培训:女患者导尿技术
第十周	一、护理制度培训:母乳喂养宣教制度
	二、专科知识培训:胎盘早剥护理常规
第十一周	一、专科知识培训:产程观察(一)
	二、操作培训:新生儿复苏术
	三、应急预案:新生儿窒息应急预案
第十二周	一、专科知识培训:产程观察(二)
	二、出科考试:理论技能操作考核
	三、实习生出科讲评总结

第六节　产房培训具体内容

·第一周培训内容·

一、科室概况及环境布局

产房位于住院部大楼 L 区四楼直通产科病房,产房与产科护理组是一支具有专业技术能力、有爱心、有包容心、团结友爱的团队,始终坚守着保障一方母婴安全的职责。现在产房共设床位 15 张,产房有待产床 3 张、产床 3 张,助产士 6 名、护士 5 名。其中,主管护师 2 名、护师 5 名、护士 4 名,产科专科护士 1 名。

　　产房工作模式按照最新标准规范执行,实行分娩后立即母婴接触,孕期提前给予母乳喂养宣教,让宝宝能及时喝上第一口奶,陆续开展自由体位分娩等措施,给予孕产妇优质的护理,切实发挥助产士专业的技术能力,在与医生的合作下熟练掌握各种阴道助产,让孕产妇在分娩过程中能体会到我们的优质护理,消除恐惧,保障母婴安全。

二、各班工作职责、流程及注意事项

　　目前,科室排班有白班、夜班、听班班次,各班工作流程如下。

(一)接生班岗位职责

　　(1)在护士长领导和上级助产人员指导下进行工作。

　　(2)负责交接分娩室物品、药品及各室卫生,并保持各室清洁整齐,并做好登记记录。

　　(3)负责生产时宣教,鼓励支持产妇并做好生活及心理护理。

　　(4)负责观察产程进展,发现异常及时报告医生,做好应急处理及记录。

　　(5)上台前做好抢救新生儿准备,通知医师,如有异常及时通知儿科大夫到场。

　　(6)负责正常产妇的接生工作,做好新生儿初步处理,认真检查胎盘胎膜无残留,按解剖层次缝合会阴。严格执行无菌、消毒隔离操作常规。

　　(7)负责母乳喂养宣教及产后"三早",新生儿转送前核对性别、出生时间及母亲姓名,并与病房护士交接、登记。

　　(8)负责产后 2 h 内的宫缩、阴道流血及生命体征的观察,详细记录分娩过程,做好各项登记。

(二)待产班岗位职责

　　(1)在护士长领导和上级助产人员指导下进行工作。

　　(2)参加晨会交接,进行助产人员书面及床头交接班,特殊及危重患者重点交班。

　　(3)负责交接待产室物品、药品及待产室卫生,并保持待产室清洁、整齐。

　　(4)负责待产室产妇的长期及临时医嘱执行,严格执行查对制度,注意配伍禁忌、严格无菌操作。

　　(5)负责待产室产妇的产程进展,及时巡视,观察产妇的宫缩、胎心阴道流水、流血等情况,发现异常及时报告医师,并做出相应处理。

　　(6)负责缩宫素引产产妇的观察,及时记录胎心、宫缩及产程进展情况。

　　(7)书写交班报告,与夜班助产人员做好各项交接工作。

(三)夜班岗位职责

　　(1)在护士长领导和上级助产人员指导下进行工作。

　　(2)与白班进行产妇病情交接,特殊情况床头交接,详细交班。

（3）负责交接待产室、分娩室及各室卫生，并保持各室物品、药品清洁、整齐，做好记录。

（4）负责夜间正常产妇接生以及剖宫产的接生工作，做好新生儿初步处理，认真检查胎盘胎膜无残留，按解剖层次缝合会阴。严格执行无菌、消毒隔离操作常规。

（5）使用隔离待产室后空气消毒并登记。

（6）书写交班报告，与白班助产人员做好各项交接工作，参加晨会和床头交接。

三、护理制度培训：产房交接班制度

产房值班人员必须坚守岗位，保证各项工作准确、及时地实施。

各班必须按规定时间交接班，接班者必须提前 15 min 到岗。

交接内容：

（1）必交的物品：毒麻药品、抢救药品、器械及所有用物。

（2）床头交接产妇及婴儿情况，接班者必须听胎心，复查肛诊，测血压及交接患者的所有用物，接班者必须做好接班记录。做到交得清楚，接得明白，交接不清不能离开岗位。

（3）将产妇及婴儿送到病房，与当班护士病情交接并有记录。

（4）接班时发现问题由交班者负责，接班后发现问题由接班者负责。

（5）交班者应完成各项工作任务，处理好用过的物品，特殊情况必须详细交代，为下一班备好各种需要物品。

四、操作培训：手卫生技术

项目	总分	技术操作要求	评分标准	扣分
仪表	5	仪表、着装符合护士礼仪规范。	1 项不符合要求，扣 2 分。	
准备	10	（1）无长指甲，摘下手表； （2）用物准备：洗手液、擦手纸或小毛巾。	项不符合要求，扣 2 分； 漏 1 项，扣 1 分。	
操作过程	55	（1）解开袖口，卷起衣袖； （2）打开水龙头（用避免手部再污染的方式），用流水湿润双手； （3）取适量洗手液； （4）洗手法： ① 掌心相对，手指并拢，相互揉搓； ② 掌心对手背，沿指缝相互揉搓，交换进行； ③ 掌心相对，双手交叉沿指缝相互揉搓；	沾湿衣服 1 处，扣 2 分； 使用水龙头方法不对，扣 3 分； 揉搓时间 <15 s，扣 2 分；	

项目	总分	技术操作要求	评分标准	扣分
		④ 弯曲手指,将指关节在另一手掌心旋转揉搓,交换进行; ⑤ 一只手握住另一只手拇指,旋转揉搓,交换进行; ⑥ 将5个手指尖并拢在另一只手掌心中,旋转揉搓,交换进行,必要时增加手腕及腕上10 cm,交换进行。 (5)双手在流动水下彻底清洗; (6)关闭水龙头(用肘部关闭); (7)用一次性纸巾或小毛巾彻底擦干。	揉搓范围为双手、指甲、指尖、指缝和指关节等易污染的部位,1处达不到,扣5分; 其余1处不合要求,扣2分。	
操作后	10	(1)垃圾分类正确; (2)洗手范围正确。	1项不合要求,扣1分。	
评价	20	(1)操作规范,顺序正确; (2)认真清洗指甲、指尖、指缝和指关节等易污染的部位; (3)手部不佩戴饰物; (4)小毛巾应一用一消毒; (5)操作时间30～60 s。	操作时间少于30 s,扣2分。	
合计	100			

·第二周培训内容·

一、护理制度培训:分娩室工作制度

(1)分娩室实行24 h值班,值班人员不得擅自离开分娩室。

(2)分娩室应设有产程中所必需用品、药品和急救设备,做到专人保管,定期检查、补充和更换。

(3)工作人员进入分娩室,必须戴分娩室专用的帽子、口罩,穿专用鞋和工作服。接产和手术时,应严格执行无菌操作流程。

(4)值班人员应热情接待产妇,严密观察产程,在产妇待产和分娩过程中,如有异常情况不能处理时,应及时上报上级医师。

(5)严格交接班制度,接班者要测血压、听胎心,并做记录。

(6)为保持分娩室清洁,每日常规清扫消毒。每周大消毒一次(包括器械、敷料、医疗用品等),每月做室内空气培养一次,并做好记录。无菌区内每日消毒2次,每次2 h,待产区域终末消毒,常规2 h。合并传染病疾病产妇使用隔离待产、分娩室且接触区域延长消毒时间。设专用清洁卫生工具。

(7)接产后,接产人员应及时、准确填写产程、临产、新生儿信息等记录。

（8）产妇在产后留分娩室观察 2 h,无特殊情况送回病房。新生儿处理完毕,抱给产妇辨认性别,全身检查,测验脚印、腕带等,送病房。

（9）分娩时间不准家属及其他无关人员入内。

二、专科知识培训:分娩机制（以枕先露为例）

（1）衔接:胎头双顶径进入骨盆入口平面,颅骨的最低点接近或达到坐骨棘水平,称为衔接。胎头呈半俯屈状态进入骨盆入口,以枕额径衔接。由枕额径大于骨盆入口前后径,胎头矢状缝多在骨盆入口右斜径上。部分初产妇在预期前 1～2 周衔接,经产妇在临产后才衔接。

（2）下降:胎头沿骨盆轴前进的动作称为下降。下降贯穿于分娩全过程,并与其他动作同时进行。当宫缩时胎头下降,间歇时胎头又稍退缩,因此胎头与骨盆之间相互挤压也呈间歇性,这样对母婴均有利。促使胎头下降的因素:① 宫缩时通过羊水传导,压力经胎轴传至胎头;② 宫缩时宫底直接压迫胎臀;③ 胎体伸直伸长;④ 腹肌收缩使腹压增加。因初产妇宫口扩张缓慢,软组织阻力大,观察胎头下降速度程度是临床判断产程进展的重要标志。

（3）俯屈:当胎头继续下降至骨盆底遇到阻力时,处于半俯屈状态的胎头遇到肛提肌阻力,进一步俯屈,使胎儿下颌更接近胸部,使胎头衔接时的枕额径变为枕下前囟径,有利于胎头继续下降。

（4）内旋转:当胎头下降至骨盆底遇到阻力时,胎头为适应前后径长、横径短的特点,枕部向母体中线方向旋转 45° 达到耻骨联合后方,使其矢状缝与中骨盆及骨盆出口前后径相一致的动作称为内旋转。胎头于第一产程末完成内旋转。枕先露时胎头枕部最低,遇到骨盆底肛提肌阻力,肛提肌收缩将胎头枕部推向阻力小、部位宽的前方。

（5）仰伸:当胎头完成内旋转后,俯屈的胎头即达到阴道口。宫缩、腹压迫使胎头下降,而肛提肌收缩又将胎头向前推进,两者的合力使胎头沿骨盆轴下段向前的方向转向。当胎头枕骨下部达到耻骨联合下缘时,即以耻骨弓为支点,胎头逐步仰伸,胎头的顶、额、鼻、口、颏相继娩出。当胎头仰伸时,胎儿双肩径进入骨盆入口左斜径。

（6）复位及外旋转:胎头娩出时,胎儿双肩径沿骨盆入口左斜径下降。胎头娩出后,为使胎头与胎肩恢复正常解剖关系,胎头枕部向母体左外旋转 45°,称复位。胎肩在盆腔内继续下降,前肩向前向母体中线旋转 45° 时,胎儿双肩径转成与骨盆出口径相一致的方向,胎儿枕部需在外继续向母体左外侧旋转 45°,以保持胎头与胎肩的垂直关系,称外旋转。

（7）胎肩及胎儿娩出:外旋转后,胎儿前肩在耻骨弓下先娩出,后肩从会阴体前缘娩出,胎体及下肢随之娩出,完成分娩全过程。

·第三周培训内容·

一、专科知识培训:熟悉产后 2 h 产妇及新生儿护理常规

(一)一般情况的观察

注意产妇有无面色苍白、出冷汗、寒战、打哈欠、烦躁不安等,并及时询问产妇的感受,如有无口渴、头晕、心慌、乏力、尿频或肛门坠胀感等,警惕休克、血压升高或阴道壁血肿等并发症的发生。个别产妇胎盘娩出后主诉腰痛加剧,并无其他症状,但无法检测到血压、脉搏等生命体征,此时应警惕羊水栓塞,可遵医嘱用地塞米松等药物进行预防处理。

(二)生命体征的监测

由于胎盘娩出,胎盘血流停止,大量的血液进入母体循环;另外,腹压突然降低,使大量的血液淤积在腹腔内。以上各种原因都可加重心脏负担,引起心力衰竭。故胎盘娩出后立即测量产妇的血压、脉搏、呼吸,如正常可每 1 h 测量一次,如有异常应酌情增加测量次数并立即报告医生,警惕产后心力衰竭、休克等并发症的发生,对有妊娠高血压疾病的产妇,除严密监测生命体征外,还需密切注意其意识和尿量,并记录出入量。此类产妇产后子宫收缩及会阴伤口所致的疼痛刺激、过度疲劳、担心新生儿的健康引起的情绪波动等,均可诱发产后子痫。子痫是妊娠高血压疾病的最严重阶段,一旦发生应立即报告医生并配合抢救。首先应保持产妇呼吸道通畅,给氧,迅速建立静脉通道,用开口器及舌钳固定舌头以防咬伤或发生舌后坠,可使产妇采取头低侧卧位,保持呼吸道通畅,又可避免发生低血压综合征。必要时用吸引器吸出喉部黏液或呕吐物,以免窒息,在患者昏迷或未完全清醒时应禁饮食及口服药以防误吸。病情稳定后注意保持环境安静,加床挡,避免声、光刺激,治疗护理时间相对集中,减少对产妇的刺激,以免诱发抽搐,并注意严密监测,及早发现并发症,及时处理。

(三)观察子宫收缩、阴道出血情况

因 80% 以上的产后出血发生在产后 2 h,所以更应严密观察。对可能发生产后出血的高危产妇(如过度疲劳、有多次宫腔操作史、凝血功能障碍、巨大胎儿或急产者),注意保持静脉通道,针对不同病因,充分做好输血和急救准备,并做好产妇的保暖工作。

(四)观察会阴伤口情况

注意观察伤口的颜色,有无渗血、水肿等,并及时询问产妇的感受。

(五)观察膀胱是否充盈

产后由于机体要排出妊娠时潴留的水分,产妇往往多尿,但因分娩过程中膀胱受压使其黏膜充血、水肿,肌张力降低;产程中应用的解痉镇静剂、麻醉剂等药物使膀胱的张

力下降；加之产妇会阴伤口疼痛不敢用力排尿及不习惯卧床排尿等原因，使产妇容易发生排尿困难，导致尿潴留，对产后尿潴留如处理不及时会影响子宫收缩导致产后出血，并可引起泌尿系统感染，因此要及时协助产妇排空膀胱。对于排尿困难的产妇，可予湿热敷、滴水声诱导、针灸、肌注新斯的明等方法，必要时导尿。

（六）尽早进行母婴皮肤接触，早吸吮、早开奶

新生儿娩出后，把新生儿擦干净以后立刻开始肌肤接触，将新生儿裸露贴在产妇胸前进行母婴皮肤接触，用单子或毯子帮助母婴保暖，并帮助新生儿吸吮母亲的乳头。及时协助新生儿进行早吸吮，可引起产妇子宫反射性收缩，减少阴道出血量，还有利于分散产妇对子宫收缩或缝合会阴切口所致疼痛的注意力；早吸吮也可促进产妇的乳汁分泌，锻炼新生儿的觅食、吸吮和吞咽反射，增进母子感情。早吸吮、早开奶更是保障母乳喂养成功的关键。整个皮肤接触的过程最好持续 $1 \sim 2 \, h$（整个第四产程）。

（1）针对产妇和新生儿必要的医疗程序和检查，可以在肌肤接触的同时进行，但有一些程序最好推迟进行。比如，给新生儿量体重、滴眼药水、注射维生素 K 等。

（2）剖宫产后也可以立即做肌肤接触，甚至在给产妇缝合伤口的时候就可以开始，除了有不能这么做的医疗上的理由。如果不能让产妇做肌肤接触，由爸爸来代替产妇与新生儿进行肌肤接触也是非常有益的。目前，大多数医院是在手术室使母婴局部皮肤接触，如让产妇亲亲新生儿，之后回到母婴室后补做母婴皮肤接触，方法与自然分娩的母婴皮肤接触相同。

（七）做好生活及心理护理

产妇经历分娩，体力和精力消耗巨大，产后需要有充分的睡眠和休息。应协助产妇擦浴，更换衣服及床单，垫好会阴垫，使其卧位舒适，并注意保暖。可让产妇进流质或清淡半流质饮食，饮食宜富有营养，易消化，有足够热量和水分，以利于产妇恢复体力。在做好生活护理的同时，还要注意产妇的心理护理。分娩后产妇的心理主要表现为关心新生儿有无畸形、是否健康以及新生儿的外貌、性别等，心理压力较大，容易产生焦虑等负面情绪会影响子宫收缩，导致产后出血。针对这些情况，助产人员应态度和蔼，并有足够的耐心，告知产妇新生儿相关情况，并鼓励产妇说出内心的感受，主动帮助产妇解除思想顾虑，增加其安全感，使其心情愉快，安心休息。尤其是产妇因新生儿性别不理想方面产生的消极情绪更应及时疏导，做好家属特别是丈夫的思想工作，防止产妇因情绪不良而诱发产后出血或血压升高等。

（八）注意新生儿情况

护理人员在观察产妇情况的同时也要加强对新生儿的巡护，首先注意保暖，保持新生儿侧卧，防止呕吐物导致呛咳或窒息，同时注意观察新生儿的面色（尤其是唇周的颜色）、呼吸、心率、吸吮反射以及脐带有无渗血等。最好 15 min 巡视一次，及时发现新生儿的异常情况，以便在最佳时间开展积极的抢救。

二、操作培训：静脉留置针穿刺技术

项目	总分	技术操作要求	评分方法与扣分标准	扣分
仪表	5	（1）着装符合要求：仪表端庄，服装整洁； （2）无长指甲、洗手、戴口罩。	一项不合要求，扣2分。	
操作前准备	10	（1）护士在护士站内进行核对：双人核对医嘱单、治疗单正确无误（口述）； （2）物品准备齐全，放置合理、有序。治疗车上层：治疗单、输液巡视单（写患者姓名、床号、输液药品、剂量、用法、日期、时间）、弯盘、快速手消毒液；治疗盘内放置：安尔碘消毒液、棉棒、胶布、一次性输液器、头皮针、药液、盐酸肾上腺素1支、2 mL注射器1个、小枕、胶布、剪刀、止血带，可在治疗车抽屉内放置备用物品；治疗车下层：医用垃圾桶、锐器盒； （3）在治疗室内进行：洗手、检查药液，核对治疗单、输液巡视单、输液贴与药液无误。（口述）经检查，所有物品均符合操作要求。	未口述核对医嘱，扣3分； 一项不合要求，扣1分； 物品缺一件，扣1分； 其余一项不合要求，扣1分； 治疗车下层放黑色垃圾桶、黄色垃圾桶各一个，未洗手，扣2分； 未口述检查，扣3分； 缺少一项，扣1分。	
评估	10	（1）携用物至床旁，评估周围环境是否安静、清洁、舒适，与患者或家属沟通时语言规范、态度和蔼； （2）查对患者（床号、姓名、年龄、腕带）； （3）了解患者的年龄、病情、意识、心肺功能、自理能力、合作程度，解释操作目的、方法及如何配合。询问有无过敏史（药物、消毒剂、胶布），是否大小便，协助患者取舒适正确卧位。	未评估环境，扣2分； 未查对患者，扣3分； 少一项，扣1分； 未询问过敏史，扣2分； 未询问大小便，扣1分； 未解释目的，扣1分； 未询问卧位，扣1分； 其余一项不符合要求，扣1分。	
操作过程	60	（1）选择穿刺部位，穿刺部位下垫小枕，小枕上方铺治疗巾； （2）洗手、备胶布； （3）再次检查药液质量，有无漏液情况； （4）打开液体瓶盖并消毒，挂在输液架上； （5）检查并打开输液器，将输液管插入液体瓶内； （6）首次排气液体不流出头皮针为原则； （7）对光检查输液管内无气泡，将输液器悬挂在输液架上或将头皮针放于治疗盘内； （8）消毒皮肤：以穿刺点为中心，顺时针方向用力摩擦，直径大于5 cm，待干； （9）距穿刺点上方5～10 cm处扎止血带； （10）再次消毒：以穿刺点为中心，逆时针方向用力摩擦，直径大于5 cm（小于第一次消毒范围），待干；	未垫小枕，扣1分； 未铺治疗巾，扣1分； 未洗手、未备胶布，各扣1分； 未检查药液质量，扣2分； 消毒手法不正确，扣2分； 污染一次，扣2分； 污染输液器，扣2分； 首次排出液体，扣2分； 未检查输液器内有无气泡，扣1分； 污染针头，扣2分； 输液管内有气泡，扣2分； 输液管内有附壁气泡，扣1分；	

项目	总分	技术操作要求	评分方法与扣分标准	扣分
		（11）再次排气（排出液小于 5 mL）； （12）再次核对患者信息、巡视单、输液贴、药物，安慰鼓励患者，嘱其握拳； （13）以一只手拇指绷紧静脉下端的皮肤使其固定，一只手持针柄，针头与皮肤呈 15°～30°，进针，见回血后，再进少许； （14）成功后"三松"（松止血带、嘱患者松拳、松开调节器），观察穿刺部位有无异常，滴速是否正常； （15）胶布固定； （16）撤止血带、小枕； （17）合理调节滴速，口述：成人每分钟 40～60 滴，儿童及老人每分钟 20～40 滴； （18）再次核对，填写输液巡视单； （19）询问患者的感受； （20）指导： ① 告知患者及家属不可随意调节滴速； ② 输液侧肢体不要剧烈活动以免鼓针； ③ 有任何不适及时通知医务人员。 （21）协助患者取舒适卧位，将呼叫器置于患者可及位置。	跨越无菌区一次，扣 2 分； 消毒棉签、力度、面积不符合要求，扣 2 分； 扎止血带位置方法不对，扣 2 分； 扎止血带时间大于 2 min，扣 2 分； 排出液大于 5 mL，扣 1 分； 未再次核对，扣 3 分； 手法错误或污染，扣 2 分； 针头倒退一次，扣 2 分； 三次未成功，更换血管或终止操作； "三松"缺一项，扣 1 分； 未观察，扣 1 分； 胶布固定不牢固，扣 1 分； 未撤止血带、小枕，扣 1 分； 未调节滴速，扣 1 分； 未口述，扣 1 分； 未询问，扣 1 分；未指导，扣 3 分； 缺少一项，扣 1 分； 未取卧位，扣 1 分。	
操作后	5	（1）整理床单位，爱护体贴患者，交代注意事项； （2）按消毒原则处理用物； （3）洗手、记录。	未整理床单位，扣 2 分； 未整理用物并口述，扣 2 分； 未洗手，扣 1 分。	
整体评价	5	（1）操作熟练、无菌、节力，滴注通畅； （2）观察、处理故障正确； （3）穿刺部位正确； （4）操作时间 3 min，到时即终止操作。	操作不熟练，扣 4 分； 一项不合要求，扣 2 分； 超时未做步骤，扣除全部分数。	
理论提问	5	（1）输液过程护士应注意哪些问题？ 答：① 主动听取患者的主诉。② 严密观察注射部位皮肤有无肿胀，管路是否连接正确且通畅，针头有无脱出、阻塞或移位。③ 针头与输液器连接是否紧密，输液管有无扭曲受压。④ 输液滴速是否适宜及输液瓶中剩余液体量。	根据回答正确程度评分，扣 1～5 分。	

续表

项目	总分	技术操作要求	评分方法与扣分标准	扣分
		（2）根据哪些因素调节输液速度？ 答：根据病情、年龄、药物性质、治疗需要来调节滴速。例如，对年老体弱者、婴幼儿、心肺疾病患者输入时滴速宜慢，严重脱水但心肺功能良好者速度可快。利尿脱水药应快速输入，高渗盐水、含钾药、升压药等滴入速度宜慢。 （3）输液过程中常见的输液反应有哪些？ 答：发热反应、循环负荷过重（肺水肿）、静脉炎、空气栓塞。		

三、应急预案：用药错误应急预案

（1）发现用药错误，立即停药，对静脉用药者保留静脉通路，更换输液器，遵医嘱改换其他液体。

（2）通知医生并遵医嘱对症处理。

（3）对情况严重者，配合医生就地抢救，必要时进行心肺复苏。

（4）记录患者的生命体征、一般情况和抢救过程。

（5）及时报告科主任、护士长、护理部。

（6）患者家属有异议时，立即按有关程序对药物、输液器具进行封存并送检。

（7）密切观察病情变化，做好护理记录及床头交接班。

（8）科室及时进行不良事件上报，组织讨论，提出改进措施并落实。

·第四周培训内容·

一、专科知识培训：产后出血

（一）定义

1. 阴道分娩后 24 h 内失血量 ≥500 mL 者，称产后出血。

2. 剖宫产术后 24 h 内失血量 ≥1 000 mL 者，称产后出血。

（二）产后出血的病因

1. 子宫收缩乏力最常见（70%）

（1）全身因素：产妇精神过度紧张（如对分娩的恐惧），高龄，体质虚弱，肥胖或合并全身慢性疾病。

（2）产科因素：产程延长、体力消耗大，产科并发症如前置胎盘、胎盘早剥、子痫前期、合并贫血、宫腔感染等。

（3）子宫因素：子宫肌纤维过分伸展，如多胎妊娠、巨大胎儿、羊水过多等；子宫发育不良或疾病（子宫肌瘤或子宫畸形）；子宫肌壁损伤（有剖宫产史，有肌瘤剔除术史，产次过多、过频造成肌纤维损伤）。

（4）药物因素：临产后使用镇静剂、麻醉剂或抑制子宫收缩的药物过多。

2. 胎盘因素（10%）

（1）胎盘滞留。

（2）胎盘胎膜粘连。

（3）胎盘植入。

（4）胎盘部分残留。

3. 软产道裂伤（20%）

（1）宫颈裂伤：急产、巨大胎儿、手术助产。

（2）阴道会阴裂伤：部分原因与宫颈裂伤原因相同，接产时会阴保护不当或没有接产分娩。

4. 凝血功能障碍（1%）

（1）妊娠合并症：合并血液系统疾病，如原发性血小板减少、再生障碍性贫血、白血病，以及急性肝炎等引起凝血功能障碍的疾病。

（2）产科因素：羊水栓塞、妊娠高血压疾病、胎盘早剥及死胎等。

（三）失血量的估计

（1）诊断产后出血的关键在于对失血量有正确的测量和估计，错误低估将丧失抢救时机。突然大量的产后出血易得到重视和早期诊断，而缓慢的持续少量出血和血肿易被忽视。

（2）称重法：失血量（mL）＝[分娩后敷料（g）－分娩前敷料（g）]/1.05。需要注意：避免羊水流到敷料上，影响准确计量。

（3）容积法：接血，实量，将医用集血器或碗盘紧贴产妇阴道，直接收集阴道流出的血量，再用量杯测量其总出血量。该法简单，与称重法相配合可得出比较准确的失血量。

（4）根据失血性休克程度估计出血量监测生命体征、尿量和精神状态：

失血量占血容量比例/%	脉搏/次	呼吸/次	收缩压
<20	正常	14～20	正常
20～30	>100	>20，≤30	稍下降
31～40	>120	>30，≤40	下降
>40	>140	>40	显著下降

（5）休克指数＝脉率/收缩压

休克指数	估计失血量/mL	估计失血量占血容量的比例/%
<0.9	<500	<20
1.0	1 000	20
1.5	1 500	30
≥2.0	≥2 500	≥50

（6）血红蛋白：每下降 10 g/L，失血 400～500 mL。但是在产后出血的早期，由于血液浓缩，血红蛋白常无法准确反映实际的出血量。

（四）处理原则

（1）针对出血原因，迅速止血。补充血容量，纠正失血性休克。预防感染，纠正贫血。

（2）子宫收缩乏力性出血的处理：加强宫缩是最迅速有效的止血方法。

① 按摩子宫。

② 应用宫缩剂。

③ 止血药物。

④ 手术治疗：宫腔填塞术、子宫压迫缝合术、盆腔血管结扎术、经导管动脉栓塞术（TAE）、子宫切除术。

⑤ 宫缩剂：缩宫素、卡前列素氨丁三醇、米索前列醇、其他（卡前列甲酯以及麦角新碱）。

（3）软产道裂伤出血的处理。

① 应在良好的照明下查明损伤部位，注意有无多处损伤，缝合时尽量恢复原解剖关系，并应超过裂伤顶端 0.5 cm 缝合。

② 血肿，应切开清除积血，缝扎止血或用碘仿纱条填塞血肿压迫止血，24～48 h 取出，对小血肿可密切观察，采用冷敷、压迫等保守治疗。

（4）凝血功能障碍的处理：一旦确诊应迅速补充相应的凝血因子。

（5）出血性休克处理。

① 正确估计出血量，判断休克程度。

② 针对出血原因行止血治疗的同时，积极抢救休克。

③ 建立有效静脉通道，补充血容量。

④ 给氧，纠正酸中毒。

⑤ 应用广谱抗生素预防感染。

（五）预防

（1）加强产前保健：做好孕前及孕期保健工作。积极治疗血液系统疾病及各种妊娠合并症，产前积极治疗基础疾病，充分认识产后出血的高危因素，高危孕妇尤其是凶险性前置胎盘植入者,应于分娩前转诊到有输血和抢救条件的医院。

(2)产时预防:第一产程密切观察产妇情况,消除其紧张情绪,密切观察产程进展,防止产程延长。重视第二产程处理,指导产妇适时正确使用腹压,防止胎儿娩出过快。

(3)第三产程处理正确协助娩出胎盘和按摩子宫,检查胎盘、胎膜,并检查软产道。积极正确地处理第三产程能够有效降低产后出血量和产后出血的危险度。

二、应急预案:产后出血应急预案

(一)积极处理第三产程

(二)产后2 h内出血量≥400 mL,且出血尚未控制(预警线:一级急救处理)

求助沟通,建立两条可靠的静脉通路,吸氧,监测生命体征,做尿量、血常规、凝血功能检查,交叉配血,积极寻找原因并处理。

(三)出血量500～1 500 mL(预警线:二级急救处理)

(1)抗休克治疗:扩容、给氧,监测出血量、生命体征和尿量、血氧饱和度、生化指标等,必要时行成分输血。

(2)病因处理。

① 子宫收缩乏力:按摩及双合诊按压子宫、积极应用强效宫缩剂(如卡前列素氨丁三醇等)、用球囊或纱条填塞宫腔、子宫压迫缝合、用子宫血管结扎术等。

② 产道损伤:缝合裂伤、消除血肿、恢复子宫解剖位置,对子宫下端破裂者尽快剖腹探查并手术处理。

③ 胎盘因素:人工剥离、刮宫、胎盘植入(保守性手术治疗或子宫切除)。

④ 凝血功能障碍:补充凝血因子,包括新鲜冰冻血浆、冷沉淀、凝血酶原复合物、血小板等。

(四)出血量≥1 500 mL(预警线:三级急救处理)

多学科团队协助抢救,继续抗休克和病因治疗,如有必要且条件允许时合理转诊,进行早期输血及止血复苏、呼吸管理、容量管理。DIC的治疗使用血管活性药物,纠正酸中毒,应用抗生素,必要时进行子宫切除。保护重要脏器功能。

·第五周培训内容·

一、护理制度培训:产房清洁卫生制度

(1)每日白班用消毒液擦拭治疗台、操作台等,保持产房、检查室、隔离产房清洁。

(2)每周二、六白班,检查各种器械、一次性物品有效期。

(3)每日白班负责更换消毒液并记录。

（4）每班交班前及产妇分娩后整理待产床铺。

（5）每日白班清点并送消各种污器械。

（6）每班次下班前清洁值班室。

二、操作培训：会阴消毒

项目	总分	技术操作要求	评分标准	扣分
仪表	5	仪表、着装符合护士礼仪规范。	1项不合要求,扣2分。	
操作前准备	10	（1）洗手,戴口罩; （2）核对医嘱、执行单; （3）备齐用物,用物放置合理、有序,依次检查所备物品,保证安全有效。 ① 治疗车上层:治疗盘内放治疗碗盛消毒棉球及镊子(或钳子)1把,一次性手套1副。 ② 治疗车下层:弯盘、速干手消毒剂、医疗垃圾袋、生活垃圾袋、一次性尿垫,另备屏风。	未检核对,扣3分; 其余1项不合要求,扣1分。	
安全评估	10	（1）备齐用物,携至床旁,核对患者,询问患者的姓名,查看床头牌、手腕带与执行单是否一致; （2）解释会阴护理目的、方法,了解患者自理、合作程度、耐受力及心理反应; （3）环境安静、整洁,光线明亮,保护患者隐私,调节室温适宜; （4）评估患者会阴部位皮肤、黏膜情况,查看导尿管引流情况及固定是否牢固,引流袋及导尿管留置时间是否合适; （5）与患者沟通时语言规范、态度和蔼。	未核对,扣3分; 未核对床头牌、手腕带、患者,各扣2分; 核对患者姓名,不规范,扣2分; 其余1项不合要求,扣1分。	
操作过程	65	（1）协助患者取仰卧位; （2）拆同侧床尾,脱患者左侧裤子并将其盖于右腿,将被子斜盖于左腿上,两腿屈曲外展; （3）臀下铺一次性尿垫; （4）将弯盘置于两腿中间; （5）戴一次性手套; （6）擦洗方法:右手持无菌钳或镊子夹取消毒棉球由上向下、由内向外,依次擦洗尿道口2遍、尿管前端10 cm、小阴唇、大阴唇、阴阜、两侧大腿上部,每个棉球只用一次,将用过的棉球放在弯盘内; （7）撤弯盘及一次性尿垫; （8）脱手套; （9）协助患者穿裤,安置引流袋;	未核对,扣3分; 暴露患者隐私,扣3分; 沾湿床单1次,扣2分; 擦洗顺序错误,扣3分; 擦洗时手法错误,扣2分; 清醒患者,未边擦洗边询问患者的感受,扣3分;	

项目	总分	技术操作要求	评分标准	扣分
		（10）观察并安全评估：尿液引流通畅； （11）手消毒，再次核对患者，签名； （12）询问患者感受，交代注意事项。	引流袋位置放置错误，扣 2 分； 其余 1 项不合要求，扣 1 分。	
操作后	5	（1）整理床单位，恢复患者舒适卧位； （2）用物处理正确； （3）洗手，正确记录。	1 项不符合要求，扣 2 分。	
评价	5	（1）动作熟练、步骤正确，患者无不适； （2）动作轻巧、准确，操作规范、熟练； （3）操作时间 10 min。	1 项不符合要求，扣 2 分； 操作时间每延长 30 s，扣 1 分。	
合计	100			

· 第六周培训内容 ·

一、护理制度培训：产房抢救制度

（1）成立以院领导为主要负责人的抢救小组，其成员为以产科为主的多学科业务骨干，保证抢救小组的技术力量，使抢救工作顺利进行。

（2）抢救室内必须配有规范的抢救车、必备抢救设备和药品。抢救室的日常工作由护士长负责，科主任监督检查。

（3）一切抢救物品、药品、设备应有专人管理，定点放置，功能完好，标志醒目。每日坚持、核对、交接清楚，账物相符，不得有失效药品及过期无菌药品。

（4）抢救工作要做到按岗定位，医护人员密切配合，遵守各种抢救常规和程序，严肃、认真、紧张、有序。紧急情况下医师可直接下达口头医嘱，但护士执行前必须重复一遍药品剂量、给药方法。负责医师应及时填写抢救记录和治疗经过，严格执行保护性医疗制度和医疗保密措施。

（5）患者因抢救无效死亡，应 12 h 内向卫生行政部门报告，并做好尸体料理并力争尸检，做好死亡记录。

（6）在抢救患者的同时，应立即通知领导和抢救小组成员到场，其他相关科室密切配合，如本院处理困难要及时呼救请求会诊或上转，防止失去抢救时机。

（7）抢救工作结束后，应立即清查抢救用品及药品，及时补充，并做好室内清洁消毒工作。

（8）每次抢救后,应由负责医师填写各种病历及登记本。

（9）医院急救电话公开,实行 24 h 值班,在接到呼救后,救护车应在 10 min 之内前往救护。

二、专科知识培训:胎膜早破护理常规

（一）定义

胎膜早破是在临产前胎膜破裂。胎膜早破对妊娠和分娩均造成不良影响,可引起早产、脐带脱垂及母儿感染。

（二）症状、体征

孕妇突感较多液体自阴道流出,继而少量间断性排出。

间断性排出,咳嗽、负重等负压增加时羊水即流出。阴道检查,触不到羊膜囊,上推胎儿先露部可见流液量增多。

（三）护理措施

（1）执行产科一般护理常规。

（2）做好心理护理,消除孕妇的紧张情绪。

（3）绝对卧床,抬高臀部,会阴冲洗每日两次,保持会阴清洁预防感染,避免不必要的肛查和阴道检查。

（4）注意观察羊水的性质、色、量及有无胎便,以便及早发现胎儿窘迫。

（5）严密观察体温、心率宫缩、胎心和血白细胞计数。

（6）破膜超过 12 h,预防性应用抗生素。

（7）妊娠 35 周前,遵医嘱应用子宫收缩抑制剂和促胎肺成熟药物。妊娠 35 周后分娩发动,在严密观察下自然分娩,有剖宫产指征,做好手术前准备及新生儿复苏准备。

（8）加强巡视,及时发现孕妇生活需要,加强生活护理。

（9）卧床期间嘱孕妇多饮水,多食膳食纤维丰富的饮食防止便秘。

（四）健康宣教

（1）学会床上使用便器。

（2）应经常变换体位、多翻身,防止皮肤受压。

（3）每日自数胎动。

（4）多食蔬菜、水果及粗纤维食物,保持大便通畅。

·第七周培训内容·

一、专科知识培训:胎儿宫内窘迫护理常规

(一)定义与简介

胎儿在子宫内因急性或慢性缺氧,危及其健康和生命的综合症状为胎儿宫内窘迫。急性胎儿窘迫多发生于分娩期。慢性胎儿窘迫多发生在妊娠晚期,慢性胎儿窘迫在临产后往往表现为急性胎儿窘迫。

(二)症状、体征

胎心率改变、胎动异常、羊水胎粪污染。

(三)护理措施

(1)左侧卧位,面罩吸氧(10 L/min)、严密监测胎心变化,必要时持续胎心监护。

(2)遵医嘱做好术前准备,如宫口开全,胎先露已达到坐骨脊水平以下 3 cm,尽快阴道助产娩出胎儿。

(3)做好新生儿抢救和复苏的准备。

(4)做好心理护理。

二、操作培训:无菌技术

项目	具体内容	分值	得分
目的	(1)无菌操作目的:保持无菌物品、无菌区域不被污染,防止一切微生物侵入机体,避免给患者带来不应有的损失和危害; (2)戴无菌手套目的:用于进行无菌操作,防止患者受到感染,用于接触某些无菌物品或区域,保持无菌物品或区域的无菌效果。	10	
准备用物	治疗盘:无菌巾包,包内置无菌巾若干;无菌容器内置无菌持物钳、棉签、无菌换药包、治疗碗一个、镊子两把、弯盘一个、无菌纱布罐、无菌棉球罐、无菌生理盐水、一次性无菌手套。	10	
操作方法及程序	(1)个人准备:衣帽整洁,洗手、戴口罩。	6	
	(2)铺无菌巾:打开无菌包,用无菌持物钳取一块治疗巾放在治疗盘内。若包内治疗巾未用完,按原折痕包好,注明开包日期、时间。双手捏住无菌巾一侧两角外面轻轻抖开,由近及远的将治疗巾一半铺在治疗盘上,上下对齐后将上层扇形折三次,开口外边向外,使治疗巾内面构成一个无菌区。	20	
	(3)夹取物品:打开无菌包、无菌棉球罐、纱布罐,夹取所需的无菌物品放入无菌巾内,倒取无菌溶液。	10	

项目	具体内容	分值	得分
	（4）折无菌包：将治疗巾上下层对齐，开口处向上折两次，两边侧边缘分别向下折一次，露出治疗盘边缘。	8	
	（5）标注整理：如不及时使用无菌盘，在卡片上注明物品名称及时间，放于铺好的治疗盘上，整理好其他用物。	4	
	（6）戴无菌手套：检查手套，打开手套，一只手持手套翻折部分（手套内面）取出，另一只手对准五指戴上，将戴好的手指插入另一只手套的翻折部（外面）取出，同时将手套戴好。将手套翻转处套在工作服袖外，戴手套时手套外无菌面不可触及手套内面及非无菌物品或区域，操作中如发现手套破损或不慎污染，应立即更换。脱手套：脱手套前洗净血渍、污渍，戴手套的手捏住手套口翻转脱下，将脱下手套的手插入手套内口，向外翻转脱下，置于医疗垃圾桶内，将用物推至处置室归类处理。	20	
注意事项	（1）手及其他有菌物不能触及无菌巾的无菌面，无菌容器盖放于稳妥处时，应使内面朝上，到远处夹取无菌物品，应同时搬移无菌持物钳和容器； （2）无菌持物钳和浸泡容器每周灭菌2次，同时更换消毒液，干燥保存，4 h更换一次，无菌盘内物品不宜放置过久，有效期不超过4 h； （3）戴好手套后，手臂不可下垂，应保持在腰以上、肩以下，在视线范围内活动。	6	
操作质量	（1）仪表端庄，帽子、口罩符合要求，态度认真； （2）无菌观念强，无菌物品无污染； （3）操作程序正确，动作熟练。	6	

三、应急预案：患者发生羊水栓塞时的应急预案

（1）患者出现羊水栓塞症状时，立即通知值班医生及护士长。

（2）保持呼吸道通畅，立即给予面罩吸氧，或配合医生气管插管，正压给氧。

（3）开放静脉通道，遵医嘱给予药物治疗，积极配合医生抢救。

（4）密切观察病情变化，包括生命体征、阴道出血、尿量等。

（5）记录病情变化及抢救过程。

·第八周培训内容·

一、护理制度培训：产房消毒隔离制度

（1）进行各种无菌操作前洗手、戴口罩，洗手方法正确，操作时严格执行无菌操作规程。

（2）进行注射、换药、导尿、穿刺等无菌操作时，严格遵守无菌规程。

（3）各种无菌物品专柜放置，层次清楚，定期检查，无过期物品。灭菌后物品包标志

明确,有物品的名称、化学指示胶带及有效期、无菌物品开启日期和时间。

（4）重复使用的物品,用后应立即浸泡消毒,送供应室集中进行高压灭菌。

（5）待产室、产房每日用空气消毒机消毒,每月做空气培养1次。每日用空气消毒机消毒后有记录。每三月清洗1次空气消毒机过滤网,有记录。

（6）各种注射药物有开封日期、时间。开启的静脉输入液体及抽出的液体存放不得超过2 h。皮试液有开封的日期和时间,放于冰箱保存,时间小于24 h。每日更换盘布并注明启用的日期、时间。

（7）碘酊、酒精等消毒剂要密闭保存。一次性使用的消毒剂开启后注明开启日期,使用的时间≤1周。

（8）产房明确区分无菌区、清洁区及污染区。

（9）晨、午、晚间护理要用一次性扫窗套并蘸清水湿式使用,执行一床一套,用后放入医疗垃圾内处理。重复使用的物品用后消毒、清洗、晾干。晨午间护理后,各开窗通风30 min。

（10）传染患者入院按常规隔离,疑为传染者应隔离观察,病区发生传染病时,及时会诊、转科或转院,患者转出后应对病房及床单位做好终末消毒处理。

（11）将传染患者重复使用的物品双消毒（消毒剂—清洗—高压灭菌）,将患者的排泄物、分泌物用含有效氯2 000 mg/L的消毒液浸泡1 h,倒入厕所,对固体污染物焚烧处理。将不重复使用的物品放入双层医疗垃圾袋内焚烧。被服被血液、体液污染后,将其放双层黄污染袋内,贴上标签,送洗衣房处理。

（12）患者出院后应更换床单被套及枕套,棉褥、被芯、枕芯、床垫需紫外线照射、晾晒消毒,污染者立即更换。对床、床头桌及患者床单位先消毒后清洁处理。患者死亡或传染患者出院后,病室被、褥、枕芯须用紫外线消毒或密闭消毒。对出院、转科、死亡患者应在1 h内完成终末处理。

二、专科知识培训:缩宫素引产技术

（一）缩宫素引产的适应证

（1）延期妊娠:对妊娠已达41周或过期妊娠的孕妇应给予引产,以降低围产儿死亡率及胎粪吸入综合征的发生率。

（2）妊娠期高血压疾病:妊娠期高血压,轻度子痫前期患者妊娠满37周,重度子痫前期妊娠满34周或经保守治疗效果不明显或病情恶化,子痫控制后无产兆并具备阴道分娩条件。

（3）母体合并严重疾病（如糖尿病、高血压、肾病等内科疾病）需要提前终止妊娠,且能够耐受阴道分娩。

（4）胎膜早破:足月妊娠胎膜早破2 h以上未临产。

（5）胎儿及附属物因素:胎儿自身因素,如严重胎儿生长受限（FGR）、死胎及胎儿严

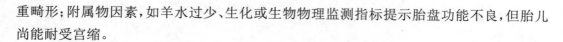

重畸形;附属物因素,如羊水过少、生化或生物物理监测指标提示胎盘功能不良,但胎儿尚能耐受宫缩。

(二)缩宫素引产的禁忌证

(1)孕妇有严重合并症或并发症,不能耐受阴道分娩或不能阴道分娩(如心力衰竭、重型肝肾疾病、重度子痫前期并发器官功能损害等)。

(2)有子宫手术史,主要是指古典式剖宫产术、未知子宫切口的剖宫产术、穿透子宫内膜的肌瘤剔除术、子宫破裂史等。

(3)完全性及部分性前置胎盘和前置血管。

(4)明显头盆不称,不能经阴道分娩。

(5)胎位异常,如横位、初产臀位估计经阴道分娩困难。

(6)有子宫颈癌。

(7)有某些生殖道感染性疾病,如未经治疗的单纯疱疹病毒感染活动期等。

(8)有未经治疗的 HIV 感染。

(9)对引产药物过敏。

(10)生殖道畸形或有手术史,软产道异常,产道阻塞,估计经阴道分娩困难。

(11)严重胎盘功能不良,胎儿不能耐受阴道分娩。

(12)脐带先露或脐带隐性脱垂。

(三)缩宫素引产的方法

(1)推荐使用低剂量,最好使用输液泵。静脉滴注中缩宫素的配制方法:应先用乳酸钠林格注射液 500 mL,按每分钟 4 滴,调好滴速,然后向输液瓶中加入 2.5 U 缩宫素,摇匀后继续滴入。切忌将缩宫素加入乳酸钠林格注射液中直接静脉穿刺滴注。

(2)严禁使用肌注、穴位注射及滴鼻给药法。这些方法均难以掌握催产素实际进入体内计量且有短时间内催产素进入量过大造成的严重危害,如子宫破裂。

(3)合适的浓度与滴速:从小剂量开始,循序增量,起始剂量为 0.5% 的缩宫素浓度,以每毫升 15 滴计算,相当于每滴液体中含缩宫素 0.33 mU。从每分钟 8 滴(2.7 mU/min)开始,调整至 16 滴(5.4 mU/min),再增至 24 滴(8.1 mU/min);也可每次增加 4 滴,直至出现有效宫缩。根据宫缩调整滴速,一般每隔 15～30 min 调整一次,直至出现有效宫缩。

(4)10 min 内出现 3 次宫缩,每次宫缩持续 30～60 s,并伴宫颈展平或扩张,宫缩滴速应每分钟不超过 40 滴。若达到最大滴速仍不出现有效宫缩,可增加缩宫素浓度,即 1% 的缩宫素浓度,增加浓度后先将滴速减半,再根据宫缩进行调整。

(四)缩宫素引产的注意事项

(1)务必签订缩宫素引产同意书。

（2）要专人观察宫缩强度、频率、持续时间及胎心率变化，30 min 内记录一次，用药期间做胎心电子监护。

（3）每 4～6 h 记录一次血压、心率，如发现宫缩过频及胎心异常，立即减缓滴速或停药。

（4）警惕过敏反应。

（5）禁止肌肉、皮下、穴位注射及鼻黏膜给药。

（6）输液量不宜过大，以防止发生水中毒。

（7）宫缩过强应及时停用缩宫素，必要时使用宫缩抑制剂。

（8）引产失败：缩宫素引产成功率与宫颈成熟度、孕周、胎先露高低有关，如连续使用 2～3 d，仍无明显进展，应改用其他引产方法。

·第九周培训内容·

一、护理制度培训：产房急救药品、器材管理制度

（一）药品管理制度

（1）各病房的药品，根据需要保持一定基数，便于临床使用，工作人员不得擅自取用。

（2）根据药品种类与性质（如针剂、内服、外用、剧毒药等），应分别放置，每日检查，并指定专人负责领取及保管。

（3）定期清点，检查药品质量，防止积压、变质。如发现变色、沉淀、过期或药品标签与瓶内药品不符，标签模糊或经涂改，不得使用。

（4）抢救药品应全院统一编号排列、定位，定量存放于抢救车或专用抽屉内并加锁，保持一定基数，每日检查，用后及时补充，保证随时取用。

（5）患者个人的贵重药品，应写明床号、姓名，单独存放，不用时及时退回药房。

（6）毒、麻、限、剧药应设专用抽屉存放并加锁，专人保管，保持一定基数，用后由医生开专用处方从药房领回，并作登记，每天交接班时必须清点。

（二）器材管理制度

（1）医疗器械由器械护士负责保管，定期检查，保持良好性能，每班要认真交接。

（2）使用医疗器械时，必须了解其性能及保养方法，严格遵守操作规程，用后必须清洁处理，消毒后归还原处。

（3）精密仪器必须由指定专人负责保管，经常保持仪器清洁、干燥，用后经保管者检查性能并签字。各种仪器应按其不同性质妥善保管。

二、操作培训：女患者导尿技术

项目	总分	技术操作要求	评分标准	扣分
仪表	5	仪表、着装符合护士礼仪规范。	1 项不合要求,扣 2 分。	
操作前准备	8	（1）洗手,戴口罩; （2）核对医嘱单、执行单; （3）备齐用物,用物放置合理、有序,依次检查所备物品,保证安全有效: ① 治疗车上层:执行单、一次性导尿包、拔导尿管用物（一次性手套、纱布 1 块、20 mL 注射器 1 个）; ② 治疗车下层:弯盘、一次性尿垫、便盆、速干手消毒剂、医疗垃圾袋、生活垃圾袋,另备屏风。	未核对,扣 3 分; 其余 1 项不合要求,扣 1 分。	
安全评估	12	（1）备齐用物,携至床旁,核对患者,询问患者姓名,查看床头牌、手腕带与执行单是否一致; （2）解释导尿目的、方法,了解患者的自理、合作程度、耐受力及心理反应; （3）环境安静、整洁,光线充足,保护患者的隐私,调节室温适宜(关门窗、围屏风); （4）评估患者的病情、膀胱充盈度、会阴部皮肤、黏膜情况及有无插管经历; （5）与患者沟通时语言规范,态度和蔼。	未核对,扣 3 分; 未查对床头牌、患者手腕带,各扣 2 分; 查对患者姓名不规范,扣 2 分; 其余 1 项不合要求,扣 1 分。	
插尿管	50	（1）协助患者取仰卧位; （2）将便盆置于床尾板凳上; （3）拆同侧床尾,协助患者脱左侧裤子并将其盖于右腿,将被子斜盖于左腿上; （4）患者两腿屈曲分开,暴露外阴; （5）臀下铺一次性尿垫; （6）将弯盘置于两腿间; （7）再次检查并打开导尿包外层(将外包装皮置于治疗车下层); （8）打开消毒棉球包装,左手戴一次性手套; （9）右手持镊子夹取含消毒液的棉球消毒会阴,每个棉球只用 1 次,依次擦洗阴阜、大阴唇,以左手分开大阴唇,消毒小阴唇、尿道口、尿道口至肛门,由外向内、自上而下擦洗; （10）用过的棉球、镊子、弯盘及手套一并放入治疗车下层; （11）手消毒; （12）将导尿包置于患者两腿之间合适位置,打开导尿包内层包皮; （13）戴无菌手套,铺洞巾;	未核对,扣 3 分; 污染 1 次,扣 2 分; 横跨无菌面 1 次,扣 2 分; 严重污染未立即停止操作,扣 50 分; 消毒顺序错误,扣 2 分; 引流袋固定高于膀胱的高度,扣 5 分; 插入尿管长度错误,1 次扣 5 分; 工作面不洁,扣 2 分; 操作过程中未与患者交流,扣 5 分; 其余 1 项不合要求,扣 1 分。	

续表

项目	总分	技术操作要求	评分标准	扣分
		（14）依次打开消毒棉球及液状石蜡棉球包装； （15）物品摆放有序，弯盘置于近外阴部； （16）检查导尿管气囊及引流袋出口处并关闭开关； （17）将导尿管与引流袋连接，润滑导尿管前端 4～5 cm； （18）再次消毒：左手分开固定大、小阴唇，右手用镊子夹取棉球自尿道口、小阴唇、尿道口的顺序消毒； （19）操作者左手固定不动，右手将污弯盘置于床尾，将盛有导尿管的大弯盘置于会阴处； （20）用镊子夹取导尿管，缓缓插入 4～6 cm； （21）见尿液流出后再插入 7～10 cm； （22）左手置于距尿道口约 2 cm 处固定导尿管，给气囊注入 10～15 mL 无菌生理盐水； （23）向外轻拉尿管至有阻力感即证实导尿管已固定于膀胱内； （24）安全评估：若需做尿培养，需先夹住导尿管，分离导尿管与尿袋，再用无菌标本瓶接取，一次放尿量不能超过 1 000 mL； （25）用纱布擦净尿道口； （26）撤下洞巾，撤一次性尿垫； （27）脱手套，高举平台法固定导尿管，安置引流袋，协助患者穿裤子，盖被； （28）手消毒，引流袋及导尿管标注日期； （29）再次核对患者，签名； （30）询问患者的感受并观察尿液及引流情况，交代注意事项。		
拔尿管	10	（1）查对并向患者解释，遮挡患者； （2）观察引流液的性状及量，松开被子，将患者裤子退至膝盖； （3）戴手套，抽出气囊内的生理盐水； （4）拔除导尿管，用纱布擦净尿道口及外阴； （5）脱手套，将导尿管包裹在手套内； （6）松别针； （7）将导尿管一并置于医疗垃圾袋内； （8）手消毒，签名。询问患者的感受。	暴露患者隐私，扣3分； 沾湿床铺1次，扣2分； 其余1处不合要求，扣1分。	
操作后	5	（1）协助患者整理衣裤、床单位，恢复舒适卧位。观察患者反应，交代注意事项； （2）用物处理正确，标本送检及时； （3）洗手，记录并签名。	1项不符合要求，扣1分。	

续表

项目	总分	技术操作要求	评分标准	扣分
评价	10	（1）动作熟练、步骤正确，患者无不适； （2）无菌区与非无菌区概念明确（如有严重污染，为不及格，立即停止操作）； （3）操作时间 10 min。	操作不熟练，扣 2 分；操作时间每延长 30 s，扣 1 分。	
合计	100			

·第十周培训内容·

一、护理制度培训：母乳喂养宣教制度

（1）积极宣传母乳喂养的有关知识和政策，对全院职工进行母乳喂养知识培训。

（2）建立宣教室，做好母乳喂养的宣传工作，把母乳喂养的好处告诉所有的孕妇及家属。

（3）指导母亲正确喂奶姿势，进行正确的挤奶和保持泌乳。

（4）帮助母亲在产后 0.5 h 内哺乳。

（5）母乳是婴儿的最佳食品，除有医学指征外，不给婴儿喂养任何饮料和食品。

（6）实行母婴同室，让母亲和新生儿一天 24 h 在一起。

（7）鼓励按需哺乳，不受哺乳时间及次数限制。

（8）不为能母乳喂养的婴儿吸入人工奶头。

（9）建立母乳喂养的婴儿随访组织，随访时间为 4～6 个月，建立母乳喂养咨询门诊及热线电话，及时咨询指导。

（10）严格执行国际母乳代用品销售守则。

二、专科知识培训：胎盘早剥护理常规

（一）定义

妊娠 20 周以后或分娩期正常位置的胎盘在胎儿娩出前部分或全部从子宫壁剥离，称为胎盘早剥。胎盘早剥是妊娠晚期的重要并发症，若处理不及时可危及母体和胎儿的生命。

（二）症状、体征

妊娠晚期持续性腹痛，阴道出血可有可无。

（三）护理措施

（1）执行产科一般护理常规。

（2）绝对卧床休息,取左侧卧位,减轻孕妇的恐惧心理。

（3）严密观察病情变化,监测生命体征、尿量及胎心变化,遵医嘱给予输液、备血、吸氧、抢救休克等应急措施。

（4）及时终止妊娠。

（5）预防产后出血:胎儿娩出后及时给予宫缩剂,按摩子宫,严密观察阴道流血量。

（四）健康教育

加强营养,纠正贫血,保持会阴清洁,预防感染。

·第十一周培训内容·

一、专科知识培训:产程观察(一)

（一）定义

妊娠满 28 周(196 天)及以上,胎儿及其附属物从临产开始到全部从母体娩出的过程称为分娩。

（二）分类

（1）早产:满 28～36 周末。

（2）足月产:满 37 周～41 周末。

（3）过期产:满 42 周及以上。

（三）分娩的四要素

1. 产力

（1）子宫收缩力:临产后的主要产力,贯穿于分娩全过程,特点如下。

节律性:不随意、有规律地阵发性收缩伴疼痛。

对称性:两侧宫角(起搏点)－宫底中线－宫体－宫颈。

极性:宫底 2 倍强度于子宫下段。

缩复作用:宫腔缩小,宫颈管消失。

（2）腹壁肌及膈肌收缩力:第二产程重要辅助力量,第三产程可迫使已剥离的胎盘娩出。

（3）肛提肌收缩力:协助胎儿先露部内旋转、仰伸及娩出,第三产程协助胎盘娩出。

2. 产道

产道是胎儿娩出的通道,分为骨产道和软产道。

3. 胎儿因素

（1）胎儿大小:决定分娩难易的重要因素之一。

（2）胎头颅骨:由两块顶骨、额骨、颞骨及一块枕骨构成。颅骨间缝隙为颅缝,包括矢状缝、冠状缝、人字缝、颞缝、额缝颅缝交界处较大空隙为囟门,有前囟(大囟门)和后囟(小囟门),临床中常用摸骨缝的方法区分大、小囟门。

（3）胎头主要径线:双顶径、枕下前囟径、枕额径、枕颏径。

4. 胎位

（1）纵产式(头先露或臀先露),胎体纵轴与骨盆轴相一致,容易通过产道。

（2）头先露。

（3）臀先露。

（4）横产式:足月活胎不能通过产道。

（5）肩先露。

5. 精神心理因素

（1）分娩是生理现象,又是持久而强烈的应激源。

（2）产妇的情绪改变使心率加快、呼吸急促、肺内气体交换不足,子宫收缩乏力,产程延长导致产妇体力消耗过多,神经内分泌发生变化最终造成胎儿窘迫。

（3）耐心安慰,鼓励孕妇进食。

（4）教会孕妇掌握分娩时必要的呼吸技术和躯体放松技术。

（5）开展陪伴分娩(Doula 制度,"导乐"制度):在产妇分娩的全过程中,由一位富有爱心、态度和蔼、善解人意、精通妇产科知识的女性始终陪伴在产妇身边,这位陪伴女性即为"导乐"。"导乐"在整个产程中给产妇以持续的心理、生理及感情上的支持,并采用适宜技术,帮助产妇渡过生产难关。

二、操作培训:新生儿复苏术

步骤	分值	项目
复苏前准备 （10分）	10	准备气囊(检查气囊:气流、压力、减压阀)、面罩、吸氧管、气管插管(型号)、金属导芯、喉镜(型号)、温暖的毛巾、肩垫、手套、听诊器、低压吸引器(80～100 mmHg)、吸引球或吸痰管、胎粪吸引管、胃管、脐静脉导管、脉氧仪、注射器(1 mL、5 mL、10 mL、20 mL、50 mL)、肾上腺素(浓度 1:1 000,配成 1:10 000)、生理盐水、三通、辐射台预置 32 ℃～34 ℃、室温 25 ℃～28 ℃。
快速评估初步复苏 （14分）	3	引导语:孕 38 周,胎盘前置,胎盘早剥,剖宫产,体重 3 000 g。
	3	快速评估:问 4 个评价新生儿状况的问题(足月吗?羊水清吗?有呼吸和哭声吗?肌张力好吗?)
		引导语:足月,羊水清,没有呼吸和哭声,肌张力低下。
	3	保暖。
	3	摆好头吸位,先吸口再吸鼻。
	3	擦干,拿开湿毛巾,并重新摆好体位。
	2	给予刺激。

步骤	分值	项目
正压通气及矫正通气（19分）	2	听心率,询问心率、呼吸(引导语:心率每分钟 80 次,呼吸暂停或喘息样呼吸)。
	2	正压人工通气的指征(陈述:① 呼吸暂停或喘息样呼吸;②心率＜每分钟 100 次)。
	2	正确连接脉氧仪(右手或腕)。
	5	正压人工通气操作正确:面罩放置正确,给氧(空气),频率每分钟 40～60 次。
	3	观察胸廓是否起伏。
		引导语:胸廓无起伏。
	5	矫正通气:重新摆头位,吸引口鼻,打开口腔,放置面罩,必要时增加压力,继续正压通气 30 s。
胸外按压（19分）	2	询问心率(引导语:心率每分钟 50 次)。
	2	气管插管配合胸外按压(陈述:有效正压人工呼吸 30 s 后心率＜每分钟 60 次)。
	2	选择正确的喉镜及气管导管型号,确定气管插管深度。
	3	正确操作气管插管,助手给氧。
	3	判断气管插管是否成功(心率增加、胸廓起伏对称、双肺呼吸音对称、导管内有雾气、胃部无扩张)。
	2	气管插管正压通气(氧浓度调至 100%)。
	3	胸外按压操作正确(陈述:胸骨下 1/3,胸廓前后径的 1/3)。
	2	胸外按压的频率与正压通气的比例为 3∶1,计数:1、2、3,吸,时间 45～60 s,每分钟 120 次。
药物（10分）	2	询问心率:(引导语:心率每分钟 50 次)。
	2	使用肾上腺素的指征(陈述:正压人工呼吸＋胸外按压 45～60 s,心率＜每分钟 60 次)。
	2	1∶10 000 肾上腺素 2 mL 气管内注入(助手用注射器抽取准确剂量的肾上腺素复述后气管内注入),挤压复苏囊 3～4 次。
	2	准备脐静脉置管(口述),插入脐静脉导管(口述)。
	2	继续胸外按压＋正压通气 30 s。
扩容（9分）	3	询问心率、氧饱和度(引导语:心率每分钟 50 次,氧饱和度 60%)。
	3	确定使用扩容剂的指征:对复苏无反应,有低血容量体征(股动脉搏动弱、面色苍白、毛细血管再充盈时间＞3 s)。
	3	扩容剂的名称及剂量:生理盐水 30 mL,5～10 min 脐静脉注入。

步骤	分值	项目
评估 （8分）	2	询问心率(引导语:心率每分钟 80 次)。
	2	停止胸外按压,继续正压人工通气 30 s,调整氧浓度至 40%。
	2	评估询问心率、呼吸、氧饱和度(引导语:心率每分钟 120 次,自主呼吸,氧饱和度 80%)。
	2	拔出气管插管,常压给氧条件下转 NICU,复苏后监护。
理论 （6分）	6	陈述气管插管的指征(6条)。 ① 需要气管内吸引清除胎粪时;② 气囊面罩正压通气无效或要延长时;③ 胸外按压时;④ 经气管注入药物时;⑤ 需气管内给予肺表面活性物质;⑥ 特殊复苏情况,如先天性膈疝或超低体重新生儿。
评价 （5分）	5	操作熟练,动作敏捷、连贯;团队配合;关爱新生儿观念强;仪表端庄,衣帽整齐。

三、应急预案:新生儿窒息应急预案

（一）初步复苏

（1）将新生儿放在预热的辐射保温台上。

（2）摆正体位,肩胛部垫高 3 cm,呈鼻吸气位。

（3）清理呼吸道,先口后鼻(必要时气管插管)。

（4）擦干全身,给予刺激,重新摆正体位,肩胛部垫高 3 cm,呈鼻吸气位。

（5）必要时给氧。

（6）评价呼吸、心率、肤色,根据评价结果采取措施。

① 如有自主呼吸,心率>每分钟 100 次,肤色红润,继续给予支持护理,加强病情监测。

② 呼吸暂停或心率<每分钟 100 次,肤色青紫,立即给予气囊面罩正压人工呼吸。

（二）气囊面罩正压人工呼吸

（1）选择气囊,接上氧源,选择合适型号的面罩。

（2）检查气囊(压力、减压阀、性能)。

（3）站在新生儿的一侧或头部,将新生儿的头部摆正到鼻吸气位。

（4）将气囊和面罩放置在新生儿面部,检查气道密闭性(用正确压力通气 2～3 次,观察胸廓扩张情况)。

（5）100%氧开始气囊面罩正压人工呼吸 30 s 后,评价:

① 有自主呼吸,心率每分钟>100 次,肤色红润,可停止加压给氧,并给予触觉刺激,使其大声啼哭后,继续给予支持护理,加强病情监测;

② 无自主呼吸或呼吸微弱,心率每分钟<60 次或介于每分钟 60～80 次无上升,肤

色青紫,需要实行胸外心脏按压。

(三)胸外心脏按压

(1)手的正确位置在胸骨下 1/3 处(两乳头连线中点下方)。

(2)双指法:用中指和食指或无名指指尖,垂直压迫。

(3)拇指法:两拇指可并排放置或重叠,拇指第 1 节应弯曲,垂直压迫,双手环抱胸廓支撑。

(4)压迫深度为前后胸直径 1/3,放松时指尖或拇指不离开胸骨,下压时间应稍短于放松时间,节奏每秒按压 3 次、呼吸 1 次,频率为每分钟 120 次。

(5)30 s 胸外按压后,评价如下。

① 心率>每分钟 80 次,停止胸外心脏按压并继续人工呼吸,如有自主呼吸,肤色红润,可停止加压给氧,改为常规给氧,送入新生儿病房继续护理,与当班护士交接,记录。

② 心率<每分钟 60 次或介于 60～80 次/分钟无上升,无自主呼吸或呼吸微弱,肤色青紫,重新开始胸外心脏按压,并进行气管插管和使用药物。

(四)气管插管

(1)气管插管指征。

① 需要气管内吸引清除胎粪。

② 气囊面罩气囊正压通气无效或需长时间正压通气。

③ 经气管注入药物。

④ 特殊复苏情况,如先天性膈疝。

(2)选择合适型号的镜片:1 号足月儿用,0 号早产儿用。

(3)选择正确的气管导管。

① 内径 2. 5 mm, <1 000 g, <20 w。

② 内径 3. 0 mm, 1 000～3 000 g, 28～34 w。

③ 内径 3. 5 mm, 2 000～3 000 g, 34～38 w。

④ 内径 4. 0 mm, >3 000 g, <38 w。

(4)要求在 20 s 内完成整个操作并常规做 1 次气管吸引。

(五)药物治疗

用肾上腺素、碳酸氢钠、纳洛酮,遵医嘱执行。

(六)评价

复苏过程中随时评价新生儿的皮肤、呼吸、心率、喉反射、肌张力,为确定进一步的抢救措施提供依据。

·第十二周培训内容·

一、专科知识培训:产程观察(二)

1. 总产程定义

从规律宫缩开始至胎儿胎盘娩出为止,称分娩总产程。总产程大于 24 h 叫滞产。

2. 产程分期

(1)第一产程:宫颈扩张期,从开始出现间歇 5～6 min 的规律宫缩,到宫口开全。又分为潜伏期和活跃期,初产妇需 11～12 h,经产妇需 6～8 h。

① 潜伏期:宫口扩张 0～3 cm,平均扩张 1 cm 需要 2～3 h,平均总时长为 8 h,最长也可达 16 h。

② 活跃期:宫口扩张 3～10 cm,约需 4 h,最大时限为 8 h。

活跃期又分为以下 3 期。

加速期:宫口扩张 3～4 cm,约需 1 小时 30 min。

最大加速期:宫口扩张 4～9 cm,约需 2 h。

减速期:宫口扩张 9～10 cm,约需 30 min。

(2)第二产程:胎儿娩出期,从宫口开全到胎儿娩出。初产妇需 1～2 h,经产妇一般数分钟即可完成,但也有长达 1 小时者。

(3)第三产程:胎盘娩出期,从胎儿娩出到胎盘胎膜娩出,需 5～15 min,不应超过 30 min。

3. 胎盘剥离的征象

(1)宫体变硬,呈球形,下段被扩张,宫体呈狭长形被推向上,宫底升高达脐上。

(2)剥离的胎盘降至子宫下段,阴道口外露的一段脐带自行延长。

(3)阴道少量流血。

(4)接产者用手掌尺侧在产妇耻骨联合上方轻压子宫下段时,宫体上升而外露的脐带不再回缩。

二、出科考试:理论技能操作考核

三、实习生出科讲评总结

第七章

手术室护理单元

第一节 手术室掌握内容纲要

时间	掌握内容
第一周	一、科室概况及环境布局
	二、各班工作职责、流程及注意事项
	三、专科知识操作培训:常用手术器械名称、应用
	四、技能操作培训:外科手消毒、穿脱手术衣及戴无菌手套
第二周	一、护理制度培训:手术安全核查制度、护理差错事故管理办法
	二、专科知识培训
	三、操作培训:高频电刀、吸引器的使用
第三周	一、专业知识培训
	二、技能操作培训:穿针引线方法
	三、应急预案:手术室突然停电的应急预案
第四周	一、专业知识培训
	二、出科考试:理论技能操作考核
	三、实习生出科讲评总结

第二节 手术室培训具体内容

·第一周培训内容·

一、科室概况及环境布局

手术室位于门诊楼四楼。手术室护理组是一支富有正能量、凝聚力强的专业护理团队，手术室始终秉承着"除疾润心，济泽众生"的院训和"以人为本，以患者为中心"的护理理念，不断进步。

手术室共设有层流手术间 31 个，其中百级手术间 7 个（包含 2 个达芬奇手术间，2 个杂交手术间），护士 14 人，其中副主任护师 1 人，主管护师 3 人，护师 4 人，护士 6 人。

科室拥有眼科全飞秒手术间，拥有最先进的飞秒激光角膜屈光治疗机。

所有手术间均为高标准层流净化手术间，配备有进口麻醉机、监护仪、显微支气管镜、血气分析仪、心排量监测仪、肌松监测仪、便携超声仪、麻醉深度监测仪、血液回输机、便携式凝血监测仪及各种可视插管设备和保温、抗栓设备，以及高频电刀、腹腔镜、宫腔镜、显微镜、超声刀、能量平台、显微镜、钬激光、C 型臂、万能手术床、字母双头无影灯等大中型设备，能常规开展普外科、泌尿外科、骨科、神经外科、妇科、产科、耳鼻喉科、眼科、烧伤整形科等以专科手术为主的综合性手术。

二、各班工作职责、流程及注意事项

（一）各岗位工作职责

1. 洗手护士职责

（1）手术前。

① 查看手术通知单，了解拟实施手术名称、麻醉方式及患者相关信息（过敏史、生化检查等）、手术特殊用物，必要时参加病例讨论、访视患者。

② 备齐手术所需物品，包括无菌物品、外科洗手用品、脚蹬等。必要时请术者确认关键的器械和物品，如有疑问及时补充、更换。

③ 检查手术所需无菌物品及器械的灭菌标识和有效期。

④ 协助巡回护士安置患者、准备手术仪器设备等。

（2）手术中。

① 铺置无菌台前：确认周边环境符合无菌技术操作要求。再次检查手术所需无菌物品及器械的灭菌标识和有效期。

② 执行外科手消毒,原则上提前 15～30 min 刷手。

③ 铺置无菌台后,检查手术器械性能、完整性。

④ 执行手术物品清点制度,与巡回护士共同清点台上物品。

⑤ 遵循无菌技术操作原则,协助手术医生进行手术区域皮肤消毒、铺置无菌单、戴无菌手套。

⑥ 与巡回护士连接好各种手术仪器,如电刀、吸引器、超声刀、冷光源等。

⑦ 关注手术进程,掌握手术步骤及主刀医生的习惯,提前准备并正确传递手术器械,及时擦拭器械上的血渍,传递前及使用后均需检查器械的完整性。

⑧ 对正在使用的器械、纱布、纱垫、缝针等做到心中有数,用后及时收回。

⑨ 监督手术医生对特殊器械及电外科的安全使用。

⑩ 负责手术台上标本的管理,严格执行手术标本管理制度。

⑪ 监督手术台上人员的无菌技术操作,严格执行手术隔离技术。保持无菌区域干燥整洁、不被污染,灭菌指示卡如有或疑有污染立即更换。

⑫ 做好标准预防,正确传递锐器,防止发生锐器伤。如为特殊感染手术,按感染类别执行《医疗机构消毒技术规范》(WS/T 367—2012)相关处理规定。

⑬ 术中原则上不调换洗手护士,特殊情况必须调换时,严格执行交接班制度,现场交接。

⑭ 完成第四次手术物品清点后,告知手术医生手术物品完整、数目正确。

(3)手术后。

① 协助手术医生包扎伤口,清洁手术区域皮肤。正确连接各种引流袋。

② 按照《手术标本管理》处理标本。

③ 遵循垃圾分类原则,锐器应放置于锐器盒内。

④ 做好器械整理,及时与消毒供应人员交接。

2. 巡回护士职责

(1)手术前。

① 查看手术通知单,了解拟实施手术名称、麻醉方式及患者相关信息(过敏史、生化检查等),必要时参加病例讨论、访视患者,做好术前宣教。

② 确认手术所需物品、仪器、设备、手术体位用物等,并处于功能状态。

③ 检查手术间环境,符合国家规范要求,包括温度、湿度、照明、清洁状况等,发现异常及时报修。清空上一台手术患者的所有物品、病历资料、垃圾等。

④ 遵循一间、一人、一病历原则:每个手术间只能安置一位患者,并只能存放该患者的病历、资料。

⑤ 执行手术患者交接制度,做好与病房护士的交接,检查所带药物、影像学检查结果等,确认患者有无义齿、饰品、植入物等,并在交接单上签名记录。

⑥ 核对手术患者身份：采用两种以上核对方法。

⑦ 患者转移至手术床时，先确认手术床和手术平车固定，再转移患者，告知患者不得随意移动，防止坠床的发生。

⑧ 做好患者的心理护理，减轻患者的焦虑。

（2）手术中。

① 根据手术及麻醉需要，选择静脉穿刺部位，按《静脉治疗护理技术操作规范》建立静脉通路，妥善固定。按相关要求给予术前抗菌药物。

② 执行《手术安全核查制度》，在麻醉前、手术开始前、患者离室前，与麻醉医生、手术医生共同核对患者相关信息，确保正确的患者、正确的手术部位、正确的手术方式。

③ 协助实施麻醉。

④ 协助洗手护士铺置无菌台：检查无菌物品的有效期、包装等，确保物品合格，打开无菌物品。

⑤ 执行手术物品清点制度，清点、核对手术中所需物品，并签字记录。

⑥ 检查评估皮肤，遵循手术体位安置原则，与手术医生、麻醉医生共同安置手术体位，实施必要的保护和约束措施，避免受压、暴露等造成的损伤，防止患者坠床，减少不必要的暴露，保护患者的隐私，做好保暖，保证舒适。

⑦ 随时提供手术所需仪器、设备、手术器械、耗材等，正确连接、调试手术设备。

⑧ 严格执行查对制度：给药、输血等操作时须与手术医生或麻醉医生双人核对。抢救时协助麻醉医生给药。在执行口头医嘱时必须复述确认，并保留空安瓿至手术结束。

⑨ 及时供应术中所需物品，双人清点添加物品后及时记录，掉落的物品应集中放于固定位置，以便清点。

⑩ 做好护理观察，包括观察出血、用药、输液、输血、尿量、手术体位等。发生异常情况时，积极配合抢救。

⑪ 严格执行并监督手术间所有人员的无菌操作技术、消毒隔离技术、垃圾分类等各项规定的落实。控制参观人数，保持手术间门处于关闭状态、环境整洁。

⑫ 严格执行交接班制度，现场交接，内容包括手术物品、体位及皮肤、管路等，并做好交接记录。

⑬ 遵循手术标本管理制度，协助洗手护士或手术医生核对病理及病理单的各项内容，确认标本来源的名称和数量，妥善管理手术标本，督促及时送检，并签字记录。

⑭ 执行护理文件书写规定，准确填写各种护理文件，并签字确认。特殊情况在护理记录单上详细描述，必要时请主刀医生签字确认。

⑮ 巡视仪器和设备的运转情况，发现异常及时检查，必要时报修。

（3）手术后。

① 协助手术医生包扎伤口，保持患者皮肤清洁、衣物整齐，保护隐私、注意保暖。

② 检查患者皮肤：如有损伤等异常情况，与手术医生共同确认，发生时，须在护理记录单上记录，并与手术医生、病房护士交接。

③ 整理管路：保持通畅，标识清楚，固定稳妥。

④ 整理患者所带物品及护理文件，将患者安全送离手术室。

⑤ 整理手术间，物归原处，并补充所需物品。

⑥ 执行不良事件上报制度，及时上报与患者安全相关的事件。

三、专科知识培训：常用手术器械名称、应用

任何手术操作，不论大小、复杂或简单，均离不开其工具——手术器械。手术中通用的器械即为外科常用器械，外科常用器械根据结构特点不同而分为多种类型和型号。只有掌握了各种手术器械的结构特点和基本性能，才能正确、灵活地使用，才能达到手术的基本要求。

（一）切割器械

1. 手术刀

手术刀由刀片（Knife blade）和刀柄（Knife handle）两部分组成，用时将刀片安装在刀柄上。刀片是一次性的，刀柄不是。

（1）刀柄型号：刀柄根据长短及大小分型，其末端刻有号码，如下图所示。

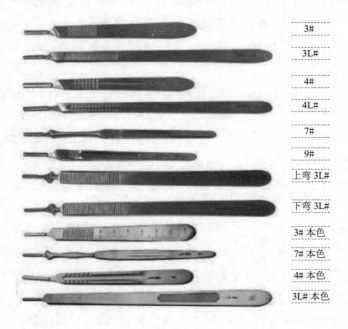

3#
3L#
4#
4L#
7#
9#
上弯 3L#
下弯 3L#
3# 本色
7# 本色
4# 本色
3L# 本色

（2）刀片型号：刀片根据大小及形状分型，其刀片末端刻有号码。有 15 号小圆、10 号中圆、20～23 号大圆、11 号尖刀、12 号镰状刀片，如下图所示。

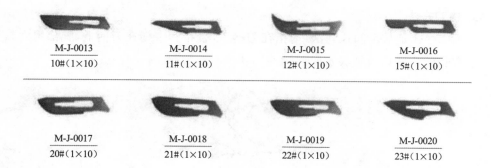

M-J-0013	M-J-0014	M-J-0015	M-J-0016
10#（1×10）	11#（1×10）	12#（1×10）	15#（1×10）

M-J-0017	M-J-0018	M-J-0019	M-J-0020
20#（1×10）	21#（1×10）	22#（1×10）	23#（1×10）

（3）手术刀用途：手术刀一般用于切开和剥离组织，可根据不同的手术要求，选用不同的刀。

刀片型号	惯称	安装刀片	用途
3 号	小号刀柄	小刀片（20 号以下）	浅小部切割
4 号	普通刀柄	大刀片（20 号以上）	浅部切割
7 号	长刀柄	小刀片（20 号以下）	深部切割

（4）手术刀的安装与拆卸：对刀片应用持针器夹持进行安装与拆卸，禁止徒手操作，避免割伤手指。

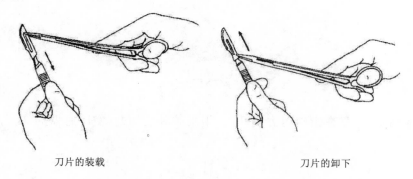

刀片的装载　　　　　　　　　　　　刀片的卸下

2. 其他刀类

其他刀类有截肢刀、骨刀、轴式取皮刀、鼓式取皮刀、电刀等。

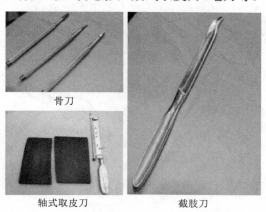

骨刀

轴式取皮刀　　　　　　　　截肢刀

3. 执刀方法

（1）执弓式是常用的执刀法，拇指在刀柄下，食指和中指在刀柄上，腕部用力。执弓式用于较长的皮肤切口及腹直肌前鞘的切开等。

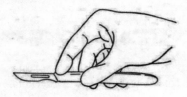

（2）执笔式：动作的主要力在指部，可用于解剖血管或神经、腹膜切开和做短小切口等。

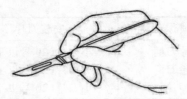

（3）抓持式：握持刀比较稳定，切割范围较广，用于使力较大的切开，如截肢、肌腱切开、做较长的皮肤切口等。

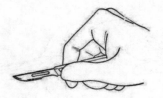

（4）反挑式：全靠在指端用力挑开，多用于脓肿的切开、空腔脏器的切开，以防损伤深层组织。

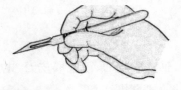

（5）错误的执刀方式：执筷式，且手的位置太高；执刀太低。

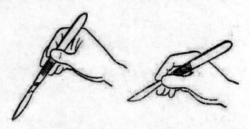

刀的传递：刀锋不要向着自己或别人，以免受伤。

4. 手术剪

（1）手术剪根据结构特点分为尖、钝、直、弯、长、短型，根据其用途分为组织剪（Tissue scissors）、线剪（Stitch scissors）及拆线剪（Ligature scissors）。手术剪的使用方法可分为正剪法、反剪法和扶剪法。

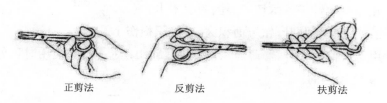

正剪法   反剪法   扶剪法

（2）不同类型的手术剪用途各异。组织剪：多为弯剪，锐利而精细，用来解剖、剪断或分离（剪开）组织。线剪：多为直剪，用来剪断缝线、敷料、引流物等。拆线剪：是一页钝凹，一页直尖的直剪，用于拆除缝线。线剪与组织剪的区别在于组织剪的刃锐薄，线剪的刃较敦厚。绝不能图方便、贪快，以组织剪代替线剪，以致损坏刀刃，造成浪费。

（3）正确把持法：拇指和第四指（无名指）分别插入剪刀柄的两环，中指放在第四指环的剪刀柄上，食指压在轴节处起稳定和向导作用，有利于操作。

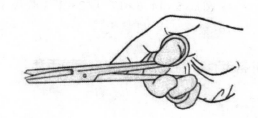

（4）其他剪类：夹持及钳制器械。

① 血管钳：主要用于钳夹血管或出血点，亦称止血钳。由于钳的前端平滑，易插入筋膜内，不易刺破静脉，也供钝性分离解剖组织用。其也可用于牵引缝线、拔出缝针，或代镊使用，但不宜夹持皮肤、脏器及较脆弱的组织，有大、小，有齿、无齿，直形、弯形之分。

② 直血管钳：用于手术部位的浅部止血和组织分离、提拉切口处。

③ 弯血管钳：用于手术深部组织或内脏的止血。

④ 蚊式止血钳：较细小，适于分离小血管及神经周围的结缔组织，用于小血管的止血，不适宜夹持大块或较硬的组织。

⑤ 直角钳：用于游离和绕过主要血管、胆道等组织的后壁，如胃左动脉、胆囊管。

⑥ 有齿血管钳（可可钳）：用于夹持较厚及易滑脱的组织，一般不用于止血。常用于骨科夹持、胃肠切除。

⑦ 艾力斯钳：又名鼠齿钳、阿力士，对组织的压榨较血管钳轻。可用于夹持较坚韧的组织，一般用以夹持皮肤、筋膜、肌肉、腹膜或肿瘤被膜，固定纱布垫。不能用以夹持或

牵拉内脏或神经、血管等脆弱组织。

⑧ 环钳：环钳柄长，两顶端各有一个卵圆形环，故又名卵圆钳。其前端分直、弯，内面上有、无横纹，其内面光滑者用作夹持内脏。内面上有横纹者可以夹持纱布，因而名为海绵钳。有齿者用于夹持敷料、布单、引流管等物品。

⑨ 巾钳：用于固定铺盖手术切口周围的手术巾。

⑩ 肺叶钳：用于夹持肺叶，钳端面积大，对组织损伤小。

⑪ 肠钳：用于夹持肠管，两臂薄而长，弹性好，对组织损伤小。使用时可外套乳胶管，可以进一步减少对肠壁的损伤。

5. 缝针

（1）缝针是用于各种组织缝合的器械，它由三个基本部分组成，即针尖、针体和针眼，分为圆头、三角头及铲头三种。

（2）圆针：根据弧度不同分为 1/2、3/8 弧度等，弧度大者多用于深部组织及软组织。

（3）三角针：前半部为三棱形，较锋利，用于缝合皮肤、软骨、韧带等坚韧组织，损伤性较大。

（4）铲头针：临床较少用。

（5）国产缝针的型号：3/8 圆周 5×14、6×17、9×28；1/2 圆周 12×20、9×24；眼科缝针 3×8、3×10、4×6、4×8、4×10；数字越大，针越大。

四、技能操作培训：外科手消毒、穿脱手术衣及戴无菌手套

（一）外科手消毒的方法

（1）用脚踏取 5～10 mL 免洗手消毒液于掌心。

（2）严格按照手消规范，将消毒液涂擦于双臂及上、下臂 1/3，保持湿润 1 min。

（3）待手部完全干燥后再穿手术衣和戴手套。

（二）穿无菌手术衣方法

（1）洗手后，取手术衣。

（2）将衣领提起轻轻抖开，将手术衣轻掷向上，顺势将手和前臂伸入衣袖，并向前平行伸展。

（3）巡回护士在其身后系衣带，戴无菌手套。

（4）将腰带递给戴好手套的手术医生，穿衣者绕一周系腰间。

（5）手臂应保持在胸前，高不过肩、低不过腰。

（三）脱手术衣的方法

（1）由巡回护士解开背带及领口带，操作者左手抓住右肩手术衣，自上拉下，使衣袖翻向外。

（2）用相同方法脱下左肩手术衣。

（3）脱下全部手术衣,使衣里外翻,保护手臂及洗手衣裤不被手术衣外面所污染。

（4）最后脱下手术衣,扔在污衣袋内。

（四）戴无菌手套的方法

（1）打开手套包装,双手提起手套。

（2）用一只手捏住手套反折部外面,另一只手对准手套五指插入。

（3）已戴手套的手指插入另一只手套的反折部内面,托住手套插入另一只手,双手反折部分翻向上,盖住手术衣袖口。

（五）戴无菌手套的注意事项

（1）未戴手套的手不可触及手套外面。

（2）已戴手套的手不可触及未戴手套的手。

（3）手套的上口要严密地盖住手术衣袖。

（4）同时检查手套是否有破口。

（5）如发现有水渗入手套内面,必须立即更换。

·第二周培训内容·

一、护理制度培训：手术安全核查制度、护理差错事故管理办法

（一）手术安全核查制度

1. 定义

手术安全核查制度指在麻醉实施前、手术开始前和患者离开手术室前对患者身份、手术部位、手术方式等进行多方参与的核查,以保障患者安全的制度。

2. 基本要求

（1）医疗机构应当建立手术安全核查制度和标准化流程。

（2）手术安全核查过程和内容按国家有关规定执行。

（3）手术安全核查表应当纳入病历。

3. 内容

（1）手术安全核查是由具有执业资质的手术医师、麻醉医师和手术室护士三方（以下简称三方）,分别在麻醉实施前、手术开始前和患者离开手术室前,共同对患者身份和手术部位等内容进行核查的工作。

（2）本制度适用于各级各类手术,其他有创操作可参照执行。

（3）手术患者均应佩戴标示有患者身份识别信息的标识以便核查。

（4）手术安全核查由手术医师或麻醉医师主持,三方共同执行并逐项填写《手术安全核查表》。

（5）实施手术安全核查的内容及流程如下。

① 麻醉实施前：三方按《手术安全核查表》依次核对患者身份（姓名、性别、年龄、病案号）、手术方式、知情同意情况、手术部位与标识、麻醉安全检查、皮肤是否完整、术野皮肤准备、静脉通道建立情况、患者过敏史、抗菌药物皮试结果、术前备血情况、假体、体内植入物、影像学资料等内容。

② 手术开始前：三方共同核查患者身份（姓名、性别、年龄）、手术方式、手术部位与标识，并确认风险预警等内容。手术物品准备情况的核查由手术室护士执行并向手术医师和麻醉医师报告。

③ 患者离开手术室前：三方共同核查患者身份（姓名、性别、年龄）、实际手术方式、术中用药、输血，清点手术用物，确认手术标本，检查皮肤完整性、动静脉通路、引流管，确认患者去向等内容。

④ 三方确认后分别在《手术安全核查表》上签名。

（6）手术安全核查必须按照上述步骤依次进行，每一步核查无误后方可进行下一步操作，不得提前填写表格。

（7）术中用药、输血的核查：由麻醉医师或手术医师根据情况需要下达医嘱并做好相应记录，由手术室护士与麻醉医师共同核查。

（8）住院患者的《手术安全核查表》应归入病历中保管，非住院患者的《手术安全核查表》由手术室负责保存一年。

（9）手术科室、麻醉科与手术室的负责人是本科室实施手术安全核查制度的第一责任人。

（10）医务科、质控科应加强对本院手术安全核查制度实施情况的监督与管理，提出持续改进的措施并加以落实。

（二）护理差错、事故定性标准

1. 医疗事故定义及分级

（1）定义：医疗事故是指医疗机构及其医务人员在医疗活动中，违反医疗卫生管理法律、行政法规、部门规章和诊疗护理规范、常规、过失造成患者人身损害的事故。

（2）分级：根据国务院 2002 年发布的《医疗事故处理条例》，对患者人身造成的损害程度，将医疗事故分为四级。

① 一级医疗事故：造成患者死亡、重度残疾的医疗事故。

② 二级医疗事故：造成患者中度残疾的、器官组织损伤导致严重功能障碍的医疗事故。

③ 三级医疗事故：造成患者轻度残疾、器官组织损伤导致一般功能障碍的医疗事故。

④ 四级医疗事故：造成患者明显人身损害及其他后果的医疗事故。

2. 护理差错定义及分级

（1）定义：在护理工作中，因责任心不强、违反操作规程或技术水平低等原因发生差错，对患者产生直接或间接影响，但未造成不良后果者，称为护理差错。

（2）分级：根据差错情节和对患者身体造成的损害程度，将护理差错分为四级。

① 一级护理差错：错录、漏录医嘱，而影响患者治疗者。执行查对制度不认真，发错药、打错针，给患者增加痛苦者。漏做药物过敏试验，或给患者错用药，发生过敏，有轻微人身损害者。护理不周发生Ⅱ期以上褥疮者。防护措施不当发生坠床者。称错体重影响患者手术、治疗者。抢救时，执行医嘱不及时，以致延误抢救者。静脉注射外渗外漏，面积达 3 cm×3 cm 以上或有局部坏死者。实施热敷造成Ⅱ度烫伤，冷敷不当造成冻伤，面积不超过体表面积的 0.2% 者。发放灭菌已过期的器械或器械清洗、灭菌不彻底，有细菌生长，造成一定后果者。未进行术前准备或术前准备不合格或备皮划伤多处，而影响手术或检查者。

② 二级护理差错：漏打针、漏发药一定程度影响患者治疗，但无明显人身伤害者。错做或漏做滴眼药、滴鼻药及冷、热敷、雾化吸入、鼻饲、导尿、灌肠等临床处置者。监护失误，引流不畅，未及时发现，轻微影响治疗者。各种记录不准确，对诊断治疗有轻微影响者。供应室发错物品，没有及时收回，包内遗漏主要器械或器械已损坏，轻微影响检查治疗者。

③ 三级护理差错：误发或漏发各种治疗物品，对病情有一定影响者。手术患者应禁食而未禁食，以致拖延手术时间者。损坏血液、脑脊液、胸腔积液、腹水等重要标本或未按要求留取、及时送检，以致影响检查结果者。由于手术器械、敷料准备不全，以致延误手术时间，但未造成不良后果者。

④ 四级护理差错：各项护理工作（基础护理、重症护理、专科护理）违反操作规程，质量未达到标准要求，尚未造成后果者。各项护理记录不准确，医学术语不当，项目填写不全，不签全名，尚无不良影响。标本留取不及时，尚未影响诊断治疗者。执行医嘱不认真，给药时间提前或拖后 2 h 以上，无不良后果者。各种检查前准备未达到要求，尚未影响诊断者。发放过期敷料，但未给患者使用，或虽已使用但未造成不良反应者。

3. 护理差错事故登记报告制度

（1）护理人员在医疗护理活动中发生或者发现护理差错事故应当立即向所在病区护士长、科主任、主管医师报告。属于差错、事故及可能引起医疗纠纷时，病区护士长必须在 24 h 内向护理部汇报。护理部根据护理差错、事故及纠纷性质及时向有关部门及领导报告。

（2）对于重大医疗过失行为，部门护士长应立即向科主任、护理部报告，护理部及时向有关部门及领导报告。

① 导致患者死亡或者可能为二级以上的医疗事故。

② 导致 3 人以上人身损害后果。

③ 国务院卫生行政部门和省、自治区、直辖市人民政府卫生行政部门规定的其他情形。

（3）护理部成立差错事故鉴定委员会，负责对全院护士在护理工作中出现的差错事故进行调查分析，并确定差错事故的性质，提出整改意见。

（4）各科室建立护理缺陷登记本，及时登记发生差错事故的经过。

（5）各科室严格执行差错事故报告制度，发生差错事故的科室和个人，如不按规定报告、有意隐瞒，在事后发现时，按情节轻重予以处分。

（6）发生差错事故后，应严密观察病情变化，并采取积极有效的抢救措施，以尽量减轻或消除差错事故的发生而导致的不良后果。

（7）各科室发生差错事故时，由所在科室护士长组织讨论，查找原因提出处理意见，当事人（包括实习生）在 24 h 内写出事情发生的经过及经验教训，填写差错事故登记表，护士长在 3 d 内将书面材料交护理部（包括时间详细过程、涉及当事人、发生原因、经验教训、整改措施、处理意见），护理部接到报告后应指派专人及时进行调查研究，组织差错事故委员会进行讨论，若发生护理事故交医院医疗事故鉴定委员会进行鉴定，并将处理意见反馈给科室。

（8）发生差错事故的各种有关记录、检查报告及造成事故的药品、输液、血制品、化验标本、器械等均应妥善保管，不得擅自涂改、销毁，并保留患者的标本，以备鉴定。

（9）实习生发生差错由带教老师负责，将医院差错事故委员会讨论意见通知其所在学校并记录在鉴定中。

（10）各科室建立堵漏差错登记本，每月 28 日之前护士长将各环节中杜绝的差错书面报告护理部。

二、专科知识培训

（一）使用无菌持物钳的注意事项

（1）取放无菌持物钳时应闭合钳端，不可触及容器口边缘。

（2）使用过程中：始终保持钳端向下，不可触及非无菌区；就地使用，到距离较远处取物时，应将持物钳和容器一起移至操作处。

（3）无菌持物钳不能用于夹取油纱，防止油粘于钳端，影响消毒效果；不可用于换药或消毒皮肤，以防被污染。

（4）无菌持物钳应保持绝对的无菌，不可与已开始使用的物品接触。

（5）有效期为 4 h，超过 4 h 需要更换，有效期内若有污染立即更换。

（二）无菌物品保管原则

（1）无菌包裹体积：下排气压力蒸汽灭菌无菌包裹体积为 $30 \times 30 \times 25 \ cm^3$，脉动真空压力蒸汽灭菌无菌包裹体积为 $30 \times 30 \times 50 \ m^3$（现用的为脉动真空）。

（2）无菌包裹中央必须放化学指示卡,包外有化学指示胶带,并写明灭菌日期和名称及包装人。

（3）无菌物品与有菌物品必须分室放置。存放无菌包的储存室门应当关闭,对房间定期清洁、消毒。

（4）运送无菌物品的工具,必须每日清洗和消毒,保持干燥,运送中加罩防止污染。

（5）无菌物品应分类放置在无菌物品橱内,并按灭菌日期前后顺序排列,先灭菌的物品放在前面,以利于取用。

（6）无菌包掉落地上或误放不洁之处或有潮湿,均视为污染。

（7）无菌包必须首先手感干燥,应轻拿轻放,禁止拍打,并存放在干燥处,如手感潮湿应视为污染,须重新灭菌。

（8）无菌物品每天应有专人检查。

（三）无菌技术

1. 打开无菌包的方法

（1）核对无菌包名称、灭菌有效期,检查消毒指示带是否变色,检查包布有无潮湿、破损。

（2）解开扎带放在包布下,揭开包布外角,再揭左、右两角,手捏左、右两角翻折的内侧面,最后揭开内角。

（3）用无菌持物钳取所需物品,放于无菌区域内。

（4）包内有剩余用物,则按原痕包起扎好,注明开包时间,超过 24 h 不能使用。

（5）一次全部取出包内物品时,可将无菌包托在手中打开,另一只手将包布四角抓住,使包内物品妥善置于无菌区域内。

（6）注意手及未经消毒物品不能触及包内面,不能跨越无菌区,污染的包内物品不可使用。

2. 铺无菌盘注意事项

（1）评估操作环境是否符合要求。

（2）检查无菌包有无破损、潮湿,消毒指示胶带是否变色及其有效期。

（3）打开无菌包,用无菌钳取出 1 块治疗巾,放于治疗盘内。

（4）双手捏住无菌巾上层两角的外面,轻轻抖开,双折铺于治疗盘内,上层向远端呈扇形折叠,开口边向外。

（5）按需取无菌物品放入无菌区域内,将上层盖于物品上,上、下层边缘对齐,开口处向上翻折两次,两侧边缘向下翻折一次。

（6）注明铺无菌盘的名称及时间。

注:铺无菌区域,保持清洁、干燥,铺好的无菌盘也应保持干燥,以免潮湿污染。操作中不可跨越无菌区。铺好的无菌盘应尽快使用,有效期不得超过 4 h。

三、操作培训：高频电刀、吸引器的使用

（一）威力高频电刀使用流程

（1）组件：主机、电源线、单极脚踏、双极脚踏、单极电刀、双极电凝、负极板及连线。

（2）背板接口：电源线接口、双极脚踏接口、单极脚踏接口。

（3）面板接口：开关机键、双极电凝接口、单极电刀接口、负极板接口。

（4）面板按键：返回键。

（5）双极电凝模式区：能量显示屏、能量上下调节键、三种双极模式键及指示灯（精确双极、标准双极、宏双极）。

（6）单极切割模式区：能量显示屏、能量上下调节键、三种切割模式键及指示灯（低电压切割、纯切、混切）。

（7）单极凝血模式区：能量显示屏、能量上下调节键、三种凝血模式键及指示灯（干燥、电灼、喷凝）。

（8）使用流程：

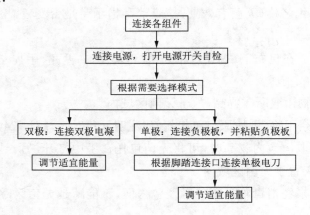

（9）关机流程：

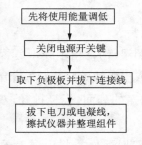

（二）贝林高频电刀使用流程

（1）组件：主机、电源线、脚踏（单双极共用）、内窥镜电刀、单极电刀、双极电凝、负极板及连线。

（2）背板接口：电源线接口、脚踏接口、音量调节钮。

（3）面板接口：开关机键、负极板接口、内窥镜电刀接口、单极电刀接口、双极电凝接口。

（4）面板按键：电源、功率自动补增、指示灯。

（5）单极电切模式区：能量显示屏、能量上下调节键、输出指示灯、模式转换键（切1、切2、切3）。

（6）单极电凝模式区：能量显示屏、能量上下调节键、输出指示灯、模式转换键（电凝、喷射凝）、脚控转换键（单极脚踏、双极脚踏）。

（7）双极电凝模式区：能量显示屏、能量上下调节键、输出指示灯、控制转换键（双极脚控、双极自动）。

（8）使用流程：

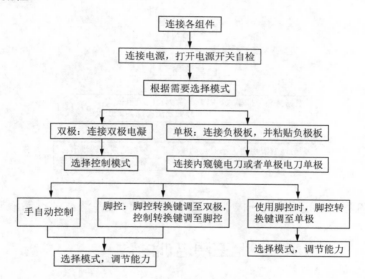

（9）关机流程：

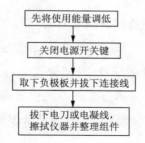

（三）中心负压吸引器使用流程

（1）组件：墙面压力表阀、负压吸引瓶架、一次性储液瓶、连接管。

（2）使用流程：

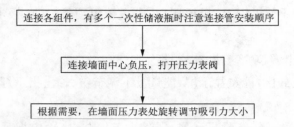

（3）关闭流程：关闭墙面压力表阀门→擦拭仪器并更换一次性储液瓶。

（四）电动吸引器使用流程

（1）组件：主机、电源线、脚踏、连接管、储液瓶。

（2）使用流程：

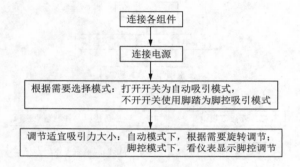

（3）关机流程：关闭开关键→拔下电源线→擦拭仪器并清洗消毒储液瓶。

·第三周培训内容·

一、专科知识培训

（一）常用手术体位适用范围及安置注意事项

1. 仰卧位

标准仰卧位是将患者的头部放于枕上，两臂置于身体两侧或自然伸开，两腿自然伸直的一种体位。根据手术部位及手术方式的不同摆放各种特殊的仰卧位，包括垂头仰卧位、头高脚低仰卧位、头低脚高仰卧位、人字分腿仰卧位等。特殊仰卧位都是在标准仰卧位的基础上演变而来。

（1）垂头仰卧位：适用于口腔、颈前入路等手术。

用物准备：肩垫、颈垫、头枕。

摆放方法如下。

方法一：利用体位垫摆放，肩下置肩垫（平肩峰），按需抬高肩部。颈下置颈垫使头后仰，保持头颈中立位，充分显露手术部位。

方法二：利用手术床调节,头部置头枕,先将手术床调至头高脚低位,再按需降低头板,形成颈伸位。

注意事项：防止颈部过伸,引起甲状腺手术体位综合征;注意保护眼睛;对有颈椎病的患者,应在患者能承受的限度之内摆放体位。

（2）平卧垫高仰卧位：适用于上腹部手术。

用物准备：另加脚挡。

摆放方法：根据手术部位调节手术床至适宜的倾斜角度,保持手术部位处于高位。

注意事项：妥善固定患者,防止坠床;手术床头高角度不宜超过30°,防止下肢深静脉血栓的形成。

（3）头低脚高仰卧位：适用于下腹部手术。

用物准备：另加肩挡。

摆放方法：肩部可用肩挡固定,防止躯体下滑。根据手术部位调节手术床至适宜的倾斜角度,一般头低脚高（约15°～30°）,把头板调高约15°、左倾或右倾（约15°～20°）。

注意事项：评估患者术前视力和心脏功能情况,手术床倾斜角度一般不超过30°,防止引起眼部水肿、眼压过高及影响呼吸循环功能;肩挡距离颈侧以能侧向放入一只手为宜,避免臂丛神经损伤。

2. 侧卧位

侧卧位适用于颞部、肺、食管、侧胸壁、髋关节等部位的手术。侧卧位是将患者向一侧自然侧卧,头部侧向健侧方向,双下肢自然屈曲,前后分开放置,双臂自然向前伸展,患者的脊柱处于水平线上,保持生理弯曲的一种手术体位。在此基础上,根据手术部位及手术方式的不同,摆放各种特殊侧卧位。

用物准备：头枕胸垫、固定挡板、下肢支撑垫、托手板及可调节托手架、上下肢约束带。

摆放方法：取健侧卧,头下置头枕,使颈椎处于水平位置,腋下距肩峰10 cm处垫胸垫。术侧上肢屈曲呈抱球状,置于可调节托手架上,远端关节稍低于近端关节。下侧上肢外展于托手板上,远端关节高于近端关节,共同维持胸廓自然舒展。肩关节外展或上举不超过90°。两肩连线与手术台呈90°。腹侧用固定挡板支持耻骨联合,背侧用挡板固定骶尾部或肩胛区（离手术野至少15 cm）,共同维持患者90°侧卧位。双下肢约45°自然屈曲,前后分开放置,保持两腿呈跑步时姿态屈曲位。两腿间用支撑垫承托上侧下肢,小腿及双上肢用约束带固定。

注意事项如下。

① 注意对患者心肺功能的保护。

② 注意保护骨突部（肩部、健侧胸部、髋部、膝外侧及踝部等）,根据病情及手术时间建议使用抗压软垫及防压疮敷料,预防手术压疮。

③ 标准侧卧位安置后,评估患者的脊椎是否在一条水平线上,脊椎生理弯曲是否变

形,下侧肢体及腋窝处是否悬空。颅脑手术侧卧位时肩部肌肉牵拉是否过紧。肩带部位应用软垫保护,防止压疮。

④ 防止健侧眼睛、耳廓及男性患者外生殖器受压。避免固定挡板压迫腹股沟,导致下肢缺血或深静脉血栓的形成。

⑤ 下肢固定带需避开膝外侧,距膝关节上方或下方 5 cm 处,防止损伤腓总经。

⑥ 术中调节手术床时需密切观察,防止体位移动,导致重要器官受压。

⑦ 髋部手术采用侧卧位时,评估患者胸部及下侧髋部固定的稳定性,避免手术中体位移动,影响术后两侧肢体长度对比。

⑧ 体位安置完毕及拆除挡板时妥善固定患者,防止坠床。

⑨ 安置腰部手术侧卧位时,手术部位对准手术床背板与腿板折叠处,腰下置腰垫,调节手术床呈"⌒"形,使患者凹陷的腰区逐渐变平,腰部肌肉拉伸,肾区显露充分。双下肢屈曲约 45° 错开放置,下侧在前,上侧在后,两腿间垫一大软枕,用约束带固定肢体。缝合切口前及时将腰桥复位。

⑩ 安置 45° 侧卧位时,患者仰卧,手术部位下沿手术床纵轴平行垫胸垫,使术侧胸部垫高约 45°。健侧手臂外展,置于托手板上,术侧手臂用棉垫保护后屈肘呈功能位固定于麻醉头架上。患侧下肢用大软枕支撑,健侧大腿上端用挡板固定。注意患侧上肢必须包好,避免肢体直接接触麻醉头架,导致电烧伤。手指外露以观察血运情况。保持前臂稍微抬高,避免肘关节过度屈曲或上举,防止损伤桡、尺神经。

3. 俯卧位

俯卧位适用于头颈部、背部、脊柱后路、盆腔后路、四肢背侧等部位的手术。

俯卧位是患者俯卧于床面,面部朝下、背部朝上,保证胸腹部最大范围不受压、双下肢自然屈曲的手术体位。

摆放方法如下。

① 根据手术方式和患者体型,选择适宜的体位支撑用物,并置于手术床上相应位置。

② 麻醉成功、各项准备工作完成后,由医护人员共同配合,采用轴线翻身法将患者安置于俯卧位支撑用物上,妥善约束,避免坠床。

③ 检查头面部,根据患者脸型调整头部支撑物的宽度,将头部置于头托上,保持颈椎呈中立位,维持人体正常的生理弯曲。选择前额、两颊及下颌作为支撑点,避免压迫眼部眶上神经、眶上动脉、眼球、颧骨、鼻及口唇。

④ 将前胸、肋骨两侧、髂前上棘、耻骨联合作为支撑点,使胸腹部悬空,避免受压,避开腋窝。保护男性患者会阴部以及女性患者乳房部。

⑤ 将双腿置于腿架或软枕上,保持功能位,避免双膝部悬空,给予体位垫保护,使双下肢略分开,在足踝部垫软枕,使踝关节自然弯曲,足尖自然下垂,将约束带置于膝关节上 5 cm 处。

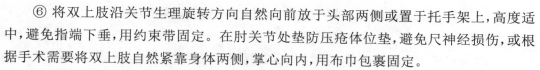

⑥ 将双上肢沿关节生理旋转方向自然向前放于头部两侧或置于托手架上,高度适中,避免指端下垂,用约束带固定。在肘关节处垫防压疮体位垫,避免尺神经损伤,或根据手术需要将双上肢自然紧靠身体两侧,掌心向内,用布巾包裹固定。

注意事项如下。

① 轴线翻身时需要至少 4 名医护人员配合完成,步调一致。麻醉医生位于患者头部,负责保护头颈部及气管导管。一名手术医生位于患者转运床一侧,负责翻转患者。另一名手术医生位于患者手术床一侧,负责接住被翻转患者。巡回护士位于患者足部,负责翻转患者双下肢。

② 进行眼部保护时应确保双眼眼睑闭合,避免角膜损伤,受压部位避开眼眶、眼球。

③ 患者头部摆放合适后,应处于中立位,避免颈部过伸或过屈,下颌部支撑应避开口唇部,并防止舌外伸后造成舌损伤,头面部支撑应避开两侧颧骨。

④ 摆放双下肢时,应遵循远端关节低于近端关节的原则,约束腿部时应避开腘窝部。

⑤ 妥善固定各类管道,心电监护电极片的粘贴位置应避开俯卧位时的受压部位。

⑥ 摆放体位后,应逐一检查各受压部位及各重要器官,尽量分散各部位承受的压力,并妥善固定。

⑦ 术中应定时检查患者的眼睛、面部等受压部位情况,检查气管插管的位置及各管道是否通畅。

⑧ 若术中唤醒,应检查体位有无改变,支撑物有无移动,并按上述要求重新检查患者的体位保护及受压情况。

⑨ 肛门、直肠手术时,将双腿分别置于左、右腿板上,在腿下垫体位垫,将双腿分开,中间以可站立一人为宜,角度小于 90°。

⑩ 枕部入路手术、后颅凹手术可选用专用头架固定头部,各关节固定牢靠,避免松动。

4. 截石位

截石位适用于会阴部及腹会阴联合手术。

截石位是使患者仰卧,双腿放置于腿架上,臀部移至床边,最大限度地暴露会阴部的一种体位。

摆放方法如下。

① 患者取仰卧位,在近髋关节平面放置截石位腿架,如果手必须外展,与仰卧位相同,用约束带固定下肢。

② 放下手术床腿板,必要时,在臀部下方垫体位垫,以减轻局部压迫,同时臀部也得到相应抬高,便于手术操作。双下肢外展小于 90°,大腿前屈的角度应根据手术需要而改变。

③ 当需要头低脚高位时,可加用肩托,以防止患者向头端滑动。

注意事项如下。

① 用腿架托住小腿及膝部,必要时在腘窝处垫体位垫,防止损伤腘窝血管、神经及腓肠肌。

② 手术中防止重力压迫膝部。

③ 手术结束复位时,应将双下肢单独、慢慢放下,并通知麻醉师,防止因回心血量减少引起低血压。

5. 总则

(1)在减少对患者生理功能影响的前提下,充分显露术野,保护患者的隐私。

(2)保持人体正常的生理弯曲及生理轴线,维持各肢体、关节的生理功能体位,防止过度牵拉、扭曲及血管神经损伤。

(3)保持患者呼吸通畅、循环稳定。

(4)注意分散压力,防止局部长时间受压,保护患者皮肤的完整性。

(5)正确约束患者,松紧度适宜(以能容纳一指为宜维持体位稳定,防止术中移位、坠床)。

6. 摆放建议

(1)根据手术类型、手术需求、产品更新的情况,选择适宜的体位设备和用品。选择手术床时应注意手术床承载的人体重量参数,床垫宜具有防压疮的功能。用品材料宜耐用、防潮、阻燃、透气性好,便于清洁、消毒。

(2)定期对体位设备进行保养、清洁和消毒,使其保持在正常功能状态。

(3)根据患者和手术准备合适的手术体位设备和用品。

(4)在转运、移动、升降或安置患者体位时宜借助工具,确保患者和工作人员的安全。

(5)在转运和安置体位过程中,应当做好保暖,维护患者的尊严并保护其隐私。

(6)移动或安置体位时手术团队成员应当相互沟通,确保体位安置正确、各类管路安全,防止坠床。

(7)安置体位时,避免患者身体任何部位直接接触手术床金属部分,以免发生电灼伤。避免将患者暴露的不同部位皮肤之间直接接触,以免发生电灼伤。

(8)患者全麻后应对眼睛实施保护措施,避免术中角膜干燥及损伤。

(9)安置体位或变换体位后,应对患者的身体姿势、组织灌注情况、皮肤完整性和安全带固定位置以及所有衬垫支撑物的放置情况进行重新评估,并观察原受压部位的情况。

(10)术中应尽量避免手术设备、器械和手术人员对患者造成的外部压力。对于压疮高风险患者,在不影响手术的情况下,至少应当每 2 h 调整受压部位一次。

(11)对于高凝状态患者,遵医嘱使用防血栓设备(如弹力袜、弹力绷带或间歇充气设备等)。

(二)手术中的无菌原则

1. 无菌技术

无菌技术是指在执行医疗、护理技术过程中,防止一切微生物侵入机体和保持无菌物品及无菌区域不被污染的操作技术。手术中的无菌操作是预防切口感染和保证患者安全的关键,也是影响手术成功的重要因素,所有参加手术的人员必须充分认识其重要性,严格执行外科无菌技术,并贯穿手术全过程。

(1)无菌区:指经灭菌处理且未被污染的区域。

(2)非无菌区:指未经灭菌处理,或虽经灭菌处理但又被污染的区域。

(3)无菌物品:指通过物理或化学方法灭菌后保持无菌状态的物品。

2. 无菌操作原则

(1)明确无菌概念和无菌区:① 树立无菌观念,手术人员一经洗手,手臂即不准接触未经消毒的物品。② 穿无菌手术衣及戴好无菌手套后,背部、腰部以下和肩部以上均应视为有菌区,不能用手触摸。③ 手术人员的手臂应肘部内收,靠近身体,既不可高举过肩,也不可下垂过腰或交叉放于腋下。④ 手术床边缘以下的布单不可接触。⑤ 无菌桌仅桌缘平面属于无菌区。

(2)保持无菌物品的无菌状态:① 无菌区所有物品都必须灭菌,若无菌包破损、潮湿或可疑污染,均应视为有菌。② 手术中,若手套破损或接触到有菌物品,应立即更换无菌手套,前臂或肘部污染,应立即更换手术衣。③ 若无菌区布单被水或血浸湿,应更换或加盖干的无菌单。④ 巡回护士取用无菌物品时应用无菌持物钳夹取,并与无菌区域保持一定距离。

(3)保护皮肤切口:① 切开皮肤前,先用无菌聚乙烯薄膜覆盖,再经薄膜切开皮肤,以防止残存在皮肤毛囊中的细菌对开放的切口产生威胁。② 切开皮肤和皮下脂肪层后,应用大纱布垫遮盖并固定边缘,仅显露手术野。③ 凡与皮肤接触的器械不应再用,延长切口或缝合皮肤前应再用 75% 的乙醇消毒一次。

(4)正确传递物品和调换位置:① 手术时,不可在手术人员背后或头顶方向传递器械及手术用品,应从器械升降台侧正面传递。② 手术过程中,手术人员应面向无菌区,并在规定范围内活动。③ 同侧手术人员如需换位,应先退后一步,转过身背对背地转至另一位置。

(5)污染手术的隔离技术:① 进行胃肠道、呼吸道和宫颈等沾染手术时,切开空腔脏器前,先用纱布垫保护周围组织,并随时吸出外流内容物。② 被污染的器械应放在专盘内,避免与其他器械接触,被污染的缝针及持针器应在灭菌注射用水中浸泡刷洗。

(6)减少空气污染,保持洁净效果:① 手术进行时,应保证门窗关闭,尽量减少人员走动。② 手术过程中应保持安静,不要高声嬉笑,避免不必要的谈话。③ 尽量避免咳嗽、打喷嚏,不得已时应将头转离无菌区。④ 请他人擦汗时,头应转向一侧。⑤ 口罩潮湿应更换。⑥ 手术参观者不宜超过 2 个人,参观人员不可过于靠近手术人员或站得太高,也不可在室内频繁走动。

(三)手术标本保管及送检

1. 标本的重要性

(1)手术标本对患者的疾病诊断、治疗及疾病预后有着重大意义。组织标本质量的有效控制是手术室管理工作的重要组成部分。

(2)组织标本管理不当会影响疾病的定性、影响治疗、延误病情,使患者得不到及时的治疗,造成医疗纠纷,触及法律问题。

2. 标本的定义

凡是在手术室内实施手术所取下的组织器官或与患者疾病有关的物品(如结石、内固定物、异物)均视为手术标本。

3. 标本的分类

(1)组织器官标本:肝脏、胆囊、脾、肾、淋巴结等。

(2)细胞学标本:脑脊液、宫颈黏膜、腹水、胆汁等。

(3)快速冰冻标本:乳腺、甲状腺、胆囊等。

(4)其他:髓核、关节囊、内固定物、结石等。

4. 标本的保管

(1)组织器官标本:根据标本的大小、部位,选择合适容器接取标本。

(2)乳腺癌、胃癌、肝门部等根治术清扫淋巴结时,器械护士要及时将切下的淋巴结准确交于巡回护士盛装在标本容器内,做好详细标记,防止错误。

(3)网膜标本:用湿润的盐水纱布包裹并用钳子夹持作为标记,妥善放在器械台某一固定角处。

(4)快速冰冻标本:送检标本要用干盐纱或者塑料标本袋盛装,切忌浸入盐水或甲醛等其他固定液,以免在制片中形成大量结晶,影响制片质量,进而影响诊断结果。

(5)细胞学标本:应立即送检或保存于 4℃冰箱中。

5. 标本的处置

固定液的选择:手术标本固定可使用 10% 的甲醛、80% 的乙醇、丙酮、戊二醛、醋酸。甲醛水溶液因其渗透能力强、固定均匀、对组织收缩少、防腐性能好等优点已被广泛用于手术标本的处理。10% 的甲醛溶液浸泡手术标本效果最好。

6. 标本的固定

注意浸泡标本时勿用有齿镊或钳夹取,勿挤压,以免发生人为的变形而影响诊断。标本固定必须新鲜、及时。夏天超过 4 h、冬天超过 24 h 标本体积就会收缩变形或发生自溶现象。固定液的量一般不少于组织块的 5 倍。

7. 标本处置要求

（1）标本处置应在病理间进行，固定液应放入标本袋内。一个标本袋只能存放一个标本。防止同一患者的多种标本固定在一个标本袋内，以免混淆。

（2）填写标本袋上标签。封好袋口并检查有无破损，防止液体漏出造成标本干燥或腐烂。

（3）放到属于自己科室的盒子里。

（4）若为感染手术患者标本，则用红笔写在标签上（如 HIV 阳性），并多套一个标本袋，防止医院感染。

8. 标本的送检流程

（1）一般标本送检流程：

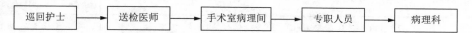

巡回护士 → 送检医师 → 手术室病理间 → 专职人员 → 病理科

（2）术中冰冻标本送检：① 术前预计送冰冻标本时，主管医生应在术前填好病理单，注明冰冻。② 标本切除后应即刻送检，不应用固定液固定。③ 冻标本前，洗手护士、巡回护士应与主刀医生核对送冰送检标本的来源、数量，无误后方可送检。④ 术中冰冻标本病理诊断报告必须采用书面形式（可传真或网络传输），以避免误听或误传，严禁仅采用口头或电话报告的方式。

9. 手术病理标本管理易出现的问题及对策

（1）标本丢失。

（2）标本出现腐败和风干现象，标本固定不及时。

（3）标签脱落。

（4）同一手术中切取多个病理标本，造成各标本间位置混淆。

（5）病理标本与病理检验单申请单不一致，信息填写不全或填写错误。

（6）病理易造成环境污染。

（7）出现将标本送到病理科时的交接问题。

（8）出现手术标本与清点物品混放问题。

（9）出现无病理价值和保留价值的组织、器官、肢体的处理问题。

10. 标本管理

（1）标本产生后，洗手护士应立即与主刀医生核对标本来源。

（2）标本取出并核对无误后，巡回护士或其他病理处理者应即刻记录标本的来源、名称及数量。

（3）标本产生后应尽快固定或送至病理科处理。

二、技能操作培训:穿针引线方法

项目	总分	质量标准	评分标准
准备	10分	(1)操作人员按要求穿手术衣、戴手套:手术衣着装规范、手套大小适宜; (2)帽子应遮住全部头发,头发不外漏; (3)口罩应遮住口鼻,鼻夹与鼻相适应,口罩系带分上下系于脑后; (4)用物准备:器械车、针垫、缝针、缝线; (5)环境:宽敞、明亮,温度适宜。	1项不合格,扣1分。 1项不合格,扣1分。 1项不合格,扣1分。 备物不齐,1项扣0.5分; 1项未评估,扣0.5分。
数量	60分	60 s内完成12针。	每少1针,扣1分; 每多1针,扣2分。
质量	20分	(1)3个1/3: ① 缝针:持针器夹持缝针针尾后1/3; ② 持针器:用持针器关节开口的前端的1/3夹持缝针; ③ 回头线:长度为整个针长的1/3,上下不超过1 cm。 (2)夹持缝针标准:缝针朝向呈水平位; (3)挂线标准:缝线及回头线同时卡入持针器末端开口,提起不掉落。	1项不合格,扣0.5分。
整体	10分	(1)遵循无菌技术操作原则; (2)全过程稳、准、轻,操作规范; (3)台面整齐、美观; (4)用物摆放有序; (5)态度严肃认真、作风严谨。	1项不合格,扣1分。

三、应急预案:手术室突然停电的应急预案

在手术过程中,如果突然遇到意外停电等紧急情况,医务人员应立即通知上级领导,记录停电时间,采取补救措施,以保证手术的顺利进行。

评估判断是个别手术间停电,还是全科停电。

若是个别手术间停电,立即检查是否跳闸或保险丝有无问题,针对相应问题解决。

若是全科停电,立即启动备用电源(或备用电源自行启动),同时通知后勤保障部门进行处理,如果夜间出现此类状况,应通知医院总值班。

使用呼吸机的患者,在呼吸机旁应配备简易呼吸器,以备突然停电,停电时立即将呼吸机脱开,使用简易呼吸器维持呼吸。

停电期间,手术室护士不得离开手术间,密切观察患者的病情变化,以便随时处理紧急情况。

停电后,应将各种仪器、设备电源关闭,以免突然来电时损坏设备。

来电后,重新打开手术所用仪器、设备,并调整参数。

术后,护士将停电经过、时间、原因及患者的特殊情况,准确记录于巡回记录单上,或书写报告上交主管部门。

·第四周培训内容·

一、专业知识培训

(一)特殊感染手术的处理措施

1. 定义

甲、乙类病原微生物(如霍乱、厌氧芽孢菌、炭疽菌、出血热病毒、禽流感、HIV、HBV、HCV)感染者的手术,须按消毒隔离和标准预防原则采取防范措施,以防止交叉感染和医源性感染的发生。

2. 感染手术的分类

(1)一般感染:各部位的脓肿、空腔脏器(胃、肠、阑尾)穿孔、皮肤蜂窝织炎、感染性创伤、烧伤感染等。

(2)特异性感染:炭疽、气性坏疽、破伤风、朊毒体等。

(3)呼吸道传染疾病:活动性肺结核、肺炎双球菌、百日咳杆菌感染等。

(4)传染性疾病:梅毒、艾滋病、严重性呼吸综合征(SARS)、各型病毒性肝炎等。

3. 应急措施

(1)传染病及特殊感染患者需手术时,需提前报告手术室护士长和医院感染管理科。

(2)手术室接到手术通知单后,准备专用手术间,搬出手术间内多余物品,用大单覆盖不能移动的物品、器械,以减少污染范围,备齐必备物品,室外挂"感染手术"警示牌。

(3)各类人员严格执行消毒隔离制度和标准预防原则。

(4)正确使用个人防护用品:手套、隔离衣、防护膜、护目镜、口罩、防护鞋或鞋套。

(5)室内外各设一名巡回护士,严格控制入室人员。

(6)手术人员皮肤应无破损,参加手术人员穿隔离衣,戴帽子、口罩、护目镜,门口放置充满消毒液的地垫。

(7)内巡回护士随患者进入手术室,平车留在手术间内。

(8)术中一切物品均由室外护士供应、传递,室内人员不得随意外出。

(9)手术完毕,由外巡回护士将患者送至病房,平车仍放回手术间。

(10)手术人员脱去帽子、口罩、隔离衣、手套、护目镜,速干手消毒后更换拖鞋,离开手术室。

(11)对手术间空气、物品、手术器械、医疗废物按照《医疗机构消毒技术规范》和

《医疗废物管理条例》要求严格处理。

（12）手术间空气净化消毒，关闭，待空气、物表监测合格后开放手术间。

4. 术前准备

（1）人员准备：配备内、外巡回护士，无皮肤缺损和损伤。

（2）物品准备：用物齐全、力求简单。

（3）环境准备：感染手术间、非感染手术间。

5. 术中护理

（1）人员要求：室内工作人员要戴口罩、帽子、双层手套，穿鞋套、隔离衣，手术者应穿双层手术衣，戴双层手套。必要时戴具有防渗透性能的口罩和防护眼镜，穿具有防渗透性能的隔离衣或者围裙。

（2）物品要求：进入室内的器械物品必须经相应处理后方可拿出，术中污物放到指定容器内。

（3）环境要求：严格限制手术间人数，感染手术不安排人员参观，手术过程中手术间人员不能任意外出。

6. 术后处理

（1）一般感染手术的术后处理如下。① 工作人员的处理：手术人员于手术结束后，脱去手术衣、手套等，即可外出。② 污染用物的处理：手术器械用 500 mg/L 含氯消毒剂浸泡 15～30 min 后再清洗、灭菌、备用；污染布类在手术结束后撤下，单独包裹，外贴感染标签，送洗衣房处理；污染物品用 500 mg/L 含氯消毒剂浸泡或擦拭。③ 污染环境的处理：地面、墙壁（2～2.5 m 高度）用 500 mg/L 含氯消毒剂喷洒或擦拭。墙面喷洒量为 200 mL/m²，地面喷洒量为 350 mL/m²，作用时间为 30 min 以上。

（2）特异性感染手术的术后处理如下。① 工作人员的处理：手术人员脱去手术衣、手套或隔离衣后，必须用碘伏或含氯消毒剂消毒双手，在手术间门口更换清洁鞋后方能外出，并经沐浴、更换口罩和帽子后才能参加其他工作。② 污染用物的处理：手术器械在手术间内用 1 000 mg/L 含氯消毒剂浸泡 30 min，戴防护手套擦干器械后，打包高压灭菌 2 次，再按一般感染术后进行处理，然后灭菌备用；污染布类用清洁大单严密包裹，高压蒸汽灭菌处理后送洗，做好醒目的特殊标识；污染物品用 1 000 mg/L 含氯消毒剂浸泡或擦拭；一次性物品及废弃物用双层黄色医疗废物塑料袋密封，贴上明显标志消毒后送焚毁处理；消毒地面、物体表面时使用的拖布、抹布应经 1 000 mg/L 含氯消毒剂浸泡消毒 30 min 方能再次使用。③ 污染环境的处理：物表、地面、墙壁（2～2.5 m 高度）用有效氯浓度为 1 000 mg/L 的消毒剂作用 60 min 以上；手术间密闭 3 天，用三氧消毒灭菌机消毒，每天 3 次，每次 2 h，进行空气培养合格后，方可实施手术。

（3）呼吸道传染疾病手术的术后处理如下。① 工作人员的处理：手术人员于手术结束后，脱去手术衣、手套等即可。② 污染用物的处理：手术器械在手术间内用 2 000 mg/L 含氯消毒剂浸泡消毒 20 min，再清洗灭菌备用；污染布类用清洁大单包好，高压灭菌后送洗,做好特殊标识;污染物品用 1 000 mg/L 含氯消毒剂浸泡或擦拭;一次性物品用黄色医疗废物塑料袋装好密封,做好标识后送焚毁处理。③污染环境的处理:物表、地面、墙壁(2～2.5 m 高度)用有效氯浓度为 1 000 mg/L 的消毒剂作用 60 min 以上,手术间用三氧消毒机消毒 2 h 后,密封 24 h。

（4）传染性疾病手术的术后处理如下。① 工作人员的处理:消毒双手,在手术间门口更换清洁鞋后方能外出,并经沐浴、更换口罩和帽子后手术人员脱去手术衣、手套或隔离衣后,必须用碘伏或含氯手消毒剂才能参加其他工作。② 污染用物的处理:手术器械在手术间内用 1 000 mg/L 含氯消毒剂浸泡 30 min,戴防护手套擦干器械后,打包高压灭菌 2 次,再按一般感染术后进行处理,然后灭菌备用;特殊传染性疾病手术(如艾滋病和 SARS)需用 2 000 mg/L 含氯消毒剂浸泡;污染布类用清洁大单严密包裹,送高压蒸汽灭菌处理后,送洗,做好醒目的特殊标识;污染用品用 1 000 mg/L 含氯消毒剂浸泡或擦拭;一次性物品及废弃物用双层黄色医疗废物塑料袋密封,贴上明显标志消毒后送焚毁处理,消毒地面、物体表面时使用的拖布、抹布,应经 1 000 mg/L 含氯消毒剂浸泡消毒 30 min 方能再次使用。③ 污染环境的处理:物表、地面、墙壁(2～2.5 m 高度)用有效氯浓度为 1 000 mg/L 的消毒剂作用 60 min 以上;手术间密闭 3 天,用三氧消毒灭菌机消毒,每天 3 次,每次 2 h,进行空气培养合格后,方可实施手术。

（二）手术物品的准备及注意事项

1. 普外科手术准备

（1）乳房肿块手术准备如下。① 仪器准备:高频电刀。② 一次性物品准备:电刀笔、负极板、15# 刀片、4-0 可吸收线、小敷贴、纱布、备皮球、一次性无菌手套 3 副。③ 无菌包准备:手术衣、会阴包、持物钳、小碗、扩创包/体表肿物。④ 注意事项:使用电刀时要将负极板粘贴到肌肉组织丰厚处,患者不可以佩戴金属物品,注意皮肤不要触及金属物体,以免发生灼伤。

（2）乳癌根治术手术准备如下。① 仪器准备:高频电刀、负压吸引器。② 一次性物品准备:电刀笔,吸引器管,电刀擦,负极板,23# 刀片 2 枚,4-0 可吸收线 2 根,1#、4# 慕斯线,小敷贴,纱布垫,纱布,备皮球,一次性无菌手套 3 副。③ 无菌包准备:手术衣、底包、大口包、持物钳、大碗、乳腺包、灯把。④ 注意事项:使用电刀时要将负极板粘贴到肌肉组织丰厚处,患者不可以佩戴金属物品,注意皮肤不要触及金属物体,以免发生灼伤。

（3）甲状腺手术准备如下。① 仪器准备:高频电刀,超声刀,负压吸引器。② 一次性物品准备:电刀笔,吸引器管,电刀擦,负极板,超声刀头,15# 刀片 2 枚,3-0 可吸收线 1 根,1#、4# 慕斯线,小敷贴,纱布,备皮球,一次性无菌手套 3 副,负压引流球。③ 无菌包准备:手术衣、底包、大口包、持物钳、大碗、甲状腺包、灯把。④ 注意事项:使用电刀时要将负极板粘贴到肌肉组织丰厚处,患者不可以佩戴金属物品,注意皮肤不要触及金属物体,以免发生灼伤。超声刀连接完毕后用钥匙锁死连接杆,使用前要先进行测试。

（4）开腹阑尾手术的准备如下。① 仪器准备：高频电刀、负压吸引器。② 一次性物品准备：电刀笔，吸引器管，电刀擦，负极板，23# 刀片，3-0 可吸收线 1 根，1#、4# 慕斯线，大敷贴，纱布垫，纱布，备皮球，一次性无菌手套 3 副，引流管、引流袋。③ 无菌包准备：手术衣、底包、大口包、持物钳、大碗、阑尾包、灯把。④ 注意事项：使用电刀时要将负极板粘贴到肌肉组织丰厚处，患者不可以佩戴金属物品，注意皮肤不要触及金属物体，以免发生灼伤。使用负压吸引器吸引腹腔冲洗液和血液时要注意保护组织器官。

（5）腔镜下阑尾切除手术的准备如下。① 仪器准备：高频电刀、负压吸引器、腹腔镜设备。② 一次性物品准备：负极板、11# 刀片、3-0 可吸收线 1 根、小敷贴、纱布、备皮球、一次性无菌手套 3 副、引流管、引流袋、黄色大号结扎夹 1 盒（备中号紫色结扎夹 1 盒）、取物袋、5 mL 注射器、3 000 mL 冲洗液、冲洗管路、腔镜保护套 2 个、显影纱布条 1 包。③ 无菌包准备：手术衣、底包、大口包、持物钳、中碗、腔镜基础包、腹腔镜器械。④ 注意事项：使用电刀时要将负极板粘贴到肌肉组织丰厚处，患者不可以佩戴金属物品，注意皮肤不要触及金属物体，以免发生灼伤。使用负压吸引器吸引腹腔冲洗液和血液时要注意保护组织器官。注意二氧化碳压力和流速。

（6）大隐静脉高位结扎＋剥脱术的准备如下。① 仪器准备：高频电刀、负压吸引器。② 一次性物品准备：电刀笔，负极板，吸引器管，23# 刀片，11# 刀片，小敷贴，纱布垫，弹力绷带，纱布，备皮球，一次性无菌手套 3 副，7#、1#、4# 慕斯线。③ 无菌包准备：手术衣、底包、大口包、持物钳、大碗、大隐静脉包、灯把。④ 注意事项：使用电刀时要将负极板粘贴到肌肉组织丰厚处，患者不可以佩戴金属物品，注意皮肤不要触及金属物体，以免发生灼伤。

（7）腔镜下疝气无张力修补手术（TEP, TAPP）的准备如下。① 仪器准备：高频电刀、负压吸引器、腹腔镜设备。② 一次性物品准备：负极板、11# 刀片、3-0 可吸收线 1 根、小敷贴、纱布、备皮球、一次性无菌手套 3 副、5 mL 注射器、腔镜保护套 2 个、疝补片、医用胶。③ 无菌包准备：手术衣、底包、大口包、持物钳、小碗、腔镜基础包、腹腔镜器械。④ 注意事项：使用电刀时要将负极板粘贴到肌肉组织丰厚处，患者不可以佩戴金属物品，注意皮肤不要触及金属物体，以免发生灼伤。使用负压吸引器吸引腹腔冲洗液和血液时要注意保护组织器官。注意二氧化碳压力和流速。

2. 妇产科手术准备

（1）剖宫产手术准备如下。① 仪器准备：负压吸引器。② 一次性物品准备：吸引器管，23# 刀片，0#、1# 可吸收线，3-0 可吸收线，大敷贴，纱布垫，纱布，备皮球，一次性无菌手套 5 副，5 mL 注射器，切口保护膜。③ 无菌包准备：手术衣、底包、大口包、持物钳、大碗、剖宫产包。④ 药物准备：缩宫素 20 U、安列克（备）。⑤ 注意事项：麻醉后协助患者身体倾斜 20°～30° 防止仰卧位低血压。

（2）开腹子宫切除手术准备如下。① 仪器准备：高频电刀、负压吸引器。② 一次性物品准备：电刀笔、吸引器管，23# 刀片，0# 可吸收线，3-0 可吸收线，1#、4#、7# 慕斯线，胖圆针2个,大敷贴,纱布垫,纱布,备皮球,一次性无菌手套5副,5 mL注射器,切口保护膜,引流管,引流袋。③ 无菌包准备:手术衣、底包、大口包、持物钳、大碗、子宫器械。④ 药物准备:垂体后叶激素。⑤ 注意事项:使用电刀时要将负极板粘贴到肌肉组织丰厚处,患者不可以佩戴金属物品,注意皮肤不要触及金属物体,以免发生灼伤。

（3）腔镜下子宫肌瘤手术:① 仪器准备:高频电刀、负压吸引器、腹腔镜设备、电动子宫切割器。② 一次性物品准备:负极板、11# 刀片、0# 可吸收线、小敷贴、纱布、备皮球、一次性无菌手套3副、5 mL注射器、腔镜保护套2个、冲洗管路、吸引器管、输血器1个。③ 无菌包准备:手术衣、底包、大口包、持物钳、大碗、腔镜基础包、腹腔镜器械、电动子宫切割器、举宫器。④ 药物准备:缩宫素10 U。⑤ 注意事项:使用电刀时要将负极板粘贴到肌肉组织丰厚处,患者不可以佩戴金属物品,注意皮肤不要触及金属物体,以免发生灼伤。注意二氧化碳压力和流速。

3. 骨科手术准备

（1）四肢骨折内固定手术准备如下。① 仪器准备:高频电刀、电动止血仪、C型臂、电池。② 一次性物品准备:电刀笔,吸引器管,负极板,23# 刀片,纱布垫,纱布,备皮球,一次性无菌手套,克氏针,C型臂保护套,敷贴,1#、4# 慕斯线,缝合针。③ 无菌包准备:手术衣、底包、大口包、大碗包、持物钳、中单4包、髁上骨折/切开整复器械、灯把、老虎钳、电钻包。④ 其他:石膏(备)、绷带。⑤ 注意事项:使用电动止血仪时注意上下肢压力(上肢35～45 kPa,下肢45～55 kPa),使用C型臂时注意躲避射线,做好防护。

（2）骨折内固定拆除手术准备如下。① 仪器准备:高频电刀、电动止血仪、C型臂、电池、负压吸引器。② 一次性物品准备:电刀笔,负极板,吸引器管,23# 刀片,纱布垫,纱布,备皮球,一次性无菌手套,C型臂保护套,敷贴,缝合针,1#、4# 慕斯线。③ 无菌包准备:手术衣、底包、大口包、大碗包、持物钳、中单4包、扩创包、取内固定器械、骨膜剥离器、灯把、老虎钳。④ 注意事项:使用电动止血仪时注意上下肢压力(上肢35～45 kPa,下肢45～55 kPa),使用C型臂时注意躲避射线,做好防护。

二、出科考试:理论技能操作考核

三、实习生出科讲评总结

第八章

消毒供应中心护理单元

第一节　消毒供应中心掌握内容纲要

时间	掌握内容
第一周	一、科室概况及环境布局
	二、各区域岗位职责及工作流程
	三、护理制度培训：消毒供应中心医院感染管理及消毒隔离制度
	四、专科知识培训
	五、操作培训：手工器械清洗流程及方法
第二周	一、护理制度培训：消毒供应中心清洗消毒及灭菌技术操作规范
	二、专科知识培训：检查包装及灭菌区工作要点
	三、操作培训：手术器械检查与包装流程及方法
第三周	一、核心制度培训：消毒供应中心消毒及灭菌效果监测规范
	二、专科知识培训：灭菌及监测工作要点
第四周	一、专科知识培训：无菌物品存放区发放工作要点
	二、出科考试：理论技能操作考核
	三、实习生出科讲评总结

第二节　消毒供应中心培训具体内容

·第一周培训内容·

一、科室概况及环境布局

（一）消毒供应中心（Central sterile supply department, CSSD）是医院内承担各科室所有重复使用诊疗器械、器具和物品的清洗、消毒、灭菌以及无菌物品供应的部门,是医院诊疗工作中不可缺少的重要环节。可重复使用的诊疗器械器具及物品通过 CSSD 的回收、分类、清洗、消毒、干燥、检查、包装、灭菌、储存后发放至临床各科室,必须保证 100% 灭菌合格,才能确保患者安全,这也是控制院内感染的关键。

（二）CSSD 位于门诊负一层东部,建筑面积 2 054 m^2,整体布局规范合理,三区四通道符合感控要求。

（三）整体布局设置有工作区和辅助区。工作区域包括去污区、检查包装及灭菌区（含独立的敷料包装间）和无菌物品存放区。工作区域划分应遵循以下基本原则:物品由污到洁,不交叉、不逆流;空气流向由洁到污;采用机械通风的,去污区保持相对负压,检查包装及灭菌区保持相对正压。辅助区包括工作人员更衣室、值班室、办公室、卫生间等。

（四）消毒供应集中管理模式:重复使用的诊疗器械、器具和物品回收至 CSSD 集中进行清洗、消毒或灭菌的管理方式。

工作区域温度、相对湿度、机械通风的换气次数宜符合以下要求:

工作区域	温度 /℃	相对湿度 /%	换气次数 / 每小时次数
去污区	16～21	30～60	≥10
检查包装及灭菌区	20～23	30～60	≥10
无菌物品存放区	<24	<70	4～10

二、各区域岗位职责及工作流程

（一）去污区岗位职责

（1）8:10 着装规范,准时进入区域。

（2）使用前检查清洗机、蒸汽枪、超声清洗机、煮沸机的安全及性能。

（3）每日按要求配置更换器械消毒液和清洗液,检查清洗机清洗剂、润滑剂并适当增补。

（4）每天监测清洗纯水电导率 ≤15 μs/cm（25 ℃）。

（5）按回收、分类、清洗、消毒、干燥的步骤进行手术器械的处理。

（6）监测每批次清洗消毒器的物理参数及运转情况，并记录保存 6 个月以上。

（7）清洗工作结束后，彻底清洗手工清洗容器、刷子、消毒抹布及水池。

（8）每日登记医疗垃圾的回收处理。

（9）每天用含氯消毒剂擦拭桌面地面两次，用紫外线灯照射消毒两次并登记，随时保持室内环境整洁。

（10）负责手术室特殊感染器械的回收、清洗工作，工作结束后对环境进行消毒隔离工作。

（二）检查包装区岗位职责

（1）工作人员进入工作区，严格执行检查包装规范要求，尽职尽责，严把质量关。

（2）开启封口机，每天进行封口设备检测。

（3）负责器械的检查、组配、包装，及时与临床科室、手术室联系，加强沟通，检查包装器械的质量、数量，满足手术供应。

（4）与消毒人员确定待灭菌包的灭菌器批次号，打印 6 项追溯条码，正确粘贴在待灭菌包外。

（5）负责各种无纺布、洞巾的码放、分类、计划请领。

（6）负责检查手术器械的性能、轴节灵活度、齿缝的完整性。保证器械无锈渍、无污垢，表面清洁光滑。

① 锐利器械尖部锐利，咬合性能良好，无锈斑，无卷边。

② 管腔类器械配套、通畅、无污垢。

③ 凿类器械表面清洁无污垢、锈斑。

④ 针持、钳类器械咬合性能良好，轴节灵活，齿缝清洁完整。

⑤ 刀刃表面清洁无污垢、无锈斑、锋利。

（7）包装时坚持二人查对制度。

① 组装时认真负责，保证包内物品性能良好、清洁、数量齐全，摆放符合手术要求。

② 包装时严格核对器械包明细及数量。

③ 双层包装，包内放置化学指示卡，包外指示胶带封口，保证包装材料无破损、无污渍，大小适宜。

④ 包装结束后再次进行查对，保证台面清洁，无物品遗留（如发现缺少或多余器械及时查找处理，确保器械数量，不合格包绝不进行灭菌，以保证手术顺利进行）。

（8）操作前、后保证包装台清洁整齐。每日操作前、操作后用含氯消毒剂擦拭包装台，包装结束后进行工作环境的清洁卫生。卫生用具实行专区专用，并保持干燥。

（9）下班前检查封口机、注油机、压力气枪等电源是否关闭，保证工作安全。

（10）在疫情防控期间,处理特殊感染器械的检查包装工作后,负责本区域的环境消毒工作。

（三）敷料包装区岗位职责

（1）负责清点洗衣房送来的各种敷料,核对并签字。

（2）包装时认真负责,保证包内物品准确齐全,按规定在包内放置化学指示卡,包外以 3M 胶带封口,封包胶带与灭菌包体积、重量相适宜,松紧适度。

（3）打包时检查所用物品是否完好,有破损应及时挑出修补或报废。

（4）负责保管敷料间所用物品,各种敷料分类码放,保持桌面整齐。

（5）负责配置包装手术室、介入科、皮肤整形科的敷料包。

（6）整理清洗回来的各类包布,包布一用一清洗、记录使用次数;灯光检查包布敷料质量,保持其清洁,无污染、无破损、平整,标记清楚,双侧包布大小尺寸符合要求。

（7）工作结束保持包装台清洁整齐,每天用含氯消毒剂擦拭桌面、地面两次,每周定期整理备用物品柜和抽屉一次。

（四）灭菌区岗位职责

（1）开启总电源,检查高压灭菌器的安全性能,清洁柜内壁。

（2）开启灭菌器电源进行预热。

（3）每日运行前进行空锅 B-D 测试,合格后可进行当日的灭菌工作。

（4）严格遵守消毒隔离制度,低温待灭菌物品与灭菌结束物品分开放置。

（5）装载时进行灭菌登记,灭菌物品与登记物品数量相符。

（6）灭菌后指示卡变色合格及生物培养合格后方可发放。

（7）低温灭菌间经常通风换气、严防明火,取物品时戴手套。

（8）灭菌前检查包外物品 6 项追溯标识是否齐全,确定外包装无破损、无污渍、无水渍。

（9）清洁灭菌器,保持内外清洁。

（五）无菌物品存放区岗位职责

（1）负责灭菌后物品卸载的质量检查,确保包外指示胶带变色合格,包装完整,无湿包现象,包外信息完整。

（2）负责无菌物品的存储,严格按规范摆放物品,定期检查,杜绝出现过期物品。

（3）负责无菌物品的发放工作,先进先出,严禁发放过期物品。

（4）负责无菌物品的清点工作,并做好登记,确保账物相符。

（5）负责及时发放手术室无菌包,常规手术植入性器械生物监测合格后再发放,紧急情况灭菌植入性器械 5 类化学指示卡合格后提前放行,应将生物监测结果及时通报使用部门。

（6）负责无菌物品存放区的环境卫生工作，每天用含氯消毒剂擦拭桌面、地面两次。

（六）回收下送人员岗位职责

通过专用通道到科室封闭式回收污染器械，不清点，严禁用污染的手接触电梯开关。

（1）在回收污染器械时应戴手套，将污染器械放在回收车内，进行手消后离开科室。回收时应明确洁污概念，注意轻拿轻放，避免器械的损坏及噪声。

（2）回收至去污区，同去污区人员在监控视线下共同清点核对，清点时发现与科室申请项目不符时，立刻电话联系科室，并查找原因进行改正。

（3）严格执行防护制度，做好个人防护。

（4）每天上午回收一次，下午下送一次，特殊感染器械单独回收。

（5）同无菌物品发放间人员一起核对无菌物品的名称、数量、科室及失效日期，进行打包。

（6）下送无菌物品途中，不得进入污染电梯及污染区域，保持下送车的密闭性。

（7）发放无菌物品前进行手部卫生清洁。

（8）发放时，同科室人员核对物品名称、数量、灭菌日期、包装有无破损，确定无误后，双方签字。

（9）每天回收、下送工作结束后，清洗、消毒回收车、下送车并保持其干燥。

（10）在疫情防控期间，负责生活区环境消毒工作。

（七）去污区工作流程

（1）进入缓冲间穿防护衣、换区域工作鞋。

（2）各自在工作区域的工作台面进行湿抹清洁。

（3）准备用物。

（4）配置各种多酶液及消毒液。

（5）监测各种消毒液浓度并记录。

（6）准备各种分类筐。

（7）用多酶液预浸泡。

（8）手工清洗、机器清洗。

（八）检查包装灭菌区工作流程

（1）按要求着装整洁，按时到岗。

（2）① 清洗机清洗完毕，打开舱门，将器械移至转运车，推到包装台前。

② 干燥柜干燥完毕，打开舱门，推转运车将器械移至包装台前，注意保护腔镜类器械。

（3）检查器械清洗质量，轴节、齿槽无污渍、血渍、锈迹，检查器械的功能是否完好。

（4）一名包装者依照器械包明细单组包,核对器械物品名称、规格、型号、数量,包内放指示卡,交给另一名包装者依照明细单再次核对,经二人核对无误后方可打包。粘贴封包胶带和包外标签,包外标签记录物品的名称、包装者、核对者、灭菌日期、失效日期、锅次、锅号等信息,要求记录完整、字迹清晰、信息准确。

（5）包装完毕交与消毒员灭菌,若接到去污区通知有加急器械,优先检查、核对、包装加急器械,包装要求与普通器械相同,包装完毕交与消毒员并交代加急器械优先灭菌发放。

（6）当班工作结束,将工位收拾整齐,统计当天工作量,与接班人员交接班。

（九）消毒员工作流程

（1）每天开机前对灭菌器内室、下排气口、密封圈、前后门等部位进行 1 次清洁,每周全面清洁 1 次。

（2）清洁完毕,检查机器门胶条是否完好归位,夹层和内室压力表是否在"0"位,水压表为 0.15～0.3 MPa,压缩空气表为 0.5～0.7 MPa,外来汽源压力为 0.3～0.5 MPa。

（3）依次打开水阀、压缩空气阀、蒸汽阀,然后打开电源总阀,最后打开灭菌器电源开关。

（4）待夹层压力达到 0.2 MPa,温度达到 134 ℃（从开机到此时预热 30 min）,关闭前门,启动"泄漏程序"。

（5）泄漏测试合格后,打开前门,将 B-D 测试包放在前门下排气口上方的位置,关闭前门,选择 B-D 测试程序,点击运行开始 B-D 测试。

（6）B-D 测试合格,按照规范要求装袋包装完毕的物品,尽量将敷料／器械置于同批次灭菌,如同时灭菌敷料和器械,应选择敷料程序,每锅次于下排气口上方放置化学批量监测,每周做生物监测 1 次。

（7）灭菌器运行期间消毒员不得擅自离开岗位,严密监控灭菌过程中的各项参数,出现异常立即采取相应措施。

（8）灭菌完毕,查看批量检测结果,记录此批次灭菌物理、化学、生物检测结果,继续后面的灭菌工作。

（9）当天灭菌工作结束,关闭灭菌器及相关的阀门,记录工作量和灭菌监测等。

三、护理制度培训:消毒供应中心医院感染管理及消毒隔离制度

消毒供应中心的医院感染管理工作要遵循《医院感染管理办法》《医院消毒供应中心第 1 部分:管理规范》（WS 301.1—2016）及有关文件的要求,完善医院感染预防与控制的各项规章制度、技术规范和操作规程,按照医院感染控制的原则设置工作流程,并严格遵守执行,降低发生医院感染的风险,保障患者安全。

成立医院感染管理小组,组织落实医院感染管理各项工作;定期组织医院感染知识

培训,使每位工作人员掌握与本职工作有关的医院感染相关知识与技能;各项工作做好记录,资料妥善保存。

重复使用的诊疗器械、器具和物品应回收至 CSSD 集中进行清洗、消毒或灭菌,建筑布局符合医院感染预防与控制的有关规定,做到洁污区域分开,功能流程合理,区域划分清楚,区域间有实际屏障;物品由污到洁,不交叉,不逆流;空气由洁到污;去污区保持相对负压,检查、包装及灭菌区保持相对正压。

工作人员上岗时根据岗位的不同需要,应佩戴相应的个人防护用品。

布局合理,工作区域分去污区、检查包装灭菌区、无菌物品存放区,三区划分清楚,区域间有实际屏障;人流、物流路线由污到洁,不得逆行;天花板、墙壁、地面等应光滑,避免异物脱落。

加强空气净化系统管理,空气处理机组、新风机组应定期检查,保持清洁。

(1)新风机组粗效滤网宜每 2 天清洁一次,粗效过滤器宜 1 月～2 月更换一次,中效过滤器宜每周检查,3 个月更换一次,亚高效过滤器宜每年更换,发现污染和堵塞及时更换。

(2)末端高效过滤器宜每年检查一次,当阻力超过设计初阻力 160 Pa 或已经使用 3 年以上时宜更换。

(3)排风机组中的中效过滤器宜每年更换,发现污染和堵塞及时更换。

(4)定期检查回风口过滤网,宜每周清洁一次,每年更换一次。如遇特殊污染,及时更换,并用消毒剂擦拭回风口内表面。

(5)设专门维护管理人员,遵循设备的使用说明进行保养与维护,并制定运行手册进行检查和记录。

(6)每月或每季进行空气细菌监测。

(7)按要求开展日常监测,按照监测计划开展环境卫生学监测与日常消毒灭菌效果监测,留存监测资料。对一次性物品应索要厂家的监测报告,符合要求后发放。

(8)灭菌物品应有明显标识,详细注明打包者姓名、灭菌锅的锅次、锅号、灭菌物品名称、灭菌日期、失效期,在有效期内发放使用。

(9)供应室的清洗消毒及监测工作应符合《医院消毒供应中心第 2 部分:清洗消毒及灭菌技术操作规范》(WS 310.2—2016)和《医院消毒供应中心第 3 部分:清洗消毒及灭菌效果监测标准》(WS 310.3—2016)的规定。

(10)诊疗器械、器具和物品的再处理应符合使用后及时清洗、消毒、灭菌的程序,并符合以下要求。

① 进入人体无菌组织、器官、腔隙或接触人体破损皮肤、黏膜、组织的诊疗器械、器具和物品应进行灭菌。

② 接触皮肤、黏膜的诊疗器械、器具和物品应进行消毒。

③ 被朊毒体、气性坏疽及突发原因不明的传染病病原体污染的诊疗器械、器具和物

品,应执行《医疗机构消毒技术规范》(WS/T 367—2012)的规定。

(11)回收污车与下送车应严格分开,标识明确,每次使用后清洁消毒,定点存放。物品运送过程应使用密闭车辆,禁止在病区内清点。

(12)一次性使用无菌医疗用品,拆除外包装后,方可移入无菌物品存放间。

(13)消毒员应持中华人民共和国《特种设备作业人员证》上岗,定期培训。

(14)医疗废物处置符合有关规定。

四、专科知识培训

(一)去污区防护要求

去污区人员应戴圆帽、口罩、手套、护目镜/面罩,穿隔离衣、防水围裙、专用鞋。

(二)清洁剂、化学消毒剂的使用

(1)清洗剂:应符合国家相关标准和规定,根据器械的材质、污染物种类选择适宜的清洗剂,使用时遵循厂家产品说明书。

(2)碱性清洗剂:pH>7.5,对各种有机物有较好的去除作用,对金属腐蚀性小,不会加快返锈现象。

(3)中性清洗剂:pH为6.5～7.5,对金属无腐蚀性。

(4)酸性清洗剂:pH<6.5,对无机固体粒子有较好的溶解去除作用,对金属腐蚀性小。

(5)含酶清洗剂:有较强的去污能力,能快速分解蛋白质等多种有机物。

(6)消毒剂:应符合国家相关标准和规定,并对器械腐蚀性较低。

(三)器械回收、分类、清洗操作流程

1. 回收操作流程

(1)更换外出服,仪表着装规范,按时上岗。

(2)根据申报的物品回收单到科室回收污染物品。

(3)下收结束后,将下收车停放在去污区门口。

(4)将回收后的污染物品放于去污区分类台上,双人进行清点。

(5)整理下收车,将其停放于去污区洗车间,擦拭、消毒并登记,而后停放于固定位置。

(6)洗手离开去污区。

2. 分类

(1)应在CSSD的去污区进行诊疗器械、器具和物品的清点、核查。

(2)应根据器械物品材质、精密程度等进行分类处理。

3. 普通器械的识别与检查

4. 手工清洗、机械清洗操作流程

(1)清洗方法包括机械清洗、手工清洗。

（2）机械清洗适用于大部分常规器械的清洗。

（3）手工清洗适用于精密、复杂器械的清洗和有机物污染较重器械的初步处理。

（4）清洗步骤包括冲洗、洗涤、漂洗、终末漂洗。

清洗操作及注意事项：① 手工清洗时水温宜为 15 ℃～30 ℃。② 去除干涸的污渍应先用医用清洗剂浸泡,再刷洗或擦洗。若有锈迹,应先除锈。③ 刷洗操作应在水面下进行,防止产生气溶胶。④ 器械可拆卸的部分应拆开后清洗。⑤ 对管腔器械宜选用合适的清洗剂清洗内腔,再用压力水枪冲洗。⑥ 不应使用研磨性清洗材料和用具用于器械处理,应选用与器械材质相匹配的刷洗用具和用品。

（5）精密器械的清洗应遵循生产厂家提供的使用说明或指导手册。

5. 参与手术室污染器械回收

6. 去污区环境终末消毒

五、操作培训：手工器械清洗流程及方法

（一）目的

对可重复使用的医疗器械进行彻底的清洁处理,去除附着在其表面的血液、黏液、体液等有机物,是预防和控制医院感染、保证医疗安全的重要环节。

（二）准备用物

按照防护要求规范着装,手工清洗专用多酶液、清洗筐、高压水枪、高压气枪、浸泡物品用具、毛刷、海绵、通条等。

（三）操作流程

1. 选择清洗方法

精密、复杂、管腔类、穿刺针、新启用、有污渍、有锈渍、较重器械要手工清洗。

2. 选择适宜的清洗剂

按器械的材质、形状、器械特殊性或专科器械、单个器械包进行分类,在评估器械物品污染种类及程度之后选择合适的清洗剂。

3. 清洗过程

（1）冲洗：用流动水冲洗,初步去除污染物。

（2）洗涤：对有油剂的器械、器具和物品用去油清洗剂浸泡,再刷洗或擦洗；对干涸污渍先用含酶清洗剂浸泡后再刷洗或擦洗；对锈迹用除锈剂局部除锈,而后立即冲掉除锈剂；对水垢用酸性洗涤除垢；对精密、复杂器械及管腔类器械进行 10 min 超声清洁,再行手工刷洗；管腔类器械的清洗流程为初洗－超声清洗－毛刷进行管腔刷洗－高压水枪冲洗－高压气枪干燥；对穿刺针类器械需用棉签擦洗针栓；可拆卸器械拆开后清洗。

（3）漂洗：洗涤后,再用流动水冲洗或刷洗。

（4）终末漂洗：用纯水进行冲洗。

（5）消毒：耐湿耐热机械、器具用煮沸机以 93 ℃煮沸 5 min。

（6）润滑油润滑器械。

（7）干燥。

4. 注意事项

（1）水温为：15 ℃～30 ℃。

（2）器械刷洗时，一定要在液面下操作，避免气溶胶产生和水花飞溅造成周围环境的污染。

（3）清洗器械时一定要轻拿轻放，防止损坏。

（4）精细贵重器械与普通器械分开放置。

（5）各类器械应放置标识牌，以防混乱。

（6）清洗用具、清洗池等每次使用后应消毒，晾干备用。

·第二周培训内容·

一、护理制度培训：消毒供应中心清洗消毒及灭菌技术操作规范

为规范我院医疗器械、器具和物品的清洗消毒及灭菌工作，加强日常清洗消毒及灭菌工作管理，防止院内交叉感染，保障患者安全，提高医疗质量，根据《中华人民共和国传染病防治法》《医院感染管理办法》《医院消毒供应中心第 1 部分：管理规范》（WS 310.1—2016）《医院消毒供应中心第 2 部分：清洗消毒及灭菌技术操作规范》（WS 310.2—2016）制定本操作规范。

（一）范围

本规范设计的范围包括诊疗器械、器具和物品处理的基本要求、操作流程。

（二）术语和定义

（1）清洗：去除医疗器械、器具和物品上污物的全过程，流程包括冲洗、洗涤、漂洗和终末漂洗。

（2）冲洗：使用流动水去除器械、器具和物品表面污物的过程。

（3）洗涤：使用含有化学清洗剂的清洗用水，去除器械、器具和物品污染物的过程。

（4）漂洗：用流动水冲洗洗涤后器械、器具和物品上残留物的过程。

（5）终末漂洗：用经纯化的水对漂洗后的器械、器具和物品进行最终的处理过程。

（6）超声波清洗器：利用超声波在水中振荡产生"空化效应"进行清洗的设备。

（7）清洗消毒：用于清洗消毒诊疗器械、器具和物品的设备。

（8）闭合：用于关闭包装而没有形成密封的方法。例如，反复折叠，以形成一条弯曲路径。

（9）密封：包装层间连接的结果。注：密封可以采用黏合剂或热熔法。

（10）闭合完好性：闭合条件能确保该闭合至少与包装上的其他部分具有相同的阻碍微生物进入的程度。

（11）包装完好性：包装未受到物理损坏的状态。

（12）湿热消毒：利用湿热条件使菌体蛋白质变性或凝固酶失去活性，代谢发生障碍，致使细胞死亡，包括煮沸消毒法、巴斯德消毒法和低温蒸汽消毒法。

（13）A0 值：评价湿热消毒效果的指标，指当以 Z 值表示的微生物杀灭效果为 10 K 时，温度相当于 80 ℃的时间（s）。

（14）湿包：经灭菌和冷却后，肉眼可见包内或包外存在潮湿、水珠等现象的灭菌包。

（15）精密器械：结构精细、复杂、易损，对清洗、消毒、灭菌处理有特殊方法和技术要求的医疗器械。

（16）管腔器械：含有管腔，其直径 ≥2 mm，且其腔体中的任何一点距其与外界相通的开口部距离 ≤ 其内直径 1 500 倍的器械。

（三）诊疗器械、器具和物品处理的基本原则

（1）通常情况下应遵循先清洗后消毒的处理程序。被朊毒体、气性坏疽及突发原因不明的传染病病原体污染的诊疗器械、器具和物品应遵循 WS/T 367 的规定进行处理。

（2）应根据 WS 310.1 的规定，选择清洗、消毒或灭菌处理方法。

（3）清洗、消毒、灭菌效果的监测应符合 WS 310.3 的规定。

（4）耐湿、耐热的器械、器具和物品，应首选热力消毒或灭菌方法。

（5）应遵循标准预防的原则进行清洗、消毒、灭菌，CSSD 人员防护着装要求应符合规定。

（6）CSSD 人员防护及着装应符合如下要求。

区域	操作	防护着装					
		圆帽	口罩	防护服/防水围裙	专用鞋	手套	护目镜/面罩
诊疗场所	回收污染物品	√	△		√	√	
去污区	对污染器械分类、核对、机械清洗装载	√	√	√	√	√	△
	手工清洗器械和用具	√	√	√	√	√	√
检查、包装及灭菌区	检查器械、包装	√	△		√	△	
	装载灭菌物品	√			√		
	卸载无菌物品	√			√	△ #	
无菌物品存放区	发放无菌物品	√			√		

注：①"√"表示应使用。②"△"表示可使用。③ # 表示具有防烫功能的手套。

（7）设备、器械、物品及耗材使用应遵循生产厂家的使用说明或指导手册。

（8）外来医疗器械及植入物的布置应符合以下要求。

① CSSD 应根据手术通知单接收外来医疗器械及植入物；依据器械供应商提供的器械清单，双方共同清点核查、确认、签名，记录应保存备查。

② 应按要求清洁器械供应商送达的外来医疗器械、植入物及盛装容器。

③ 应遵循器械供应商提供的外来医疗器械与植入物的清洗、消毒、包装、灭菌方法和参数。应及时处理急诊手术器械。

④ 使用后的外来医疗器械，应由 CSSD 清洗消毒后方可交器械供应商。

（四）诊疗器械、器具和物品处理的操作流程

1. 回收

（1）使用者应将重复使用的诊疗器械、器具和物品与一次性使用物品分开放置；重复使用的诊疗器械、器具和物品直接置于封闭的容器中，由 CSSD 集中回收处理；被朊毒体、气性坏疽及突发原因不明的传染病病原体污染的诊疗器械、器具和物品，使用者应双层封闭包装并标明感染性疾病名称，由 CSSD 单独回收处理。

（2）使用者应在使用后及时去除诊疗器械、器具和物品上的明显污物，根据需要做保湿处理。

（3）不应在诊疗场所对污染的诊疗器械、器具和物品进行清点，采用封闭回收，避免反复装卸。

（4）回收工具每次使用后应清洗、消毒，干燥备用。

2. 分类

（1）应在 CSSD 的去污区进行诊疗器械、器具和物品的清点、核查。

（2）应根据器械物品材质、精密程度等进行分类处理。

3. 清洗

（1）清洗方法包括机械清洗、手工清洗。

（2）机械清洗适用于大部分常规器械的清洗。手工清洗适用于精密、复杂器械的清洗和有机物污染较重器械的初步处理。

（3）清洗步骤包括冲洗、洗涤、漂洗、终末漂洗。

（4）精密器械的清洗，应遵循生产厂家提供的使用说明或指导手册。

（5）器械、器具和物品的清洗操作方法如下。

手工清洗。

① 操作程序：冲洗：将器械、器具和物品置于流动水下冲洗，初步去除污染物。洗涤，冲洗后，应用酶清洁剂或其他清洁剂浸泡后刷洗、擦洗。漂洗，洗涤后，再用流动水冲洗或刷洗。终末漂洗，应采用电导率 ≤15 μS/cm（25 ℃）的水进行漂洗。

② 注意事项：手工清洗时水温宜为 15 ℃～30 ℃。去除干涸的污渍应先用医用清

洗剂浸泡,再刷洗或擦洗。若有锈迹,应除锈。刷洗操作应在水面下进行,防止产生气溶胶。器械可拆卸的部分应拆开后清洗。管腔器械宜先选用合适的清洗剂清洗内腔,再用压力水枪冲洗。不应使用研磨型清洗材料和用具用于器械处理,应选用与器械材质相匹配的刷洗用具和用品。

超声波清洗器的操作方法如下。

① 操作程序:清洗器内注入清洗用水,并添加医用清洗剂。水温 <45 ℃。冲洗:于流动水下冲洗器械,初步去除污染物。洗涤:应将器械放入篮筐中,浸没在水面下,管腔内注满水。超声清洗操作,应遵循器械和设备生产厂家的使用说明或指导手册。

② 注意事项:超声清洗可作为手工清洗或机械清洗的预清洗手段。清洗时应盖好超声清洗机盖子,防止产生气溶胶。应根据器械的不同材质选择相匹配的超声频率。清洗时间不宜超过 10 min。

清洗消毒器的操作方法如下。

① 每日设备运行前检查:应确认水、电、蒸汽、压缩空气达到设备工作条件,医用清洗剂的储量充足。舱门开启应达到设定位置,密封圈完整;清洗的旋转臂转动灵活;喷淋孔无堵塞;清洗架进出轨道无阻碍。应检查设备清洁状况,包括设备的内舱壁、排水网筛、排水槽、清洗架和清洗旋转臂等。

② 清洗物品装载:清洗物品应充分接触水流;器械轴节应充分打开;可拆卸的部分应拆卸后清洗;容器应开口朝下或倾斜摆放;根据器械类型使用专用清洗架和配件。精密器械和锐利器械的装载应使用固定保护装置。每次装载结束应检查清洗旋转臂,其转动情况不应受到器械、器具和物品的阻碍。

③ 设备操作运行:各类器械、器具和物品清洗程序的设置应遵循生产厂家的使用说明或指导手册。应观察设备运行中的状态,其清洗旋转臂工作应正常,排水应通畅。设备运行结束,应对设备物理参数进行确认,应符合设定程序的各项参数指标,并将其记录。每日清洗结束时,应检查舱内是否有杂物。

④ 注意事项:冲洗、洗涤、漂洗时应使用软水。冲洗阶段水温 <45 ℃。终末漂洗、消毒用水电导率应 ≤15 μS/cm(25 ℃)。终末漂洗程序中宜对需要润滑的器械使用医用润滑剂。应根据清洗需要选择适宜的医用清洗剂,定期检查清洗剂用量是否准确。每日清洗结束时,应清理舱内杂物,并做清洁处理。应定期做好清洗消毒器的保养。

4. 消毒

(1)清洗后的器械、器具和物品应进行消毒处理。方法首选机械湿热消毒,也可采用 75% 的乙醇、酸性氧化电位水或其他消毒剂进行消毒。

(2)湿热消毒应采用经纯化的水,电导率 ≤15μS/cm(25 ℃)。

(3)消毒后直接使用的诊疗器械、器具和物品,湿热消毒温度应 ≥90 ℃,时间 ≥5 min,或 A0 值 ≥3 000;消毒后需继续灭菌处理的,其湿热消毒温度应 ≥90 ℃,时间 ≥1 min,或 A0 值 ≥600。湿热消毒方法的温度、时间应符合下表的要求。

湿热消毒方法	温度/℃	最短消毒时间/min
消毒后直接使用	93	2.5
	90	5
消毒后继续灭菌处理	90	1
	80	10
	75	30
	70	100

（4）酸性氧化电位水的应用指标与方法。

适用范围：手工清洗后不锈钢和其他非金属材质器械、器具和物品灭菌前的消毒。

主要有效成分指标要求：① 有效氯含量为 60 mg/L±10 mg/L。② pH 值范围为 2.0～3.0。③ 氧化还原电位（ORP）≥1 100 mV。④ 残留氯离子<1 000 mg/L。

使用方法：对手工清洗后的待消毒物品，使用酸性氧化电位水流动冲洗或浸泡消毒 2 min，净水冲洗 30 s，再按规定进行干燥、灭菌处理。

注意事项：① 应先彻底清除器械、器具和物品上的有机物，再进行消毒处理。② 酸性氧化电位水对光敏感，有效氯浓度随时间延长而下降，宜现制备现用。③ 储存应选用避光、密闭、硬质聚氯乙烯材质制成的容器。室温下贮存不超过 3 日。④ 每次使用前，应在使用现场的酸性氧化电位水出水口部检测 pH 值和有效氯浓度，检测数值应符合指标要求。⑤ 对铜、铝等非不锈钢的金属器械、器具和物品有一定的腐蚀作用，应慎用。⑥ 不得将酸性氧化电位水和其他药剂混合使用。⑦ 皮肤过敏人员操作时应戴手套。⑧ 酸性氧化电位水长时间排放可造成排水管路的腐蚀，故应每次排放后再排放少量碱性还原电位水或自来水。

酸性氧化电位水有效指标的检测方法如下。

① 有效氯含量试纸检测方法：应使用精密有效氯检测试纸，其有效氯范围应与酸性氧化电位水的有效氯含量接近，具体使用方法参照试纸使用说明书。

② pH 值试纸检测方法：应使用精密 pH 值检测试纸，其 pH 范围与酸性氧化电位水的 pH 值接近，具体使用方法参照 pH 试纸使用说明书。

③ 氧化还原电位（ORP）的检测方法：取样时开启酸性氧化电位水生成器，待出水稳定后，用 100 mL 小烧杯接取酸性氧化电位水，立即进行检测。检测氧化还原电位检测可采用铂电极，在酸度计"mV"档上直接检测读数，具体使用方法参照使用说明书。

④ 氯离子检测方法：取样按使用说明书的要求开启酸性氧化电位水生成器，待出水稳定后，用 250 mL 磨口瓶取酸性氧化电位水至瓶满后，立即盖好瓶盖，送实验室进行检测。检测采用硝酸银滴定法或离子色谱法，详细方法参照《生活饮用水标准检验方法》（GB/T 5750—2023）。

5. 干燥

（1）宜首选干燥设备进行干燥处理。根据器械的材质选择适宜的干燥温度，金属类干燥温度 70 ℃～90 ℃，塑胶类干燥温度 65 ℃～75 ℃。

（2）不耐热器械、器具和物品可使用消毒的低纤维絮擦布、压力气枪或浓度 ≥95％ 的乙醇进行干燥处理。

（3）管腔器械内的残留水迹，可用压力气枪等进行干燥处理。

（4）不应使用自然干燥方法进行干燥。

6. 器械检查与保养

（1）应采用目测或使用带光源放大镜对干燥后的每件器械、器具和物品进行检查。器械表面及其关节、齿牙部应光洁，无血渍、污渍、水垢等残留物质和锈斑，功能完好，无损毁。

（2）清洗质量不合格的，应重新处理；有锈迹，应除锈；器械功能损毁或锈蚀严重，应及时维修或报废。

（3）带电源器械应进行绝缘性能等安全性检查。

（4）应使用润滑剂进行器械保养，不应使用液状石蜡等非水溶性的产品作为润滑剂。

7. 包装

（1）包装应符合《最终灭菌医疗器械的包装》（GB/T 19633—2005）的要求。

（2）包装包括装配、包装、封包、注明标识等步骤。器械与敷料应分室包装。

（3）包装前应依据器械装配的技术规程或图示，核对器械的种类、规格和数量。

（4）手术器械应摆放在篮筐或有孔的托盘中进行配套包装。

（5）手术所用盘、盆、碗等器皿，宜与手术器械分开包装。

（6）剪刀和血管钳等轴节类器械不应完全锁扣。有盖的器皿应开盖，摞放的器皿间应用吸湿布、纱布或医用吸水纸隔开，包内容器开口朝向一致；管腔类物品应盘绕放置，保持管腔通畅；精细器械、锐器等应采取保护措施。

（7）压力蒸汽灭菌包重量要求：器械包重量不宜超过 7 kg，敷料包重量不宜超过 5 kg。

（8）压力蒸汽灭菌包体积要求：下排气压力蒸汽灭菌器不宜超过 30 cm×30 cm× 25 cm；预真空压力蒸汽灭菌器不宜超过 30 cm×30 cm×50 cm。

（9）包装方法及要求：灭菌物品包装分为闭合式包装和密封式包装。包装方法和要求如下。

手术器械若采用闭合式包装方法，应由 2 层包装材料分 2 次包装。

密封式包装方法应采用纸袋、纸塑袋等材料。

硬质容器的使用与操作，应遵循生产厂家的使用说明或指导手册，每次使用后应清洗、消毒和干燥，并符合以下要求。① 硬质容器的组成：应由盖子、底座、手柄、灭菌标识卡槽、垫圈和灭菌剂孔组成。盖子应有可通过灭菌介质的阀门或过滤部件,并应具有无菌屏障功能。② 使用原则:使用方法应遵循生产厂家说明书和提供的灭菌参数。首次使用应进行灭菌过程有效性的测试,包括物理监测、化学监测、生物监测,并对器械干燥时间进行评估,检查有无湿包。每次使用应进行清洗、消毒、干燥处理。包装前应检查硬质容器的完整性:盒盖、底座的边缘无变形,对合紧密。盒盖垫圈平整、无脱落。若通气系统使用滤纸和固定架,应检查固定架的稳定性,一次性滤纸应每次更换,重复使用的滤纸应检查有无破损,保持清洁;若通气系统使用阀门,应遵循生产厂家说明书检查阀门,包括通气阀、疏水阀。闭锁装置完好,放置一次性锁扣。

普通棉布包装材料应一用一清洗,无污渍,灯光检查无破损。

(10)封包要求如下:① 包外应设有灭菌化学指示物。高度危险性物品灭菌包内还应放置包内化学指示物;如果透过包装材料可直接观察包内灭菌化学指示物的颜色变化,则可不放置包外灭菌化学指示物。② 闭合式包装应使用专用胶带,胶带长度应与灭菌包体积、重量相适宜,松紧适度。封包应严密,保持闭合完好性。③ 纸塑袋、纸袋等密封包装的密封宽度应 ≥6 mm,包内器械距包装袋封口部 ≥2.5 cm。④ 医用热封机在每日使用前应检查参数的准确性和闭合完好性。⑤ 硬质容器应设置安全闭锁装置,无菌屏障完整性破坏时应可识别。灭菌物品包装的标识应注明物品名称、包装者等内容。灭菌前注明灭菌器编号、灭菌批次、灭菌日期和失效日期等相关信息。标识应具有追溯性。

8. 灭菌

(1)压力蒸汽灭菌。

适用于耐热、耐湿的器械、器具和物品应首选压力蒸汽灭菌。

应根据待灭菌物品选择适宜的压力蒸汽灭菌器和灭菌程序。常规灭菌周期包括预排气、灭菌、后排汽和干燥等过程。快速压力蒸汽灭菌程序不应作为物品的常规灭菌程序,应在紧急情况下使用,使用方法应遵循 WS/T 367 的要求。

灭菌器操作方法应遵循生产厂家的使用说明或指导手册。

压力蒸汽灭菌器供给水量指标见下表。

项目	指标
蒸发残留	≤10 mg/L
氧化硅(SiO_2)	≤1 mg/L
铁	≤0.2 mg/L
镉	≤0.005 mg/L
铅	<0.05 mg/L
除铁、镉、铅以外的其他重金属	<0.1 mg/L
氯离子(Cl^-)	<2 mg/L
磷酸盐(P_2O_5)	<0.5 mg/L

项目	指标
电导率（25 ℃时）	<5 μS/cm
pH	5.0～7.5
外观	无色、洁净、无沉淀
硬度（碱性金属离子的总量）	≤0.02 mmol/L

压力蒸汽灭菌器蒸汽冷凝物质量指标见下表。

项目	指标
氧化硅（SiO_2）	≤0.1 mg/L
铁	≤0.1 mg/L
镉	≤0.005 mg/L
铅	<0.05 mg/L
除铁、镉、铅以外的其他重金属	<0.1 mg/L
氯离子（Cl^-）	<0.1 mg/L
磷酸盐（P_2O_5）	<0.1 mg/L
电导率（25℃时）	<3 μS/cm
pH	5～7
外观	无色、洁净、无沉淀
硬度（碱性金属离子的总量）	≤0.02 mmol/L

管腔器械不应使用下排气压力蒸汽灭菌方式进行灭菌。

压力蒸汽灭菌器灭菌参数见下表。

设备类别	物品类别	灭菌设定温度/℃	最短灭菌时间/min	压力参考范围/kPa
下排气式	敷料	121	30	102.8～122.9
	器械		20	
预真空式	器械、敷料	132	4	184.4～201.7
		134		201.7～229.3

硬质容器和超大超重包装，应遵循厂家提供的灭菌参数。

压力蒸汽灭菌器操作程序包括灭菌前准备、灭菌物品装载、灭菌操作、无菌物品卸载和灭菌效果的监测等步骤。

① 灭菌前准备：每天设备运行前应进行安全检查，包括灭菌器压力表处在"0"的位置；记录、打印装置处于备用状态；灭菌器柜门密封圈平整无损坏，柜门安全锁扣灵活、

安全有效;灭菌柜内冷凝水排出口通畅,柜内壁清洁;电源、水源、蒸汽、压缩空气等运行条件符合设备要求。遵循产品说明书对灭菌器进行预热。大型预真空压力蒸汽灭菌器应在每日开始灭菌运行前空载进行 B-D 试验。

② 灭菌物品装载:应使用专用灭菌架或篮筐装载灭菌物品,灭菌包之间应留间隙。宜将同类材质的器械、器具和物品置于同一批次进行灭菌。材质不相同时,纺织类物品应放置于上层、竖放,金属器械类放置于下层。手术器械包、硬式容器应平放;盆、盘、碗类物品应斜放,包内容器开口朝向一致;玻璃瓶等底部无孔的器皿类物品应倒立或侧放;纸袋、纸塑包装应侧放,利于蒸汽进入和冷空气排出。选择下排气压力蒸汽灭菌程序时,大包宜摆放于上层,小包宜摆放于下层。

③ 灭菌操作要求:应观察并记录灭菌时的温度、压力和时间等灭菌参数及设备运行状况。

④ 无菌物品卸载:从灭菌器卸载取出的物品,冷却时间 >30 min。应确认灭菌过程合格,结果应符合要求。应检查有无湿包,湿包不应储存与发放,分析原因并改进。无菌包掉落地上或误放到不洁处应视为被污染。

⑤ 灭菌效果监测:按要求开展灭菌过程的监测,监测符合要求,并记录。

(2)干热灭菌:适用于耐热、不耐湿、蒸汽或气体不能穿透物品的灭菌,如玻璃、油脂、粉剂等物品的灭菌。灭菌程序、参数及注意事项应符合 WS/T 367 的规定,并应遵循生产厂家使用说明书。

(3)低温灭菌。

常用低温灭菌方法主要包括环氧乙烷灭菌、过氧化氢低温等离子体灭菌、低温甲醛蒸气灭菌。

低温灭菌适用于不耐热、不耐湿的器械、器具和物品的灭菌。

应符合以下基本要求:① 灭菌的器械、物品应清洗干净,并充分干燥。② 灭菌程序、参数及注意事项符合 WS/T 367 的规定,并应遵循生产厂家使用说明书。③ 灭菌装载应利于灭菌介质穿透。

9. 储存

(1)灭菌后物品应分类、分架存放在无菌物品存放区。一次性使用无菌物品应去除外包装后,进入无菌物品存放区。

(2)物品存放架或柜应距地面高度 ≥20 cm,距墙宽度 ≥5 cm,距天花板高度 ≥50 cm。

(3)物品放置应固定为主,设置标识。接触无菌物品前应洗手或手消毒。

(4)消毒后直接使用的物品应干燥、包装后于专架存放。

(5)无菌物品存放要求如下。

无菌物品存放区环境的温度、湿度达到 WS 310.1 的规定时,使用普通棉布材料包装的无菌物品有效期宜为 14 日。

未达到环境标准时,使用普通棉布材料包装的无菌物品有效期不应超过 7 日。

医用一次性纸袋包装的无菌物品,有效期宜为 30 日;使用一次性医用皱纹纸、医用无纺布包装的无菌物品,有效期宜为 180 日;使用一次性纸塑袋包装的无菌物品,有效期宜为 180 日;硬质容器包装的无菌物品,有效期宜为 180 日。

10. 无菌物品发放

(1)无菌物品发放时,应遵循先进先出的原则。

(2)发放时应确认无菌物品的有效性和包装完好性。植入物应在生物监测合格后发放。紧急情况下灭菌植入物时,应使用含第 5 类化学指示物的生物 PCD 进行监测,化学指示物合格可提前放行,生物监测的结果应及时通报使用部门。

(3)发放记录应具有可追溯性,应记录一次性使用无菌物品出库日期、名称、规格、数量、生产厂家、生产批号、灭菌日期、失效日期等。

(4)运送无菌物品的器具使用后,应清洁处理,干燥存放。

二、专科知识培训:检查包装及灭菌区工作要点

(一)器械洁净度、性能检查与维护保养

(1)止血钳:检查钳体洁净度、完整性、钳端咬合情况,卡口咬紧不能出现崩开现象,关节灵活,无松脱现象。

(2)剪刀:剪刀前端无钩,无钝挫,剪刀尖端试剪纱布,手法采取剪拉方式,被剪纱布整齐,无拉丝现象。

(3)镊子:检查镊子顶端咬合是否紧密,顶端分体无错位,检查齿镊的凹凸端咬合时凹端是否吻合,顶端无缺损,无裂缝。

(4)针头:清洁干净,针座内无堵物,冲水通畅,针梗直,针尖锋利无小钩。

(5)弯盘、治疗碗:清洁无污渍、无锈迹、无漏痕。

(二)包装方法及要求:灭菌物品包装分为闭合式包装和密闭式包装。

(1)对手术器械若采用闭合式包装方法,应有两层包装材料,分两次包装。

(2)密封式包装如使用纸袋、纸塑袋等材料,可使用一层,适用于单独包装器械。

(3)普通棉布应为非漂白织物,除四周外不应有缝线,不应缝补;初次使用前应高温洗涤,脱脂去浆,一用一清洗,无污渍,灯光检查无破损。

(4)开放式储槽不应用作无菌物品的最终灭菌包材料。

三、操作培训:手术器械检查与包装流程及方法

(一)准备用物

准备操作台 1 个、器械包 1 套、指示卡 1 张、器械包布 2 块、3M 胶带、指示标签 1 个。

（二）操作流程

（1）准备：按照防护要求着装，戴手套；待清洗机运行结束后取出器械；操作者按规定整理仪表，按要求着装；擦拭操作台。

（2）检查器械：用目测检查每件器械清洁度、干燥程度及锋利程度；精细、复杂器械可使用光源放大镜进行检查。

（3）器械查对：由一名护士按照器械组配的技术规程或示意图核对器械种类、规格和数量，拆卸的器械进行组配后配置手术器械包，认真核对后由另一名护士再次核对。

（4）器械包装：将符合规格的器械包布平铺于操作台上，将组配好的器械放置于包布中间；将化学指示卡放于器械最难灭菌处；采用闭合式包装方法，由两层包装材料分两次包装；应使用专用胶带，胶带长度与灭菌包体积、重量相适宜，松紧适度，封包应严密，保持闭合完好性；核对标识贴，标识应有追溯性。

（5）整理用物：保证台面无物品遗留，擦拭台面保持清洁。

·第三周培训内容·

一、核心制度培训：消毒供应中心消毒及灭菌效果监测规范

为规范我院医疗器械、器具和物品的清洗消毒及灭菌工作，建立清洗消毒与灭菌效果监测的要求与方法和质量控制过程的记录与可追溯要求，根据《中华人民共和国传染病防治法》《医院感染管理办法》《医院消毒供应中心第1部分：管理规范》（WS 310.1—2016）《医院消毒供应中心第3部分：清洗消毒及灭菌效果监测标准》（WS 310.3—2016）及《医疗机构消毒技术规范》（WS/T 367—2012）制定本规范。

（一）范围

本部分规定了医院消毒供应中心消毒与灭菌效果监测的要求、方法、质量控制过程的记录与可追溯要求。

（二）术语和定义

（1）可追溯：对影响灭菌过程和结果的关键要素进行记录，保存备查，实现可追踪。

（2）灭菌过程验证装置：对灭菌过程有预定抗力的装置，用于评价灭菌过程的有效性。

（3）清洗效果测试物：用于测试清洗效果的产品。

（4）大修：超出该设备常规维护保养范围，显著影响该设备性能的维修操作。

① 示例1：压力蒸汽灭菌器大修（如更换真空泵、与腔体相连的阀门、大型供汽管道、控制系统）。

② 示例2：清洗消毒器大修（如更换水泵、清洗剂供给系统、加热系统、控制系统）。

（5）小型蒸汽灭菌器：体积小于60 L的压力蒸汽灭菌器。

（6）快速压力蒸汽灭菌：专门用于处理立即使用物品的压力蒸汽灭菌过程。

（三）监测要求及方法

1. 通用要求

（1）应专人负责质量监测工作。

（2）应定期对清洁剂、消毒剂、洗涤用水、润滑剂、包装材料等进行质量检查，检查结果应符合 WS 310.1 的要求。

（3）应进行监测材料卫生安全评价报告及有效期等的检查，检查结果应符合要求。自制测试标准包应符合 WS/T 367 的有关要求。

（4）应遵循设备生产厂家的使用说明或指导手册对清洗消毒器、封口机、灭菌器定期进行预防性维护与保养、日常清洁和检查。

（5）按照以下要求进行设备的检测。

① 清洗消毒器：应遵循生产厂家的使用说明或指导手册进行检测。

② 压力蒸汽灭菌器：应每年对灭菌程序的温度、压力和时间进行检测。

③ 压力蒸汽灭菌器：应定期对压力表和安全阀进行检测。

④ 干热灭菌器：应每年用多点温度检测仪对灭菌器各层内、中、外各点的温度进行检测。

⑤ 低温灭菌器：应每年定期遵循生产厂家的使用说明或指导手册进行检测。

⑥ 封口机：应每年定期遵循生产厂家的使用说明或指导手册进行检测。

2. 清洗质量的监测（诊疗器械、器具和物品清洗的效果监测）

（1）日常监测：在检查包装时进行，应目测和（或）借助带光源的放大镜检查。清洗后的器械表面及其关节、齿牙应光洁、无血渍、无污渍、无水垢、无锈斑。

（2）定期抽查：每月应随机至少抽查 3 个待灭菌包内全部物品的清洗效果，检查方法与内容与日常监测相同，并记录监测结果。

（3）清洗效果评价：可定期采用定量检测的方法，对诊疗器械、器具和物品的清洗效果进行评价。

3. 清洗消毒器及其效果监测

（1）日常监测：应每批次监测清洗消毒器的物理参数及运转情况，并记录。

（2）定期监测：① 可每年采用清洗效果测试物对清洗消毒器的清洗效果进行监测。当清洗物品或清洗程序发生改变时，也可采用清洗效果测试指示物进行清洗效果的监测。② 清洗效果测试物的监测方法应遵循生产厂家的使用说明或指导手册。

（3）注意事项：清洗消毒器新安装、更新、大修、更换清洗剂、改变消毒参数或装载方法时，应遵循生产厂家的使用说明或指导手册进行检测，清洗消毒质量检测合格后，清洗消毒器方可使用。

4. 消毒质量的监测

（1）采用湿热消毒应监测、记录每次消毒的温度与时间或 A0 值。监测结果应符合 WS 310.2 的要求。应每年检测清洗消毒器的温度、时间等主要性能参数。结果应符合生产厂家的使用说明或指导手册的要求。

（2）采用化学消毒应根据消毒剂的种类特点定期监测消毒剂的浓度、消毒时间和消毒时的温度，并记录，结果应符合该消毒剂的规定。

（3）对消毒后直接使用的物品应每季度进行监测，监测方法及监测结果符合《医院消毒卫生标准》（GB 15982—2012）的要求。每次监测 3～5 件有代表性的物品。

5. 灭菌质量的监测

（1）原则如下。

① 对灭菌质量采用物理监测法、化学监测法和生物监测法进行监测，监测结果应符合要求。

② 物理监测不合格的灭菌物品不得发放，并应分析原因进行改进，直至监测结果符合要求。

③ 包外化学监测不合格的灭菌物品不得发放，包内化学监测不合格的灭菌物品不得使用，应分析原因进行改进，直至监测结果符合要求。

④ 生物监测不合格时，应尽快召回上次生物监测合格以来所有尚未使用的灭菌物品，重新处理；应分析不合格的原因，改进后，生物监测连续三次合格后方可使用。

⑤ 植入物的灭菌应每批次进行生物监测，生物监测合格后方可发放。

⑥ 使用特定的灭菌程序灭菌时，应使用相应的指示物进行监测。

⑦ 按照灭菌装载物品的种类选择具有代表性的 PCD 进行灭菌效果的监测。

⑧ 对外来医疗器械、植入物、硬质容器、超大超重包灭菌应遵循厂家提供的灭菌参数，首次灭菌时对灭菌参数和有效性进行测试，并进行湿包检查。

（2）压力蒸汽灭菌的监测如下。

物理监测法：① 每次灭菌应连续监测并记录灭菌时的温度、压力和时间等灭菌参数。灭菌温度波动幅度在 +3 ℃内，时间满足最低灭菌时间的要求，同时应记录所有临界点的时间、温度与压力值，结果应符合灭菌的要求。② 应每年用温度压力检测仪监测温度、压力和时间等参数，将检测仪探头放置于最难灭菌部位。

化学监测法：① 应进行包外、包内化学指示物监测。具体要求为灭菌包包外应有化学指示物，高度危险性物品包内应放置包内化学指示物，置于最难灭菌的部位。如果透过包装材料可直接观察包内化学指示物的颜色变化，则不必放置包外化学指示物。根据化学指示物颜色或形态等变化，判定是否达到灭菌合格要求。② 采用快速程序灭菌时，也应进行化学监测。直接将一片包内化学指示物置于待灭菌物品旁边进行化学监测。

生物监测法：应每周监测一次，监测方法遵循以下要求。

① 标准生物测试包的制作方法：按照 WS/T 367 的规定，将嗜热脂肪杆菌芽孢生物指示物置于标准测试包的中心部位，生物指示物应符合国家相关管理要求。标准测试包由 16 条 41 cm×66 cm 的全棉手术巾制成，即每条手术巾的长边先折成 3 层，短边折成 2 层，然后叠放，制成 23 cm×23 cm×15 cm、1.5 kg 的标准测试包。

② 监测方法：按照 WS/T 367 的规定，以标准生物测试包或生物 PCD（含一次性标准生物测试包）对满载灭菌器的灭菌质量进行生物监测。将标准生物监测包或生物 PCD 置于灭菌器排气口的上方或生产厂家建议的灭菌器内最难灭菌的部位，经过一个灭菌周期后，对自含式生物指示物遵循产品说明书进行培养。如使用芽孢菌片，应在无菌条件下将芽孢菌片接种到含 10 mL 溴甲酚紫葡萄糖蛋白胨水培养基的无菌试管中，经 56 ℃±2 ℃培养 7 日，检测时以培养基作为阴性对照（自含式生物指示物不用设阴性对照），以加入芽孢菌片的培养基作为阳性对照，观察培养结果。如果一天内进行多次生物监测，且生物指示物为同一批号，则只需设一次阳性对照。

③ 结果判定：阳性对照组培养阳性，阴性对照组培养阴性，试验组培养阴性，判定为灭菌合格；阳性对照组培养阳性，阴性对照组培养阴性，试验组培养阳性，则灭菌不合格；同时应进一步鉴定试验组阳性的细菌是否为指示菌或是污染所致。紧急情况灭菌植入物时，使用含第 5 类化学指示物的生物 PCD 进行监测，化学指示物合格可提前放行，生物监测的结果应及时通报使用部门。采用新的包装材料和方法进行灭菌时应进行生物监测。小型压力蒸汽灭菌器因一般无标准生物监测包，应选择灭菌器常用的、有代表性的灭菌物品制作生物测试包或生物 PCD，置于灭菌器最难灭菌的部位，且灭菌器应处于满载状态。生物测试包或生物 PCD 应侧放，体积大时可平放。采用快速程序灭菌时，应直接将一支生物指示物置于空载的灭菌器内，经一个灭菌周期后取出，在规定条件下培养，观察结果。生物监测不合格时，应按照应急预案及时处理。

B-D 试验：预真空（包括脉动真空）压力蒸汽灭菌器应在每日开始灭菌运行前空载，进行 B-D 测试，B-D 测试合格后，方可使用灭菌器。若 B-D 测试失败，应及时查找原因进行改进，监测合格后，方可使用灭菌器。小型压力蒸汽灭菌器的 B-D 测试应参照《小型压力蒸汽灭菌器灭菌效果监测方法和评价要求》（GB/T 30690—2014）。

灭菌器新安装、移位和大修后应进行物理监测、化学监测和生物监测。物理监测、化学监测通过后，生物监测应空载连续监测三次，合格后方可使用灭菌器，监测方法应符合 GB/T 367 的有关要求。

对于小型压力蒸汽灭菌器，生物监测应满载连续监测三次，合格后灭菌器方可使用。预真空（包括脉动真空）压力蒸汽灭菌器应进行 B-D 测试并重复三次，连续监测合格后，方可使用灭菌器。

（3）干热灭菌的监测如下。

物理监测法：每灭菌批次应进行物理监测。监测方法包括记录温度与持续时间。温度在设定时间内均达到预置温度，则物理监测合格。

化学监测法：每一个灭菌包外应使用包外化学指示物，每一个灭菌包内应使用包内化学指示物，并置于最难灭菌的部位。对于未打包的物品，应使用一个或者多个包内化学指示物，放在待灭菌物品附近进行监测。经过一个灭菌周期后取出，据其颜色或形态的改变判断是否达到灭菌要求。

生物监测法：① 应每周监测一次。② 标准生物测试管的制作方法：按照 WS/T 367 的规定，将枯草杆菌黑色变种芽孢菌片装入无菌试管内（1 片／管），制成标准生物测试管。生物指示物应符合国家相关管理要求。监测方法：将标准生物测试管置于灭菌器与每层门把手对角线内、外角部，每个位置放置 2 个标准生物测试管，将试管帽置于试管旁，关好柜门，经一个灭菌周期后，待温度降至 80 ℃左右时，加盖试管帽后取出试管。在无菌条件下，每管加入 5 mL 胰蛋白胨大豆肉汤培养基（TSB），置于 36 ℃±1 ℃培养 48 h，观察初步结果，无菌生长管继续培养至第 7 日。检测时以培养基作为阴性对照，以加入芽孢菌片的培养基作为阳性对照。

结果判定：若阳性对照组培养阳性，阴性对照组培养阴性，每个测试管的肉汤培养均澄清，判为灭菌合格；若阳性对照组培养阳性，阴性对照组培养阴性，而只要有一个测试管的肉汤培养混浊，判为不合格；对难以判定的测试管肉汤培养结果，取 0.1 mL 肉汤培养物接种于营养琼脂平板，用灭菌 L 棒或接种环涂匀，置 36 ℃±1 ℃培养 48 h，观察菌落形态，并做涂片染色镜检，判断是否有指示菌生长，若有指示菌生长，判为灭菌不合格；若无指示菌生长，判为灭菌合格。

新安装、移位和大修后，应进行物理监测法、化学监测法和生物监测法监测（重复三次），监测合格后，方可使用灭菌器。

（4）低温灭菌的监测如下。

低温灭菌器新安装、移位、大修、灭菌失败、包装材料或被灭菌物品改变，应对灭菌效果进行重新评价，包括采用物理监测法、化学监测法和生物监测法进行监测（重复三次），监测合格后，方可使用灭菌器。

环氧乙烷灭菌的监测：

① 物理监测法：每次灭菌应连续监测并记录灭菌时的温度、压力和时间等灭菌参数。灭菌参数应符合灭菌器的使用说明或操作手册的要求。

② 化学监测法：每个灭菌物品包外应使用包外化学指示物，作为灭菌过程的标志，在包内最难灭菌的位置放置包内化学指示物，通过观察其颜色变化，判定其是否达到灭菌合格要求。

③ 生物监测法：每个灭菌批次应进行生物监测，监测方法遵循以下要求。

常规生物测试包的制备：取一个 20 mL 无菌注射器，去掉针头，拔出针栓，将枯草杆菌黑色变种芽孢生物指示物放入针筒内，带孔的塑料帽应朝向针头部，再将注射器的针栓插回针筒（注意不要碰及生物指示物），之后用一条全棉小毛巾两层包裹，置于纸塑包装袋中，封装。生物指示物应符合国家相关管理要求。

监测方法：将常规生物测试包置于灭菌器最难灭菌的部位（所有装载灭菌包的中心部位）。灭菌周期完成后应立即将生物测试包从被灭菌物品中取出。对自含式生物指示物遵循产品说明书进行培养；如使用芽孢菌片，应在无菌条件下将芽孢菌片接种到含5 mL胰蛋白胨大豆肉汤培养基（TSB）的无菌试管中，置于 $36\ ℃\pm1\ ℃$ 培养 48 h，观察初步结果，在无菌生长管中继续培养至第 7 日。检测时以培养基作为阴性对照（自含式生物指示物不用设阴性对照），以加入芽孢菌片的培养基作为阳性对照。

结果判定：阳性对照组培养阳性，阴性对照组培养阴性，试验组培养阴性，判定为灭菌合格。阳性对照组培养阳性，阴性对照组培养阴性，试验组培养阳性，则灭菌不合格；同时应进一步鉴定试验组阳性的细菌是否为指示菌或是污染所致。

过氧化氢等离子灭菌的监测如下。

① 物理监测法：每次灭菌应连续监测并记录每个灭菌周期的临界参数（如舱内压、温度、过氧化氢的浓度、电源输入和灭菌时间）。灭菌参数应符合灭菌器的使用说明或操作手册的要求。

② 化学监测法：每个灭菌物品包外应使用包外化学指示物，作为灭菌过程的标志；每个包内最难灭菌的位置放置包内化学指示物，通过观察其颜色变化，判定其是否达到灭菌合格要求。

③ 生物监测法：应每天至少进行一次灭菌循环的生物监测，监测应遵循以下要求。

管腔生物 PCD 或非管腔生物监测包的制作：采用嗜热脂肪杆菌芽孢生物指示物制作管腔生物 PCD 或非管腔生物监测包，生物指示物的载体应对过氧化氢无吸附作用，每一载体上的菌量应达到 $1\times10^{6}CFU$，所用芽孢对过氧化氢气体的抗力应稳定并鉴定合格，所用产品应符合国家相关管理要求。

采用管腔生物 PCD 的监测方法给管腔器械灭菌时，可使用管腔生物 PCD 进行监测，应将管腔生物 PCD 放置于灭菌器内最难灭菌的部位（按照生产厂家说明书建议，远离过氧化氢注入口，如灭菌舱下层器械搁架的后方）。灭菌周期后立即将管腔生物 PCD 从灭菌器中取出，生物指示物应放置于 $56\ ℃\pm2\ ℃$ 培养 7 日（或遵循产品说明书），观察培养结果，并设阳性对照和阴性对照（自含式生物指示物不用设阴性对照）。

非管腔生物监测包的监测方法：给非管腔器械灭菌时，应使用非管腔生物监测包进行监测，应将生物指示物置于特卫强材料的包装袋内，密封式包装后，放置于灭菌器内最难灭菌的部位（按照生产厂家说明书建议，远离过氧化氢注入口，如灭菌舱下层器械搁架的后方）。灭菌周期后立即将非管腔生物监测包从灭菌器中取出，生物指示物应放置于 $56\ ℃\pm2\ ℃$ 培养 7 日（或遵循产品说明书），观察培养结果，并设阳性对照和阴性对照（自含式生物指示物不用设阴性对照）。

结果判定：阳性对照组培养阳性，阴性对照组培养阴性，实验组培养阴性，判定为灭菌合格。阳性对照组培养阳性，阴性对照组培养阴性，实验组培养阳性，判定为灭菌失败；同时应进一步鉴定实验组阳性的细菌是否为指示菌或是污染所致。

低温蒸汽甲醛灭菌的监测如下。

① 物理监测法：每个灭菌批次应进行物理监测。详细记录灭菌过程的参数，包括灭菌温度、相对湿度、压力与时间。灭菌参数应符合灭菌器的使用说明或操作手册的要求。

② 化学监测法：每个灭菌物品包外应使用包外化学指示物，作为灭菌过程的标志。每个包内最难灭菌的位置应放置包内化学指示物，通过观察其颜色变化，判定其是否达到灭菌合格要求。

③ 生物监测法：应每周监测一次，监测遵循以下要求。

管腔生物 PCD 或非管腔生物监测包的制作：采用嗜热脂肪杆菌芽孢生物指示物制作管腔生物 PCD 或非管腔生物监测包，生物指示物的载体应对甲醛无吸附作用，每一载体上的菌量应达到 1×10^6 CFU，所用芽孢对甲醛的抗力应稳定并鉴定合格，所用产品应符合国家相关管理要求。

管腔生物 PCD 的监测方法：给管腔器械灭菌时，可使用管腔生物 PCD 进行监测，应将管腔生物 PCD 放置于灭菌器内最难灭菌的部位（按照生产厂家说明书建议，远离甲醛注入口），灭菌周期后立即将管腔生物 PCD 从灭菌器中取出，生物指示物应放置于 56 ℃ ±2 ℃培养 7 日（或遵循产品说明书），观察培养结果，并设阳性对照和阴性对照（自含式生物指示物不用设阴性对照）。

非管腔生物监测包的监测方法：给非管腔器械灭菌时，应使用非管腔生物监测包进行监测，应将生物指示物置于纸塑包装袋内，密封式包装后，放置于灭菌器内最难灭菌的部位（按照生产厂家说明书建议，远离甲醛注入口）。灭菌周期后立即将非管腔生物监测包从灭菌器中取出，生物指示物应放置于 56 ℃ ±2 ℃培养 7 日（或遵循产品说明书），观察培养结果，并设阳性对照和阴性对照（自含式生物指示物不用设阴性对照）。

结果判定：阳性对照组培养阳性，阴性对照组培养阴性，实验组培养阴性，判定为灭菌合格。阳性对照组培养阳性，阴性对照组培养阴性，实验组培养阳性，判定为灭菌失败；同时应进一步鉴定实验组阳性的细菌是否为指示菌或是污染所致。其他低温灭菌方法的监测要求及方法应符合国家有关标准的规定。

（5）质量控制过程的记录与可追溯要求如下。

应建立清洗、消毒、灭菌操作的过程记录，内容包括：① 应留存清洗消毒器和灭菌器运行参数、打印资料或记录；② 应记录灭菌器每次运行情况，包括灭菌日期、灭菌器编号、批次号、装载的主要物品、灭菌程序号、主要运行参数、操作员签名或代号及灭菌质量的监测结果等，并存档。

应对清洗、消毒、灭菌质量的日常监测和定期监测进行记录。

记录应具有可追溯性，清洗、消毒监测资料和记录的保存期应不少于 6 个月，灭菌质量监测资料和记录的保留期应不少于 3 年。

灭菌标识的要求如下。

① 灭菌包外应有标识，内容包括物品名称、检查打包者姓名或代号、灭菌器编号、批

次号、灭菌日期和失效日期;或含有上述内容的信息标识。

② 使用者应检查并确认包内化学指示物是否合格以及器械是否干燥、洁净等,合格后方可使用。将手术器械包的包外标识留存或记录于手术护理记录单上。

③ 如采用信息系统,手术器械包的标识使用后应随器械回到 CSSD 进行追溯记录。

应建立持续质量改进制度及措施,发现问题及时处理,并应建立灭菌物品召回制度。

① 生物监测不合格时,应通知使用部门停止使用,并召回上次监测合格以来尚未使用的所有灭菌物品。应书面报告相关管理部门,说明召回的原因。

② 相关管理部门应通知使用部门对已使用该无菌物品的患者进行密切观察。

③ 应检查灭菌过程的各个环节,查找灭菌失败的可能原因,并采取相应的改进措施,重新进行 3 次生物监测,合格后方可正常使用该灭菌器。

④ 应对该事件的处理情况进行总结,并向相关管理部门汇报。

应定期对监测资料进行总结分析,做到持续质量改进。

二、专科知识培训:灭菌及监测工作要点

(一)灭菌器操作规程

1. 每日使用前准备

(1)先排除气管道冷凝水,然后打开与灭菌器连接的蒸汽源阀门,检查其压力是否达到 0.3～0.5 MPa(适用于外接蒸汽设备)。

(2)打开与灭菌器连接的水源阀门,检查其压力是否达到 0.15～0.3 MPa。

(3)打开空气压缩机电源以及与灭菌器连接的压缩气源阀门,检查其压力是否达到 0.5～0.7 MPa。

(4)检查设备电源正常后,打开设备电源开关,给设备送电。

(5)检查设备压力表指示正常,设备记录装置处于正常工作状态。

(6)设备维持在通电状态,当灭菌器夹层压力稳定在 0.2 MPa 左右后,先启动预热程序对设备进行预热,再运行 B-D 测试试程序,B-D 测试合格后运行程序。

2. 程序运行

(1)点击【用户登录】,选择用户名,输入用户密码。

(2)选择相应程序,待设备达到启动条件后,【快速启动】键变成紫色,点击【开载装门】,装入灭菌物品,再点击【关装载门】。

(3)确认运行的程序名称,待【快速启动】键变成紫色后点击启动,程序开始运行。

(4)灭菌完成后,在无菌区按开后门,卸载已灭菌物品,再按关门键。

(5)机器进入待机状态。

3. 班后工作

待机状态下点击【注销登录】,关闭设备电源开关,切断机器供电总电源,关闭压缩空气阀、供水阀门、蒸汽阀门。

(二)灭菌设备介绍

(1)平移门脉动真空灭菌器可广泛用于生物工程、医疗卫生、实验动物、制药等领域要求极高的生物制品、器皿、无菌衣、治疗器械、医用敷料等物品的灭菌处理。

(2)平移门脉动真空灭菌器由主体、密封门、消毒车、搬运车、管路系统等部分组成。

(3)压力蒸汽灭菌器灭菌原理:采用机械强制脉动真空的空气排除方式,经过多次抽真空、多次注入蒸汽,彻底消除灭菌室内的冷点,使空气排除量达到99%以上,完全排除温度"死角"和"小装置效应"。

(4)装载待灭菌物品,卸载灭菌后物品。

待装载灭菌物品:① 应使用专用灭菌架或篮筐装载灭菌物品,灭菌包之间应留有间隙。② 宜将同类材质的器械、器具和物品置于同一批次进行灭菌。③ 材质不相同时,织类物品应放置于上层,竖放,金属器械类放置于下层。④ 手术器械包、硬质容器应平放,盆、盘、类物品应斜放,玻璃瓶等底部无孔的器皿类物品应倒立或侧放,纸袋、纸塑包装物品应侧放,以利于蒸汽进入和冷空气排出。⑤ 选择下排气压力蒸汽灭菌程序时,大包宜摆放于上层,小包宜摆放于下层。

卸载无菌物品:① 从菌器卸载取出的物品,冷却时间>30 min。② 应确认灭菌过程合格,结果应符合 WS 310.3 的要求。③ 应检查有无湿包,湿包不应储存与发放,若存在问题应分析原因并改进。④ 无菌包掉落地上或误放到不洁处应视为被污染。

(5)灭菌效果判断:物理监测、化学监测、生物监测。

① 物理监测:主要反映灭菌器的状态,通过压力蒸汽灭菌温度、时间、压力各项参数直观地查明灭菌器的运行情况是否正常。

② 化学监测:主要反映每个包裹的灭菌过程,以区分已灭菌和未灭菌的物品,能及时反应每个包裹的灭菌效果。

③ 生物监测:反映微生物的杀灭程度,同时也反映导致失败的各种因素。

·第四周培训内容·

一、专科知识培训:无菌物品存放区发放工作要点

(一)无菌存放区工作制度

(1)无菌物品存放区工作人员相对固定,由专人管理,其他无关人员不得入内。

(2)工作人员进入该区,必须换鞋、戴圆帽、穿专用服装,必要时戴口罩,注意手卫生。

（3）认真执行灭菌物品的卸载、存放操作规范。严禁一切未灭菌物品进入该区。

（4）灭菌物品放置规范有序、标识清楚,在有效期内使用。

（5）无菌物品发放应遵循先进先出的原则。

（6）凡发出的灭菌包,即使未使用,一律不得再放回该区。

（7）各类常规备用灭菌物品应保持一定基数,认真清点,及时补充,保证供应。

（8）保持环境的清洁整齐,做好环境的消毒和登记等工作。

（二）无菌存放区工作职责

（1）负责无菌物品的发放,发放时要认真查对无菌物品的质量。

（2）负责及时发放手术室无菌包,常规手术的植入性器械生物监测合格后再发放,紧急情况灭菌植入性器械时,5 类化学指示物合格后可提前放行,应将生物监测结果及时通报使用部门。

（3）负责无菌物品的检查整理,应按灭菌日期从近到远发放,每日检查灭菌物品的有效期限,对过期物品应重新灭菌。

（4）每日用消毒液擦拭桌面、地面 2 次,保持室内整齐清洁。

（5）对每日温度、湿度登记、签名。

（三）无菌物品储存要求

（1）灭菌后物品应分类、分架存放在无菌物品存放区。一次性使用无菌物品应去除外包装后,进入无菌物品存放区。

（2）物品存放架或柜距地面高度≥20 cm,距离墙宽度≥5 cm,距天花板高度≥50 cm。

（3）物品放置应固定位置,设置标识。接触无菌物品前应洗手或手消毒。

（4）消毒后直接使用的物品应干燥、包装后专架存放。

（5）无菌物品的存放要求如下。

① 无菌物品存放区环境的温度、湿度达到 WS 310.1 的规定时,使用普通棉布材料包装的无菌物品有效期宜为 14 日。

② 未达到环境标准时,使用普通棉布材料包装的无菌物品有效期不应超过 7 日。

③ 医用一次性纸袋包装的无菌物品,有效期宜为 30 日;使用一次性医用皱纹纸、医用无纺布包装的无菌物品,有效期宜为 180 日;使用一次性纸塑袋包装的无菌物品,有效期宜为 180 日。

④ 硬质容器包装的无菌物品,有效期宜为 180 日。

（四）无菌物品发放标准

（1）发放无菌物品时,应遵循先进先出的原则。

（2）发放时应确认无菌物品的有效性和包装完好性。植入物在生物监测合格后,方可发放。紧急情况灭菌植入物时,使用含第 5 类化学指示物的生物 PCD 进行监测,化学指示物合格可提前放行,应将生物监测的结果及时通报使用部门。

（3）应记录无菌物品发放日期、名称、数量、物品领用科室、灭菌日期等。

（4）运送无菌物品的器具使用后,应清洁处理,干燥存放。

二、出科考试:理论技能操作考核

三、实习生出科讲评总结

第九章

血液透析室护理单元

第一节　血液透析室掌握内容纲要

时间	掌握内容
第一周	一、科室概况及环境布局
	二、各班工作职责、流程及注意事项
	三、护理制度培训：血液透析相关医院感染管理及消毒隔离制度
	四、专科知识培训：血液透析原理、适应证及禁忌证
	五、操作培训：JMS 血液透析机管路安装、预冲操作技术
第二周	一、护理制度培训：护患沟通制度
	二、专科知识培训：血液透析患者动静脉内瘘的护理
	三、操作培训：JMS 血液透析机废液排放及机器外消毒
第三周	一、核心制度培训：护理行为告知制度
	二、专业知识培训：血液透析急性并发症处理
	三、操作培训：预冲式导管冲洗器封管技术
第四周	一、应急预案：医院感染暴发报告应急处置预案
	二、出科考试：理论技能操作考核
	三、实习生出科讲评总结

第二节　血液透析室培训具体内容

·第一周培训内容·

一、科室概况及环境布局

（一）血液透析室环境、结构布局介绍

1. 介绍科室环境设施、结构布局

血液透析室位于医院门诊楼三层东侧,与内镜中心毗邻,建筑面积 2 210 m²,布局结构合理,三区三通道符合环境卫生学和感染控制的要求。设立床位 71 张,现有 15 台血液透析机投入使用。现有医生 5 名、护士 7 名,其中副主任护师 1 名,主管护师 3 名,护师 1 名,护士 2 名。区域内设有以下分区。

（1）清洁区:水处理间、治疗准备室、男更衣室、女更衣室、空调主控室、医生办公室、值班室、就餐室、示教室、干库房、湿库房。

（2）潜在感染风险区:透析治疗区、导管室、抢救室、污物通道、接诊室、候诊室及患者更衣室。

（3）污染区:污物间、洁具间。

2. 进入不同区域的管理要求

（1）带教老师需告知实习生三区三通道分布情况,各功能区域设备配置及使用方式,各区域、通道之间应遵循感控的要求,做到随手关门,进入潜在感染风险区域和（或）污染区域的污染物品,未经消毒不得返回清洁区域。

（2）实习生通过医护通道门禁后更换拖鞋（或一次性鞋套）,戴一次性帽子、口罩,随后进入更衣间更换护士服,着装整齐后方可进入透析治疗区。实习生由潜在感染风险区域和（或）污染区域进入清洁区时应脱除手套,做好手卫生。

（3）因血液透析室工作的特殊性,需要在科室进食早餐和（或）午餐,餐后注意丢掉残羹剩饭,将桌面整理干净。

（二）科室文化

优质护理服务主题:"五心"文化。对待护理工作要有"热心",对待患者、同事要有"关心",对待每项操作要有"细心",遇到烦心的事要有"耐心",学习文化知识要有"恒心"。

二、各班工作职责、流程及注意事项

项目	服务程序	服务语言	服务行为	考核
二级预检	患者来到候诊区—指导其戴口罩、鞋套以及测量血压、体温、体重—进行二级预检。	(称呼)您好!请您戴好口罩,排队进行二级预检。请问您最近有没有发热等症状(使用额温枪测量体温)?您的体温是××℃,血压是××/××mmHg,请您按照护士指示有序进入接诊室测量体重,谢谢您的配合。	主动站立,微笑。主动协助老年、行走不便患者,搀扶至病区。	
上机流程	核对透析卡及治疗单信息—核对患者信息—上机前常规评估、解释—完成上机治疗及护理。	您好!请问您叫什么名字?(称呼)您好,我是您的责任护士××,您今天做的是××治疗,预设脱水量××kg,请问您最近在家有没有出血、腹泻、头晕等不适症状?透析时间较长,您现在还需要去卫生间吗?我现在给您穿刺,会有点疼,请不要紧张,我会尽量轻柔的。现在已经穿刺成功,为您固定好了,活动时请注意,以免针头脱出造成大量出血。若有什么不舒服或需要帮忙,请随时按床头铃告诉我们,我会经常过来看您的。谢谢您的配合。	询问声音温柔大方,核对仔细认真,详细询问一般情况,完成上机前评估。穿刺时严格进行无菌操作,按操作规程进行动静脉穿刺。	
下机流程	核对医嘱—遵医嘱用药—回血下机—分离动、静脉管路夹及动、静脉穿刺针夹子—拔针—绷带按压—交代注意事项—洗手记录。	您好!请问您叫什么名字?(称呼)您好,您的治疗时间达到,给您下机,您下机用药有××和××,我给您从管路给药口注射了,现在给您回血,在我操作未结束之前请您不要乱动,以免造成意外,请您配合。回血结束了,请问您有无不适?那我现在给您拔针了,请您穿衣服的时候注意穿刺点的按压,防止出血,10～15 min后请记得撤出纱布。	详细核对患者信息,向患者做好解释工作。协助患者坐起,将床挡放下,将患者的拖鞋放置在易于穿脱的位置。	
透析结束	病情观察,交代注意事项,通知治疗时间,病情允许者方可离开,病情不稳定者通知医生,对症处理后护送回病房。	(称呼)您好!本次治疗结束,血压正常,我协助您坐起(将拖鞋放置在易于穿脱处),您慢点活动,小心地滑。您下次透析的时间是×××,请记得按时来透析。	进行相关健康宣教,护送患者离开。	
患者按呼叫铃	及时应答、接待。	(称呼)您好!请问有什么可以帮您?请稍候,我马上来。	响铃后应及时应答并按患者需要马上执行。	

项目	服务程序	服务语言	服务行为	考核
内瘘穿刺不成功	表达歉意，再次穿刺，处理局部肿胀。	（称呼）对不起，没有给您穿刺成功，给您增加痛苦了，我们换个部位评估一下您的血管，好吗？实在对不起，实在抱歉，这一次穿刺还是没成功，为了减轻您的痛苦，我将请××护士来为您穿刺，好吗？	按操作规程进行第二次穿刺，若第二次仍不成功，换有经验的护士来穿刺，如发现局部肿胀或出血应立即处理，不要因穿刺失败而显得慌张或不耐烦。	
深静脉置管使用	评估置管情况，准备用物，解释目的，正确使用双腔置管，遵医嘱使用抗凝剂，交代注意事项。	（称呼）您好！医生已成功置入双腔管，最近使用双腔管进行透析治疗。其间加强自体动静脉内瘘功能锻炼，等待内瘘的成熟。请您注意敷料不要打湿或沾水，活动时避免牵拉，注意保护，避免造成感染或导管脱出。	按操作规程进行。	
测血压	解释目的，评估病情，准备用物，测量血压，告知患者，如有异常报告医生。	（称呼）现在帮您测血压，请伸出您的胳膊，很快就好。您的血压是××/×× mmHg。	如有异常情况，充分评估患者并报告医生。	
输液	解释目的，评估病情，准备用物，药物输入，调节滴速，交代注意事项。	（称呼）您好！由于您的病情需要，现在给您输液。输液的滴速我已帮您调整好，请您不要自行改变。若有什么不舒服或需要帮助，请随时按呼叫铃告诉我们，我也会随时来看您的。	按操作规程进行。	
发现患者自行调节输液速度	及时纠正，解释与交代，评估病情，如有异常报告医生。	（称呼）您好！我们已根据您的病情及药物的特性调节好滴速，如果滴速太快（太慢）会影响您的治疗甚至影响您的健康，请您不要自己调速，谢谢您的配合。	按规定重新调节滴速，根据患者的情况有针对性地解释。	
注射	解释目的，评估病情，准备用物，遵医嘱按操作规程进行注射，观察病情。	（称呼）您好，由于您病情需要，现在给您注射××，作用是××。我将协助您摆放体位，请不要紧张，我会尽量轻点。我将协助您按压。若有什么不舒服或需要帮助，请随时按呼叫铃告诉我们，我也会随时过来看您的。	拉好窗帘。进针、拔针快；推药慢，注射后帮患者整理好床铺。	

项目	服务程序	服务语言	服务行为	考核
吸氧	解释目的,评估病情,准备用物,连接氧气表与湿化瓶,调节氧流量,将鼻导管置入患者的鼻腔,胶布固定,交代注意事项,观察缺氧改善情况。	(称呼)您好!由于您病情需要,现在给您吸氧,我将为您操作。请不要紧张,感觉怎么样?	按操作规程执行,嘱氧气四防、不可自行调节氧流量,注意观察病情。	
发热	评估病情,收集信息,报告医生,对症处理,进行心理护理及病情观察。	(称呼)您有点发烧,我们再复测一下体温。您觉得哪里不舒服吗(再次询问流行病学史)?我会报告医生处理的。	需要的话协助患者服药到口。	
卫生宣教	科室环境介绍,讲解透析患者须知。	(称呼)您好!病房大楼是禁烟区域,而且病房内有氧气装置,为了您的安全和健康,请不要吸烟。为了保持环境整洁,请不要把物品放在地上,也不要随地丢垃圾、吐痰。	做宣传时,可边介绍边示范,增强患者的印象。	
健康宣教	解释目的,评估病情,根据具体情况采取个性化健康教育。	(称呼)您好!我是您的主管护士××,现在让我为您介绍您相关疾病方面的知识……如果还有什么不明白的可以再问我。	详细介绍,如病情、活动、饮食、服药、康复锻炼、注意事项等。注意 Cicare 及 Teach-back 沟通模式的使用。	
劝探视者离科	解释目的,及时劝离。	(称呼)现在是患者治疗时间,为不影响患者治疗,请您先回去,我会向患者转达您的关心,谢谢您的配合!	微笑、劝说。	
特殊检查	解释目的,评估病情,交代注意事项。	(称呼)下机后您需要做××检查,我们会协助您去。您也需要有1位家属陪同(重患者建议2位家属)。(称呼)您现在到某某科做检查,有没有不舒服的?	危重患者一定要有医护人员护送。	
征求患者对服务质量的意见	通知患者或家属,座谈会后发放调查表,征求意见。	大家好,透析治疗期间,有哪些地方觉得不太满意?我们哪些方面的工作还需要进一步改进呢?多谢您的宝贵意见,我们一定会不断改进,占用大家时间,非常感谢!	按规定程序做好宣传,了解患者的意见。	

项目	服务程序	服务语言	服务行为	考核
抢救患者时与家属交谈	通知家属,介绍病情,安抚情绪,取得配合。	(称呼)他的病情较重,我们正在全力抢救。	凝重、镇定。	
安慰死者家属	搬椅子,倒茶水,精神安慰,情绪安抚,递纸巾。	(称呼)您不要太难过,您作为家属已尽了责任,我们在治疗上也作了最大努力,请节哀顺变,好好保重身体!	安抚死者家属,扶其坐下,有需要时递纸巾。	
患者或家属在候诊室吸烟	及时制止,讲解吸烟对病区氧气装置的危险及对自身健康的危害。	(称呼)您好!为了您的病情能尽快恢复,请您不要吸烟,吸烟对身体及疾病恢复不利。另外,病室内有氧气装置,为了您及大家的安全,还是请您不要吸烟,谢谢您的配合。	耐心细致解释,语言体贴、恰当。	
接待参观客人	接到通知,门口等待,准备鞋套,接待客人。介绍工作,结束后恭送客人并致谢。	客人来时:您好!欢迎指导,请多多指教。 客人走时:谢谢,请慢走。	起立,微笑迎接(送)客人,向客人介绍情况时语言诚恳、谦虚。	
患者病情出现变化时	护士发现患者异常,为患者测量生命体征,同时通知医生前来诊治。	(称呼)您不要着急,我马上请医生来看您。	安抚患者紧张情绪,配合医生进行处理,必要时即刻回血下机。	
患者及家属对治疗效果不满意时	患者对治疗效果不满意,护士耐心倾听患者意见,及时反馈给医生。	您对治疗有什么意见能告诉我吗?我一定及时把意见转达给医生。	护士耐心倾听患者意见,及时反馈给医生。	
患者及家属对服务不满意时	患者及家属对服务不满意,护士耐心倾听患者意见,并耐心向患者及家属解释。	对不起,有什么意见请您慢慢讲好吗?不对的地方我们一定尽快改正。请不要着急,我们很尊重您的意见,也很理解您的心情,我们一定想办法把问题解决好,可以吗?	护士耐心倾听患者的意见,并耐心解释,必要时向护士长汇报。	

三、护理制度培训：血液透析相关医院感染管理及消毒隔离制度

为规范血液透析室的医院感染管理工作，提高血液透析治疗水平，有效预防和控制因血液透析导致的医源性感染，根据《医院感染管理办法》和《医疗机构血液透析室管理规范》《血液净化标准操作规程》等有关法规、规章，制定本规范。

（一）建立健全规章制度

血液透析室应当加强医源性感染的预防与控制工作，建立并落实相关规章制度和工作规范，科学设置工作流程，明确工作人员岗位职责，降低发生医院感染的风险。

（二）建筑布局及要求

血液透析室的建筑布局应当遵循环境卫生学和感染控制的原则，做到布局合理、分区明确、标识清楚，符合功能流程合理和洁污区域分开的基本要求。血液透析室应当分为辅助区域和工作区域。工作区域包括透析治疗区、治疗室、水处理间、候诊区、接诊区、储存室、污物处理区。

（1）血液透析室的工作区域应当达到以下要求。

① 透析治疗区、治疗室等区域应当达到《医院消毒卫生标准》中规定 Ⅲ 类环境的要求。

② 患者使用的床单、被套、枕套等物品应当一人一用一更换。

③ 患者进行血液透析治疗时应当严格限制非工作人员进入透析治疗区。

（2）血液透析室应设有隔离透析治疗间或者独立的隔离透析治疗区，配备专门治疗用品和相对固定的工作人员，用于对需要隔离的患者进行血液透析治疗。建立严格的接诊制度，透析前对所有初次透析的患者进行乙型肝炎病毒、丙型肝炎病毒、梅毒、艾滋病病毒感染的相关检查，常规透析患者，每半年复查 1 次。发现传染病阴性转阳性者，按照规定的流程处置。乙型肝炎病毒、丙型肝炎病毒、梅毒螺旋体及艾滋病病毒感染的患者应当分别在各隔离透析治疗间或隔离透析治疗区进行专机血液透析，治疗间或治疗区、血液透析机不能混用。

（三）医院感染的预防与控制措施

（1）医疗器械、器具的消毒要求如下。

① 进入患者组织、无菌器官的医疗器械、器具和物品必须达到灭菌水平。

② 接触患者皮肤、黏膜的医疗器械、器具和物品必须达到消毒水平。

③ 各种用于注射、穿刺、采血等有创操作的医疗器具必须一用一灭菌。

④ 消毒药械、一次性医疗器械和器具应当符合国家有关规定。一次性使用的医疗器械、器具不得重复使用。

（2）医务人员进入透析治疗区应当穿工作服、换工作鞋、戴一次性工作帽和外科口罩。医务人员对患者进行治疗或者护理操作时应当按照医疗护理常规和诊疗规范，在诊

疗过程中应当实施标准预防,并严格执行手卫生规范和无菌操作技术。

(3)血液透析室应为医务人员提供必要的防护用品,定期进行健康检查,必要时,对有关人员进行免疫接种,保障医务人员的职业安全。血液透析室工作人员在工作中发生被血液污染的锐器刺伤、擦伤等伤害时,应当采取相应的处理措施,并及时报告相关部门。

(4)每次透析结束后,应当对透析单元内透析机等设备设施表面、物品表面进行擦拭消毒,对透析机进行有效的水路消毒,对透析单元地面进行清洁,地面有血液、体液及分泌物污染时使用消毒液擦拭。

(5)开展监测。

① 根据设备要求定期对水处理系统进行冲洗消毒,并定期进行水质检测。每次冲洗消毒后应当测定管路中消毒液残留量,确保安全。

② 配合医院感染管理科进行医院感染相关监测,定期开展环境卫生学监测。

(1)进行透析用水及透析液的监测,确保其符合质量要求。开展感染病例监测,发现问题及时分析原因并进行改进。存在严重隐患时,应当立即停止透析工作并进行整改。

(2)血液透析室应定期开展科内培训,并按照要求参加医院感染相关培训,使工作人员具备与本职工作相关的专业知识,落实医院感染相关制度和工作规范。

(3)经血液透析导致的医院感染暴发时,应当按照《医院感染管理办法》及《医院感染暴发报告及处置管理规范》的有关规定进行报告。

(4)血液透析室的医疗废弃物按照《医疗废物管理条例》及有关规定进行分类和处理。

四、专科知识培训:血液透析原理、适应证及禁忌证

(一)定义及概述

血液透析(Hemodialysis,HD)采用弥散和对流原理清除血液中代谢废物、有害物质和过多水分,是常用的终末期肾病患者的肾脏替代治疗方法之一,也可用于治疗药物或毒物中毒等。

(二)适应证及禁忌证

患者是否需要血液透析治疗应由有资质的肾脏专科医师决定。肾脏专科医师负责患者的筛选、治疗方案的确定等。

1. 适应证

(1)终末期肾病:① 应对患者的症状、体征、代谢紊乱、容量状态、营养和药物干预效果进行综合评估,决定透析开始时机。② 肾脏专科医师应充分告知患者及其家属血液透析的必要性及其并发症的风险。患者或其家属按相关规定签署血液透析知情同意书后,才能开始血液透析治疗。

血液透析时机如下。① 建议患者导入透析治疗指征是患者肾小球滤过滤（Glomerular filtration rate，GFR）<15 mL/（min·1.73 m²），且出现下列临床表现之一：不能缓解的乏力、恶心、呕吐、瘙痒等尿毒症症状或营养不良；难以纠正的高钾血症；难以控制的进展性代谢性酸中毒；难以控制的水钠潴留和高血压，合并充血性心力衰竭或急性肺水肿；尿毒症性心包炎；尿毒症性脑病和进展性神经病变；其他需要血液透析的患者由医师进行决定。

② 高风险患者（合并糖尿病），应适当提早开始透析治疗。

③ 无论临床症状如何，患者 GFR<6 mL/（min·1.73 m²）应开始透析治疗。

（2）急性肾损伤。

（3）药物或毒物中毒。

（4）严重水、电解质和酸碱平衡紊乱。

（5）其他，如严重高热、低体温，以及常规内科治疗无效的严重水肿、心力衰竭、肝功能衰竭等。

2. 禁忌证

无绝对禁忌证，但下列情况应慎用。

（1）颅内出血或颅内压增高。

（2）药物难以纠正的严重休克。

（3）严重心肌病变并有难治性心力衰竭。

（4）活动性出血。

（5）精神障碍不能配合血液透析治疗。

五、操作培训：JMS 血液透析机管路安装、预冲操作技术

项目	总分	技术操作要求	评分标准	扣分
仪表	5	仪表、着装符合护士礼仪规范，戴手表。	1 项不合要求，扣 2 分。	
操作前准备	10	（1）洗手，戴口罩； （2）核对医嘱； （3）备齐用物，用物放置合理、有序，依次检查所备物品，保证安全有效。	未核对，扣 3 分；物品缺 1 件，扣 1 分；其余 1 项不合要求，扣 1 分。	
安全评估	10	（1）评估：环境安静、清洁，空气消毒机处于开放状态； （2）核对管路、滤器型号正确； （3）评估机器消毒完毕，属于预冲待机状态，可以进行管路安装。	未核对，扣 3 分；未评估环境，扣 3 分；未评估机器，扣 3 分；其他操作不当，扣 3 分。	

项目	总分	技术操作要求	评分标准	扣分
操作过程	65	（1）固定透析器于支架上（透析器动脉端上，静脉端下）； （2）悬挂动脉管路于支架上； （3）打开血泵盖，抬起红色卡夹安装管路； （4）手动旋转血泵，下压蓝色卡夹安装管路； （5）轻关泵门； （6）安装动脉气泡监测器于泵前动脉管路上（管路嵌入卡实，长度松紧适宜）； （7）连接动脉管于透析器动脉（红）端； （8）将透析器旋转放平，连接静脉管路于透析器静脉（蓝）端（平放透析器的目的：平视、节力、宜操作准确）； （9）安装静脉壶于支架上，静脉壶侧支朝向左侧； （10）悬挂余液支管和静脉压支管于支架上； （11）安装静脉管路于静脉气泡监测器内（管路嵌入卡实，长度松紧适宜）； （12）安装静脉管路于静脉管夹中（管路嵌入卡实，长度松紧适宜）； （13）连接动静脉管路； （14）将管路悬挂于支架上； （15）安装静脉压力监测装置并旋紧； （16）按"预冲"键打开余液支管夹； （17）将余液支管安装于余液支管夹内（管路嵌入卡实，长度松紧适宜）； （18）打开余液支管小帽； （19）安装余液支管于废液壶中间卡槽，确保余液支管悬空、不出壶、不贴壁、不触底； （20）管路安装检查； （21）按照血流方向检查管路安装是否到位； （22）自动预冲； （23）预冲原理、步骤（观察中央透析液报警提示盘，透析液准备完成绿灯亮）； （24）取下旁路接头并旋转打开； （25）安装旁路蓝色接头与透析器静脉端（下端，蓝对蓝）； （26）安装旁路红色接头与透析器动脉端（上端，红对红）； （27）按两次准备键； （28）按一次预冲键； （29）确认准备键、预冲键、血泵键灯亮； （30）准备待机画面，透析机自动进行透析器膜外排气及透析液温度上升； （31）准备结束，自动进入预冲程序。	违背无菌操作1次，扣3分；步骤少1项扣2分；安装错误一项，扣2分；未轻关泵门，扣3分；连接错误，扣3分；侧支内有气泡，扣2分；滤器内有附壁气泡，扣1分；程序错误，扣2分；设置错误，扣5分；其余每项不合要求，扣2分。	

项目	总分	技术操作要求	评分标准	扣分
操作后	5	（1）整理床单位； （2）垃圾分类正确，清洁、整理机器； （3）洗手、记录。	未整理床单位，扣1分； 未处理用物，扣2分。	
评价	5	（1）操作规范、熟练，无菌观念强； （2）熟悉机器性能，熟悉常见故障及排除方法； （3）操作时间4 min。	操作不熟练，扣4分； 操作时间每延长30 s，扣1分。	
合计	100			

·第二周培训内容·

一、护理制度培训：护患沟通制度

护患沟通是指护士与患者及其家属之间的沟通。学习并掌握与患者沟通的技巧是护士的必修课，只有通过不懈的努力，用自身的良好情绪去影响患者，创造最佳的心理健康水平，才能帮助患者提高战胜疾病的勇气，使患者配合护士共同完成各项治疗和护理，早日康复。

护士与患者或家属沟通交谈时，要使用文明用语，讲话要轻声，不能在病房内大声喧哗，对待患者的疾苦要深表同情。

护士要细心询问，耐心解答，对患者提出的要求尽量给以满足，实在不能满足的要婉言加以说明。

护士与患者要相互尊重。护士对患者要态度和蔼、热情，真诚服务。同时，护士在与患者的交谈中，要表现谦虚、有礼貌，有问必答，不以床号或疾病名称呼患者，以表示对患者的尊重。

对情绪偏激的患者，护士的态度要冷静，耐心地讲清道理，使患者心情舒畅、精神愉快，感觉病房温暖如家，利于患者康复。

针对不同文化层次的患者，要用不同的口语，注意语速不宜过快，但也不宜拖长，注意语言、语调。

二、专科知识培训：血液透析患者动静脉内瘘的护理

（一）定义及概述

自体动静脉内瘘成形术（Arteriovenous fistula，AVF）是通过外科手术，吻合患者的外周动脉和浅表静脉，使得动脉血液流至浅表静脉，静脉动脉化，达到血液透析所需的血

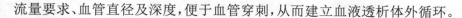

流量要求、血管直径及深度,便于血管穿刺,从而建立血液透析体外循环。

(二)适应证及禁忌证

1. 适应证

自体动静脉内瘘成形术适用于慢性肾衰竭需要长时间血液透析治疗的患者。

(1)慢性肾衰竭(EGFR<25 mL/min),并预期3～6个月需要血液透析治疗的患者,应考虑实施自体动静脉内瘘成形术。

(2)老年患者、糖尿病患者、系统性红斑狼疮患者以及合并其他脏器功能不全的患者,更应尽早实施自体动静脉内瘘成形术。

2. 绝对禁忌证

(1)左心室射血分数小于30%。

(2)四肢近端大静脉或中心静脉存在严重狭窄、明显血栓或因邻近病变影响静脉回流,且不能纠正。

(3)患者前臂艾伦(ALLEN)试验阳性,禁止行前臂动静脉内瘘端端吻合。

3. 相对禁忌证

(1)预期患者存活时间短于3个月。

(2)心血管状态不稳、心力衰竭未控制或低血压。

(3)手术部位存在感染。

(4)同侧锁骨下静脉安装心脏起搏器导管。

(5)存在未纠正的严重凝血功能障碍。

(三)术者资质和手术环境

(1)术者资质:经过相关专科培训、达到熟练操作的医师才可独立实施手术。

(2)手术环境:手术需在符合卫生管理部门要求的手术室中进行。

(四)术前评估

1. 血管条件

预期选择的静脉直径≥2.0 mm,且该侧肢体近心端深静脉和(或)中心静脉无明显狭窄、明显血栓或邻近组织病变。预期选择的动脉直径≥1.5 mm,选择上肢部位时,应避免同侧存在心脏起搏器,选择前臂端端吻合术式,患者同肢体的掌动脉弓应完整。

2. 手术部位

原则:先上肢,后下肢。先非惯用侧,后惯用侧。先远心端后近心端。可选用的血管前臂腕部桡动脉一头静脉内瘘最常用,其次为腕部尺动脉一贵要静脉内瘘、前臂静脉转位内瘘(主要是贵要静脉－桡动脉)、肘部内瘘(头静脉、贵要静脉或肘正中静脉－肱动脉或其分肢的桡动脉或尺动脉)、下肢内瘘(大隐静脉－足背动脉、大隐静脉－胫前或胫后动脉)、鼻烟窝内瘘等。

3. 血管吻合方式

血管吻合方式主要包括三种:静脉—动脉端端吻合、端侧吻合和侧侧吻合。首选静脉—动脉端侧吻合进行手术。

4. 全身状态和凝血功能评估

术前应对患者的心脏、肺、肝等重要脏器功能和循环血流动力学状态进行充分评估,检测血常规、凝血指标,评估患者的凝血功能。

(五)术后处置

(1)使用抗血小板或抗凝药物。如患者存在高凝状态或血压较低,且术后无渗血,可给予口服肠溶阿司匹林片、氯吡格雷等,也可皮下注射低分子量肝素,但应注意个体化。

(2)术后渗血。如渗血较少,可轻压止血,压迫时注意保持血管震颤的存在。如有较多渗血需要打开伤口,寻找出血点并结扎止血。

(3)功能检查。术后静脉能触及震颤,听到血管杂音。术后早期应多次检查,以便早期发现血栓形成,及时处理。

① 适当抬高内瘘手术侧肢体,可减轻肢体水肿。

② 每 3 日换药一次,10～14 日拆线,注意包扎敷料时不加压力。

③ 注意身体姿势及袖口松紧,避免内瘘侧肢体受压。

④ 术后避免在内瘘侧肢体输液、输血及抽血化验。

⑤ 手术侧禁止测量血压,术后 2 周内手术侧上肢禁止缠止血带。

⑥ 术后 24 h 术侧手部可适当做握拳及腕关节运动,以促进血液循环,防止血栓形成。

(六)内瘘的成熟与使用

(1)促使内瘘尽快成熟。在术后 1 周且伤口无感染、无渗血、愈合良好的情况下,每天用术侧手捏握皮球或橡皮圈数次,每次 3～5 min。术后 2 周可在上臂捆扎止血带或血压表袖套,术侧手做握拳或握球锻炼,每次 1～2 min,每天可重复 10～20 次。

(2)内瘘成熟一般需要 4～6 周。若术后 8 周静脉还没有充分扩张,血流量 <600 mL/min,透析血流量不足(除外穿刺技术因素),则为内瘘成熟不良或发育不全。术后 3 个月尚未成熟,则认为内瘘手术失败,需考虑介入治疗或建立新的内瘘。推荐采用超声评估内瘘成熟度。

(3)穿刺血管的选择:初次穿刺动静脉内瘘时,首先要观察内瘘血管走向,以触摸来感受所穿刺血管管壁的厚薄、弹性、深浅及瘘管是否通畅。通畅的内瘘触诊时有较明显的震颤,听诊时能听到动脉分流产生的粗糙吹风样血管杂音。

(4)穿刺顺序与方法:内瘘的使用要有计划,一般从内瘘远心端到近心端进行阶梯式或扣眼式穿刺,然后再回到远心端,如此反复。应避免定点重复穿刺,穿刺点应距离吻合口 3～5 cm。

（5）穿刺针选择。在使用动静脉内瘘的最初阶段，建议使用小号（17 G 或 16 G）穿刺针，并采用较低的血流量（200～250 mL/min），以降低对内瘘的刺激与损伤。使用 3～5 次，再选用较粗的穿刺针（16 G 或 15 G），在患者耐受的情况下，尽量提高血流量（250～350 mL/min）。建议有条件的单位使用套管针。

（七）并发症与处理

1. 血管狭窄

（1）病因：各种原因导致血管内膜局部增生。吻合口附近及穿刺点部位血管易发生狭窄。

（2）预防及处理：有条件可行经皮血管腔内血管成形术和（或）放置支架，也可开放手术纠正狭窄或重建内瘘。

2. 血栓

（1）病因：多发生在血管狭窄处。高凝状态、低血压、压迫时间过长、低温等是常见诱因。

（2）预防与处理：血栓形成 24 h 内，可采用注射重组组织型纤溶酶原激活剂或局部血管内注射尿激酶等进行药物溶栓。此外，瘘管血栓形成后也可采用取栓术治疗，成功率可达 90％以上。虽然血栓形成 1 周后内瘘血流仍可以重建，但还是提倡尽可能在血栓尚未机化前行取栓术。目前常用的取栓术方法包括福格蒂（Fogarty）导管取栓术及手术切开取栓术，对短段直径小的血栓可应用经皮血管腔内血管成形术（Percutaneous transluminal angioplasty，PTA）进行球囊扩张及碎栓开通血管。

3. 感染

（1）病因：内瘘附近部位皮肤等感染以及长期透析患者伴有免疫功能缺陷。

（2）预防及处理：① 感染部位应禁止穿刺，手臂制动。② 在病原微生物监测的基础上使用抗生素，初始经验治疗推荐联合应用广谱的万古霉素和一种头孢类或青霉素类药物，并根据药敏结果调整抗生素的应用。初次自体内瘘感染治疗时间至少为 6 周。③ 极少数情况下内瘘感染需要立即进行外科手术，切除感染瘘管可以用自体静脉移植吻合，也可以在缺损部位的近端进行再次吻合。

4. 真性动脉瘤

（1）定义：内瘘术后数月或数年吻合口的静脉流出道扩张，隆起于皮肤表面并伴有搏动，称为动脉瘤，也称真性动脉瘤。动脉瘤的入口和出口是连续的血管。大多数情况下扩张的血管是动脉化的静脉，一般直径大于 3 cm。

（2）原因：病因不明。血管比较表浅、局域穿刺或静脉高压是主要诱因。

（3）预防及处理：① 防止瘤样扩张的血管继续扩张，尽量避免在动脉瘤上穿刺，其表面较薄弱，易于发生破溃及感染。② 静脉流出道的动脉瘤，应该处理狭窄部位，可采取血管成形术。③ 切除血管瘤，重新吻合血管，重建内瘘。④ 用人造血管（PTFE）做旁路搭桥手术，避免在瘘管穿刺部位放支架。

5. 假性动脉瘤

（1）定义：由于外伤、感染或穿刺，造成血管壁局部形成破口，出血后在血管周围形成血肿，血肿壁机化后又与内瘘相通，伴有搏动者称为假性动脉瘤，也称波动性血肿。

（2）原因：常发生于透析内瘘穿刺后或者血管介入治疗后，也常见于穿刺针穿破内瘘血管后壁或毗邻动脉后。患者依从性差，紧张与频繁变动体位容易诱发，穿刺术后压迫时间不够或压迫位置不准确是形成假性动脉瘤的原因。

（3）预防与处理：穿刺时正确定位，内瘘穿刺不宜过深，尤其附近有肱动脉走行部位。内瘘介入治疗拔除鞘管后按照正确的定位和手法压迫血管。合理使用抗凝药物。内瘘穿刺透析过程中，做好宣教，避免穿刺肢体乱动，避免剧烈咳嗽、打喷嚏。密切观测局部血肿增大情况及患者血压的变化，假性动脉瘤大多不能自愈，需要手术治疗。手术包括动脉破口修补、瘤体切除、血管结扎或者血管移植重新制作内瘘。

6. 心力衰竭

吻合口径大或近心部位的内瘘，在合并贫血、高血压及其他器质性心脏病或慢性心力衰竭等基础疾病时，容易发生心力衰竭。一般上臂动静脉内瘘吻合口直径应限制在 4 mm 以下，同时应积极治疗基础疾病。前臂内瘘发生心力衰竭比较少见，一旦发生，可采取外科腺瘤手术。反复心力衰竭者必须闭合内瘘，改用动脉表浅化、带隧道和涤纶套中心静脉导管或腹膜透析治疗。

7. 静脉高压综合征

由于回流静脉狭窄及动脉血流压力的影响，出现肢体远端静脉回流障碍。2 周内出现的静脉高压综合征可以通过抬高术侧肢体、握拳增加回流，减轻水肿，超过 2 周持续手肿胀需要进一步检查，可采用经皮血管腔内血管成形术解除流出道狭窄，特别需要注意解决中心静脉的狭窄，必要时可结扎内瘘，更换部位重新制作内瘘。

8. 透析通路相关缺血综合征（HAIDI）

（1）定义：动静脉瘘建立后，动脉血分流入低阻力的内瘘，导致肢体远端的一系列缺血相关的综合征。

（2）原因：① 动脉发育不佳、动脉硬化、动脉炎等疾病，影响手部血液供应。② 动静脉内瘘建立后，近心端动脉血流增加，并直接经吻合口流入压力低的静脉系统，全部或部分血液不流入远心端动脉及其分支。③ 极少一部分手术缝合原因造成远端动脉闭塞。高危因素包括长期胰岛素依赖的糖尿病、高血压、高龄、女性、之前同侧肢体做过内瘘术、高流量动静脉内瘘、冠状动脉疾病、系统性红斑狼疮、外周动脉闭塞性疾病等。

（3）诊断。

① 临床症状分级。

Ⅰ级：手部苍白、发绀和（或）发凉但无疼痛。

Ⅱ级：透析期间或运动时出现疼痛痉挛、感觉异常、麻木、寒冷。

Ⅱa级：疼痛可以忍受。

Ⅱb级：疼痛难以忍受。

Ⅲ级：患肢静息痛。

Ⅳ级：组织缺失（溃疡、坏死）。

Ⅳa级：如果缺血好转，手部主要功能可能恢复。

Ⅳb级：手或者肢体近心端不可逆坏死，手部主要功能丧失。

② 物理检查：脉搏减弱或消失。皮肤苍白或发绀，皮温降低。毛细血管充盈时间延长。感觉、运动异常。远端组织溃疡或坏死。

③ 辅助检查：基础指压（Basal digital pressure，BDP）<60 mmHg。指肱指数（Digital brachial index，DBI）<0.4。压迫吻合口及未压迫吻合口的指压变化。超声、DSA、CTA明确动脉病变。血管造影压迫吻合口后原未显影的远端动脉显影有助于诊断。

（4）治疗。

① 保守治疗：手部保暖，功能锻炼，使用扩血管药物。

② 手术治疗：Ⅱb级以上建议手术，Ⅳb级建议截肢。因手术缝合原因引起的建议重新吻合。对于流入道动脉狭窄或闭塞可经皮血管内介入治疗（球囊扩张、支架植入）以保证血供。关闭瘘管能改善症状，但丧失了血透通路。既保存血透通路又缓解症状的手术方式有以下几种。

吻合口远心端桡动脉结扎术（Distal radial artery ligation，DRAL）：仅适用于前臂远端动静脉瘘血液逆流所致缺血。

内瘘缩窄术（Banding）：适用于高流量内瘘，通过缩窄内瘘，降低通路流量来增加远端肢体血供。

动脉流入道远端化（Revision using distal inflow，RUDI）：适用于高流量内瘘，需在远端动脉与原内瘘静脉重建吻合，动脉流入道远端化后流速下降，通路流量降低，达到改善远端肢体缺血的目的。

远端血管重建并中间结扎（Distal revascularization and interval ligation，DRIL）：适用于正常或低流量内瘘，更近心端的动脉旁路术直接增加肢体远端血供，结扎内瘘吻合口远端动脉，避免远端动脉血进入压力低的内瘘静脉，达到治疗目的。

动脉流入道近端化（Proximalization of the arterial inflow，PAI）：适用于低流量或正常流量内瘘，通过人工血管或自体静脉将动静脉内瘘的流入道动脉重建至更近心端动脉，目的在于通过增加分流处压力来增加前臂的血供。

三、操作培训：JMS 血液透析机废液排放及机器外消毒

项目	总分	技术操作要求	评分标准	扣分
仪表	5	仪表、着装符合护士礼仪规范,戴手表。	1项不合要求,扣2分。	
操作前准备	8	(1)洗手,戴口罩,戴帽子; (2)核对平板电脑上的医嘱; (3)备齐用物,用物放置合理、有序。依次检查所备物品,保证安全有效。	未核对,扣3分; 未戴手套,扣3分; 其余1项不合要求,扣1分。	
安全评估	9	(1)评估:环境安静、清洁,空气消毒机处于开放状态; (2)下机操作结束,患者通路已与管路完全断开连接,连接桥串联动静脉管路,处于安全状态。	未评估环境,扣3分; 未评估机器与患者情况,扣3分; 其他操作不当,扣3分。	
操作过程	68	(1)JMS 血液透析机废液排放流程: ① 先开动、静脉管路上两个大夹子; ② 点击右下角"返回",长按左下角"排液",长按"回路循环",血泵开始转动,机器开始自动排放废液; ③ 待血泵转动后,再打开静脉壶上方废液管蓝色小夹子(注意与静脉压力夹子区分); ④ 排放结束,血泵停止,拔下蓝端旁路,进行膜外废液排放; ⑤ 拔下红端旁路,归位,连续治疗时两场次之间冲洗10 min,末次治疗后消毒; ⑥ 10 min 定时结束后,机器报警,先按右下角三角形标志"报警音消除"键,再按"停止"键,机器返回预冲界面方可,否则机器一直冲洗造成透析液浪费。 (2)血液透析机表面清洁与消毒: ① 原则:先清洁再消毒,一用一消毒; ② 顺序:由上到下,由洁到污,由左到右; ③ 使用:用即用型湿纸巾或"超细纤维带正电荷"抹布(含氯消毒液浸泡); ④ 擦拭方法:呈横"M"型擦拭,用抹布的不同面擦拭机器的不同部位; ⑤ 重点时机:上机建立体外循环后,即刻对机器表面接触部位清洁消毒; ⑥ 下机卸下滤器、管路后,对机器全面清洁消毒; ⑦ 重点部位:血泵、压力传感器、安全阀、透析液连接头、机器屏幕、机身侧面、各种按键、机器底座等; ⑧ 擦拭不到部位:每周使用软毛刷、棉签等清洁消毒。	违背无菌操作1次,扣3分; 步骤少1项,扣2分; 撤除管路粗暴错误一项,扣2分; 废液滴撒,扣5分; 废液排放不净,扣3分; 擦拭顺序错误,扣2分; 擦拭时机错误,扣3分; 二次污染,扣5分; 其余每项不合要求,扣2分。	

续表

项目	总分	技术操作要求	评分标准	扣分
操作后	5	（1）整理床单位,垃圾分类正确,清洁整理机器备用; （2）脱手套、洗手。	未整理床单位,扣3分; 未处理用物,扣2分。	
评价	5	（1）操作规范、熟练,无菌观念强; （2）熟悉机器性能,熟悉常见故障及排除方法; （3）操作时间4 min。	操作不熟练,扣4分; 操作时间每延长30 s,扣1分。	
合计	100			

·第三周培训内容·

一、核心制度培训:护理行为告知制度

为了切实提高护理服务质量和工作效率,进一步减少护患纠纷,改进护理工作,树立护理队伍的良好形象,更好地为患者服务,结合护理工作的实际,制定本制度。

口头告知:对于护理工作中所有操作,执行前必须向患者解释目的,说明如何配合、注意事项等。

告知单告知:对于一些有创性操作,实行告知单告知,告知单上必须明确注明各项注意事项、并发症,并由患者或家属签字。对没有做到及时告知而造成患者及家属不理解甚至发生纠纷的情况,视情节给予批评或诫勉教育。被有效投诉的,按规定进行处罚。

二、专业知识培训:血液透析急性并发症处理

（一）透析中低血压

透析中低血压发生时,调整患者的体位,普遍推荐采用特伦德伦伯卧位,但疗效可能有限。

（1）停止超滤。在血液透析中低血压发作时应该暂时停止超滤,有利于血管再充盈、恢复有效循环血容量。

（2）液体输注。在血液透析中低血压发作时,如果停止超滤与体位干预没有改善,应快速输注一定量的液体,迅速扩充血容量,但过多的液体不利于患者达到干体重。

① 建议应用高渗葡萄糖溶液等渗或高渗盐水。50%葡萄糖注射液40～100 mL,静脉注射。生理盐水或高渗氯化钠溶液、4%或5%的碳酸氢钠100～200 mL,快速静脉输注,并在后续透析过程中进行超滤治疗,以清除过多补充的钠,但应避免过量输注液体

导致急性左心衰竭。

② 输注晶体液无效的患者可以考虑输注胶体液。20%的甘露醇溶液 100～200 mL，快速静脉滴注。羟乙基淀粉溶液：一次透析中应用量不宜超过 100 mL，合并脓毒血症和重症患者禁用。

③ 补充 20%的甘露醇溶液或羟乙基淀粉溶液仍然无效的患者，可以考虑输注入血清白蛋白。

④ 上述治疗无效的顽固性透析中低血压的患者，必要时可以考虑给予多巴胺注射液 20～40 mg，缓慢静脉注射。

上述治疗无效，可提前终止透析治疗。

（二）肌肉痉挛

（1）多出现在每次透析的中后期。一旦出现应首先寻找诱因，根据原因采取处理措施，并在以后的透析中采取措施，预防再次发作。

（2）寻找诱因是处理的关键。

（3）透析中低血压、低血容量、超滤速度过快及应用低钠透析液治疗等导致肌肉血流灌注降低是引起透析中肌肉痉挛最常见的原因。血电解质紊乱和酸碱失衡可引起肌肉痉挛，如低镁血症、低钙血症、低钾血症等。

（4）治疗时根据诱发原因酌情采取措施，包括快速输注生理盐水（0.9%的氯化钠溶液 100 mL，可酌情重复）以及 50%的葡萄糖溶液或 20%的甘露醇溶液，对痉挛肌肉进行外力挤压按摩也有一定疗效。

（5）预防。

① 防止透析低血压发生及透析间期体重增长过多，每次透析间期体重增长不超过体重的 5%。

② 避免透析中超滤速度过快，尽量不超过 0.35 mL/（kg·min）。

③ 适当提高透析液钠浓度，采用高钠透析或序贯钠浓度透析。

④ 积极纠正低镁血症、低钙血症和低钾血症等电解质紊乱。

⑤ 鼓励患者加强肌肉锻炼。

（三）恶心和呕吐

（1）积极寻找原因：常见原因有透析低血压、透析失衡综合征、透析器反应、糖尿病导致的胃轻瘫、透析液受污染或电解质成分异常（如高钠血症、高钙血症）等。

（2）处理：对低血压者采取紧急处理措施。在针对病因处理基础上采取对症处理，如应用止吐剂。

（3）加强对患者（尤其是神志欠清者）的观察及护理，避免发生误吸事件。

（4）预防：针对诱因采取相应预防措施是避免出现恶心呕吐的关键，如采取措施避免透析中低血压发生。

（四）头痛

（1）积极寻找原因：常见原因有透析失衡综合征、严重高血压和脑血管意外等。长期饮用咖啡者，由于透析中血咖啡浓度降低，也可出现头痛表现。

（2）治疗：明确病因，针对病因进行干预。例如，无脑血管意外等颅内器质性病变，可应用对乙酰氨基酚等止痛对症治疗。

（3）预防：针对诱因采取适当措施是预防关键，包括应用低钠透析，避免透析中高血压发生，规律透析等。

（五）胸痛和背痛

（1）积极寻找原因：常见原因是心绞痛（心肌缺血），其他原因还有透析中溶血、低血压、空气栓塞、透析失衡综合征、心包炎、胸膜炎及透析器过敏等。

（2）治疗：在明确病因的基础上采取相应治疗。

（3）预防：应针对胸背疼痛的原因采取相应预防措施。

（六）皮肤瘙痒

皮肤瘙痒是透析患者常见的不适症状，可严重影响患者的生活质量。透析治疗会促发或加重皮肤瘙痒症状。

（1）寻找可能原因：尿毒症患者皮肤瘙痒的发病机制尚不完全清楚，与尿毒症本身、透析治疗及钙磷代谢紊乱等有关。其中，需要考虑透析过程中发生的皮肤瘙痒与透析器反应等变态反应有关。一些药物或肝病也可诱发皮肤瘙痒。

（2）治疗：在保障充分透析基础上可采取适当的对症处理措施，包括应用抗组胺药物、外用含镇痛剂的皮肤润滑油等，也可联用血液灌流治疗。

（3）预防：针对可能的原因采取相应的预防手段，包括控制患者的血清钙、磷和甲状旁腺激素（iPTH）于适当水平。避免应用一些可能会引起瘙痒的药物，使用生物相容性好的透析器和管路，避免应用对皮肤刺激大的清洁剂，应用一些保湿护肤品以保持皮肤湿度，衣服尽量选用全棉制品等。

（七）失衡综合征

失衡综合征是指发生于透析中或透析后早期，以脑电图异常及全身和神经系统症状为特征的一组病症，轻者可表现为头痛、恶心、呕吐及躁动，重者出现抽搐、意识障碍甚至昏迷。

（1）病因：血液透析快速清除溶质导致患者的血液溶质浓度快速下降，血浆渗透压下降，血液和脑组织液渗透压差增大，水向脑组织转移，从而引起颅内压增高、颅内 pH 改变。失衡综合征可以发生在任何一次透析过程中，但多见于首次透析、透前血肌酐和血尿素氮高、快速清除毒素（如高效透析）等情况。

（2）治疗：轻者仅需减慢血流速度，以减少溶质清除，减轻血浆渗透压和 pH 过度变化。对伴肌肉痉挛者可同时输注 4% 的碳酸氢钠、10% 的氯化钠或 50% 的葡萄糖溶液，并给予相应对症处理。如经上述处理仍无缓解，则提前终止透析。建议重者(出现抽搐、意识障碍和昏迷)立即终止透析，并作出鉴别诊断，排除脑卒中，同时输注 20% 的甘露醇。之后根据治疗反应给予其他相应处理。透析失衡综合征引起的昏迷一般于 24 h 内好转。

(3)预防：针对高危人群采取预防措施，是避免发生透析失衡综合征的关键。

① 首次透析患者：避免短时间内快速清除大量溶质。首次透析血清尿素氮下降控制在 30%～40%。建议采用低效透析方法，包括减慢血流速度、缩短每次透析时间(每次透析时间控制在 2～3 h)、应用膜面积小的透析器等。

② 维持性透析患者：采用钠浓度曲线透析液序贯透析可降低失衡综合征的发生率。另外，规律和充分透析、增加透析频率、缩短每次透析时间等对预防有效。

(八)透析器反应

透析器反应又名"首次使用综合征"，但也见于透析器复用患者。临床分为两类：A 型反应(过敏反应型)和 B 型反应。其防治程序分别如下。

(1)A 型透析器反应：主要发病机制为快速的变态反应，常于透析开始后 5 min 内发生，少数迟至透析开始后 30 min，发病率不到 5 次/10 000 透析例次。依据反应轻重可表现为皮肤瘙痒、荨麻疹、咳嗽、喷嚏、流清涕、腹痛、腹泻，甚至呼吸困难、休克、死亡等。一旦考虑 A 型透析器反应，应立即采取措施处理，并寻找原因，采取预防措施，避免以后再次发生。

① 紧急处理：立即停止透析，夹闭血路管，丢弃管路和透析器中血液，给予抗组胺药、激素或肾上腺素药物治疗。如出现呼吸循环障碍，立即给予心脏呼吸支持治疗。

② 明确病因：主要是患者对与血液接触的体外循环管路、透析膜等发生变态反应所致，可能的致病因素包括透析膜材料、管路和透析器的消毒剂(如环氧乙烷)、透析器复用的消毒液、透析液受污染、肝素过敏等。另外，有过敏病史及高嗜酸细胞血症、血管紧张素转化酶抑制剂(Angiotensin-converting enzyme inhibitor, ACEI)应用者，也易出现 A 型反应。

③ 预防措施：依据可能的诱因，采取相应措施。透析前充分冲洗透析器和血路管。选用蒸汽或 γ 射线消毒透析器和血路管。对于高危人群可于透前应用抗组胺药物，并停用 ACEI。复用透析器。

(2)B 型反应：常于透析开始后 20～60 min 出现，发病率为 3～5 次/100 透析例次。其发作程度常较轻，多表现为胸痛和背痛。其诊疗过程如下。

① 明确病因：透析中出现胸痛和背痛，首先应排除心脏等器质性疾病，如心绞痛、心包炎等。如排除后考虑 B 型透析器反应，则应寻找可能的诱因。B 型反应多被认为是补体激活所致，与应用新的透析器及生物相容性差的透析器有关。

② 处理：B 型透析器反应多较轻，给予鼻导管吸氧及对症处理即可，常无须终止透析。

③ 预防:复用透析器及选择生物相容性好的透析器可预防部分 B 型透析器反应。

(九)心律失常

1. 尽快明确心律失常类型及原因

(1)立即进行心电图检查,明确心律失常类型,给予心电血压监护。

(2)急检血电解质,进行血气分析;对疑似心肌梗死的患者,应急检肌钙蛋白等心肌损伤标志物。

2. 常见诱因及紧急处理

(1)高钾血症或伴有酸中毒患者,应避免纠正酸中毒、降钾过快,引发或加重心律失常。

(2)低钾血症或伴有低钙血症患者,应避免使用低钾、低钙透析液以减少房颤或长 Q-T 间期引发室性心律失常和心搏骤停风险。如已出现心律失常,首先通过透析管路或静脉补充氯化钾、氯化钙或葡萄糖酸钙。

(3)透析前体重增长过多或容量超负荷的心衰患者,超滤速度不宜超过 15 mL/min,可延长透析时间完成设定的超滤目标。

(4)对新发冠脉综合征患者,根据患者血压状态给予口服或静脉滴注硝酸甘油,口服抗血小板药物;尽快停止透析,转专科治疗。

(5)出现心搏骤停,立即终止透析,启动心肺复苏。

3. 抗心律失常药物治疗

经上述处理后,若心律失常未完全控制,可以根据心律失常类型给予药物处理。

(十)溶血

溶血表现为胸痛、胸部压迫感、呼吸急促、腹痛、发热、畏寒等。一旦发生应立即寻找原因,并采取相应措施。

1. 明确病因

(1)血路管相关因素,如狭窄或梗阻等引起红细胞的机械性损伤。

(2)透析液相关因素,如透析液钠浓度过低,透析液温度过高,透析液受消毒剂、氯胺、漂白粉、铜、锌、甲醛、氟化物、过氧化氢、硝酸盐等污染;透析中错误输血。

2. 处理

一旦发现溶血,应立即予以处理。重者应终止透析,夹闭血路管,丢弃管路中血液。及时纠正贫血,必要时可输新鲜全血,将血红蛋白含量提高至许可范围。严密监测血钾,避免发生高钾血症。

3. 预防

透析中严密监测血路管压力,一旦压力出现异常,应仔细寻找原因,并及时处理。避免采用过低钠浓度透析及高温透析。严格监测透析用水和透析液,严格消毒操作,避免透析液污染等。

(十一)空气栓塞

一旦发现空气栓塞应紧急处理,立即抢救,处理程序如下。

(1)紧急抢救。

(2)立即夹闭静脉路管,停止血泵。

(3)采取左侧卧位,头和胸部低、脚高位。

(4)心肺支持,包括吸纯氧、采用面罩或气管插管等。

(5)如空气量较多,有条件者可给予右心房或右心室穿刺抽气。

① 明确原因:与任何可能导致空气进入血路管管腔部位的连接松开、脱落有关,如动脉穿刺针脱落、血路管接口松开或脱落等,另有部分与血路管或透析器破损开裂等有关。

② 预防:空气栓塞一旦发生,死亡率极高。严格遵守血液透析操作规章操作,避免发生空气栓塞。上机前严格检查血路管和透析器有无破损。做好内瘘穿刺针或深静脉插管的固定以及透析血路管之间、血路管与透析器之间的连接。透析过程中密切观察内瘘穿刺针或中心静脉导管、透析血路管连接等有无松动或脱落。透析结束时严禁空气回血。注意透析机空气报警装置的维护。

(十二)发热

(1)透析相关发热可出现在透析中,表现为透析开始后 $1\sim2$ h 出现,也可出现在透析结束后。一旦血液透析患者出现发热,应首先分析与血液透析有无关系。如由血液透析引起,则应分析原因,并采取相应的防治措施。

(2)原因:多由致热原进入血液引起,如透析器等复用不规范、透析血路管和透析器预冲不规范、透析液受污染等。透析时无菌操作不严,可引起病原体进入血液;或原有感染因透析而扩散,引起发热。其他少见原因(如急性溶血、高温透析)也可引起发热。

(3)处理:对于出现高热患者,首先给予对症处理,包括物理降温、口服退热药等,并适当调低透析液温度。考虑细菌感染时做血培养,并予抗生素治疗。通常由致热原引起者 24 h 内好转,如无好转应考虑是感染引起,应继续寻找病原体证据,并采用抗生素治疗。考虑非感染引起者,可以应用小剂量糖皮质激素治疗。

(4)预防:在透析操作、透析器复用中应严格规范操作,避免因操作引起致热原污染。建议使用一次性透析器。透析前应充分冲洗透析血路管和透析器。加强透析用水及透析液监测,避免使用受污染的透析液进行透析。

(十三)透析器破膜

(1)紧急处理:一旦发现应立即夹闭透析血路管的动脉端和静脉端,丢弃体外循环中血液,更换新的透析器和透析血路管进行透析。严密监测患者的生命体征、症状,一旦出现发热、溶血等表现,应采取相应处理措施。

(2)寻找原因:透析器质量问题。透析器储存不当,如冬天储存在温度过低的环境中。透析中因凝血或大量超滤等而导致跨膜压过高。对于复用透析器,如复用处理和储存不当、复用次数过多也易发生破膜。

（3）预防:透析前应仔细检查透析器。透析中严密监测跨膜压,避免出现过高跨膜压。应定期检测透析机漏血报警等装置,避免发生故障。复用透析器时应严格进行破膜试验。

（十四）体外循环凝血

（1）原因:寻找体外循环发生凝血的原因是预防再次发生及调整抗凝剂用量的重要依据。凝血发生常与不用抗凝剂或抗凝剂用量不足等有关。另外,如下因素易促发凝血,包括血流速度过慢,外周血 Hb 过高,超滤率过高,透析中输注血液、血制品或脂肪乳剂,透析血管通路再循环过大,各种原因引起动静脉壶气泡增多、液面过高。

（2）处理。

① 轻度凝血常可通过追加抗凝剂用量、调高血流速度来解决。在治疗中仍应严密监测患者的体外循环凝血情况,一旦凝血程度加重,应立即回血,更换透析器和血路管。

② 重度凝血常需立即回血。如凝血重而不能回血,则建议直接丢弃体外循环血路管和透析器,不主张强行回血,以免凝血块进入体内发生栓塞事件。

（3）预防:透析治疗前全面评估患者的凝血状态、合理选择和应用抗凝剂是预防的关键。

① 加强透析中凝血状况的监测,早期采取措施进行防治,包括压力参数改变(动脉压力和静脉压力快速升高、静脉压力快速降低)、血路管和透析器血液颜色变暗、透析器中空纤维凝血、血路管的动脉壶或静脉壶内出现小凝血块等。

② 避免透析中输注血液、血制品和脂肪乳等,特别是输注凝血因子。

③ 定期监测血管通路血流量,避免透析中再循环过大。

④ 避免透析时血流速度过低。如需调低血流速度,且时间较长,应加大抗凝剂用量。

三、操作培训:预冲式导管冲洗器封管技术

项目	总分	技术操作要求	评分标准	扣分
仪表	5	仪表、着装符合护士礼仪规范。	1 项不合要求,扣 2 分。	
操作前准备	8	（1）洗手,戴口罩; （2）核对医嘱单、执行单,检查冲洗器内的药液并安全评估:液体澄清、无混浊、无沉淀; （3）备齐用物,用物放置合理、有序,依次检查所备物品,保证安全有效: ① 治疗车上层:执行单,注射盘内放置安尔碘、棉签、预冲式导管冲洗器 2 个; ② 治疗车下层:弯盘、速干手消毒剂、锐器盒、医疗垃圾袋、生活垃圾袋。	未查对,扣 3 分; 1 项不合要求,扣 1 分。	

项目	总分	技术操作要求	评分标准	扣分
安全评估	12	(1) 备齐用物携至床旁,核对患者,询问患者姓名,查看床头牌、手腕带与执行单是否一致; (2) 了解患者的病情、意识状态及合作程度,解释封管目的、方法及配合指导正确; (3) 评估患者液体输注情况,检查留置针日期及有无外渗; (4) 周围环境整洁,光线明亮; (5) 与患者沟通时语言规范,态度和蔼。	未核对,扣3分; 未查对床头牌、手腕带、患者,各扣2分; 查对患者姓名不规范,扣2分; 少评估1项,扣1分; 其余1项不合要求,扣1分。	
操作过程	65	(1) 再次检查并核对冲洗器的有效日期; (2) 依包装上白色撕裂带撕开包装,取出冲洗器; (3) 向上推动芯杆,听到或感觉到"咔嗒"声后即停止,安全卡环启动; (4) 拧开预冲式冲洗器上的锥帽,手持冲洗器垂直排气; (5) 关闭输液器开关,去除固定头皮针胶布,将冲洗器与输液接头或头皮针连接; (6) 右手食指与中指夹住冲洗器; (7) 将冲洗器针栓顶部置于右手大鱼际处,掌心向上,以脉冲式冲管; (8) 剩余1 mL左右时,将留置针小夹子紧靠穿刺部位处; (9) 夹闭小夹子; (10) 左手固定留置针靠近肝素帽处,右手捏住头皮针针柄,边缓慢推注药液边拔针(带液拔针); (11) 将延长管U形固定,肝素帽高于留置针导管前段; (12) 手消毒,再次核对、签名,询问患者的感受,交代注意事项。	未核对1次,扣3分; 核对内容不全,少1项,扣2分; 查对患者姓名不规范,扣1分; 污染1次,扣2分; 未询问患者感受,扣2分; 未评估,扣2分; 未U形固定,扣3分; 胶布固定不牢,扣1分; 肝素帽固定时,未高于留置针导管前段,扣2分; 其余1项不合要求,扣1分。	
操作后	5	(1) 协助患者取舒适体位,整理床单位; (2) 用物处理正确; (3) 核对医嘱,洗手,记录。	1项不合要求,扣1分。	
评价	5	(1) 无菌概念强,患者无不适; (2) 操作规范,熟练; (3) 操作时间2 min。	操作不熟练,扣4分; 操作时间每延长30 s,扣1分。	
合计	100			

·第四周培训内容·

一、应急预案:医院感染暴发报告应急处置预案

为预防、控制和消除医院感染暴发及其造成的危害,指导和规范医院感染暴发的应急处置工作,保护患者和医务人员健康,根据《中华人民共和国传染病防治法》《国家突发公共卫生事件应急预案》《医院感染管理办法》《医院感染暴发报告及处置管理规范》《医院感染监测规范》《医院感染暴发控制指南》,结合我院实际,制定本预案。

(一)组织体系及职责

1. 医院感染管理委员会

医院感染管理委员会是我院医院感染暴发应急处置的领导小组。

职责:研究并制定发生医院感染暴发事件时的控制预案。发生多发医院感染时,负责对本院的医院感染暴发成立与否做出最终判断。负责统筹协调组织相关科室、部门开展医院感染暴发的调查与控制工作,并按要求报告有关卫生行政部门。对卫生应急处置进行技术指导,实施医疗救治,对下一步预防控制措施提出建议。

2. 各部门在医院感染暴发应急处置中的具体分工

(1)医院感染管理办公室:负责落实领导小组部署的各项具体工作,落实各项处置措施。负责开展现场流行病学调查、环境卫生学检测以及有关的标本采集、病原学检查等工作。对相关人员采取医学隔离措施,对现场采取消毒隔离措施,提出进一步的防控建议。负责感染病例信息的收集、整理和上报工作,撰写医院感染暴发调查总结报告。

(2)医务部:协助开展医院感染暴发的调查与控制,负责调配医疗人员对医院感染病例实施医疗救治,包括诊断、治疗、患者转运、监护。组织对高危人群进行卫生应急体检,与患者沟通,稳定患者的情绪。

(3)护理部:协助开展医院感染暴发的调查与控制,根据需要调配护理人员落实消毒隔离措施及感染患者的各项护理工作。

(4)微生物室:负责现场标本的检测,及时准确地做好医院感染病例的病原学检查工作。药学部、医学设备组、后勤管理部门:负责药品、设备、器材、病房设施、防护用品、消毒药械贮备等保障工作。

(5)公共卫生科:负责传染病的报告。

(二)监测与报告

1. 监测

按照《医院感染监测规范》的要求,开展全院综合性监测和目标性监测,定期对监测资料进行分析,及时发现医院感染暴发倾向和隐患,并针对导致医院感染的危险因素实施有效干预。

2. 报告

（1）医院感染暴发的院内报告程序与时限：① 临床科室短时间内发现 3 例以上疑似医院感染暴发及 3 例以上医院感染暴发，或发现特殊病原体医院感染，主管医生应立即报告科主任，经主任确定后立即电话报告医院感染管理办公室。② 微生物室在短时间之内、同一病区的不同病例中 3 次检出同一种病原体时应及时报告医院感染管理办公室。③ 在收到报告后，医院感染管理办公室工作人员立即到达现场，对可疑病例进行初步的判断，在确定或疑似医院感染暴发后，立即向分管院长汇报，同时通知医院感染暴发应急处置领导小组召开现场会议。

（2）医院感染暴发上级报告程序与时限：非传染病引起的医院感染暴发由医院感染管理办公室上报分管院领导，并按程序报告所在地县级卫生行政部门和疾病预防控制中心。传染病医院感染暴发除按医院感染暴发程序报告外，应按照《中华人民共和国传染病防治法》和《国家突发公共卫生事件应急预案》的规定进行报告。

① 经调查证实发生 5 例以上的疑似医院感染暴发或 3 例以上医院感染暴发时，应当于 12 h 内向所在地县级卫生行政部门及疾病预防控制中心报告。

② 发生以下情形时，应当在 2 h 内向所在地县级卫生行政部门及疾病预防控制中心报告：10 例以上的医院感染暴发事件；发生特殊病原体或者新发病原体的医院感染；可能造成重大公共影响或者严重后果的医院感染。

（三）应急处置过程

1. 调查

医院感染管理办公室到达现场进行调查处理，负责对病例的科室分布、人群分布和时间分布进行描述，计算其罹患率。对感染病例、接触者、可疑传染源、环境、物品、医务人员及陪护人员等进行病原学检查，视感染病例的特点采集相关人员的标本。根据疾病的特点分析可能的感染途径，对感染患者、疑似患者、病原携带者及其密切接触者进行追踪调查，确定感染途径。

2. 判断

医院感染暴发应急处置领导小组立即组织相关人员对事件进行调查、确认，并对事件进行综合评估，最终判定是否属于医院感染暴发或疑似感染暴发，并决定是否启动应急预案。

3. 控制措施

在进行流行病学调查的同时采取医院感染控制措施，防止感染源传播和感染范围的扩大。同时，随着调查不断获得新的发现，及时调整控制措施。

（1）对感染患者积极实施医疗救治，控制感染源，必要时进行隔离。

（2）切断感染途径：在确定感染暴发的传播途径后，采取相应的控制措施。对感染源污染的环境必须采取正确有效的消毒处置措施，去除和杀灭病原体。

（3）对易感人群实施保护措施：必要时对易感患者隔离治疗，甚至暂停接收新患者，有条件时可对易感患者采取必要的个人防护措施。

（4）发生特殊病原体或者新发病原体的医院感染时，除上述措施外，应严格遵循标准预防，积极查找病原体，加强消毒隔离和医务人员的职业防护。明确病原体后，再按照该病原体的传播途径实施相应的消毒隔离措施，确保不发生新的医院感染。

（5）在调查处置结束后，尽快将调查处置过程整理成书面材料，记录暴发经过，调查步骤和所采取的控制措施及其效果，并分析此次调查的经验与不足，制定今后的防范措施。

4. 预防措施

（1）认真开展医院感染的监测，及早发现医院感染流行暴发的趋势，及时采取控制措施。

（2）加强临床抗菌药物应用的管理，尤其是某些特殊抗菌药物的应用管理。

（3）加强医院消毒灭菌效果的监测。

（4）落实医务人员手卫生。

（5）加强医源性传播因素的监测和管理，认真做好消毒灭菌及隔离工作。

（6）严格实行探视制度和陪护制度。

（7）加强重点部门、重点环节、高危人群与主要感染部位的医院感染管理。

（8）及时总结和反馈临床上分离的病原体及其对抗菌药物的敏感性。

（9）加强医务人员的医院感染知识的宣传教育。

（四）责任追究

（1）医院对发生的医院感染暴发事件，应及时上报上级卫生行政部门和疾控中心，院长为医院感染暴发报告管理的第一责任人，医院感染管理办公室负责人为医院感染暴发的责任报告人。

（2）主管医生应及时向医院感染管理办公室报告医院感染病例，科室主任为本科室医院感染暴发事件报告管理的第一责任人。

（3）任何科室和个人如对医院感染暴发事件瞒报、缓报和谎报的，由医院进行处理，造成恶劣影响者按上级部门有关处罚意见处理。

二、出科考试：理论技能操作考核

三、实习生出科讲评总结

第十章

呼吸内科护理单元

第一节　呼吸内科掌握内容纲要

时间	掌握内容
第一周	一、科室概况及环境布局
	二、核心制度培训：护理查对制度
	三、专科知识培训：支气管哮喘的护理常规
	四、操作培训：经口／鼻吸痰技术
第二周	一、核心制度培训：护理交接班制度
	二、专科知识培训：慢性阻塞性肺疾病的护理常规
	三、操作培训：吸氧技术
第三周	一、专科知识培训：呼吸衰竭的护理常规
	二、操作培训：氧气驱动雾化吸入技术
	三、应急预案：针刺伤应急预案
第四周	一、专科知识培训：慢性阻塞性肺疾病健康指导
	二、出科考试：理论技能操作考核
	三、实习生出科讲评总结

第二节　呼吸内科具体培训内容

·第一周培训内容·

一、科室概况及环境布局

呼吸内科病区位于住院部大楼 K 区 16 层,主要收治呼吸系统常见病、多发病患者,涵盖慢性咳嗽、肺结节、哮喘、慢性支气管炎、肺气肿、支气管扩张、肺部感染、肺心病、肺间质纤维化、肺癌、肺栓塞、纤维支气管相关的诊断治疗以及慢阻肺的呼吸康复治疗等,老年患者居多。病区设立床位 40 张,拥有一支整体素质好、业务能力强的医护团队,现有医生 6 人,其中博士 1 人,主任医师 2 人,主治医师 1 人,住院医师 3 人。护理人员 9 人,其中主管护师 3 人,护师 3 人,护士 3 人。科室有呼吸机、肺功能监测仪、除颤仪、心电图机等先进的医疗设备。

二、核心制度培训:护理查对制度

为保证患者护理治疗安全,杜绝差错事故,消除护理安全隐患,护理工作必须严格执行查对制度。

查对制度:严格执行"三查十对""一注意"及"五不执行"。

"三查":操作前查、操作中查、操作后查。

"十对":核对床号、姓名、性别、年龄、药名、剂量、浓度、时间、用法和有效期。

"一注意":注意用药后的反应。

"五不执行":口头医嘱(抢救除外)、医嘱不全、医嘱不清、用药时间和剂量不准、自备药无医嘱不执行。

1. 医嘱查对制度

(1)医嘱由医师直接录入电脑,护士不得转抄转录。

(2)处理医嘱者及查对者均需签全名。

(3)医嘱应做到班班查对,每天总对,包括电脑医嘱、各类执行单,各种标识(饮食、护理级别、过敏等)。

(4)抢救患者执行口头医嘱时,护士必须复诵一遍,待医师认可后方可执行,并保留用过的空安瓿,经两人核对后,方可弃去。医师及时补写医嘱,补写后需经二人核对。

(5)对有疑问的医嘱需向有关医师询问清楚后执行,如有异议,需向上一级医师请示确认。

(6)各科设有医嘱查对登记本,每次查对后应及时记录日期、时间、班次、查对者姓名和查对结果。

（7）护士在执行各项医嘱后，必须在治疗执行单上签字，执行单由科室保存3个月。

2. 服药、注射、输液查对制度

（1）服药、注射、输液前必须严格进行"三查十对"，严格执行《患者身份识别制度》。

（2）清点、补充药品和使用药品前要检查药品的质量、外观、名称与标签、有效期和批号，如不符合要求不得使用。

（3）给药前要注意核对药品有无变质、药液有无异物、瓶口有无松动、瓶身有无裂缝等。

（4）摆药后必须经第二人核对无误后执行。

（5）对易导致过敏的药物，给药前需详细询问患者有无过敏史并进行皮肤过敏试验。使用毒、麻、限剧药时，需二人核对，用后保留安瓿，毒、麻药使用及使用未完成废弃时均需双人核对签名。

（6）针剂药物宜现用现配，同时使用多种药物时，要注意配伍禁忌，并注意药物的稀释方法，以免发生理化反应。

（7）发药或注射时，如患者提出疑问，应及时查清，无误后并向患者解释方可执行，必要时与医生联系。

（8）观察用药后反应，各种原因导致患者未能及时用药，应报告医生，根据医嘱做好处理，并在护理记录中有记录。

（9）严格按医嘱时间及药物用法给药，前后不超过1 h。常规每日给药3次，给药时间为7:30、12:00、17:00。

（10）需控制注射药物速度，护士应严格按医嘱滴速、时间执行。

3. 输血查对制度

（1）根据医嘱及输血申请单，经二人核对患者姓名、住院号、血型（含Rh血型）、肝功，并与患者核实姓名、血型后方可抽血配型。

（2）查采血日期、血液种类、血液有无凝血块或溶血，并查血袋有无裂缝。

（3）查输血单与血袋标签上供血者的姓名、血型（含Rh血型）及血量是否相符，交叉配血报告有无凝集。

（4）查患者床号、姓名、住院号及血型（含Rh血型），无误后方可输入。

（5）输血完毕，应将血袋统一送至输血科。

（6）输血单单独张贴并保留在病历中。

三、专科知识培训：支气管哮喘的护理常规

1. 定义

支气管哮喘简称哮喘，是由多种细胞（如嗜酸性粒细胞、肥大细胞、T淋巴细胞、中性

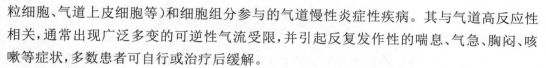

粒细胞、气道上皮细胞等)和细胞组分参与的气道慢性炎症性疾病。其与气道高反应性相关,通常出现广泛多变的可逆性气流受限,并引起反复发作性的喘息、气急、胸闷、咳嗽等症状,多数患者可自行或治疗后缓解。

2. 病因

(1)遗传因素:亲属患病率高于群体患病率,且亲缘关系越近、病情越严重,亲属患病率也越高。

(2)环境因素:主要为哮喘的诱发因素,包括以下几种类型。① 吸入性变应原:尘螨、花粉、真菌、动物毛屑等各种特异性和非特异性吸入物;② 感染:细菌、病毒、原虫、寄生虫等;③ 食物:鱼、虾、蟹、蛋类、牛奶等;④ 药物:普萘洛尔(心得安)、阿司匹林等;⑤ 其他:气候改变、运动、妊娠等。

3. 临床表现

(1)症状:典型表现为发作性、呼气性呼吸困难或发作性胸闷或咳嗽,伴哮鸣音,严重者呈被迫坐位或端坐呼吸,甚至出现发绀。对于咳嗽变异性哮喘患者,咳嗽是唯一症状,干咳或咳大量白色泡沫样痰。哮喘常在夜间及凌晨发作和加重。支气管哮喘可在数分钟内发作,持续数小时至数天,应用支气管舒张药后或自行缓解。有些青少年的哮喘症状表现为运动时出现胸闷、咳嗽和呼吸困难,称运动性哮喘。

(2)体征:发作时胸部呈过度充气征象,双肺闻及广泛的哮鸣音,呼气音延长。但在轻度哮喘或非常严重哮喘发作时,哮鸣音可不出现。严重者常出现心率增快、奇脉、胸腹反常运动和发绀。非发作期体检可无异常。

(3)并发症:发作时可并发气胸、纵隔气肿、肺不张,长期反复发作和感染可并发慢性支气管炎、肺气肿、支气管扩张、间质性肺炎、肺纤维化和肺源性心脏病。

4. 护理诊断

(1)气体交换受损与支气管痉挛、气道炎症、气道阻力增加有关。(2)清理呼吸道无效与支气管黏膜水肿、分泌物增多、痰液黏稠、无效咳嗽有关。(3)知识缺乏:缺乏哮喘相关知识及正确使用定量雾化吸入器相关知识。

5. 护理措施

(1)环境与体位:有明确过敏原者应尽快脱离过敏原,提供安静、舒适、温度和湿度适宜的环境,保持室内清洁,空气流通。根据病情提供舒适体位,如为端坐呼吸者提供床旁桌支撑,以减少体力消耗,病室内不宜摆放花草,避免使用皮毛、羽绒或蚕丝织物等。

(2)饮食护理:提供清淡、易消化、热量足够的饮食,嘱患者避免进食硬、冷、油煎食物。若能找出与哮喘发作有关的食物应避免食用。哮喘急性发作时,应鼓励患者每天饮水 2 500～3 000 mL。烟、酒嗜好者应戒烟、酒。

(3)口腔与皮肤护理:勤换衣服和床单,保持皮肤的清洁、干燥和舒适。协助并鼓励患者咳嗽后用温水漱口,保持口腔清洁。

（4）缓解紧张情绪：多巡视患者，耐心解释病情和治疗措施，给予心理疏导和安慰，消除过度紧张情绪。

（5）促进排痰：对痰液黏稠者可定时给予超声或氧气雾化吸入。指导患者进行有效咳嗽，协助叩背，以促进痰液排出。有效咳痰方法：患者取坐位，双脚着地，身体稍前倾，双手环抱一个枕头，进行数次深而缓慢的腹式呼吸，深吸气末屏气，然后缩唇（噘嘴），缓慢呼气，再深吸一口气后屏气 3～5 s，身体前倾，从胸腔进行 2～3 次短促有力的咳嗽，张口咳出痰液，咳嗽时收缩腹肌，或用自己的手按压上腹部，帮助咳嗽。叩背方法：患者侧卧位，叩击者使掌侧呈杯状，以手腕力量，从肺底自下而上、由外向内、迅速而有节律地叩击胸壁，每次叩击 5～15 min，宜在餐前 1 h 或饭后 1 h 进行，一天最少 4 次。无效者可用负压吸引器吸痰。

6. 用药护理：观察药物疗效和不良反应

（1）糖皮质激素：少数患者可出现声音嘶哑、咽部不适和口腔念珠菌感染，指导患者吸药后及时用清水含漱口咽部。口服用药宜在饭后服用，以减少对胃肠道黏膜的刺激。吸入糖皮质激素包括雾化和气雾剂，可减少其口服量，当用吸入剂替代口服剂时，通常需要同时使用 2 周后再逐步减少口服量。指导患者不得自行减量或停药。科室常用的糖皮质激素有甲泼尼龙琥珀酸钠、泼尼松、地塞米松，主要吸入用药为布地奈德和氟替卡松。

（2）β2 受体激动剂：指导患者按医嘱用药，不宜长期、规律、单一、大量使用，因为长期使用可引起 β2 受体功能下降和气道反应性增强，出现耐药性。指导患者正确使用雾化吸入器，以保证药物的疗效。常用的有沙丁胺醇、特布他林雾化吸入。

（3）茶碱类：静脉注射时，浓度不宜过高，速度不宜过快，注射时间宜在 10 min 以上，防止中毒症状发生。不良反应有恶心、呕吐、心律失常、血压下降和呼吸中枢兴奋，严重者可致抽搐甚至死亡。

（4）其他：酮替芬有头晕、口干、嗜睡等不良反应，对高空作业人员、驾驶员、操纵精密仪器者应予以停用。

7. 氧疗护理

重症哮喘患者常有不同程度的低氧血症，应遵医嘱给予鼻导管或面罩吸氧，流量为 1～3 L/ min。吸入氧浓度一般不超过 40%。吸入的氧气应尽量温暖、湿润。

8. 病情观察

观察哮喘发作的前驱症状，如鼻咽痒、喷嚏、流涕、眼痒等黏膜过敏症状。哮喘发作时，观察患者的意识状态、呼吸频率、呼吸节律、呼吸深度，了解病情和治疗效果。加强对急性期患者的监护，尤其夜间和凌晨是哮喘易发作的时间，应严密观察有无病情变化。

9. 指导患者使用布地奈德福莫特罗粉吸入剂（信必可都保）的方法

（1）旋转并拔出瓶盖，确保红色旋柄在下方。

（2）拿住布地奈德福莫特罗粉吸入剂，握住底部红色部分和中间部分，向某一方向旋转到底,再向反方向旋转到底,即完成一次装药。在此过程中,会听到一次"咔嗒"声。

（3）先呼气(勿对吸嘴呼气),将吸嘴含于口中,双唇包住吸嘴用力深长地吸气,然后将吸嘴从嘴部移开,继续屏气 5 s 后恢复正常呼吸。

（4）吸入药物后必须漱口。

10. 健康指导

（1）避免诱因指导:针对个体情况,指导患者有效控制可诱发哮喘发作的各种因素。例如,避免摄入引起过敏的食物,避免强烈的精神刺激和剧烈运动,避免持续的喊叫等过度换气动作,不养宠物,避免接触刺激性气体及预防呼吸道感染,戴围巾或口罩避免冷空气刺微,在缓解期应加强体育锻炼、耐寒锻炼及耐力训练以增强体质。

（2）病情监测指导:指导患者识别哮喘发作的先兆表现和病情加重的征象,学会哮喘发作时进行简单的紧急自我处理方法:取坐位或半卧位休息,或抱着枕头跪坐在床上,腰向前倾;迅速取出家用吸氧瓶,以每分钟 3 L/min 的流量通过鼻导管或面罩吸入氧气;使用沙丁胺醇(喘乐宁)气雾吸入,按压 1～2 喷,每天不超过 8 喷。注意保暖,环境安静;保持室内通风、空气新鲜,但没有过堂风;避免室内有煤油、烟雾、油漆等刺激性气体。

（3）用药指导:哮喘患者应了解自己所用各种药物的名称、用法、用量及注意事项,了解药物的主要不良反应及如何采取相应的措施来避免。指导患者或家属掌握正确的药物吸入技术,遵医嘱用药。

（4）出院指导:饮食宜清淡温热,少量多餐,细嚼慢咽,不宜过饱,补充蛋白质,避免吃刺激性食物、海鲜和产气食物。禁忌吸烟、喝酒。早睡早起,避免疲劳,加强锻炼,注意保暖,用冷水洗脸增强抗寒能力。外出时戴口罩,避免冷空气对呼吸道的刺激而诱发哮喘。室内经常开窗通风换气。识别哮喘发作的先兆和加重征象,紧急自我处理。遵医嘱正确使用定量雾化吸入器。参加体育锻炼和社会活动,提高社会适应能力。应进行规律性医院复诊。

四、操作培训:经口/鼻吸痰技术

项目	总分	技术操作	评分标准	扣分
仪表	5	仪表、着装符合护士礼仪规范,戴手表、手套。	1 项不合要求,扣 2 分。	
操作前准备	8	（1）洗手,戴口罩; （2）核对医嘱单、执行单; （3）备齐用物,用物放置合理、有序,依次检查所备物品,保证安全有效:	未核对,扣 3 分; 1 项不合要求,扣 1 分。	

项目	总分	技术操作	评分标准	扣分
		① 治疗车上层:执行单,吸痰连接管,治疗盘内备1瓶500 mL生理盐水(注明冲管用和开启时间),型号适宜的一次性无菌吸痰包(吸痰包内有吸痰管、治疗巾、一次性手套),治疗碗内放纱布1块,手电筒,听诊器,中心负压表; ② 治疗车下层:消毒瓶(内盛1:1000含氯消毒液,用于浸泡吸痰连接管头端),痰液引流瓶(内盛少量水,放置1片500 mg的含氯消毒片),速干手消毒剂,医疗垃圾袋,生活垃圾袋。		
安全评估	12	(1) 备齐用物携至床旁,核对患者,询问患者姓名,查看床头牌、手腕带与执行单是否一致; (2) 了解患者的病情及有无咳痰,痰量、性状、颜色情况,向患者解释吸痰的目的; (3) 听诊双肺呼吸音; (4) 评估:询问患者是否做过(口)鼻腔手术,有无(口)鼻腔疾病(有无活动性义齿),应用手电筒观察局部黏膜情况,了解患者的配合程度及心理反应; (5) 观察并口述生命体征和氧饱和度; (6) 观察吸氧情况并将氧气流量调至5 L/min; (7) 评估:环境整洁、安静,光线充足; (8) 与患者沟通语言规范,态度和蔼。	未查对床头牌、手腕带、患者,各扣2分; 查对患者姓名不规范,扣2分; 其余1项不合要求,扣1分。	
操作过程	65	(1) 协助患者取安全舒适卧位,将患者的头偏向操作者一侧; (2) 悬挂消毒瓶和痰液引流瓶,妥善固定; (3) 连接中心负压装置(吸痰连接管); (4) 调节负压(0.02~0.04 MPa); (5) 检查吸痰连接管道是否通畅,确认连接紧密后,将吸痰连接管头端放入消毒瓶内(勿浸入液面以下); (6) 打开生理盐水瓶塞; (7) 打开吸痰管包,取出治疗巾,铺治疗巾于患者胸前,戴无菌手套; (8) 左手持吸痰管外包装,右手取吸痰管并盘绕在手中,左手把吸痰管包装袋扔入黑色垃圾袋中并取出吸痰连接管; (9) 将吸痰连接管与吸痰管连接; (10) 试吸:左手折闭吸痰管根部,右手持吸痰管在生理盐水中湿润并试吸,观察负压大小及是否通畅; (11) 再次核对患者; (12) 再次观察生命体征和氧饱和度情况;	未查对床头牌、手腕带、患者,各扣2分; 查对患者姓名不规范,扣2分; 其余1项不合要求,扣1分; 未核对1次,扣3分; 核对内容不全少1项,扣1分; 查对患者姓名不规范,扣2分; 污染1次,扣5分; 吸痰时,无菌与有菌概念不清,每次扣2分;	

项目	总分	技术操作	评分标准	扣分
		（13）吸痰管轻轻插入口（鼻）腔，插管深度适宜，放开负压，吸痰时轻轻左右旋转吸痰管上提吸痰，避免反复提插； （14）吸痰过程中观察患者的痰液情况（晕、颜色、性状）、血氧饱和度、生命体征变化，与患者有交流； （15）吸痰结束，脱下右手手套并将吸痰管包裹扔进医疗垃圾袋； （16）用消毒液冲洗吸痰连接管（如需再次吸痰，应重新更换吸痰包）； （17）关闭负压，将吸痰连接管头端浸泡至消毒瓶内； （18）用纱布擦净口周（鼻部）分泌物，观察口（鼻）腔黏膜有无损伤，撤一次性治疗巾； （19）消毒手，核对患者并询问患者的感受，观察生命体征及氧饱和度情况，呼吸是否通畅； （20）听诊双肺呼吸音，告知患者痰液情况及注意事项； （21）根据病情调节氧流量； （22）签名。	吸痰操作方法不规范，扣5分； 吸痰时未观察，扣5分； 未与患者交流，扣5分； 一次吸痰时间>15 s，扣5分； 沾湿床单、盖被或工作面不洁，1次扣2分； 未观察口（鼻）腔黏膜，扣2分； 其余1项不合要求，扣1分。	
操作后	5	（1）协助患者取舒适卧位，整理床单位、盖被； （2）整理用物，按垃圾分类正确处理用物； （3）洗手，记录吸痰效果及痰液的性状、颜色、量。	1项不合要求，扣1分。	
评价	5	（1）患者体征及痰液清理情况良好，无特殊不适； （2）操作熟练，方法正确，节力、有效； （3）操作时间6 min。	操作不熟练，扣2分； 操作时间每延长30 s，扣1分。	
合计	100			

注意问题：

（1）吸痰时应观察内容：吸痰过程中注意观察患者吸痰前后呼吸情况变化，患者有无缺氧表现，吸出痰液的颜色、性状、量及黏稠度，并观察气道和口腔黏膜有无损伤等。

（2）为昏迷患者吸痰方法：对昏迷患者可以使用压舌板或者口咽通气道帮助其张口，吸痰方法与清醒患者的吸痰方法相同，吸痰完毕，取出压舌板或口咽通气道。

（3）经口、鼻吸痰时应对患者评估事项：① 了解患者的意识状态、生命体征、吸氧流量。② 患者呼吸道分泌物的量、黏稠度、部位。③ 对清醒患者应当进行解释，取得患者配合。

·第二周培训内容·

一、核心制度培训：护理交接班制度

交接班制度是保证医疗护理工作昼夜连续进行的一项重要措施，护理人员必须严肃认真地贯彻执行。

（1）值班人员必须坚守工作岗位，履行职责，保证各项护理工作准确进行。

（2）每班必须按时交接班，接班者提前 15 min 到科室，认真看护理记录、交班报告及清点物品、药品，接班者未接清楚之前，交班者不得离开岗位。

（3）值班者必须在交班前完成本班的各项工作，并给下一班做好准备工作，以减少接班者的忙乱，写好各项护理记录、交班报告及处理好用过的物品，如遇特殊情况，必须做详细的交代，以利于夜班工作。

（4）交班中如发现病情、器械物品等交代不清，应立即查问，接班时发现问题应由交班者负责，接班后发现问题应由接班者负责。

（5）白班交班报告应由主班护士书写，护理记录由责任护士书写，夜间护理记录、交班报告均由值班护士书写，要求字迹工整、清晰，内容简明扼要，有连贯性，有动态改变，运用医学术语。进修护士书写时，带教护士或护士长要负责审阅并签名。

（6）交接班的方法和要求如下。

① 集体交接班：早晨集体交接班时应站立并认真听取夜班交班，做到护理记录上要写清、口头交代要讲清、患者床头要看清。交班清楚后方可下班。

② 中午班、小夜班及大夜班前均应床头、口头及书面交班。

③ 危重患者必须到床头交接，内容包括病情、护理、医嘱执行情况、特殊用药、液体出入量、特殊记录等。

（7）交班内容如下。

① 交代清住院患者总人数以及出入院、转科、转院、分娩、手术、死亡人数。护理记录应详细记录新入院患者、危重患者、抢救患者、大手术前后或有特殊检查处置情况、病情变化的患者情况。

② 交代医嘱执行情况。对尚未完成的工作，也应向接班者交代清楚。

③ 查看昏迷、瘫痪等危重患者有无褥疮的发生以及基础护理完成的情况。

④ 交代常备、贵重、毒麻药品及抢救物品、器械、仪器等的数量与效能，交接班者均应签全名。

⑤ 交接班者共同巡视，检查病室是否达到清洁、整齐、安静的要求及各项制度落实情况。

二、专科知识培训:慢性阻塞性肺疾病的护理常规

(一)概念

慢性阻塞性肺疾病(COPD)简称慢阻肺,是以持续气流受限为特征的可预防和治疗的疾病,其气流受限多呈进行性发展,与气道和肺组织对香烟烟雾等有害气体或有害颗粒的异常慢性炎症反应有关。

(二)病因

(1)个体因素如下。① 遗传因素:α1 抗胰蛋白酶缺乏与肺气肿形成有关。② 支气管哮喘和气道高反应性是 COPD 的危险因素。③ 气道高反应性可能与机体某些基因和环境因素有关。

(2)环境因素:主要包括吸烟、职业粉尘和化学物质、空气污染、社会地位等。

(三)发病机制

(1)气道、肺实质和肺血管的慢性炎症。中性粒细胞炎症反应。吸烟、有害颗粒或气体等各种危险因素诱导炎症。

(2)蛋白酶和抗蛋白酶失衡。

(3)氧化与抗氧化失衡。

(4)自主神经系统功能紊乱。

(四)临床表现

1. 症状

起病缓慢,病程较长,主要症状:① 慢性咳嗽,常晨间咳嗽明显,夜间有阵咳或伴有排痰,随病程发展可终身不愈。② 咳痰,一般为白色黏液或浆液性泡沫样痰,偶可带血丝,清晨排痰较多,急性发作期痰量增多,可有脓性痰。③ 气短或呼吸困难。早期在较剧烈活动时出现,逐渐加重,以致在日常活动甚至休息时也感到气短,是 COPD 的标志性症状。④ 喘息和胸闷,部分患者特别是重度患者或急性加重时可出现喘息。⑤ 晚期患者有体重下降、食欲减退等症状。

2. 体征

早期可无异常,随疾病进展出现以下体征:视诊有桶状胸,有些患者呼吸变浅、频率增快,严重者可有缩唇呼吸等;触诊语颤减弱;叩诊呈过清音,心浊音界缩小,肺下界和干浊音界下降;听诊两肺呼吸音减弱,呼气期延长,部分患者可闻及湿啰音和(或)干啰音。

3. COPD 病程分期

根据患者症状和体征变化分为急性加重期和稳定期。

(1)急性加重期:指在疾病发展过程中,短期内出现咳嗽、咳痰、气短和(或)喘息加重、痰量增多、呈脓性或黏液脓性痰等症状,可伴发热。

（2）稳定期：指患者咳嗽、咳痰、气促等症状稳定或较轻。

肺功能评估：可使用 GOLD 分级，COPD 患者吸入支气管舒张药后 FEV_1/FVC 低于 70%，再根据 FEV_1 下降程度进行气流受限的严重程度分级。稳定期 COPD 病情严重程度评估如下。

肺功能分级	患者肺功能 FEV_1 占预计值的百分比%及特点
GOLD1 级：（轻度）	$FEV_1/FVC<70\%$ $FEV_1\geqslant80\%$预计值 有或无慢性症状（咳嗽、咳痰）
GOLD2 级：（中度）	$FEV_1/FVC<70\%$ $50\%\leqslant FEV_1<80\%$预计值 有症状进展和气短，运动后气短明显，常去医院
GOLD3 级：（重度）	$FEV_1/FVC<70\%$ $30\%\leqslant FEV_1<50\%$预计值 气短加剧，反复急性加重，生活质量受影响
GOLD4 级：（极重度）	$FEV1/FVC<70\%$ $FEV_1<30\%$预计值或 $FEV_1<50\%$预计值 慢性呼吸衰竭

FEV1/FVC：表示一秒钟用力呼气容积与用力肺活量的比值，简称一秒率。

4. 并发症

COPD 并发症包括慢性呼吸衰竭、自发性气胸和慢性肺源性心脏病等。

5. 护理诊断

（1）气体交换受损：与气道阻塞、通气不足有关。

（2）清理呼吸道无效：与呼吸道感染、分泌物过度黏稠、咳嗽无力有关。

（3）活动无耐力：与日常活动氧供不足有关。

（4）焦虑：与病情变化有关。

（5）营养失调：低于机体需要量，与呼吸困难等引起食欲减退有关。

（6）潜在并发症：呼吸衰竭、肺性脑病。

6. 护理措施

（1）选择舒适体位，取端坐位或半坐卧位，以利于呼吸。急性期卧床休息，恢复期适当活动，以能耐受为度。

（2）进食高热量、高蛋白、维生素丰富且易消化、无刺激性的流质、半流质及软食，少食多餐。少吃产气食品，以免产气影响膈肌运动。多饮水。

（3）改善呼吸。① 急性发作期给予持续低流量吸氧（1～2 L/min）。② 遵医嘱给予无创正压呼吸机辅助呼吸，其护理按呼吸机护理常规。③ 指导腹式及缩唇式呼吸训练。腹式呼吸：患者取仰卧位，一只手放在胸部，另一只手放在腹部，经口缓慢吸气，使腹部升高顶住手，然后收缩腹部肌肉，缓慢呼气。腹式呼吸每分钟 7～8 次，每次 10～20 min，每日 2～3 次;吸气:呼气时间 =1:2 或 1:3。缩唇式呼吸:患者用鼻吸气,呼气时将嘴唇缩成吹笛状,气体经缩窄的嘴唇缓慢呼出。

（4）指导患者有效咳嗽和排痰,即患者的身体前倾,采用缩唇式呼吸方法做几次深呼吸,在最后 1 次深呼吸后,张开嘴呼气期间用力咳嗽,同时收缩腹部肌肉。

（5）遵医嘱给予抗生素,有效控制呼吸道感染。

（6）密切观察病情变化及药物不良反应。

（7）给予患者心理支持,减轻心理压力,消除负面情绪。

7. 健康指导

（1）嘱咐患者注意防寒保暖,戒烟、酒,积极预防上呼吸道感染。

（2）指导患者腹式、缩唇式呼吸训练及进行有效咳嗽和咳痰训练,指导家庭氧疗,教会患者定量应用雾化器吸入剂（如万托林气雾剂、普米克都保、舒利迭）。COPD 患者需要增加呼吸频率来代偿呼吸困难,这种代偿多数依赖于辅助呼吸肌参与呼吸,即胸式呼吸。然而胸式呼吸的效能低于腹式呼吸,患者容易疲劳,因此,护士应指导患者进行缩唇呼吸或腹式呼吸、吸气阻力器的使用等呼吸训练,以加强胸、呼吸肌的肌力和耐力,改善呼吸功能。

① 缩唇呼吸:缩唇呼吸的技巧是通过缩唇形成的微弱阻力来延长呼气时间,增加气道压力,延缓气道塌陷。患者闭嘴经鼻吸气,然后通过缩（吹口哨样）缓慢呼气,同时收缩腹部,吸气与呼气时间比为 1:2 或 1:3。缩唇的程度与呼气流量以能使距口唇 15～20 cm 处、与口唇高水平的烛火气流倾斜又不至熄灭为宜。

② 腹式呼吸:患者可取立位、平卧位或半卧位,两手分别放于前胸部和上腹部。缓慢吸气时,膈肌最大程度下降,腹肌松弛,腹部凸出,手感到腹部上抬。呼气时,经口呼出,腹肌收缩,膈肌松弛,膈肌随腹腔内压增加而上抬,推动肺部气体排出,手感到腹部下降。

另外,可以在腹部放置小枕头、杂志或书本帮助训练腹式呼吸。如果吸气时,物体上升,证明是腹式呼吸。缩唇呼吸和腹式呼吸每天训练 3～4 次,每次重复 8～10 次。腹式呼吸需要增加能量消耗,因此只能在疾病恢复期或出院前进行训练。

三、操作培训:吸氧技术

项目	总分	技术操作	评分标准	扣分
仪表	5	仪表、着装符合护士礼仪规范。	1 项不合要求,扣 2 分。	
操作前准备	8	（1）洗手,戴口罩; （2）核对医嘱单、执行单; （3）备齐用物,用物放置合理、有序,依次检查所备物品,保证安全有效;	未核对,扣 3 分; 1 项不合要求,扣 1 分。	

项目	总分	技术操作	评分标准	扣分
		① 治疗车上层：执行单，氧气表 1 套，四防牌，治疗盘内放治疗碗 2 个(一个放纱布 2 块，另一个内盛无菌注射用水)，棉签，一次性吸氧装置，日期标签； ② 治疗车下层：弯盘、速干手消毒剂、医疗垃圾袋、生活垃圾袋。		
安全评估	12	(1) 备齐用物携至床旁，核对患者，询问患者姓名，查看床头牌、手腕带与执行单是否一致； (2) 了解患者的病情、意识状态、自理能力、合作程度及心理情况，解释吸氧目的、方法，配合指导正确； (3) 评估患者的鼻腔黏膜、鼻腔通气情况； (4) 评估环境安静、整洁，光线充足； (5) 评估用氧是否安全； (6) 与患者沟通时语言规范，态度和蔼。	未查对床头牌、手腕带、患者，各扣 2 分； 查对患者姓名不规范，扣 2 分； 其余 1 项不合要求，扣 1 分。	
操作过程	45 (吸氧)	(1) 协助患者取舒适卧位； (2) 安装氧气表； (3) 连接一次性吸氧装置； (4) 用湿棉签清洁双侧鼻腔； (5) 按需要正确调节氧气流量； (6) 试氧气管道是否通畅(将鼻导管头端置于治疗碗内，有气泡冒出)； (7) 再次核对患者； (8) 将鼻导管插入患者双侧鼻腔； (9) 将导管环绕患者耳部向下放置，调整合适松紧度； (10) 挂四防牌，记录用氧时间、氧流量； (11) 湿化瓶上粘贴日期标签； (12) 口述并操作：用氧中途需调节氧流量要先分离鼻导管； (13) 手消毒； (14) 再次核对，签名； (15) 观察用氧效果，询问患者的感受。	未核对 1 次，扣 3 分； 核对内容不全，少 1 项，扣 1 分； 核对患者姓名不规范，扣 2 分； 氧气管固定不牢，扣 2 分； 程序错误，扣 5 分； 其余 1 项不合要求，扣 1 分。	
	20 (停止吸氧)	(1) 向患者解释停止吸氧原因； (2) 松解氧气导管，慢慢拔出鼻导管； (3) 清洁患者鼻及面颊部； (4) 将氧气管置于医疗垃圾袋内； (5) 关流量表； (6) 卸表，手消毒； (7) 签名，记录停氧时间；	关闭氧气表顺序不正确，扣 5 分； 未先拔管后关氧气表，扣 5 分； 未放余氧，扣 3 分； 其余 1 项不合要求，扣 1 分。	

项目	总分	技术操作	评分标准	扣分
操作后	5	（1）爱护体贴患者，整理床单位； （2）处理用物方法正确； （3）洗手，记录。	1 项不合要求，扣 1 分。	
评价	5	（1）操作方法正确、熟练； （2）正确指导患者吸氧，患者无不适感觉； （3）操作时间 4 min。	操作时间每延长 30 s，扣 1 分； 操作不熟练，扣 3 分。	
合计	100			

注意问题如下。

（1）在用氧过程中观察氧疗效果的内容：主要根据患者的脉搏、血压、精神状态、皮肤颜色与湿度、呼吸方式等判断，如患者由烦躁不安变为安静、心率变慢、血压上升、呼吸平稳、皮肤红润温暖、发绀消失，说明缺氧症状改善。同时，还可通过动脉血气分析来判断。

（2）氧疗的副作用：当氧浓度高于 60% 持续时间超过 24 h，可能出现氧疗副作用。常见副作用：① 氧中毒；② 肺不张；③ 呼吸道分泌物干燥；④ 新生儿可见晶状体后纤维组织增生；⑤ 呼吸抑制。

·第三周培训内容·

一、专科知识培训：呼吸衰竭的护理常规

（一）定义

呼吸衰竭是由于肺通气不足、弥散功能障碍和肺通气/血流等因素，使静息状态下吸入空气时出现低氧血症伴（或不伴）二氧化碳潴留，从而引起一系列生理功能和代谢紊乱的临床综合征。在海平面大气压下，于静息条件下呼吸室内空气，并排除心内解剖分流和原发于心排血量降低等情况后，动脉血氧分压低于 60 mmHg，或伴有二氧化碳分压高于 50 mmHg 即为呼吸衰竭。

（二）临床表现

呼吸衰竭发生时，可在原有基础疾病的症状和体征上又出现缺氧或伴高碳酸血症的症状和体征，其诊断主要依靠血气分析。

（1）临床症状的观察：呼吸困难往往是临床最早出现的症状，并随呼吸功能减退而加重，表现为呼吸频率、节律和幅度的改变。发绀是缺氧的典型症状。发绀主要取决于缺氧的程度，也受血红蛋白量、皮肤色素及心功能状态的影响。

（2）神经精神症状：急性呼吸衰竭可出现精神错乱、狂躁、昏迷、抽搐等症状，而慢性缺氧早期多以智力或定向功能障碍而易被忽视，严重二氧化碳潴留引起中枢抑制之前常出现失眠、烦躁、躁动等兴奋症状，因此临床上需要特别注意观察患者的细微变化，此时切忌用镇静或安眠药物，以免加重二氧化碳潴留引发肺性脑病。

（3）循环系统症状：严重缺氧和二氧化碳潴留引起肺动脉高压，可产生右侧心脏衰竭，临床可见肺源性心脏病和右侧心力衰竭体征。

（4）消化和泌尿系统症状：可见食欲减退甚至厌食，也可出现恶心、呕吐、腹胀、黑便、呕血；检查可见口腔黏膜糜烂、溃疡、黄疸、肝大及触痛；水肿、蛋白尿也常见。

（三）护理诊断

（1）清理呼吸道无效：与安置气管导管、呼吸肌疲劳、气道分泌物增多、咳痰无力、胸痛而惧怕咳嗽等有关。

（2）低效型呼吸形态：与支气管痉挛、感染或中枢神经系统抑制等引起的低通气有关。

（3）气体交换受损：与肺水肿、支气管痉挛、无效腔量改变或肺纤维化等导致的严重通气/血流比例失调有关。

（4）焦虑：与不能说话、缺氧、健康受到威胁、社会经济等问题有关。

（5）营养失调：与低于机体需要量、摄入量减少、机体消耗量增多有关。

（6）知识缺乏：缺乏疾病及康复的相关知识。

（四）护理措施

（1）现场急救：窒息性呼吸衰竭多突然发生，应在现场立即采取抢救措施，防止和缓解严重缺氧和二氧化碳潴留，保护神经系统、循环系统、肾等重要器官组织的功能。舌后坠阻塞气道致呼吸衰竭可采取托下颌方法解除梗阻，恢复气道通畅。对呼吸停止的患者，应立即通畅气道，进行人工呼吸。若出现心搏骤停，还应进行胸外心脏按压等措施。

（2）体位护理：采用坐位或半坐位有助于通气。

（3）防治低氧血症和降低氧耗：氧疗过程中，应注意观察氧疗的效果，如吸氧后呼吸困难缓解、发绀减轻、心率减慢，表示氧疗有效；如果意识障碍加深或呼吸过度表浅、缓慢，可能为二氧化碳潴留加重。应根据动脉血气分析结果和患者的临床表现，及时调整吸氧流量或浓度，保证氧疗的效果，防止氧中毒和二氧化碳潴留加重。吸痰前后适当提高氧浓度，尽量减少对患者不必要的操作；各种操作间隙让患者得到充分休息和恢复；限制患者活动，镇静、控制焦虑、控制高热等措施可降低氧耗。

（4）促进气道分泌物排出：呼吸道保持通畅。具体方法：① 指导并协助患者进行有效的咳嗽、咳痰。② 每1～2 h给患者翻身1次，并给予拍背，促使痰液排出。③ 病情严重、意识不清的患者因其口、咽及舌部肌肉松弛、咳嗽无力、分泌物黏稠不易咳出，可导致分泌物及舌后坠堵塞气道，应取仰卧位，头后仰，托起下颌，经鼻或经口进行机械吸引，以清除口咽部分泌物，并能刺激咳嗽，有利于气道内的痰液咳出。如有气管插管或气管切开,则给予气管内吸痰,必要时可采用纤维支气管镜吸痰并清洗,吸痰时注意无菌操作。
④ 饮水、口服或雾化吸入祛痰药可湿化和稀释痰液,使痰液易于咳出。

（5）一般护理:① 做好基础护理,防止压疮。② 休息与活动:急性期由于镇静等,患者的防御能力降低,应进行被动肢体功能锻炼,缓解恢复期按计划鼓励患者主动在床上活动,增强肌力和体力。③ 营养:通过消化道或静脉给予高热量、高蛋白、高维生素饮食,增强机体抵抗力,恢复肌力。④ 环境:应安静、安全、整洁、舒适,温度保持在18 ℃～22 ℃,湿度为50%～60%,定期进行空气消毒,防止交叉感染。

（6）健康教育:由于急性起病、病情危重、治疗护理复杂、患者及家属对病情不了解等因素,出现呼吸衰竭的患者常出现焦急、紧张或不合作等,应做好有关疾病的健康宣教和心理疏导,使患者及家属配合治疗、护理,促进患者早日康复和出院后能较好地维持健康状态。

二、操作培训:氧气驱动雾化吸入技术

项目	总分	技术操作	评分标准	扣分
仪表	5	仪表、着装符合护士礼仪规范。	1项不合要求,扣2分。	
操作前准备	8	（1）洗手,戴口罩; （2）核对医嘱单、执行单、药物; （3）备齐用物,用物放置合理、有序,依次检查所备物品,保证安全有效: ① 治疗车上层:执行单、治疗盘内放一次性雾化吸入器1套、治疗巾、生理盐水、药液、5 mL注射器、纱布、氧气装置1套; ② 治疗车下层:弯盘、含消毒液桶、速干手消毒剂、医疗垃圾袋、生活垃圾袋。 （4）根据医嘱配制雾化液并注入雾化器内,检查雾化器有无漏液情况。	未核对,扣3分; 药液配制不准确或有浪费现象,扣4分; 其余1项不合要求,扣1分。	
安全评估	12	（1）备齐用物携至床旁,核对患者,询问患者姓名,查看床头牌、手腕带与执行单是否一致; （2）向患者解释操作目的、方法及如何配合,评估患者的病情及合作程度; （3）评估患者的呼吸道是否感染、通畅,痰液情况,口腔黏膜有无感染、溃疡等; （4）环境安静、清洁; （5）与患者沟通时语言规范,态度和蔼。	未核对床头牌、手腕带、患者,各扣2分; 核对患者姓名不规范,扣2分; 少评估1项,扣1分; 其余1项不合要求,扣1分。	
操作过程	65	（1）抬高床头,取舒适卧位或坐位; （2）安装氧气装置; （3）在患者颌下铺治疗巾;	未核对1次,扣3分; 核对内容不全,少1项,扣1分;	

项目	总分	技术操作	评分标准	扣分
		（4）将氧驱动雾化管道与氧气装置连接； （5）调节氧气流盘，一般为 6～8 L/min； （6）再次核对患者及药物； （7）将面罩戴在患者口鼻部（若为口含式应正确指导患者使用口含嘴，学会用口吸气、鼻呼气）； （8）指导患者做均匀深呼吸； （9）注意观察患者病情变化并及时通知医师； （10）雾化完毕后，去除雾化器； （11）关闭氧气； （12）帮助患者擦净面部； （13）必要时协助患者排痰； （14）手消毒； （15）再次核对并签名； （16）询问患者感受。	核对患者姓名不规范，扣2分； 操作方法不规范，扣5分； 操作过程有溯气，扣3分； 面罩未完全遮盖口鼻，扣3分； 未进行手消毒，扣2分； 未询问患者感受，扣3分； 其余1项不合要求，扣1分。	
操作后	5	（1）帮助患者取舒适卧位，整理床单位； （2）用物处理正确； （3）洗手，记录。	1项不合要求，扣1分。	
评价	5	（1）患者感觉舒适，雾化效果好； （2）操作时间3 min。	操作时间每延长30 s，扣1分； 操作不熟练，扣1分。	
合计	100			

氧驱动雾化吸入的目的如下。

（1）协助患者消炎、镇咳、祛痰。

（2）帮助患者解除支气管痉挛，改善通气功能。

（3）预防、治疗患者发生呼吸道感染。

三、应急预案：针刺伤应急预案

（一）定义

针刺伤是指一种由医疗利器（如注射针头、缝针、各种穿刺针、手术刀、剪刀）造成的意外伤害，造成皮肤深部的足以使受伤者出血的皮肤损伤。目前，已有20多种病原体可经针刺伤传播，导致职业感染的发生。其中常见的是乙型肝炎病毒（HBV）、丙型肝炎病毒（HCV）、艾滋病病毒（HIV）。心理影响：产生焦虑、紧张、悲观、恐惧心理等，少部分怀有侥幸心理。医护人员在进行医疗操作时应特别注意防止被污染的锐器划伤刺破。

（二）原因

（1）护理人员的防范意识薄弱。

（2）操作行为不规范。

（3）护理人员短缺,工作繁忙,处于抢救应急状态。

（4）医疗操作环境的影响。

（5）护理人员针刺伤的管理制度不健全。

（三）处理

（1）如不慎被乙肝病毒、丙肝病毒、梅毒、HIV 等污染的尖锐物体划伤刺破时,应立即从近心端向远心端挤出伤口血液,然后用肥皂水和清水反复冲洗 15～20 min,再用碘伏和酒精消毒,必要时去外科进行伤口处理,并进行血源性传播疾病的血清学水平基线检查。流程:立即挤出伤口血液→反复冲洗→消毒→伤口处理→上报感染管理科核实后开具化验单→抽血化验检查→注射乙肝免疫高价球蛋白,并到医院感染管理科登记、上报、填写表格、备案、追访。

（2）被乙肝、丙肝阳性患者血液、体液污染的锐器刺破后,应在 24 h 内抽血查乙肝病毒、丙肝病毒抗体,必要时同时抽患者的血液对比。同时注射乙肝免疫高价球蛋白,按 0 个月、1 个月、6 个月接种乙肝疫苗。

（3）被 HIV 阳性患者血液、体液污染的锐器刺伤后,应立即去预防保健科抽血查 HIV 抗体,必要时同时抽患者的血液对比,按 0 个月、1 个月、6 个月复查,同时口服贺普丁(拉米夫定),每日 1 片,并通知医务处、院内感染科进行登记、上报、追访。

（四）注意事项

（1）安全处理针头,禁止双手回套针帽。如果有可利用的条件,可用单手技术。任何时候,不要弯曲、损坏或剪割针器。不要将手指伸入容器内。处理针头时不要太匆忙。在为不合作的患者注射时,应取得他人的协助。将用过的针头丢入合适的防针刺的容器内。针头用过后及时处理,以免刺伤他人。不要将针头丢在一般的垃圾桶内,以免刺伤保洁员。绝对不要徒手处理破碎的玻璃。

（2）紧急处理:① 立即从伤口远心端向近心端尽可能多地挤出伤口的血液。② 用肥皂水和流动水冲洗伤口 10 min 以上。③ 用 75％的酒精、0.5％的碘伏等消毒剂消毒,并用防水敷料包扎伤口。

（3）通知医务处、院内感染科、护理部、人事科进行登记、上报、追访等。

·第四周培训内容·

一、专科知识培训:慢性阻塞性肺疾病健康指导

（一）住院健康指导

1. 心理指导

患者病情易反复,需要反复门诊或住院治疗,呼吸困难、痛苦经历、医疗费用的增加、劳动能力的减弱等原因使患者常常出现焦虑、恐惧、抑郁的心理问题。护理人员应该运用沟通技巧与患者进行有效的沟通,帮助患者正确面对疾病,消除患者不必要的恐惧和焦虑情绪。

2. 饮食指导

进食高热量、高蛋白、高维生素、清淡、易消化的食物,如瘦肉、豆腐、蛋、鱼、新鲜蔬菜、水果等。

3. 休息运动指导

合理休息,加强体育锻炼,增强机体抵抗力。急性发作期应当卧床休息,急性期过后,可以进行适当的运动,锻炼身体。根据体力,患者可以参加一些适当的活动,如慢跑、太极拳、柔软操、步行。

4. 用药指导

(1)止咳糖浆对呼吸道黏膜有安抚作用,服后不宜饮水,以免冲淡药物,降低疗效,同时服用多种药物时,则应最后服用止咳糖浆。

(2)严重肺功能不全者要慎用镇静药,因其抑制呼吸;禁用吗啡、可待因等药物。

(3)指导患者正确使用定量吸入性气雾剂。

5. 疾病指导

(1)鼓励患者有效地呼吸和咳嗽、咳痰。方法:患者取坐位,双脚着地,身体稍前倾,或取半坐位,双手环抱一个枕头,进行数次深而缓慢的腹式呼吸,深吸气末屏气,然后缩唇(噘嘴),缓慢呼气,再深吸一口气后屏气 $3 \sim 5$ s,身体前倾,从胸腔进行 $2 \sim 3$ 次短促有力咳嗽,张口咳出痰液,咳嗽时收缩腹肌,或用自己的手按压上腹部,帮助咳嗽。

(2)指导患者雾化吸入排痰或胸部叩击协助排痰。胸部叩击法:叩击时避开乳房、心脏和骨突部位,患者取侧卧位,叩击者使掌侧呈杯状,以手腕力量,从肺底自下而上、由外向内、迅速而有节律地叩击胸壁,每次叩击 $5 \sim 15$ min,宜在餐前 1 h 或饭后 1 h 进行,一天最少 4 次。

(3)根据患者的病情需要鼓励患者多饮水,可使痰液稀释,易于排出。

(二)出院健康指导

(1)居室内保持空气清新,多通风,避免存放刺激性气体(如农药),多到户外呼吸新鲜空气。

(2)协助患者戒烟,制定戒烟计划。

(3)避免受凉、淋雨、过度疲劳等诱因。

(4)过敏体质者远离过敏原,避免过敏原刺激机体。

(5)每天有计划地进行运动锻炼(如散步、慢跑),以不感到疲劳为宜。加强耐寒训练(用冷水洗脸等),增强机体抵抗力。

(6)指导患者呼吸肌功能锻炼。

① 缩唇式呼吸:经鼻吸气,经口呼气,呼气时口唇收缩如吹笛状,呼吸按节律进行,

要求深吸缓呼,吸呼比为 1:2 或 1:3,每分钟 7～8 次,每日 2 次,每次 10～20 min,使气体缓慢地通过缩唇的口型徐徐呼出,可防止支气管过早萎缩。

②腹式呼吸:患者一只手放于胸前,另一只手放于腹部,吸气时用力挺腹,胸部不动,呼气时腹部内陷,尽量将气呼出,呼吸按节律进行,要求深吸缓呼,吸呼比为 1:2 或 1:3,每分钟 7～8 次,每日 2 次,每次 10～20 min。

(7)指导患者正确接受家庭氧疗,正确使用氧疗装置,向患者及家属说明长期家庭氧疗的必要性及益处,取得患者的积极配合。长期氧疗的目的是纠正低氧血症,且有利于提高患者的生存率和生活质量,减轻红细胞增多症,预防夜间低氧血症,改善睡眠质量,预防肺心病和心力衰竭的发生以及减少医疗费用。长期氧疗能延长患者的生存期,降低病死率。告知患者每日至少吸氧 15 h,一般主张低流量吸氧。

二、出科考试:理论技能操作考核

三、实习生出科讲评总结

第十一章

心血管内科护理单元

第一节　心血管内科掌握内容纲要

时间	掌握内容
第一周	一、科室概况及环境布局
	二、各班工作职责、流程及注意事项
	三、核心制度培训:疑难病例讨论制度
	四、专科知识培训:急性心肌梗死的护理常规
	五、操作培训:微量注射泵使用技术
第二周	一、核心制度培训:住院患者身份识别制和手腕带使用规范、程序
	二、专科知识培训
	三、操作培训:电除颤技术
第三周	一、专科知识培训
	二、操作培训:心电图机使用技术
	三、应急预案:患者发生输血反应时的应急预案
第四周	一、专科知识培训:急性心力衰竭的护理常规
	二、出科考试:理论技能操作考核
	三、实习生出科讲评总结

第二节 心血管内科培训具体内容

·第一周培训内容·

一、科室概况及环境布局

心内科位于住院部大楼 B 区 8 层,病区设立床位 47 张,拥有一支整体素质好、业务能力强的医护团队,现有医生 8 人、护士 9 人,有除颤仪(抢救车上)、心电图机(处置室)等先进的医疗设备。

二、各班工作职责、流程及注意事项

详参妇产科病区各班工作职责、流程及注意事项。

三、核心制度培训:疑难病例讨论制度

1. **定义**

疑难病例讨论制度指为尽早明确诊断或完善诊疗方案,对诊断或治疗存在疑难问题的病例进行讨论的制度。

2. **基本要求**

① 医疗机构及临床科室应当明确疑难病例的范围,包括但不限于出现以下情形的患者:没有明确诊断或诊疗方案难以确定、疾病在应有明确疗效的周期内未能达到预期疗效、非计划再次住院和非计划再次手术、出现可能危及生命或造成器官功能严重损害的并发症等。

② 疑难病例均应由科室或医疗管理部门组织开展讨论。讨论原则上应由科主任主持,全科人员参加。必要时邀请相关科室人员或机构外人员参加。

③ 医疗机构应统一疑难病例讨论记录的格式和模板。讨论内容应专册记录,主持人需审核并签字。讨论的结论应当记入病历。

④ 参加疑难病例讨论成员中应当至少有 2 人具有主治及以上专业技术职务任职资格。

3. **内容**

① 疑难病例:住院期间实验室或其他辅助检查有重要发现,导致诊断、治疗的变更;入院一周诊断不明确;治疗效果不佳;院内感染;疑难重大手术。

② 危重病例:病情危重或病情突然发生变化者。

③ 科室进行讨论,讨论会由科主任或副主任主持,病区医师均参加。

④ 讨论前,主管的住院医师或进修医师负责收集病例资料,住院医师汇报病史,介绍病情和诊疗过程;主治医师应补充汇报病史、分析病情、提出讨论目的及观点;主任医师、副主任医师结合诊疗规范、国内外资料分析制定诊治措施。

⑤ 如科室讨论后诊断仍不明确,需将患者的病情报告医务科,由医务科根据具体情况组织全院进行讨论。

⑥ 全院讨论时,患者所在科室将患者的病情摘要送至拟参加讨论的相关科室专家和医务科,医务科负责通知并组织讨论。

⑦ 认真进行讨论,尽早明确诊断,修订治疗方案。讨论经过由经治医师记录整理,经主任医师(副主任医师)或主治医师审查后,分别记入病程记录和疑难危重讨论记录本。

四、专科知识培训:急性心肌梗死的护理常规

(一)疾病概述

急性心肌梗死(Myocardial infraction)指在冠状动脉病变基础上,冠状动脉血流急剧减少或中断,使相应的心肌严重持久地急性缺血导致心肌坏死,出现以剧烈胸痛、发热、白细胞计数和血清心肌酶水平升高、心电图进行性改变为特征的一种急性缺血性心脏病。临床分为急性 ST 段抬高和非 ST 段抬高心肌梗死。本病男性患者多于女性患者,患病年龄在 40 岁以上者占 80%,女性较男性发病大约晚 10 年,近年来有资料报道患病年龄呈提前趋势。急性心肌梗死起病急而凶险,常伴发心律失常(主要是室颤)和心力衰竭,死亡率高,预后差。急性心肌梗死发病后 12 h 内因心室颤动而死亡者约占总死亡者的 50%;发病后 6 h 内若不能有效地使梗死相关冠状动脉再通,则大面积梗死,多并发心力衰竭,存活者多数演变成慢性心力衰竭。急性心肌梗死是心血管疾病中最危重的急性事件,需要及时诊断和抢救治疗。

1. **病因和发病机制**

在动脉粥样硬化病变的基础上并发粥样斑块破裂、出血、血管腔内血栓形成、动脉内膜下出血,或动脉持续性痉挛,使管腔迅速发生持久而完全的闭塞。动脉粥样硬化的易患因素有高龄、男性、高脂血症、高血压、吸烟和糖尿病,其次是脑力劳动紧张而体力活动少,食物含热量高、动物性脂肪含量高、胆固醇含量高,而抗氧化物质(如维生素 A、维生素 E)少,肥胖,吸烟,A 型性格,阳性家族史。

2. **诱发急性心肌梗死因素**

(1)出血、休克或严重的心律失常,使心排血量骤减。

(2)重体力劳动、情绪过分激动、疲劳、吸烟和饮酒。

(3)饱餐(特别是进高脂肪餐时)后血脂水平升高。

(4)睡眠时迷走神经张力增大,使冠状动脉痉挛。

（5）介入性诊治的操作损伤,可加重心肌缺血。

（二）临床表现

1. 先兆

健康男性第一次感到胸闷,疼痛部位多样,有胸痛、胃部不适、牙痛,从肩背部放射到左前臂内侧,多在夜间发作。已有心脏病或急性心肌梗死高危患者,突然发生或出现比以往剧烈而频繁的心绞痛,持续时间较以往长,含服硝酸甘油治疗、休息后仍然不能缓解。女性及老年人群发病时症状不典型,女性通常表现不典型的缺血性胸痛,而老年人则更多地表现为周身不适或呼吸困难。

2. 症状

典型症状为持续性心前区、胸骨后或剑突下难以忍受的压榨性、闷胀性或窒息性疼痛超过 30 min,含服硝酸甘油 1～3 片仍不能缓解,伴有出汗、面色苍白,恶心、呕吐。通常胸痛可放射到左上肢尺侧,也可向双肩、双上肢、颈部、颏部或双肩胛间区反射。与心绞痛相比,胸痛程度更重,持续时间更长,休息或含服硝酸甘油无效。不典型的症状可表现为胃部、背部、左上肢酸胀和不适,特别是某些老年人或糖尿病患者,心肌梗死时无胸痛,仅有周身不适、疲乏、恶心、呕吐等非特异性症状以及出汗、面色苍白等体征。某些老年人心肌梗死以急性左心衰竭、高度房室传导阻滞、反复晕厥甚至心源性休克为首发表现,这些表现往往伴有恶心呕吐、面色苍白和大汗淋漓等非特异性症状和体征。

3. 体征

（1）心脏体征:心脏浊音界可正常,也可轻度至中度增大;心率增快或减慢;心尖区第一心音减弱;可出现第三或第四心音奔马律,10%～20%的患者 2～3 d 出现心包摩擦音,为反应性纤维性心包炎所致;心尖区可出现粗糙的收缩性或中晚期喀喇音,为二尖瓣乳头肌功能失调或断裂,胸骨左下缘响亮的收缩期杂音;心室间隔穿孔。

（2）血压:几乎所有的患者伴有血压下降,心肌梗死前有高血压的患者血压可降至正常。

（3）其他:如发生心律失常、休克或心力衰竭者出现相关的体征和血压变化。

4. 常见并发症

（1）心律失常。多发生在起病 1～2 d,24 h 内多见,以室性心律失常最多见,表现为频发室早、短阵室速、室颤(原发性室颤)。

① 缓慢性心律失常:包括窦性心动过缓、窦房阻滞、房室传导阻滞,多见于急性下壁心肌梗死引起的迷走神经反射,多为一过性。三束支传导阻滞,多见于急性广泛前壁心肌梗死导致的弥漫性心肌损害。

② 快速性心律失常:包括室上性心动过速、室性快速心律失常、急性心肌梗死并发房颤,提示左心功能较差,心房压升高,预后不良。

（2）心力衰竭。急性心肌梗死时心功能以 Killip 分级,分为 Ⅰ 级无心力衰竭表现,

Ⅱ级室性奔马律或双肺底湿啰音＜1/2肺野，Ⅲ级急性肺水肿，Ⅳ级心源性休克。当出现烦躁不安、大汗淋漓、面色苍白、皮肤湿冷、神志迟钝、尿量减少，要高度怀疑心源性休克，为广泛心肌（＞40％）坏死、心排血量急剧下降所致。

（3）机械性并发症。

① 乳头肌功能失调或断裂：主要为二尖瓣乳头肌因缺血、坏死而收缩无力或断裂，造成二尖瓣脱垂及关闭不全，心前区有响亮的吹风样收缩期杂音，轻者可以恢复，重者可损害左心功能，发生急性左心衰竭，最终导致死亡。

② 心脏破裂：常在起病一周内出现，多为心室游离壁破裂，偶有室间隔破裂。

③ 心室壁瘤：主要见于左心室，发生率5％～20％，超声心动图可见心室部有反常运动，心电图显示ST段持续抬高，室壁瘤可导致左心衰竭、心律失常、血栓形成。

5. 其他并发症

（1）右室梗死：下壁心肌梗死的患者有30％合并右室心肌梗死，前壁心肌梗死为10％；右胸导联的ST段抬高可以确定诊断，右胸导联V4R上ST断上抬1 mv，是右心室缺血最特异的心电图表现，但可以是一过性，也可表现右心房和肺毛楔压得比率≥0.9％，可能引起低血压和休克；右心室梗死三联征：双肺野清晰、低血压、右心衰竭。

（2）左心室血栓形成：前壁心肌梗死的5天内，左心室坏死心肌易形成附壁血栓，血栓脱落可引起脑、脾、四肢等动脉栓塞。

（3）梗死后综合征：发生于心肌梗死后的1～12周，可能为机体对坏死组织吸收产生过敏所致，表现为发热、胸痛、心包和胸膜积液，可能发展为缩窄性心包炎。

6. 辅助检查

（1）心电图。

① 超急性期高尖T波：20～30 min重复记录，动态观察ST段变化，决定是否溶栓治疗。

② ST段抬高≥1 mm：相邻两个以上导联（前壁、下壁、侧壁）可以确定诊断。

③ 左束支传导阻滞：高度怀疑急性心肌梗死，按心肌梗死给予治疗。

（2）心肌酶。

① 心肌损伤特异性标志物：血清肌酸激酶（CK）、肌酸激酶同工酶（CK-MB）、肌钙蛋白T（cTnT）、肌钙蛋白I（cTnI）、乳酸脱氢酶（LDH）及GOT有一定提示作用，心肌梗死时CK-MB与CK浓度之比＞5％，TNT与LDH升高持续时间达一周以上。

② CK血清肌酸激酶在发病6 h内出现，24 h达高峰，48～72 h消失。

③ CK-MB诊断的敏感性和特异性均极高，在心肌梗死后3～4 h升高，20～24 h达高峰，48 h恢复正常；应每6～8 h检测1次，至少连续3次检测正常才可排除急性心肌梗死。

④ TNT（肌钙蛋白T）：较肌红蛋白含量升高慢，但特异性强，持续时间较长，3～8 h开始升高，对于梗死后3～4日也有诊断意义。

⑤ LDH：24～48 h 升高，3～6 d 达高峰，持续 8～14 d，特异性差。

（3）超声心动图。

① 局限性室壁运动减弱，提示严重心肌缺血和梗死。

② 室壁变薄，提示陈旧心肌梗死。

（4）急诊心导管术。

对持续性的胸痛伴异常心电图 ST 段压低和 T 波倒置，合并有危险因素的患者应考虑此项检查。

（三）治疗原则

对急性心肌梗死的治疗原则是早期开通梗死相关的动脉。

1. 急救治疗措施

（1）绝对卧床休息、镇痛、吸氧、建立静脉通道和持续心电监测。

（2）及时发现和处理致命性心律失常。

（3）维持血流动力学稳定。

（4）尽快准备并开始冠状动脉再灌注治疗。

（5）抗凝血药物治疗。常用药物：阿司匹林、氯吡格雷、盐酸替罗非班氯化钠、低分子量肝素、肝素。

（6）抗心肌缺血及其他药物治疗。例如，用硝酸酯类、β 受体阻滞剂、钙通道阻滞剂、血管紧张素转换酶抑制剂、降血脂治疗。

2. ST 段抬高心肌梗死治疗

冠状动脉造影显示有 90% 以上可以见到闭塞性冠状动脉血栓形成，治疗应采取急诊介入治疗梗死相关动脉。ST 段抬高心肌梗死患者首选冠状动脉支架植入术。介入治疗从患者到达急诊室至开始首次球囊扩张的时间应控制在 90 min 内（最好是 60 min 内）。

3. 非 ST 段抬高心肌梗死治疗

非 ST 段抬高心肌梗死的患者以多支血管病变的可能性大，与 ST 段抬高心肌梗死比较，糖尿病、高血压、心力衰竭、外周血管疾病、高龄患者更常见。急诊介入治疗是首选。对于低危组患者急性期可行内科保守治疗，择期行冠状动脉造影或介入治疗（入院 48 h 后）；对于中危、高危患者可行急诊介入治疗（24 h 内），应给予抗凝血酶和阿司匹林；对于心绞痛反复发作者，应给予硝酸酯类，而后给予足量的 β- 受体阻滞剂。不能达到充分的 β- 受体阻滞剂效果或有禁忌证者，考虑钙通道阻滞剂治疗。

4. 溶栓治疗

受医疗条件限制或是因患者就诊延误、转送患者到可施行介入治疗的医院将会错过再灌注时机，如无禁忌证应立即（接诊患者后 30 min 内）行溶栓治疗。

（1）溶栓药物治疗。

① 尿激酶（UK）：30 min 内静脉滴注 150 万～200 万 U。

② 链激酶(SK)或重组链激酶(rSK)：以 150 万 U 静脉滴注，在 60 min 内滴完。

③重组组织型纤维蛋白溶酶原激活剂(rtPA)：在 90 min 内静脉给予 100 mg：先静脉注入 15 mg，继而静脉滴注。

（2）根据冠状动脉造影直接判断治疗。

5. 紧急主动脉—冠状动脉旁路移植术

介入治疗失败或溶栓治疗无效的有手术指征者，宜争取 6～8 h 施行主动脉—冠状动脉旁路移植术。

（四）护理问题

（1）有心泵功能衰竭的危险。

（2）有心律失常的危险。

（五）护理措施

1. 心力衰竭护理

（1）评估患者心功能，以 Killip 分级为依据。

（2）评估心肌梗死的部位及面积大小，当梗死面积 >40%，多合并心源性休克和左心功能衰竭。

（3）观察患者是否呼吸困难、咳嗽、烦躁、发绀、尿少，听诊肺部有无湿啰音，重者出现颈静脉怒张、肝大、水肿等右心衰体征。

（4）观察有无面色苍白、皮肤湿冷、脉细而快、大汗淋漓、烦躁不安、尿量减少等心源性休克的表现。

（5）备好急救抢救用物和药品。

（6）加强心理护理，安慰和鼓励患者，避免情绪烦躁，必要时使用镇静剂。

（7）饮食应清淡、易消化，不宜饱餐。

2. 心律失常护理

（1）评估发生心律失常的危险因素：75%～95% 的患者多发生在起病 1～2 周，以前 24 h 内最常见，以室性心律失常最多见，表现为频发室性早搏，短阵室速、室颤。

（2）持续心电血压监护，发现室性心律失常、室上性心律失常和缓慢心律失常时，遵医嘱采取不同药物治疗或电除颤。

（3）监测电解质和酸碱平衡状况。

（4）准备除颤仪器、呼吸器等急救设备。

3. 直接经皮冠状动脉介入治疗(PCI)护理

（1）术前护理。

① 向患者及家属讲解介入手术治疗的目的、操作过程、配合要点及注意事项，解除其紧张、恐惧心理。

② 做好皮肤准备，股动脉穿刺以腹股沟为中心，上界平脐、下至大腿内侧 1/2 处约

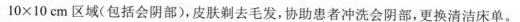

10×10 cm 区域（包括会阴部），皮肤剃去毛发，协助患者冲洗会阴部，更换清洁床单。

③ 即刻嚼服负荷剂量波立维 300 mg，阿司匹林 300 mg。

④ 完善术前各项检查：包括心脏超声、心电图、胸片、凝血时间、血常规、血清四项，在正常范围内排除禁忌证。

⑤ 嘱患者禁食、水，准备好吸水管、便盆、2 袋 1 kg 的盐、1 瓶 500 mL 的矿泉水。

⑥ 在患者的左前臂建立静脉套管针输液。

（2）术后护理。

① 持续 24～72 h 多功能重症监护，密切监测神志、体温、脉搏、呼吸、血压、氧饱和度以及术后可能发生的并发症，如冠脉痉挛、心绞痛、支架内急性血栓、腹膜后血肿、心包填塞、脑出血。

② 术后 6～8 h 每隔 30 min 观察 1 次穿刺部位，注意观察股动脉穿刺处有无渗血和血肿、盐袋压迫位置是否准确，了解术肢的温度、皮肤颜色、感觉、足背动脉搏动情况。

③ 术侧肢体保持平直位 12 h（盐袋压迫 6 h，无出血后仍然保持平直位 6 h），12 h 后穿刺部位未见渗血可床上活动，24 h 后拆除弹力绷带可下地活动，对于出血后重新加压包扎的时间应重新开始计算；老年人特别是女性，合并严重的股动脉硬化、糖尿病的患者要适当延长制动和卧床时间。

④ 术后鼓励患者早饮水、进食易消化的清淡流食，避免长时间禁食、禁水造成血容量不足、低血压诱发迷走神经反射和应激性溃疡的发生。

⑤ 24 h 后拆除弹力绷带时，动作应轻柔，不可用力过猛以免撕伤皮肤，对胶布过敏或已起的水疱应做无菌处理，避免感染。

⑥ 卧床期间提供周到细致的生活护理和心理支持。

4. 溶栓治疗护理

（1）溶栓治疗前的准备。

① 评估患者有无溶栓适应证。

② 常用的药物包括尿激酶（UK）、链激酶（SK）、重组组织型纤溶酶原激活剂（rtPA）。静脉给药剂量：尿激酶 100 万～150 万 U（30～60 min 内滴完），链激酶 75 万～150 万 U（30～60 min 内滴完），重组组织型纤溶酶原激活剂 100 mg（先静注 15 mg，继而 30 min 内静滴 50 mg，其后的 60 min 再静滴 35 mg）。

③ 溶栓治疗监测：询问患者溶栓前后的症状减轻程度，严密观察心律、心率、血压、呼吸情况以及皮肤、黏膜、呼吸道、消化道、泌尿道有无出血征象。

④ 在溶栓前、后 3 h 内每 0.5 h 描记一次十二导联心电图（正后壁、右室梗塞加做 V7-9 和 V3R-V5R，共十八导联心电图，观察 ST 变化）。

⑤ 观察溶栓前后血常规、出凝血时间、肝肾功能、血糖、血脂变化。

⑥ 观察心肌梗死发病后 8～12 h、18～24 h 和 48 h 三次心肌酶学和肌钙蛋白 T 和肌钙蛋白 I 的变化，必要时于发病后 8h、12h、16h、20h、24h 和 48 h 检查 CPK、CK-MB，

以观察峰值前移情况。

（2）溶栓治疗后冠脉血管再通的判断。

① 2 h 内胸痛基本消失或减轻，或突然加剧后再明显减轻。

② 上抬的 ST 段 30 min 内迅速回降超过 50%，甚至回到等电位线。

③ 血清 CPK、CK-MB 的酶峰值提前，分别提前至发病 16 h 和 14 h 以内。

5. 溶栓治疗并发症的观察护理

① 出血：常有牙龈、口腔黏膜和皮肤穿刺部位及尿液中出现大量红细胞，可密切观察，不必处理；若出现消化道大出血或腹膜后出血则应给予止血药和输血治疗；如出现颅内出血应在严密监护下行开颅手术。

② 过敏反应：主要见于链激酶溶栓的患者，可有寒战、发热、支气管哮喘、皮疹，甚至出现低血压和休克。

③ 低血压：可能是再灌注的表现，也可能是过敏反应或是溶栓剂输注过快所致，发生时迅速扩容和输注多巴胺，对合并心动过缓者静脉注射阿托品。

6. 介入治疗术后并发症的观察护理

（1）股动脉、桡动脉穿刺局部出血、血肿是常见的并发症。术后密切关注血压、脉搏以及穿刺部位有无出血，对比同部位双侧肢体温度、色泽以及动脉搏动，小量出血可重新加压包扎，中等量或大量出血伴有血压下降、失血性休克应予以升压、输血等对症治疗。

（2）腹膜后的出血。动脉后壁穿刺是腹膜后血肿最常见原因，观察腹部疼痛性质，动态观察血色素变化，超声有助于确诊。

（3）急性、亚急性血栓的观察处理。支架术后 24 h 内发生的血栓为急性血栓；术后 24 h 至 30 d 产生的血栓为亚急性血栓，表现为再发心绞痛和 ST-T 改变，严重时导致支架的血管闭塞，引发急性心肌梗死甚至死亡。① 密切观察胸痛的部位和性质，观察心电图的动态改变。② 立即做好急诊 PCI 的术前准备，即刻进入导管室行冠状动脉造影。③ 可应用血小板糖蛋白Ⅱb/Ⅲa 受体拮抗剂。④ 再次进行 PTCA，软导丝扩张至残余狭窄 <20%，且无充盈缺损。⑤ 术后持续输入肝素或皮下注射低分子量肝素预防支架血栓。

（4）迷走神经反射。常见因素：① 拔除动脉鞘管或压迫时操作手法粗暴；② 精神因素，如紧张、焦虑、恐惧、惊吓；③ 血容量不足：摄入不足、出汗较多、呕吐、大量失血；④ 药物导致血压过低等因素。发生迷走神经反射时，首先去除诱发因素，低流量吸氧，在监测血压、心率的同时，静脉注射阿托品 0.5～1 mg、多巴胺 20 mg，快速、大量补充胶体液体，做好心理护理，安慰患者。

（5）冠脉穿孔导致迟发心包填塞：少见但极其严重，一般发生在术中或术后数小时内，发生在 24 h 之后的较少见，一旦发生，可引起严重的血流动力学障碍，进而出现严重的胸闷、憋气、呼吸困难，血压下降，心率快，升压和快速补液后血压仍不能回升，心音低钝,超声示心包积液。最有效、最直接的治疗是在超声定位下进行心包穿刺,抽出心包积液。

（6）意想不到的术后并发症:消化道出血,脑出血,造影剂过敏反应等。

（五）健康教育

（1）消除冠心病危险因素。应特别强调控制血压在 120/80 mmHg 的理想水平以内,糖尿病患者空腹血糖保持在 4.4～6.2 mmol/L;使用他汀类药物,辛伐他汀、立普妥有抑制斑块局部炎症的作用;戒烟,坚持日常活动和控制高热量和高脂肪饮食;控制体重,保持在正常范围。

体重指数（BMI）＝ 体重（kg）/ 身高的平方（m²）,体重指数大于 24 为超重,大于 30 为肥胖,小于 18 为体重不足。

（2）保持情绪稳定。逐渐恢复日常活动,所有的心肌梗死患者出院时均应接受如何恢复性生活、驾车、工作及运动的信息;提示心肌梗死后应节制房事,因为性高潮时,心率可增加至每分钟 120～140 次,血压也会升高,这对冠心病患者是超负荷的。即使是冠心病发作率较低者,在过性生活前也要服长效硝酸甘油制剂,如果发生胸闷、气短等应立即中止。

（3）控制饮食。减少饮食中总脂肪、饱和脂肪酸及胆固醇的摄入。根据最新研究,在东方人群中,血清胆固醇每增加 0.6 mmol/L（正常值 5.2 mmol/L）,冠心病发病的相对危险因素增加 34%,因此防治高脂血症是预防冠心病的重要措施之一。限制饮食,每餐保持在七八分饱即可,增加植物蛋白尤其是大豆蛋白的摄入,少吃甜食,多食富含纤维素的食物和水果、蔬菜,以利于降低胆固醇和体重。

（4）遵医嘱按时服用阿司匹林和氯吡格雷。氯吡格雷（波立维）是预防支架血栓非常重要的药物,用法是每次 75 mg,1 次 / 天,连续服用 1 年,阿司匹林是终身服用药,其他抗心肌缺血、抗神经内分泌因子、他汀类药物也要遵医嘱服用。

（5）并发症的预防。① 保持大便通畅,多食含纤维素的蔬菜和食物,必要时遵医嘱服用通便药物。避免排便用力诱发急性心功能不全、心律失常而导致猝死。② 对有心室壁瘤的患者,要避免血压升高,定期复查心电图和心脏超声检查。③ 预防感冒,冬季注意保暖,避免呼吸道感染和肺部感染加重心衰、诱发心肌缺血。

（6）按时复查。急性心肌梗死患者根据梗死的部位、心功能分级以及治疗效果,在出院后的 1 个月、3 个月、半年之中,按时到医院复查。复查的内容包括查血生化、血常规、心电图、心脏超声,必要时复查冠状动脉造影,出现心绞痛症状及时就医。

五、操作培训:微量注射泵使用技术

项目	总分	技术操作要求	评分标准	扣分
仪表	5	仪表、着装符合护士礼仪规范,戴手表。	1 项不合要求,扣 2 分。	

项目	总分	技术操作要求	评分标准	扣分
操作前准备	8	(1)洗手,戴口罩; (2)核对医嘱单、执行单、药物; (3)备齐用物,用物放置合理、有序,依次检查所备物品、药品,保证安全有效: ① 治疗车上层:执行单,治疗盘内放置安尔碘、棉签、生理盐水、药液、60 mL 注射器 2 个、2 mL 注射器 1 个、静脉延长管 2 根、头皮针 2 个、盐酸肾上腺素 1 支、胶布; ② 治疗车下层:弯盘、速干手消毒剂、止血带、微量注射泵、锐器盒、医疗垃圾袋、生活垃圾袋。	未核对,扣 3 分; 用物准备,缺 1 项,扣 1 分; 其余 1 项不合要求,扣 1 分。	
安全评估	12	(1)备齐用物携至床旁,核对患者,询问患者姓名,查看床头牌、手腕带与执行单是否一致; (2)了解患者的病情、合作程度,解释操作目的、方法及如何配合,询问患者是否大小便; (3)评估患者输液处局部皮肤及血管情况; (4)评估环境是否安静、清洁、舒适; (5)与患者沟通时语言规范,态度和蔼。	未核对,扣 3 分; 未核对床头牌、手腕带、患者,各扣 2 分; 核对患者姓名不规范,扣 2 分; 未询问患者是否大小便,扣 1 分; 其余 1 项不合要求,扣 1 分。	
操作过程	65	(1)协助患者取舒适体位; (2)将微量注射泵安装输液架上,接通电源; (3)将弯盘置于治疗车上层; (4)备胶布; (5)检查药物,消毒瓶塞,抽吸药液,将注明药物名称、剂量和泵入速度的标签贴在注射器上; (6)连接静脉延长管、头皮针,排气; (7)将抽取药物的注射器放入注射泵凹槽内,固定; (8)打开微量注射泵电源开关; (9)遵医嘱调整每小时注射量及其他需要设置的参数; (10)按"Stop"键; (11)再次核对患者与执行单; (12)静脉穿刺或正确连接患者已建好的静脉通路;	未核对 1 次,扣 3 分; 核对内容不全,少 1 项,扣 1 分; 核对患者姓名不规范,扣 2 分; 机器安装不正确,扣 2 分; 机器固定不牢固,扣 5 分; 消毒不规范,扣 2 分; 操作面不洁,扣 2 分; 污染 1 次,扣 2 分; 药液浪费,扣 2 分; 输液器内有气泡,扣 2 分; 胶布固定不牢固,扣 1 分;	

项目	总分	技术操作要求	评分标准	扣分
		（13）按"Start"键，观察注射是否通畅及患者的反应； （14）胶布固定； （15）手消毒； （16）核对并在输液单上签名、签时间； （17）询问患者感受，告知患者注意事项； （18）注射完毕： ① 再次核对后，说明目的； ② 按"Stop"键； ③ 除去胶布，用无菌干棉签按压穿刺点，拔除针头，分离头皮针（如为留置针，按规范封管）； ④ 切断电源。	未固定胶布，扣2分； 标识缺1项，扣1分； 使用机器程序错误，扣10分； 未告知患者注意事项，扣2分； 其余1项不合要求，扣1分。	
操作后	5	（1）协助患者取安全舒适卧位，整理床单位； （2）垃圾分类正确，清洁、整理机器备用； （3）洗手，记录。	"爱伤观念"缺乏，扣3分； 未记录，扣1分； 未处理用物，扣2分。	
评价	5	（1）操作规范、熟练、无菌观念强； （2）熟悉机器性能，熟悉常见故障及排除方法； （3）操作时间4min。	操作不熟练，扣4分； 操作时间每延长30 s，扣1分。	
合计	100			

（1）使用微量泵的目的：准确控制输液速度，使药物速度均匀、用量准确并安全地进入患者体内。

（2）使用微量泵应注意以下事项。

① 正确设定输液速度及其他必需参数，防止设定错误延误治疗。

② 护士随时查看微量泵的工作状态，及时排除报警、故障，防止液体输入失控。

③ 注意观察穿刺部位皮肤情况，防止发生液体外渗，出现外渗及时给予相应处理。

·第二周培训内容·

一、核心制度培训：住院患者身份识别制和手腕带使用规范、程序

为加强医疗安全管理，严格执行查对制度，确保患者安全，特制定我院住院患者身份识别制度和程序。

（1）所有患者的身份确认：在标本采集、给药或输血等各类诊疗活动前，必须严格执

行"三查七对"制度,至少同时使用两种患者识别的方法,要同时查对患者姓名和住院号,不得仅以房间号、床号作为识别的依据。

（2）手术患者身份确认:在手术患者转运交接中除查对患者的姓名和住院号,同时须有识别患者身份的纸质"腕带"标识。在手术患者进手术室前,由所在科室护士对患者使用医院统一印制纸质"腕带"标识,写明患者床号、姓名、性别、住院号、科别、血型,不得空项;进入手术室后,手术室护士接收时进行严格查对;于患者麻醉手术前、皮肤切开之前和患者离开手术室之前,由手术医师、麻醉医师及手术室或麻醉复苏室护士分别对患者身份再次确认。患者术后回到病房,由病房护士与护送患者人员进行严格床旁交接,双核对确认。

（3）昏迷、神志不清、无自主能力的重症患者身份确认:除查对患者姓名和住院号,同时对成人患者使用医院统一印制蓝色"腕带"标识,小儿统一用粉色"腕带"标识。由所在科室护士写明患者床号、姓名、性别、住院号、科别、血型,不得空项。

（4）在使用"腕带"时,必须进行双核对。

（5）急诊科与病房、ICU、手术室之间转科时,须填写患者转科交接单,交接时严格进行查对和签名。

（6）在手术室与病房、ICU之间转运患者时,须查对姓名、住院号和腕带标识,由专人护送,须填写患者转科交接单,床旁交接。

（7）产房、病房、ICU转运产妇、新生儿时,应采取两种以上方法识别身份,应有产房与转出科室产妇和新生儿交接记录;新生儿佩戴医院统一印制的"腕带",写明住院号、床号、性别;同时新生儿被服有注明新生儿一般情况的识别牌。产房与接收科室人员进行床旁交接、核对并双签名。

二、专科知识培训

（一）高血压护理常规

高血压是指以体循环动脉血压（收缩压和/或舒张压）升高为主要特征（收缩压≥140 mmHg,舒张压≥90 mmHg）,可伴有心、脑、肾等器官的功能或器质性损害的临床综合征。高血压是最常见的慢性病,也是心脑血管病最主要的危险因素。正常人的血压随内外环境变化在一定范围内波动。

1. **病因**

（1）原发性高血压。

① 遗传因素。

② 精神和环境因素。

③ 年龄因素。

④ 生活习惯因素。

⑤ 药物的影响。

⑥ 其他疾病的影响。

（2）继发性高血压（又称症状性高血压）。在这类疾病中病因明确，高血压仅是该种疾病的临床表现之一，血压可暂时性或持久性升高。

2. 临床表现

（1）高血压的症状因人而异。早期可能无症状或症状不明显，常见的是头晕、头痛、颈项板紧、疲劳、心悸等。仅仅会在劳累、精神紧张、情绪波动后发生血压升高，并在休息后恢复正常。随着病程延长，血压明显地持续升高，逐渐会出现各种症状，此时被称为缓进型高血压病。缓进型高血压病常见的临床症状有头痛、头晕、注意力不集中、记忆力减退、肢体麻木、夜尿增多、心悸、胸闷、乏力等。高血压的症状与血压水平有一定关联，多数症状在紧张或劳累后可加重，清晨活动后血压可迅速升高，出现清晨高血压，导致心脑血管事件多发生在清晨。

（2）当血压突然升高到一定程度时甚至会出现剧烈头痛、呕吐、心悸、眩晕等症状，严重时会发生神志不清、抽搐，这就属于急进型高血压和高血压危重症，多会在短期内发生严重的心、脑、肾等器官的损害和病变，如中风、心肌梗死、肾衰等，症状与血压升高的水平并无一致的关系。

（3）单纯部分性发作：继发性高血压的主要临床表现是有关原发病的症状和体征，高血压仅是其症状之一。继发性高血压患者的血压升高可具有其自身特点，如主动脉缩窄所致的高血压可仅限于上肢，嗜铬细胞瘤引起的血压增高呈阵发性。

3. 辅助检查

（1）常规检查项目有血常规、尿常规（包括蛋白、糖和尿沉渣镜检）、肾功能、血糖、血脂、血钾等。

（2）超声心动图、心电图、胸部 X 线、眼底、动态血压监测。

4. 治疗原则

（1）原发性高血压的治疗。

① 治疗目的及原则：高血压治疗的主要目标是血压达标，降压治疗的最终目的是最大限度地减少高血压患者心、脑血管病的发生率和死亡率。降压治疗应该确立血压控制目标值。另外，高血压常常与其他心、脑血管病的危险因素合并存在，如高胆固醇血症、肥胖、糖尿病等，协同加重心血管疾病，治疗措施应该是综合性的。不同人群的降压目标不同，一般患者的降压目标为 140/90 mmHg 以下，对合并糖尿病或肾病等高危患者，应酌情将血压降至更低。对所有患者，不管其他时段的血压是否高于正常值，均应注意清晨血压的监测，有研究显示半数以上诊室血压达标的患者，其清晨血压并未达标。

改善生活行为：减轻并控制体重；减少钠盐摄入；补充钙和钾盐；减少脂肪摄入；增加运动；戒烟、限制饮酒；减轻精神压力，保持心理平衡。

血压控制标准个体化：由于病因不同，高血压发病机制不尽相同，临床用药应分别对待,选择最合适的药物和剂量,以获得最佳疗效。

多重心血管危险因素协同控制降压治疗后,尽管血压控制在正常范围,血压升高以外的多种危险因素依然对预后产生重要影响。

② 降压药物治疗:对检出的高血压患者,应使用推荐的起始与维持治疗的降压药物,特别是每日给药1次能控制24 h并达标的药物,具体应遵循4项原则,即小剂量开始、优先选择长效制剂、联合用药及个体化。

(2)继发性高血压的治疗:主要是针对原发病的治疗,如嗜铬细胞瘤引起的高血压,肿瘤切除后血压可降至正常;肾血管性高血压可通过介入治疗扩张肾动脉。对原发病不能手术根治或术后血压仍高者,除采用其他针对病因的治疗外,还应选用适当的降压药物进行降压治疗。

5. 护理评估

(1)评估主观资料。

① 现病史:首次测量血压高的时间,有无头痛、头晕等不适,不适部位,持续时间,有无规律,有无恶心、呕吐、发热、耳鸣等不适,大小便是否正常等。

② 既往史:既往病史、外伤手术史、药物过敏史、预防接种史等。

③ 治疗情况:应用降压药物后血压控制情况,血压监测频率,应用降压药物有无副作用等。

(2)评估客观资料。

① 查体:生命体征、意识状态、瞳孔大小及对光反应、心肺体征、肢体运动情况、脑膜刺激征、神经反射。

② 认知障碍,如错觉、幻觉或片段妄想。

③ 情感障碍,如激动、易激惹、自控力缺损。

④ 实验室检查,如心电图、心脏彩超报告是否异常等。

6. 护理问题

(1)头疼。

(2)有受伤的危险。

(3)活动无耐力。

(4)特定知识缺乏。

(5)潜在并发症:心力衰竭、脑血管意外、肾衰竭。

7. 护理措施

(1)专科护理。

① 合理安排作息时间,生活要有规律,避免过度劳累和精神刺激。应早睡早起,不宜在临睡前活动过多和看刺激性的影视节目。睡眠、工作和休息时间大致各占1/3。

② 注意保暖,宜用温水洗澡,水温在40 ℃左右。避免受寒,因为寒冷可以引起毛细血管收缩,易使血压升高。

③ 饮食要求低盐、低脂肪、低热量、禁忌烟酒。每日食盐量控制在 10 g 以下,有心力衰竭和浮肿者,还应减少食盐量。患者如较肥胖,还要控制脂肪、胆固醇和糖的摄入,以素油、素食为佳。

④ 进行体力活动和体育锻炼,有利于减肥、降低高血脂,防止动脉硬化,使四肢肌肉放松、血管扩张,有利于降低血压。

⑤ 患者如出现头痛、呕吐等高血压脑病症状,需立即送医院治疗。

（2）安全护理和生活护理。

① 提供安全的环境,备好牙垫、舌钳及窗栏等;协助患者确认现实环境,指导使用避免伤害的方法,如有发作先兆时,急避危险地点或请护士帮助;平时应取出口腔中的活动义齿。

② 安排有规律的作息生活,参加适宜的作业劳动和文化、娱乐、体育活动,以促进人际交往,调节情绪,避免焦虑、孤独、退缩等。

（3）心理护理。

① 对人格改变者,在关心、理解的基础上,予以耐心帮助,使其认识自身不足,鼓励其纠正。可作行为疗法,对其点滴改进及时肯定。

② 帮助患者消除心理负担,正确对待疾病,配合治疗。

8. 健康教育

（1）向患者及家属介绍高血压病的病因、病机、诊断标准、症状、危害和预后等基础知识。

（2）讲述饮食、烟酒、运动、情绪等与高血压的相关性,将这些基础知识与生活常识印制成册,并用图画加文字的形式印刷贴于墙上,使患者更易理解和接受;最后强调监测血压的必要性,尤其是早期无症状及服药后症状改善的高血压患者。

（3）改善不良生活方式。

① 调整饮食:减少钠盐摄入,高血压患者每日的钠盐以不超过 6 g 为宜。体内钠盐过多,可导致抗利尿素分泌增多,使血压反射性升高。适度补钙和钾,每天进食新鲜蔬菜 400～500 g,饮脱脂牛奶 500 mL,可以补充钾 1 000 mg 和钙 400 mg,可预防便秘等而诱发血压的增高。增加植物蛋白质摄入,减少高脂、高胆固醇、高热量动物蛋白质的摄入,以改善血管弹性,延缓血管硬化,并能促进钠盐的代谢,从而降低血压。

② 适度运动:根据自身的体质状况、血压高低等,掌握好运动量,以自我感到全身舒适为度,切莫盲目加大运动量。多建议慢跑、练健身操、打太极拳、练瑜伽、练气功等有氧运动。运动强度应据运动时的心率来判断,但血压较高、症状较多或有并发症患者应增加卧床休息的时间。运动除了可以促进血液循环,降低胆固醇外,还能增强肌肉骨骼,减轻体重和改善胰岛素抵抗,提高心血管适应调节能力,稳定血压,并且能增加食欲,促进肠胃蠕动,预防便秘,改善睡眠。

③ 调畅情绪:高血压是一种身心疾病,心理因素不仅是高血压发生、发展的重要因

素,还影响高血压的转归,高血压的心理护理干预与治疗疗效存在相关性。根据患者性格特点、工作性质等,及时了解患者心理顾虑,给予适当心理疏导。通过医生一患者一家人的共同努力为患者创造一个安静舒适、轻松愉快的环境,使患者学会自我调节,增强适应能力,从而避免易怒、紧张、焦虑等负面情绪出现。

④ 戒烟限酒:香烟中尼古丁可刺激肾脏分泌儿茶酚胺,引起全身小动脉痉挛、血管内皮功能紊乱,长期吸烟会加重高血压病情。长期饮酒者血液中低密度脂蛋白增多,易引起高脂血症,同时也会诱发脑出血,有高血压家族史或超重肥胖者均应坚决忌酒。

⑤ 起居正常:晨起勿过快过猛,预防直立性低血压发生。据天气变换,适当加减衣物,注意防寒保暖,预防血压波动较大及相关并发症的发生。建立早睡早起、定时睡眠的作息时间,不但有利于消除疲劳,恢复体力,而且有助于防止血压波动。

⑥ 用药护理:告知常用降压药物的适应证、不良反应。例如,α受体阻断剂易引起直立性低血压,应注意体位改变不宜过快过猛等。坚持长期合理用药:据个体情况,遵医嘱合理长期服药,不宜随意减量或停药,以免发生停药综合征。注意自我检测。例如,血压波动较大,应及时随诊,据医嘱调整用药;不应无症状就不治疗,延误病情。

(二)人工心脏起搏器植入护理常规

人工心脏起搏是由人工心脏起搏器发放人造的脉冲电流,通过导线和电极的传导刺激心肌,使心肌兴奋和收缩,从而替代心脏自身起搏点,控制心脏按脉冲电流的频率有效地搏动,主要用于治疗缓慢的心律失常,也用于治疗与左、右心室收缩不同步的心力衰竭。

1. 适应证

(1)永久起搏器植入适应证。

① 心脏传导阻滞:完全性房室传导阻滞、二度Ⅱ型房室传导阻滞、双侧分支和三分支传导阻滞、伴有心动过缓引起的症状尤其有阿-斯综合征发作或心力衰竭。

② 病态窦房结综合征心室率极慢引起心力衰竭、晕厥或心绞痛,伴有心动过缓一心动过速综合征。

③ 反复发作的颈动脉窦性昏厥和(或)心室停搏。

④ 异位快速心律失常,药物治疗无效,应用抗心动过速起搏器或自动复律除颤器。

⑤ 虽无症状但心率每分钟少于40次或心搏间歇>3 s。

⑥ 急性心肌梗死后出现持续的不可恢复的完全性或高度房室传导阻滞。

(2)临时起搏器植入适应证。

① 可逆病因导致的有血流动力学障碍的心动过缓,如急性心肌梗死、急性心肌炎、电解质紊乱、药物过量等。

② 外科手术前后的“保护性”应用(防止发生心动过缓)。

③ 心脏病的诊断,包括快速起搏负荷试验,协助进行心脏电生理检查。

2. **术前护理**

（1）术前要了解手术方式及手术步骤，准备好术中要用的各种材料。

（2）术前访视协助心理准备：向患者和家属介绍安置起搏器的适应证、必要性、治疗意义和手术的大概过程，细致地解释术中的注意事项，使其了解这种手术既简单又安全，并能获得较好的治疗效果，最大限度地消除患者的恐惧、紧张心理，让患者保持良好的心理状态，积极配合手术。

（3）患者准备。

① 胸部皮肤备皮，皮肤准备范围要大，常规备左侧胸部皮肤。

② 术前 4 h 禁食，以免术中发生呕吐造成窒息。进入导管室前排空小便，建立静脉通路，确保给药途径。

3. **术后护理**

（1）患者术后返回病房，值班护士向手术医生了解手术中情况及起搏频率，进行心电监护。立即安排患者进行十二导联心电图、胸部 X 线检查。密切观察心电示波，每 15～30 min 记录 1 次心率、脉搏、血压，注意询问患者有无不适，注意并发症的观察。

（2）告诉患者术后卧床休息可防止电极脱落，永久起搏器安置患者需卧床 1～3 d，24 h 取平卧，24 h 后略向左侧卧位（15°～30°），禁止向健侧翻身，其间除患侧肩肘关节制动外，身体其他关节活动不受限制。48 h 取半卧位，72 h 根据病情尽早、逐渐下床活动。术后第一次起床动作宜缓慢，防止摔倒，下床活动幅度不宜过大。经股静脉临时起搏者需绝对卧床，且术侧肢体避免屈曲和活动过度。

（3）用沙袋压迫永久起搏者局部伤口 6 h，确认无出血后及时移去沙袋，按无菌原则定期更换敷料，一般术后 7 d 拆线。临时起搏者术后亦应每日换药。

（4）防止术侧肢体血栓形成：术侧前臂可握拳，活动腕关节、肘关节（注意肩部不要外展），以促进血液循环，防止发生血栓。

（5）术后应给予高维生素、高蛋白质、粗纤维、易消化饮食，营养丰富的饮食可增加患者的抵抗力，粗纤维饮食可预防便秘。禁食产气、辛辣刺激的食物。避免床上大便用力过猛，使电极脱位。

（6）防止电极脱出。

① 术后一周内易发生电极早期脱位，电极植入右心室后倒挂于心肌上，嘱患者术后 1 周内左侧卧位，以防止电极脱位。

② 术肢 3 个月内电极未完全牢固，活动幅度应尽量缩小，防止牵拉使电极脱位或脱出。

4. **术后并发症**

（1）气胸、血胸或者血气胸。

（2）心脏穿孔：心肌穿孔引起心包压塞。电极插入过猛，穿破心肌发生心包压塞。临床表现为心前区疼痛，听诊心包有摩擦音。

（3）心律失常：电极在心室内摆动所致。

（4）栓塞：常见上、下肢动静脉栓塞、肺栓塞、肾栓塞等。

（5）感染：可并发伤口感染、起搏器囊袋感染、血栓性静脉炎及感染性心内膜炎等。

（6）囊袋并发症：囊袋血肿、感染、气肿、皮肤溃破与坏死、伤口破裂等。

（7）电极脱位。

（8）膈、胸壁或腹壁肌肉抽动。

（9）起搏阈值增大、起搏器感知障碍、电极或导线损坏或断裂等。

（10）起搏器综合征：是指置入永久性心室起搏器（VVI）后，由于心室起搏引起血流动力学不正常而产生头晕、胸闷憋气、低血压、心力衰竭等症状。

5. 健康教育及随访

（1）术后注意事项。

① 告知患者起搏器使用年限及设置频率。勿穿紧身衣、勿重力或过度碰起搏器。注意起搏器植入伤口清洁保养，如出现发红、疼痛或分泌物时，需立即复诊。

② 患者可进行一般性运动，但应避免剧烈运动，如打网球、举重、从高处往下跳、剧烈地甩手等以免电极导线发生移位、断裂。可外出旅行，乘火车、飞机均可。

③ 避开强磁场和高压电，但家庭用电一般不影响起搏器工作。手提电话也可使用，但最好距离起搏器 15 cm 以外。嘱患者一旦接触某种环境或电器后出现胸闷、头晕等不适应立即离开现场或不再使用该电器。

④ 外出时携带起搏器识别卡，如就医或通过机场安全门时，将识别卡展示给医生或检查人员，便于进行医源性的预防措施或解除金属警报，以通过检查。此外，为安全起见，外出时要携带阿托品等提高心率的口服药以及写有携带者单位住址、姓名、联系人的证明卡，以便发生起搏器失灵等突发事件时及时联络。

⑤ 指导携带者掌握基本自检方法，监测脉搏和有关起搏器功能异常的症状，来证实起搏器功能如何。每天正确测量脉搏，每次需测 1 min。当心率低于设定值，或突然变快、每分钟高于 100 次，需联系医师。

⑥ 一般安置起搏器的患者出院最初 6 个月应每月复诊一次，之后 6 个月复诊一次，接近电池耗竭时则每月一次，当接近起搏器寿限后期时，应增加复查或随访次数，在电池耗尽之前及时更换起搏器电源耗竭的信号：将频率降低 10%，脉冲幅度下降 25%～40% 等。

⑦ 一般人工心脏起搏器的电池可维持 5～10 年之久，若功能不良，身体会有呼吸困难、眩晕、疲惫感、不断打嗝等，需立即就诊。

（2）术后随访。

① 建立起搏器患者随访档案，详细记录并由专人保管。

② 早期的几次随访，除常规检查起搏器的工作状况外，应重点观察切口愈合情况。

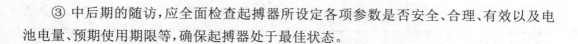

③ 中后期的随访,应全面检查起搏器所设定各项参数是否安全、合理、有效以及电池电量、预期使用期限等,确保起搏器处于最佳状态。

三、操作培训:电除颤技术

项目	总分	技术操作要求	评分标准	扣分
仪表	5	仪表、着装符合护士礼仪规范,戴手表、手套。	1项不合要求,扣2分。	
操作前准备	5	(1) 物品准备:纱布5块、弯盘、导电糊或生理盐水纱布2块、手电筒、血压计、听诊器、速干手消毒剂; (2) 安全评估:检查除颤仪处于完好备用状态,电量充足,电极板完好。	物品少一件,扣1分; 1项不符合要求,扣1分。	
安全评估	10	(1) 安全评估:确保现场环境安全; (2) 发现患者病情变化或心电监护示室颤波; (3) 判断患者反应:轻拍患者肩部,大声呼叫患者"您还好吗?"; (4) 如判断患者无反应时,立即启动急救反应系统并获取除颤仪; (5) 判断呼吸及颈动脉搏动:注视或观测胸部运动,检查呼吸是否缺失或异常;使用近侧2个或3个手指找到气管,将手指滑到气管和颈侧肌肉之间的沟内,感触脉搏(同时判断5～10 s); (6) 如无呼吸或呼吸异常,并没有明确感触到脉搏,记录抢救时间; (7) 立即将患者去枕平卧于硬板床,解衣领、松腰带,使双上肢位于躯体两侧,立即进行心脏按压。	拍打部位不正确,扣1分; 未呼叫患者,扣1分; 判断时间不正确,扣1分; 找颈动脉部位不正确,每次扣2分; 未打开被子,扣1分; 未记录时间,扣1分; 未做心脏按压,扣2分; 其余1项不合要求,扣1分。	
操作过程	65	(1) 将用物携至床旁; (2) 开启除颤仪; (3) 安全评估:患者身上无金属物质,电极片避开除颤部位,检查有无心脏起搏器及通信设施干扰; (4) 左臂外展,用纱布擦干患者除颤部位皮肤; (5) 在除颤电极板上均匀涂抹导电糊; (6) 选择能量,一般成人单向波电击除颤360 J、双向波200 J; (7) 安放电极板:电极板分别放置于右锁骨中线的正下方和左腋中线第5、6肋; (8) 将电极板贴紧胸壁,压力适当; (9) 再次观察心电示波为室颤波;	除颤部位暴露不充分,扣2分; 电极板放置位置错误,扣5分; 对搓双电极板,扣5分; 未确定周围人员直接或间接与患者接触,扣5分; 操作者身体与患者接触,扣5分;	

项目	总分	技术操作要求	评分标准	扣分
		（10）口述："请旁人离开"； （11）充电，安全评估并确认所有人已离开； （12）放电：双手拇指同时按压放电按钮，电击除颤，监测心电示波转为窦性心律； （13）放下电极板，将除颤仪按钮旋至监护模式； （14）立即进行5个循环的CPR； （15）查看心电示波，并再次判断呼吸及颈动脉搏动（同时），判断5～10 s，安全评估：患者转为窦性心律，除颤成功，记录时间；若仍为室颤波，准备再次除颤，观察并口述：瞳孔缩小，角膜湿润，口唇、面色、皮肤、甲床色泽转红润，测上肢收缩压在60 mmHg以上； （16）擦净患者身上的导电糊，观察局部皮肤有无灼伤，协助患者穿衣并安慰清醒患者； （17）关闭除颤仪，擦净电极板导电糊，充电备用。	从启动用手控除颤电极板至第1次除颤完毕，全过程超过20 s，扣3分； 除颤后未评估患者心电示波，扣3分； 除颤1次不成功，扣10分（如第1次除颤未成功，按压5个循环后再次给予除颤），按压速率、部位不准确，分别扣5分； 未观察局部皮肤有无灼伤，扣2分； 只口述未观察患者皮肤有无灼伤，扣1分； 其余1项不合要求，扣2分；	
操作后	5	（1）协助患者取舒适体位，整理床单位； （2）整理用物，清洁、消毒除颤仪备用； （3）脱手套，洗手，记录并做好交接班。	未洗手，扣2分； 其余1项不合要求，扣1分。	
评价	10	（1）操作动作迅速、手法熟练，有效抢救成功； （2）患者皮肤完整、无烧伤，床单位整洁； （3）操作时间5 min。	无急救意识，扣5分； 操作时间每延长30 s，扣1分。	
合计	100			

注意以下问题。

（1）电除颤的适应证和目的。

适应证包括室颤、室扑、无脉性室速以及药物难以转复的房颤、室上性心动过速。目的包括纠正室性、房性心律失常。

（2）电除颤的注意事项。

① 如室颤为细颤，除颤前可遵医嘱给予肾上腺素，使之转为粗颤再进行电除颤。

② 电击时，任何人不得接触患者及病床，以免触电。

③ 进行心电示波监视，观察生命体征及肢体活动情况。

·第三周培训内容·

一、专科知识培训

1. 心脏介入手术概念

心脏介入手术是一种新型诊断与治疗心血管疾病的技术,是目前较为先进的心脏病诊治方法。它介于内科治疗与外科手术治疗之间,是一种有创的诊治方法,包括冠状动脉造影术、冠状动脉支架植入术、起搏器植入术、射频消融术、先天性心脏病介入治疗、冠状动脉腔内溶栓术等。

2. 术前护理

(1)心理护理:患者对手术存在恐惧心理,而这种不良情绪可使患者自主神经功能紊乱、心率增加、心肌耗氧量增加、血压升高,导致病情加重,影响手术进行。护士应主动向患者讲解冠脉介入治疗的相关知识,鼓励患者增强战胜疾病的信心,以赢得患者的最佳配合,保证手术的顺利进行。

(2)术前询问过敏史,做碘过敏试验,用 2 mL 注射器抽 1 mL 造影剂静推后观察 20 min,并将试验结果记录于临时医嘱单上和护理记录单上。

(3)完善常规检查:心脏及颈动脉彩超、胸片、术前三项检查、肝肾功能等。

(4)术前 3～5 d 口服阿司匹林 100～300 mg,每日 1 次,波立维 75 mg,每日 1 次,若急诊手术,术前 24 h 顿服波立维 300 mg。

(5)术前备皮:必要时腹股沟及会阴部备皮以备桡动脉穿刺失败时用。

(6)术前一日指导:指导患者放松,保证良好睡眠,并训练有效地咳嗽、呼气、吸气、屏气的动作,以备术中更好地配合。术前一日指导患者床上大小便。

(7)嘱患者术日早晨穿宽松衣裤,排空膀胱,正常服用晨间口服药。

(8)术日早晨常规于左上肢留静脉留置针,以便术中使用。

(9)术前为防止桡动脉穿刺后手部缺血,术前应常规做艾伦试验。

(10)方法:术者用双手同时按压住患者的桡动脉和尺动脉,嘱患者反复用力握拳和展开手掌,重复 5～7 次至手掌发白,松开对尺动脉的压迫,继续压迫桡动脉,观察手掌颜色变化。若手掌颜色在 10 s 内迅速由白变红或恢复正常,则试验呈阳性,说明桡动脉和尺动脉之间存在良好的侧支循环,可进行桡动脉穿刺,相反,若手掌颜色在 10 s 内未变红或恢复正常,则艾伦试验阴性,说明桡动脉和尺动脉之间侧支循环不良,不宜作桡动脉穿刺。

3. 术中配合

(1)告知患者如术中有心悸、胸闷等不适,应立即通知医生。球囊扩张时,患者可有胸闷、心绞痛发作的症状,应做好安慰解释工作,并给予相应处置。

(2)重点监测导管定位、造影、球囊扩张,极有可能出现再灌注心律失常时心电及血压的变化,发现异常及时报告医生并采取有效措施。

4. 术后护理

(1)严密监测生命体征,进行连续的心电监测、血氧饱和度监测,术后 1 h 内每 30 min 测量血压一次,血压稳定后可 1 h 测量一次。观察动脉穿刺侧肢体血运情况,特别注意有无心绞痛、出血、心律失常、急性再闭塞的症状,如患者突然发生心电图 ST 段抬高、大汗、血压下降,提示冠脉急性再闭塞的可能,立即通知医生,准备再次手术。

(2)手术结束返回科室后立即行十二导联心电图一份。

(3)遵医嘱给予抗凝药物,防止血栓。给予皮下注射抗凝剂时,注射部位应以脐下偏左或右,注射后嘱家属稍用力压住针眼 10～15 min,不得揉动。注意观察有无出血倾向,如伤口渗血、牙龈出血、鼻出血、血尿、血便等。

(4)观察穿刺点。若为桡动脉穿刺者,嘱患者腕部制动 24 h,观察穿刺处有无渗血、出血、肢端循环情况;若为股动脉穿刺者,术区弹力绷带加压 6～8 h,术肢伸直并制动 12～24 h,观察局部有无出血、渗血、术肢颜色及足背动脉搏动情况。

(5)患者返回病房后,如无心功能不全,应适量饮水,并遵医嘱积极补液,加速造影剂的排泄。观察小便的颜色、量及性状。

(6)术后患者返回病房,如无不适可进食,以易消化的流质、半流质为主,但避免产气食物及饮料,以免引起腹胀,24 h 后解除制动恢复正常饮食。

(7)术后警惕并发症的发生:假性动脉瘤、腹膜后血肿、主动脉夹层、动静脉瘘等。

5. 健康指导

(1)心理情绪:患者要克服对冠心病的紧张和恐惧,了解自己的病情和疾病相关知识,以正确的心态面对未来,以保持情绪乐观,避免情绪激动,学会自我调整情绪,树立战胜疾病的信心。

(2)适当运动:可进行广播体操、散步、扩胸运动、慢跑、深呼吸等运动。在医师指导下,选择 1～2 种运动,切忌盲目运动,严格控制运动量及时间。

(3)药物:坚持按时定量服药,支架术后常规服用抗凝药物,注意观察有无肝功能受损表现,并定期复查出血时间、凝血时间及凝血酶原时间。

(4)饮食指导:严格控制体重,超重者给予选择低热量饮食,限制脂类、糖类,多吃水果、蔬菜,适当吃些食醋,软化血管,减少心绞痛发作;避免暴饮暴食,纠正偏食等不良习惯;戒烟,防止心绞痛的发生,吸烟愈多,对心脏的损害愈严重;减少醇类饮料,过量饮酒和长期嗜酒可减少心脏的弹性和收缩力,导致血管壁脂肪堆积、管腔狭窄、管壁不光滑等。

(5)定期复查:外出随身携带急救药品,如硝酸甘油片、速效救心丸等;注意有无胸痛发作,定期于专科门诊复查。

6. 护理评价

(1)患者及家属对疾病的相关知识有一定了解,能长期坚持术后口服抗凝药物并了解服药注意事项。

（2）患者能定期复诊，能保证生活规律、劳逸结合、情绪稳定。

（3）心内科常用药物（注射液）的作用。

① 肾上腺素，常用名：副肾素，规格 1 mg/1 mL。

作用机制：α 及 ß-受体激动剂能增加体循环血管阻力和动脉血压，增加心脏的自律性和心肌收缩力，使心率加快，心肌需氧量增加。在 CPR 中可增加心肌和脑的血流，增加灌注压。适用于心搏骤停、过敏性休克、支气管哮喘。

注意事项：可出现心悸、头痛、血压升高等副作用。器质性心脏病、高血压、脑动脉硬化、糖尿病患者禁用。

② 异丙肾上腺素，常用名：异丙肾，规格 1 mg/2 mL。

作用机制：ß-肾上腺素受体激动剂，对心脏有兴奋作用，能增加心肌的氧耗、心排血量。适用于房室传导阻滞、各种原因引起的心搏骤停、心源性及感染性休克。

注意事项：常见口咽发干、心悸，冠心病、心肌炎和甲亢患者禁用。

③ 利多卡因，规格 0.1 g/5 mL。

作用机制：钠离子阻断剂，抑制室性异位节律，提高室颤阈值。适用于室颤、室速等室性心律失常。

注意事项：可抑制中枢神经系统，眼球震颤为中毒的早期信号之一，严重房室传导阻滞、肝功能不全者禁用。

④ 多巴胺，规格 20 mg/2 mL。

作用机制：具有 β-肾上腺素受体的兴奋作用，能增强心肌收缩力，增加心排量，升高血压，对周围血管有轻、中度收缩作用。对内脏血管有扩张作用，增加血流量，尤其是增加肾血流量及肾小球滤过率，使尿量及尿钠排泄增加，有利于改善休克时重要脏器的血液供应。适用于心源性休克、低血压、充血性心衰。

注意事项：使用本药前先补充血容量及纠正酸中毒。应观察血压、心率、尿量和一般状况，必要时监测 CVP。使用不当可致血管过度收缩、局部组织坏死、血压下降、心律失常、恶心呕吐等。

⑤ 去乙酰毛花苷，常用名：西地兰，规格 0.4 mg/2 mL。

作用机制：具有正性肌力作用，能增加心肌收缩力和心排血量；具有负性频率作用，能减慢心率。适用于充血性心力衰竭，亦可用于控制房颤或房扑的心室率过快。

注意事项：最常见的副作用为出现新的心律失常，洋地黄中毒。以下情况慎用：低钾、高钙血症、不完全性房室传导阻滞、甲状腺功能减退、缺血性心脏病、急性心肌梗死早期、肾功能损害。

⑥ 呋塞米，常用名：速尿，规格 20 mg/2 mL。

作用机制：强效髓袢利尿药，适用于水肿性疾病、高血压、预防急性肾衰、用于高钾血症和高钙血症、急性药物和毒物中毒等。

注意事项：可能出现轻微恶心、腹泻、药疹、瘙痒、视力模糊等不良反应，引起脱水和电解质失衡,大剂量静注过快时可出现听力减退或暂时性耳聋。晚期肝硬化患者慎用,低钾、肝昏迷患者禁用。

二、操作培训:心电图机使用技术

项目	总分	技术操作要求	评分标准	扣分
仪表	5	仪表、着装符合护士礼仪规范,戴手表、手套。	1项不合要求,扣2分。	
操作前准备	8	(1) 洗手,戴口罩; (2) 核对医嘱单、执行单; (3) 备齐用物,用物放置合理、有序,依次检查所备物品及仪器,保证安全有效: ① 治疗车上层:执行单、心电图装置1套、治疗碗内备生理盐水棉球; ② 治疗车下层:弯盘、速干手消毒剂、医疗垃圾袋、生活垃圾袋。	未核对,扣3分; 其余1项不合要求,扣1分。	
安全评估	12	(1) 备齐用物,携至床旁,核对患者,询问患者姓名,查看床头牌、手腕带与执行单是否一致; (2) 了解患者的病情、合作程度,解释操作目的、方法及如何配合; (3) 评估:患者局部皮肤情况,有无电磁干扰情况; (4) 评估:环境安静、清洁、舒适; (5) 与患者沟通时语言规范,态度和蔼。	未核对,扣3分; 未查对床头牌、手腕带、患者,各扣2分; 查对患者姓名不规范,扣2分; 其余1项不合要求,扣1分。	
操作过程	65	(1) 协助患者取舒适体位; (2) 摘掉手表及佩戴的金属物品; (3) 接好心电图机电源线; (4) 暴露患者双腕部及双踝部,在连接电极的皮肤上涂生理盐水; (5) 连接肢体导联线: RA—右上肢,LA—左上肢, LL—左下肢,RL—右下肢; (6) 暴露胸前导联,在连接电极的皮肤上涂生理盐水,连接吸球: V1—胸骨右缘第4肋间; V2—胸骨左缘第4肋间; V3—V2与v4连线中点; V4—左锁骨中线第5肋间; V5—左腋前线与V4平行处; V6—左腋中线与V4平行处。 (7) 打开工作开关,按下抗干扰键(Emg/Hum); (8) 调节设置使热笔居中; (9) 按Start键,走纸,按动1MV键,打标准电压;	未查对,扣3分; 查对不规范,扣2分; 核对内容不全,少1项,扣1分; 床旁摆放其他电器及穿行的电源线,扣1分; 电极位置放置不准确,1处扣2分; 基线不稳,扣2分; 未达标准电压,扣2分; 其余1项不合要求,扣1分。	

续表

项目	总分	技术操作要求	评分标准	扣分
		（10）按 Check 键,查看振幅,符合要求即按动导联选择,按顺序记录各导联心电图,每个导联记录完整波形 3～4 个; （11）做心电图完毕,核实标准电压,各开关与旋钮恢复原位,关掉电源,整理导联线; （12）手消毒; （13）再次核对,签名; （14）询问患者的感受。		
操作后	5	（1）协助患者穿衣盖被,整理床单位,爱护体贴患者; （2）按顺序标记各导联,写好患者姓名、性别、年龄、日期及记录时间(具体到分钟并做好粘贴); （3）导联线放置、心电图机充电方法正确。	导联标记错,每个导联错处扣 2 分; 1 项不合要求,扣 1分。	
评价	5	（1）操作规范、熟练; （2）熟悉正常心电图各波、段、间期的意义及时间、波形(方向)、振幅; （3）操作时间 3 min。	操作不熟练,扣 2 分; 操作时间每延长 30 s,扣 1 分。	
合计	100			

（1）做心电图时的注意事项。

① 检查时保持情绪平稳,不可以讲话且应保持固定姿势,以免影响检查。

② 诊床的宽度不应窄于 80 cm,以免肢体紧张而引起肌电干扰,如果诊床的一侧靠墙,则必须确定墙内无电线穿过。

③ 勿使金属性物品(如手表、皮带扣、拉链、裙钩、纽扣)与患者接触。

④ 身体表面保持干爽,潮湿易导致干扰。

⑤ 寒冷季节应注意保暖,避免腹肌颤抖造成干扰。

⑥ 丝袜、裤袜可能引起导电不良,检查前应先脱掉。

⑦ 检查前 1 h 不吸烟,未喝咖啡和浓茶等刺激性饮料。禁止在检查前做运动。

（2）做心电图的目的。

① 记录心脏搏动的电位变化,以判断心脏的状态。

② 作为心律失常、心肌梗死、心绞痛等心脏疾病的诊断依据。

③ 作为电解质紊乱、药物副作用的判断依据。

（3）标准双极导联的电极位置及正负极连接方式。

Ⅰ 导联,左臂(正极)右臂(负极)。Ⅱ 导联,左腿(正极)右臂(负极)。Ⅲ 导联,左腿(正极)左臂(负极)。

三、应急预案：患者发生输血反应时的应急预案

（1）患者发生输血反应时，应立即停止输血，更换输血管，换生理盐水维持通路，必要时给予氧气吸入，并保留血袋，以备检查。

（2）报告主管医生及护士长。

（3）若为一般过敏反应，应密切观察患者的病情变化并做好记录，安慰患者，减少患者的焦虑。

（4）对病情危重患者要备好抢救物品及药品，配合医生进行紧急救治。

（5）怀疑溶血等严重反应，需抽取患者血样与保留的血袋一同送输血科。如患者家属有异议，应立即按有关程序对输血器具进行封存。

（6）督促医生登录不良事件系统（HIS 系统），完成输血不良反应上报。

（7）加强巡视及病情观察，做好抢救记录。

· 第四周培训内容 ·

一、专科知识培训：急性心力衰竭的护理常规

急性心力衰竭指心衰的症状和体征急性发作或急性加重的一组临床综合征。临床以急性左心衰竭较常见，多表现为急性肺水肿或心源性休克，是严重的急危重症，抢救是否及时、合理与预后密切相关。

（一）病因

（1）急性广泛性心肌梗死。

（2）有高血压病或症状性高血压突然显著升高。

（3）严重的风湿性心脏瓣膜病及病毒性心肌炎。

（4）严重的主动脉病变或二尖瓣狭窄，并有体力活动、情绪激动及感染等诱因。

（5）快速性心律失常。

（6）输液过度过快。

（二）临床表现

突发严重呼吸困难，呼吸频率可达每分钟 30～40 次，端坐呼吸。

频繁咳嗽，咳粉红色泡沫样痰，有窒息感而极度烦躁不安、恐惧。

面色灰白或发绀，大汗，皮肤湿冷。

听诊两肺布满湿啰音和哮鸣音，心率快，心尖部可闻及舒张期奔马律，肺动脉瓣第二心音亢进。

（三）辅助检查

心电图：提示原发疾病，心房扩张，可见 P 波变宽大；心室肥厚，出现大型 R 波、极深的 S 波、倒立 T 波、ST 段下移。

X 线检查:左心衰竭时可见 X 光片看出左心肥大程度,右心衰竭时可见右心肥大,肺水肿使肺门部位呈蝴蝶状积水。

超声心动图:可了解心脏的结构和功能、心瓣膜情况、急性心肌梗死的机械并发症、室壁运动失调、左室射血分数(LVEF)、是否存在心包病变。

动脉血气分析:监测动脉氧分压(PaO_2)、二氧化碳分压($PaCO_2$)。

实验室检查:血常规和血生化检查,如电解质、肾功能、血糖白蛋白及超敏 C 反应蛋白。

心衰标志物:公认客观指标为 B 型利钠肽(BNP)和 N 末端 B 型利钠肽原(NT-proBNP)的浓度升高。

心肌坏死标志物:检测心肌受损的特异性和敏感性均较高的标志物是心肌肌钙蛋白 T 或 I(cTnT 或 cTnI)。

(四)治疗原则

(1)体位:置患者于两腿下垂坐位或半卧位,以减少静脉回流。

(2)吸氧:吸入高流量(6～8 L/min)氧气,加入 30%～50% 的乙醇湿化,降低肺泡及气管内泡沫的表面张力,使泡沫破裂,改善肺通气。

(3)镇静:吗啡具有镇静和扩张静脉及小动脉作用,皮下注射或静推吗啡 3～10 mg 可减轻患者烦躁不安,减轻心脏负担。老年患者须酌情减量或肌内注射。患者伴颅内出血、神志障碍、慢性肺部疾病时禁用。

(4)快速利尿:静脉注射 20～40 mg 呋塞米,本药兼有扩张静脉作用,可减轻心室前负荷。

(5)血管扩张剂:缓慢静脉滴注硝普钠,扩张小动脉和小静脉,严密监测血压。

(6)强心剂:缓慢静脉注射 0.4 mg 毛花苷 C,近期使用过洋地黄药物的患者,应注意洋地黄中毒,重度二尖瓣狭窄患者禁用。

(7)平喘:静脉滴注氨茶碱,可缓解支气管痉挛,并兼有一定的正性肌力和扩血管利尿作用。

(8)糖皮质激素:地塞米松 10～20 mg 或琥珀酸氢化可的松 100 mg、静脉滴注,可降低外周阻力,减少回心血量,降低肺毛细血管通透性,从而减轻肺水肿。

(9)应用四肢轮流三肢结扎法:在情况紧迫时对缓解病情、减少静脉回心血量有一定的作用。

(五)护理评估

(1)评估呼吸频率、节律、深度,有无气短,是否使用呼吸机。

(2)评估精神状态,有无意识障碍或患者自感窒息感。

(3)评估生命体征变化,尤其是血压变化。

(4)评估皮肤的颜色、温度、湿度。

(5)听诊心音变化。

（六）护理问题

（1）气体交换受损。

（2）活动无耐力。

（3）潜在并发症：洋地黄中毒。

（4）知识缺乏。

（七）护理措施

（1）将患者安置于危重监护病房，持续心电、呼吸、血压、血氧饱和度监测，严密观察心率、心律、呼吸频率及深度变化，观察意识、皮肤颜色，了解皮肤温度、肺部啰音的变化，并详细记录。

（2）立即协助患者取坐位，双腿下垂，以利于呼吸和减少静脉回流；必要时应用四肢轮扎法，减少静脉回心血量；注意预防坠床。

（3）给予高流量（6～8 L/min）吸氧。

（4）迅速建立两条有效的静脉通路，遵医嘱给予快速、强效的强心利尿剂，严格控制输液速度。准确记录出入量，观察药物的效果及副作用。硝普钠连续使用不得超过 24 h，严密观察血压。

（5）协助患者咳嗽、排痰，保持呼吸道通畅。

（6）给予患者心理支持，简要介绍本病的救治措施及使用检测设备的必要性。医护人员在抢救时必须保持镇静、操作熟练、忙而不乱，使患者产生信任、安全感。避免在患者面前讨论病情，以减少误解。

（八）健康教育

（1）向患者及家属介绍急性心力衰竭的病因，嘱患者继续积极治疗原有心脏病。

（2）保持心情愉悦，情绪稳定，勿大喜大悲。

（3）饮食指导：限制钠盐的摄入，每日限于 6 g（小啤酒瓶盖），多食清淡、易消化的食物（新鲜蔬菜、水果），少量多餐，避免刺激性食物（浓茶、咖啡）和腌制品（腊肉、腌菜）。

（4）用药指导：遵医生指导服用药物，勿擅自停用或加用药物。

（5）活动指导：指导患者合理休息、活动，生活规律。根据自身情况选择适宜的运动方式，以有氧活动为好，如散步、打太极，并以不引起心慌、气短为宜。

（6）自我监测：教会患者自我监测，自数脉搏，告知脉搏每分钟小于 60 次，或出现恶心、呕吐、心前区不适，立即就诊。

（7）复诊指导：出院后半月或一月后门诊复查，如有呼吸困难、胸闷、气促、咳嗽、咯血、尿量减少、水肿等异常或不适立即就诊。

二、出科考试：理论技能操作考核

三、实习生出科讲评总结

第十二章
消化内科护理单元

第一节　消化内科掌握内容纲要

时间	掌握内容
第一周	一、科室概况及环境布局
	二、护理制度培训：患者入院出院管理制度
	三、专科知识培训：电子胃肠镜术前准备注意事项
	四、操作培训：置胃管及鼻饲技术
第二周	一、护理制度培训：输血管理制度
	二、专科知识培训
	三、操作培训：密闭式静脉输血技术
第三周	一、专业知识培训：消化性溃疡的护理要点
	二、操作培训：皮内注射技术
	三、应急预案：青霉素过敏性休克的应急预案
第四周	一、专业知识培训：消化道出血的抢救与护理
	二、出科考试：理论技能操作考核
	三、实习生出科讲评总结

第二节　消化内科培训具体内容

第一周培训内容

一、科室概况及环境布局

科室医疗组简况:消化内科位于医院住院楼 B 区 9 楼,病区设有病房、护士站、治疗室、处置室、医生办公室、更衣室、值班室、仓库等。消化内科护理团队是一支充满凝聚力、服务周到、任劳任怨的专业护理团队,始终秉承着"安全、优质、仁德、尊重"的护理服务理念,不断砥砺前行。现消化内科科室共设床位 47 张,护士 3 名,护师 3 名,主管护师 2 名。

消化内科主要针对胃炎、消化道出血、胰腺炎、肝硬化等患者的护理,我们在临床工作中,实行责任制整体护理模式,切实履行护士在专业照顾、病情观察、治疗处置、心理支持、健康宣教等方面的护理职能,使护理工作更贴近临床,更贴近患者,更能体现护理的专业价值,从而更高质量地为患者服务。

二、护理制度培训:患者入院出院管理制度

(一)入院制度

(1)患者需持门诊或急诊医师签发的入院证,办理入院手续后方可进入病区。

(2)病房责任护士或值班护士应严格交接班,主动热情地接待患者,向患者介绍住院须知及有关病区制度,带领患者熟悉环境(危重患者除外)。主动了解病情和患者的心理状态、生活习惯等,及时测量体温、脉搏、血压、呼吸、身高及体重,并做好记录。

(3)对急症手术或危重患者,责任护士或值班护士准备好床位及用物,立即做好抢救和准备工作。

(4)通知管床医师检查患者,开立医嘱,并及时执行医嘱。

(二)出院制度

(1)主班护士及责任护士应将医师决定的出院日期通知患者及家属,使其做好出院准备。

(2)主班护士应根据医嘱办理出院手续。

(3)收到患者出院结算清单后清理被服及其他用物,将出院带药交给患者或家属,讲明用法及服药注意事项。

(4)主班护士做好出院前的指导,询问患者对医院的意见与建议。

(5)清理床单位,进行终末消毒,注销各种卡片并按顺序整理病历。

三、专科知识培训:电子胃肠镜术前准备注意事项

（1）向患者详细讲解检查目的、方法、注意事项，解除其顾虑，取得配合。

（2）嘱患者检查前 3 天进无渣或少渣半流质饮食，检查前 1 天进流质饮食，若疑为肠息肉，准备做电切术者禁食牛奶及乳制品，检查当日禁食或饮少量糖水。

（3）做好肠道准备：肠道清洁有多种方法，现多用复方聚乙二醇电解质散。因其具有很高的分子量，在肠道内既不被水解也不被吸收，可产生高渗透压，从而形成渗透性腹泻。一般不引起水、电解质失衡。术前肠道清洁准备一般需该品 4 盒。每盒配制方法：取该品一盒（含 A、B 各一小包），将盒内各包药粉一并倒入带有刻度的杯中，加温开水至 750 mL 左右，搅拌至完全溶解，即可服用。患者若有长期便秘史，于手术前一晚服用 1 盒药。如无便秘史，于检查前 8～10 h 服药。每 1 盒于 30 min 内服完，2 h 内喝完。期间如有恶心，可见停片刻至症状改善后再进行服用，指导患者服药后步行活动 >2 h 及腹部按摩，观察排便情况，直至排出液清亮为止。

四、操作培训:置胃管及鼻饲技术

项目	总分	技术操作要求	评分标准	扣分
仪表	5	仪表、着装符合护士礼仪规范。	1 项不合要求，扣 2 分。	
操作前准备	8	（1）洗手，戴口罩； （2）核对医嘱单、执行单、流质食物； （3）备齐用物，用物放置合理、有序，依次检查所备物品，保证安全有效： ① 治疗车上层放下列物品。插管用物：治疗盘内放治疗碗 3 个，第 1 个盛温水，第 2 个内放纱布 3 块，第 3 个盛流质饮食（200 mL，温度 38 ℃～40 ℃）、胃管、鼻饲专用灌注器、20 mL 注射器、一次性手套、治疗巾、液状石蜡棉球、夹子、别针、鼻胃管固定贴、胃管标识贴、听诊器、手电筒，另备温度计，按需备压舌板、营养泵及泵管，拔管用物品：松节油、棉签、纱布、治疗巾； ② 治疗车下层：弯盘、速干手消毒剂、医疗垃圾袋、生活垃圾袋。	未核对，扣 3 分； 其余 1 项不合要求，扣 1 分。	
安全评估	12	（1）携用物至床边，查对床头牌，查对患者，询问患者的姓名、查看手腕带与执行单信息是否一致； （2）了解患者的病情、意识状态、插管经历、心理反应及配合能力，解释操作目的、方法； （3）询问患者既往有无鼻部疾病：鼻黏膜肿胀、炎症、鼻中隔偏曲、息肉等，观察鼻腔情况，有活动性义齿者取下义齿；	未核对，扣 3 分； 未查对床头牌、患者手腕带，各扣 2 分； 查对患者姓名不规范，扣 2 分； 其余 1 项不合要求，扣 1 分。	

项目	总分	技术操作要求	评分标准	扣分
		（4）环境整洁、安静,光线明亮; （5）与患者沟通时语言规范,态度和蔼。		
操作过程	30 （插胃管）	（1）患者取坐位或半卧位,昏迷者取去枕平卧位,头向后仰; （2）治疗盘置于床旁桌上并打开,备胶布; （3）打开盖被,确定剑突位置,在患者颌下铺治疗巾,弯盘置于便于取用处; （4）用湿棉签清洁鼻孔; （5）打开灌注器外包装,置于治疗盘内,打开胃管包装,置于治疗碗内; （6）戴手套; （7）检查胃管是否通畅:将灌注器与胃管末端衔接,将胃管前端置于温水碗内,用灌注器注入空气,有气泡溢出,关闭胃管末端; （8）测量胃管插入长度,右手持胃管前端,中指、环指确定剑突位置,胃管前端与剑突位置相同,左手持胃管至前发际线位置,准确测量长度（无刻度胃管用胶布粘贴做标记）; ① 成人:前额发际线至剑突或耳垂至鼻尖再至剑突的长度 45～55 cm,若需经胃管注入刺激性药物,可将胃管再向深部插入 10 cm; ② 儿童鼻胃管:患儿发际线到剑突或耳垂至鼻尖再至剑突的长度,儿童口胃管:口角至耳垂＋耳垂到剑突; （9）用纱布擦干并用液状石蜡棉球润滑胃管前段 15～20 cm; （10）再次核对患者,右手持胃管前端沿一侧鼻孔缓缓插入,到咽喉部时（10～15 cm）,嘱清醒患者做吞咽动作,必要时用压舌板检查口腔; （11）安全评估:① 对昏迷患者用手托头部,使下颌靠近胸骨柄;② 插管过程中患者出现恶心、呕吐,可暂停插管,嘱患者深呼吸。③ 如发生呛咳等情况,表示误入气管,应立即拔出,休息片刻再插。④ 插管不畅应检查口腔,是否胃管盘在口咽部; （12）插入所需长度后,置于治疗巾上,脱手套; （13）双入验证胃管是否在胃中（3 种方法）:① 将胃管开口端置于温水碗内,无气泡溢出。② 用灌注器向胃内注入 10 mL 空气,胃区能闻及气过水声。③ 抽吸,有胃液吸出;	检查胃管无气泡溢出,扣 2 分; 胃管末端未关闭,扣 1 分; 测量胃管长度时未确定剑突位置,扣 2 分; 沾湿床铺 1 次,扣 1 分; 未插入所测证长度,扣 5 分; 操作过程中未观察病情,扣 5 分; 未核对,扣 3 分,核对不规范,扣 2 分; 未评估 1 项,扣 2 分; 验证胃管的方法,少 1 种,扣 1 分; 固定不正确,扣 2 分; 插管过程中未与患者交流,扣 5 分; 其余 1 项不合要求,扣 1 分。	

项目	总分	技术操作要求	评分标准	扣分
		（14）采用"T"形＋双"I"形加强固定法,固定胃管于鼻翼及面颊部; （15）将注明插管时间、深度的胃管标识贴于胃管末端; （16）向患者说明胃管注意事项。		
	20 （鼻饲）	（1）核对医嘱及饮食单,向患者解释; （2）抬高床头 30°～40°; （3）纱布垫在胃管末端开口处。打开胃管末端,验证胃管是否在胃内及有无胃潴留（若置管后即刻鼻饲则不需再次验证）; （4）用灌注器注入 20 mL 温水,同时观察患者反应; （5）再缓慢注入流质（口述:食量、温度）; （6）注毕,以 20 mL 温水脉冲式冲洗胃管; （7）提高胃管末端,水流尽后反折胃管末端; （8）用纱布包好胃管末端并夹紧,用别针固定于合适部位; （9）撤治疗巾,嘱患者维持原卧位 20～30 mm; （10）整理用物,洗手;核对签名,做护理记录; （11）询问患者的感受,交代注意事项。	喂食步骤不正确,扣 10 分; 未核对,扣 3 分; 未查对床头牌、患者手腕带,各扣 2 分; 查对患者姓名不规范,扣 2 分; 每次鼻饲前未验证是否在胃内,扣 2 分; 注入速度过快,扣 1 分; 鼻饲量不准确,扣 2 分; 未用脉冲式冲洗胃管,扣 2 分; 未上提胃管,扣 2 分; 其余 1 项不合要求,扣 1 分。	
	15 （拔胃管）	（1）核对医嘱,向患者解释、说明目的及配合方法; （2）抬高床头,患者取半坐卧位,在颌下铺治疗巾; （3）将弯盘置于患者口角旁,将别针去掉,去除固定的胶布; （4）戴一次性手套,用纱布包裹近鼻孔处的胃管,边拔边用纱布擦胃管,拔到咽喉处时,嘱清醒患者屏住呼吸,快速拔出,以免液体滴入气管; （5）将拔出的胃管放在弯盘内并置于治疗车下层; （6）擦净患者口鼻、面颊部,如有胶布痕迹可用松节油去除; （7）撤治疗巾,脱手套,协助患者取舒适卧位; （8）洗手,记录。	1 项不合要求,扣 1 分。	
操作后	5	（1）整理床单位,"爱伤观念"强,交代注意事项; （2）正确处理用物; （3）洗手,记录。	1 项不符合要求,扣 1 分。	

项目	总分	技术操作要求	评分标准	扣分
评价	5	（1）操作规范熟练,患者舒适,无不良反应; （2）步骤正确,动作轻、稳; （3）操作时间 10 min。	操作不熟练,扣 2 分; 操作时间每延长 30 s,扣 1 分。	
合计	100			

注意以下问题。

（1）确定胃管在胃内的方法。

① 能够从胃管内回抽出胃液。

② 将胃管末端置于水中,无气泡溢出。

③ 将听诊器放置于患者胃部,用注射器向胃管内注入空气,可听到气过水声,则证明胃管在胃内。

（2）鼻饲的目的如下。

对不能经口进食的患者,从胃管灌入流质食物,保证患者摄入足够的营养、水分和药物,以利于患者早日康复。

（3）插胃管时的注意事项如下。

① 插管过程中患者出现呛咳、呼吸困难、发绀等,表示误入气管,应立即拔出,休息片刻后重插。

② 昏迷患者插管时,应将患者头向后仰,当胃管插入会厌部约 15 cm 处时,托起头部,使下颌靠近胸骨柄,加大咽部通道的弧度,使管端沿后壁滑行,插至所需长度。

③ 每日检查胃管插入的深度,鼻饲前检查胃管是否在胃内,并检查患者有无胃潴留,胃内容物超过 150 mL 时,应当通知医师减量或者暂停鼻饲。

④ 鼻饲给药时应先研碎,溶解后注入,鼻饲前后均应用 20 mL 水冲洗导管,防止管道堵塞。

⑤ 鼻饲混合流食,应当间接加温,以免蛋白凝固。

⑥ 对长期鼻饲的患者,应当定期更换胃管。

（4）插胃管过程中判断胃管误入气管方法。

插胃管过程中患者出现呛咳、呼吸困难、发绀等,表示误入气管,应立即拔出,休息片刻后重插。

（5）插胃管前应评估患者的几个情况。

① 询问患者的身体情况,了解患者既往有无插管经历。

② 向患者解释,取得患者合作。

③ 评估患者的鼻腔情况,包括鼻黏膜有无肿胀,有无炎症、鼻中隔偏曲、息肉等,既

往有无鼻部疾病。

·第二周培训内容·

一、护理制度培训:输血管理制度

输血前由两名医护人员核对交叉配血报告单及血袋标签各项内容,检查血袋有无破损渗漏,血液颜色是否正常,有无血凝块,是否在有效期内,准确无误方可输血。

输血时,由两名医护人员带病历共同到患者床旁核对患者的床号、姓名、性别、年龄、病案号、门急诊/病室、血型等,确认与配血报告相符,再次核对血液(血袋号、血制品种类、血性、剂量等)后,用符合标准的输血器进行输血。

取回的血应尽快输用,不得自行贮血或复温。使用前将血袋内的成分轻轻混匀,避免剧烈震荡。血液内不得加入其他药物,如需稀释只能用静脉滴注生理盐水。

输血前、后静脉滴注生理盐水冲洗输血管路。连续输用不同供血者的血液时,两袋血之间用生理盐水冲洗输血管道。

输血过程中应掌握先慢后快原则,观察 15 min 无不良反应后,再根据病情和年龄调整输液速度。输血过程和输血后 30 min 内都必须严密观察有无输血反应,如出现异常情况应及时处理,具体如下。

(1)减慢或停止输血,更换输液器,用生理盐水维持静脉通路。

(2)立即通知值班医师和输血科(血库)值班人员,及时检查、治疗和抢救,并查找原因,做好记录。

(3)疑为溶血性或细菌污染性输血反应,应立即停止输血,用生理盐水维护静脉通路,及时报告上级医师,在积极治疗抢救的同时,做以下核对检查。

① 核对用血申请单、血袋标签、交叉输血试验记录。

② 核对受血者及供血者 ABO 血型、Rh(D)血型。用保存于冰箱中的受血者与供血者血样、新采集的受血者血样、血袋中血样,重测 ABO 血型、Rh(D)血型,做不规则抗体筛选及交叉配血试验(包括盐水相和非盐水相试验)。

③ 立即抽取受血者血液加肝素抗凝剂,分离血浆,观察血浆颜色,测定血浆游离血红蛋白含量。

④ 立即抽取受血者血液,检测血清胆红素含量、血浆游离血红蛋白含量、血浆结合珠蛋白测定、直接抗人球蛋白试验并检测相关抗体效价,如发现特殊抗体,应作进一步鉴定。

⑤ 如怀疑细菌污染性输血反应,抽取血袋中血液做细菌中检验。

⑥ 尽早检测血常规、尿常规及尿血红蛋白。

⑦ 必要时,溶血反应发生后 5～7 h 测血清胆红素含量。

（4）输血完毕，医护人员对有输血反应的情况应逐项填写患者输血反应回报单，并返还输血科（血库）保存。输血科（血库）每月统计上报医务处（科）。医护人员将输血记录单（交叉配血报告单）贴在病历中，并将血袋送回输血科（血库）至少保存一天。

凡发生输血反应，护理人员应做好记录，并逐项填写患者输血反应报告单，一式两份，一份送至护理部，另一份连同输血袋一并送至输血科保存。

二、专科知识培训

（一）急性胰腺炎的护理

1. 保守治疗期间的护理

（1）一般护理。

① 绝对卧床休息：以降低机体代谢率，增加脏器血流量，促进组织修复和身体恢复，可取屈膝侧卧位，剧痛而辗转不安者防止坠床。

② 禁食期间有口渴时可含漱或湿润口唇，一般不能饮水，必要时行胃肠减压：减少胃酸分泌，进而减少胰液分泌，以减轻腹痛和腹胀，腹痛和呕吐基本缓解后可由少量低脂、低糖流质开始逐步恢复到普食，但忌油腻食物和饮酒，遵医嘱进食。

③ 用药护理：腹痛剧烈者，可遵医嘱给予哌替啶等止痛药。禁用吗啡，以防引起奥迪括约肌痉挛，加重病情。

（2）严密观察病情，及时发现坏死性胰腺炎、休克和多器官功能衰竭（心、肺、肝、肾）。

① 密切观察神志、生命体征和腹部体征的变化，特别要注意有无高热不退、腹肌强直、肠麻痹等重症表现，及时注意坏死性胰腺炎的发生，注意热型及体温升高的程度。观察呼吸，抽血做血气分析，及早发现呼吸衰竭；及时给予高浓度氧气吸入，必要时给予呼吸机辅助呼吸。

② 观察尿量、尿比重，监测肾功能，及时发现肾衰。

③ 观察有无出血现象，监测凝血功能的变化。

④ 观察有无手足抽搐，定时测定血钙。

⑤ 化验值的监测：血电解质、酸碱平衡和肝功能。

⑥ 注意呕吐物的量及性质。对行胃肠减压者，记录引流量及性质。准确记录 24 h 出入量，作为补液依据。

（3）心理护理：指导患者减轻疼痛的方法，解释禁食水的意义，关心和照顾其生活。

（4）基础护理：禁食及胃肠减压时给予患者口腔护理，卧床期间注意皮肤护理。

2. 术后护理

术后护理工作量大、持续时间长，患者应进监护室由专人护理并使用气垫床。

（1）多种管道的护理：患者可能同时有胃管、尿管、氧气管、输液管、气管切开管、肠道瘘管、T 形引流管以及腹腔冲洗引流管等，护理上要注意以下几点。

① 了解各留置管道的用途。

② 妥善固定：维持管道的正常位置，防止滑脱。

③ 保持通畅：正确处理各种堵塞及引流不畅的情况。

④ 保持无菌：防止污染外接的消毒引流瓶、管子，应定期更换。

⑤ 准确记录各种引流物的性状、颜色、量。

⑥ 冲洗液、灌注液要现用现配。

（2）伤口的护理：观察有无渗液、有无裂开，按时换药；并发胰外瘘时要注意负压引流通畅，并用氧化锌糊剂保护瘘口周围皮肤。

（3）营养方面的护理：患者需长时间禁食、留置胃管，又有多根引流管，机体消耗比较大，因此要注意及时补充营养，使机体达到正氮平衡，以利于组织修复。营养支持分三个阶段：第一阶段完全胃肠外营养 2～3 周，以减少对胰腺分泌的刺激；第二阶段肠道营养采用经空肠造瘘口灌注，要素饮食 3～4 周；第三阶段逐步恢复到经口进食。做好全肠外营养（TPN）、肠内营养（EN）的护理，防止并发症发生。有深静脉营养导管者，按中心静脉常规护理；进行肠道内营养者，饮食要注意"三度"（温度、浓度和速度）。

（4）做好基础护理及心理护理，预防褥疮、呼吸系统和泌尿系统等并发症。

（5）防止术后并发症：及时发现休克、多器官功能衰竭、大出血、胰外瘘和胰腺脓肿或假性囊肿等症状。

（6）胰腺部分切除后可能会引起内、外分泌缺失，如过去有隐性糖尿病术后症状往往加剧或因胰液缺乏出现脂性腹泻等。前者应根据化验结果补充胰岛素，后者注意调节饮食并补充胰酶制剂。

（二）肝硬化临床表现及护理要点

1. 临床表现

（1）代偿期（一般属于 Child—Pugh A 级）：可有肝炎临床表现，亦可隐匿起病；可有轻度乏力、腹胀、肝脾轻度大、轻度黄疸、肝掌、蜘蛛痣。

（2）失代偿期（一般属于 Child—Pugh B、C 级）：有肝功损害及门静脉高压症候群。

① 全身症状：乏力、消瘦、面色晦暗、尿少、下肢水肿。

② 消化道症状：食欲减退、腹胀、胃肠功能紊乱，甚至有吸收不良综合征、肝源性糖尿病，可出现多尿、多食等症状。

③ 出血倾向及贫血：齿龈出血、鼻衄、紫癜、贫血。

④ 内分泌障碍：蜘蛛痣、肝掌、皮肤色素沉着、女性月经失调、男性乳房发育、腮腺肿大。

⑤ 低蛋白血症：双下肢水肿、尿少、腹腔积液、肝源性胸腔积液。

⑥ 门静脉高压：脾大、脾功能亢进、门脉侧支循环建立、食管—胃底静脉曲张、腹壁静脉曲张。

2. 护理要点

（1）休息：增加肝脏血流量。

（2）合理饮食：饮食原则为高热量、高蛋白、高维生素、易消化软食。

（3）腹水的护理。

① 大量腹水患者取半卧位，以减轻呼吸困难。

② 遵医嘱严格限制水、盐摄入量。

③ 向患者解释发生褥疮的危险因素和早期表现，指导患者及其家属学会预防的方法。

④ 准确记录每日出入液量，定期测量腹围和体重，以观察腹水消长情况。

⑤ 协助腹腔放液或腹水浓缩回输。

（4）皮肤护理。

（5）心理护理。

（三）肝性脑病的护理

1. 休息与运动

尽量安排专人护理，患者以卧床休息为主，以利于肝细胞再生，减轻肝脏负担。对曾经有过肝性脑病而目前意识尚清楚的患者，应加强巡视，及早发现异常情况。对烦躁的患者应注意保护，可加床档，必要时使用约束带，防止坠床、外伤等。

2. 饮食护理

（1）给予高热量饮食：每天保证热量供应 5～6.7 kJ。每天入液总量以不超过 2 500 mL 为宜。肝硬化腹水者一般以每天 1 000 mL 左右为标准控制入液量。

（2）蛋白质的摄入：① 急性期首日禁蛋白质饮食，给予葡萄糖保证供应热量，昏迷者可鼻饲饮食，清醒后可逐渐增加蛋白质饮食，从每天 20 g 起，以后每 3～5 日增加 10 g，但短期内每天不能超过 40～50 g，以植物蛋白为宜。② 慢性肝性脑病患者无禁食蛋白质必要。③ 蛋白质每日摄入量为 1～1.5 g/kg。④ 口服或静脉使用支链氨基酸制剂，可调整芳香氨基酸（AAA）与支链氨基酸（BCAA）比值。⑤ 植物和奶制品蛋白优于动物蛋白，植物蛋白含甲硫氨酸、芳香族氨基酸较少，含支链氨基酸较多，可提供纤维素，有利于维护结肠的正常菌群及酸化肠道。

（3）其他：不宜用维生素 B_6，因其可使多巴在外周神经处转为多巴胺，影响多巴胺进入脑组织，减少中枢神经系统的正常传导递质。

3. 用药护理

（1）应用谷氨酸钠和谷氨酸钾时，谷氨酸钾、钠比例应根据血清钾、钠浓度和病情而定。患者尿少时少用钾剂，明显腹水和水肿时慎用钠剂。谷氨酸盐为碱性，使用前可先注射 3～5 g 维生素 C，碱血症者不宜使用。

（2）长期使用新霉素的患者中少数可出现听力或肾损害，故服用新霉素不宜超过

1个月,服药期间应监测听力和肾功能。

（3）乳果糖在肠内产气较多,可引起腹胀、腹绞痛、恶心、呕吐及电解质紊乱,应从小剂量开始。

（4）大量输注葡萄糖的过程中,须警惕低钾血症、心力衰竭。

4. 心理护理

针对患者的不同心理问题,给予耐心地解释和劝导,尊重患者的人格,解除其顾虑和不安情绪,取得信任和合作,鼓励其增强战胜疾病的信心,并向家属讲解病情发展经过,共同参与患者的护理,提高治愈率。

5. 病情观察与护理

（1）注意肝性脑病的早期症状:如患者有无冷漠或欣快、理解力和近期记忆力减退、行为异常(哭泣、叫喊、当众便溺)以及扑翼样震颤。

（2）观察患者思维及认知的改变。

（3）监测并记录患者的血压、脉搏、呼吸、体温及瞳孔变化。

（4）定期复查血氨、肝功能、肾功能、电解质,若有异常应及时协助医生进行处理。

6. 基础护理

（1）做好口腔、眼的护理,对眼睑闭合不全、角膜外漏的患者可用生理盐水纱布覆盖眼部。

（2）定时协助患者翻身,防止压力性损伤。

（3）对尿潴留患者留置导尿管,并详细记录尿量、颜色、气味。

（4）给患者做肢体被动运动,防止静脉血栓形成和肌肉萎缩。

7. 去除和避免诱发因素护理

（1）清除胃肠道内积血,减少氨的吸收。

（2）避免快速利尿和大量放腹水,以防止有效循环血容量减少、大量蛋白质丢失及低钾血症,从而加重病情,可在放腹水的同时补充血浆白蛋白。

（3）避免应用催眠镇静药、麻醉药等。当患者狂躁不安或有抽搐时,禁用吗啡、水合氯醛、哌替啶及速效巴比妥类,必要时遵医嘱减量使用地西泮、东莨菪碱,并减少给药次数。

（4）防止及控制感染。

（5）保持排便通畅,防止便秘。

（6）禁食者应避免发生低血糖。

三、操作培训:密闭式静脉输血技术

项目	总分	技术操作要求	评分标准	扣分
仪表	5	仪表、着装符合护士礼仪规范。	1项不合要求,扣2分。	

项目	总分	技术操作要求	评分标准	扣分
操作前准备	8	（1）洗手，戴口罩； （2）两名护士核对医嘱单、输血执行单、交叉配血单、血液，严格查对（查血液有效期、血液制剂、血液的包装是否完整，核对床号、姓名、性别、登记号、住院号、血袋号、血型、血量、血品种、交叉配血试验结果）； （3）备齐用物，用物放置合理、有序，依次检查所备物品，保证安全有效： ① 治疗车上层：输血执行单、交叉配血单、常规静脉输液物品、一次性输血器2套、0.9%的氯化钠注射液、血液制品、胶布； ② 治疗车下层：弯盘、止血带、血型标识牌、速干手消毒剂、锐器盒、医疗垃圾袋、生活垃圾袋。	未核对，扣3分； 物品缺1件，扣1分； 核对少1项，扣2分； 其余1项不合要求，扣1分。	
安全评估	12	（1）备齐用物携至床旁，核对患者，询问患者姓名，查看床头牌、手腕带与执行单是否一致； （2）了解患者的病情、合作程度，解释操作目的，了解患者血型、既往输血史及有无过敏，告知输血中可能发生的问题，询问是否大小便； （3）评估患者局部皮肤、血管情况； （4）环境安静、清洁、舒适； （5）与患者沟通时语言规范，态度和蔼。	未核对，扣3分； 少评估1项，扣1分； 其余1项不合要求，扣1分。	
操作过程	65	（1）患者取舒适体位； （2）按密闭式静脉输液法建立静脉通道，输入少量生理盐水； （3）两名护士再次严格查对； （4）轻轻旋转血袋将血液摇匀； （5）打开血袋封口； （6）将血袋平放，关闭输液夹，将输血器针头缓慢、准确插入血袋内，挂于输液架上； （7）观察输血器针头插入血袋处，无血液涌出； （8）合理调节滴速，缓慢滴入，观察（安全评估：开始15 min要求每分钟不多于20滴，无输血反应后，再根据患者情况及输注血液成分调节滴速）； （9）挂血型标识牌； （10）手消毒； （11）两名护士再次严格查对； （12）在输血执行单及交叉配血单上双签名； （13）输血过程中严密观察患者有无输血反应，并及时告知医师；	未核对1次，扣3分； 核对内容不全，少1项，扣1分； 核对患者姓名不规范，扣2分； 污染1次，扣2分； 操作面不洁，扣2分； 消毒不规范，扣2分； 跨越无菌区1次，扣2分； 胶布固定不牢固，扣1分； 血液沾湿床单，扣5分； 调节输血滴速错误，扣3分； 其余1项不合要求，扣1分。	

项目	总分	技术操作要求	评分标准	扣分
		（14）输血结束时，关闭输液夹，将血袋平放，拔出针头，更换生理盐水，使输血器中余血全部输入体内； （15）拔针，按压方法正确；询问患者的感受，观察有无输血反应。		
操作后	5	（1）患者卧位舒适； （2）处理用物方法正确，安全评估；将血袋装入黄色塑料袋中送回血库，放入冰箱冷藏保存 24 h 备查； （3）洗手，记录。	1 项不合要求，扣 2分。	
评价	5	（1）输血顺利，患者安全； （2）操作熟练、轻稳、准确，严格核对，关心爱护患者，沟通有效； （3）操作时间 8 min。	1 项不合要求，扣 2分； 操作时间每延长30 s,扣 1 分。	
合计	100			

（1）输血的注意事项。

① 输血前必须经两人核对无误后方可输入。

② 血液取回后勿振荡、加温，避免血液成分破坏引起不良反应。

③ 输入两个以上供血者的血液时，在两份血液之间输入 0.9% 的氯化钠溶液，防止发生反应。

④ 开始输血时速度宜慢，观察 15 min，无不良反应后，将流速调至要求速度。

⑤ 输血袋用后低温保存 24 h。

（2）输血可导致的并发症如下。

① 非溶血性发热反应。

② 变态反应。

③ 溶血反应。

④ 循环负荷过重。

⑤ 空气栓塞、微血管栓塞。

⑥ 出血倾向。

⑦ 枸橼酸钠中毒。

⑧ 细菌污染反应。

（3）输注血液及血液制品的速度的要求如下。

① 输注红细胞时，要注意从血库取出后 4 h 内输注完毕。

② 输注血小板及血浆成分时，以患者能耐受的最快速度输注。

③ 输注白蛋白时速度 <2 mL/min，紧急情况下可快速输注。输注浓缩凝血因子时应现取现用，输注速度 2～4 mL/min。

（4）血液成分制品分类。

常用的血液成分制品分为血细胞、血浆和血浆蛋白成分三大类。

① 血细胞成分有红细胞（红细胞制品有浓缩红细胞、洗涤红细胞、冷冻红细胞和去白细胞的红细胞）、白细胞和血小板。

② 血浆成分有新鲜冷冻血浆、冷冻血浆和冷沉淀三种。

③ 血浆蛋白成分包括白蛋白制剂、免疫球蛋白及浓缩凝血因子。

·第三周培训内容·

一、专业知识培训：消化性溃疡的护理要点

（一）临床表现

1. 消化性溃疡的疼痛特点

（1）由于长期性溃疡发生后可自行愈合，但每次愈合后又好复发，故常有上腹疼痛、长期反复发作的特点。整个病程一般 6～7 年，有的可长达 20 年，甚至更长。

（2）周期性上腹疼痛呈反复周期性发作，为此种溃疡的特征之一，尤以十二指肠溃疡更为突出。中上腹疼痛发作可持续几天、几周或更长，全年都可发作，但以春、秋季节发作者多见。

（3）节律性溃疡疼痛与饮食之间的关系具有明显的相关性和节律性。在一天中，早晨 3 点至早餐的时间，胃酸分泌量最低，故在此时间内很少发生疼痛。十二指肠溃疡的疼痛多在两餐之间发生，持续不减直至下餐进食或服制酸药物后缓解。一部分十二指肠溃疡患者，由于胃酸含量在夜间较高，尤其在睡前曾进食者，可半夜发生疼痛。胃溃疡疼痛的发生较不规则，常在餐后 1 h 内发生，经 1～2 h 逐渐缓解，直至下餐进食后再出现上述节律。

（4）疼痛部位：十二指肠溃疡的疼痛多出现于中上腹部，或在脐上方，或在脐上方偏右处。胃溃疡疼痛的位置也多在中上腹，但稍偏高处，或在剑突下和剑突下偏左处。疼痛范围直径约数厘米。因为空腔内脏的疼痛在体表上的定位一般不十分确切，所以，疼痛的部位也不一定准确反映溃疡所在解剖位置。

（5）疼痛性质：多呈钝痛、灼痛或饥饿样痛，一般较轻而能耐受，持续性剧痛提示溃疡穿透或穿孔。

（6）影响因素：疼痛常因精神刺激、过度疲劳、饮食不慎、药物影响、气候变化等因素诱发或加重，可因休息、进食、服制酸药、以手按压疼痛部位、呕吐等方法而缓解。

2. 消化性溃疡其他症状与体征

（1）本病除中上腹疼痛外，尚可有唾液分泌增多、胃灼热、反胃、嗳酸、嗳气、恶心、呕吐等其他胃肠道症状。食欲多保持正常，但偶可因食后疼痛发作而惧食，以致体重减轻。

可有失眠等症状的表现,或有缓脉、多汗等自主神经紊乱的症状。

（2）体征溃疡发作期,中上腹部可有局限性压痛,程度不重,其压痛部位多与溃疡的位置基本相符。

（二）护理要点

（1）生活要有规律,避免过劳或睡眠不足,对急性疼痛或伴消化道出血（呕血或便血）者,应卧床休息。病情稳定者可适当活动。

（2）加强精神调护,劝解患者克服不良情绪,避免恼怒忧思,保持乐观。病情加重时,帮助患者树立信心,战胜疾病。

（3）患者宜进食无渣、柔软又营养丰富的易消化食物,忌食坚硬、油煎类、辛辣、生冷食物,忌酒及浓茶,少食多餐,进食时应细嚼慢咽。急性期以流质为主,如米汤、藕粉、水果汁等。病情好转后可进半流质饮食,如稀饭、面条汤、蒸蛋等。胃胀者应少食牛奶、豆制品。

（4）忌烟。长期吸烟会促使胃溃疡发生或加重,故患者应忌烟。

（5）注意保暖。患者要适时增减衣服,调节室温,避免受寒诱发疼痛。

二、操作培训：皮内注射技术

项目	总分	技术操作要求	评分标准	扣分
仪表	5	仪表、着装符合护士礼仪规范。	1 项不合要求,扣 2 分。	
操作前准备	8	（1）洗手,戴口罩; （2）核对医嘱、执行单、药物; （3）备齐用物,用物放置合理、有序,依次检查所备物品及药品,保证安全有效: ① 治疗车上层:注射盘内放 75% 的酒精或 0.9% 的生理盐水、棉签、20 mL 注射器 2 支、1 mL 注射器 2 支、青霉素（400 万 U）、砂轮、起子、2 mL 注射器 1 支、盐酸肾上腺素 1 支; ② 治疗车下层:弯盘、速干手消毒剂、锐器盒、医疗垃圾袋、生活垃圾袋。	未核对,扣 3 分; 物品准备每少 1 件,扣 1 分; 其余 1 项不合要求,扣 1 分。	
安全评估	12	（1）备齐用物,携至床旁,核对患者,询问患者的姓名,查看床头牌、手腕带与执行单是否一致; （2）了解患者的病情、合作程度,解释操作目的、方法及如何配合; （3）询问有无过敏史; （4）评估患者局部皮肤、注射部位情况; （5）环境安静、清洁、舒适; （6）与患者沟通时语言规范,态度和蔼。	未核对,扣 3 分; 未核对床头牌、手腕带、患者,各扣 2 分; 核对患者姓名不规范,扣 2 分; 少评估 1 项,扣 1 分; 其余 1 项不合要求,扣 1 分。	

项目	总分	技术操作要求	评分标准	扣分
操作过程	65	（1）协助患者取舒适体位； （2）将弯盘置于治疗车上层； （3）再次检查药物质量及有效期； （4）开启生理盐水瓶，注明开瓶时间及"化青霉素专用"字样； （5）开启青霉素中心铝盖，常规给青霉素与生理盐水瓶塞消毒，自然晾干； （6）检查20 mL注射器，抽吸20 mL生理盐水，稀释青霉素，摇匀（每毫升含青霉素20万U）； （7）检查1 mL注射器，取上液0.1 mL，加入生理盐水至1 mL，摇匀（每毫升含青霉素2万U）； （8）取上液0.1 mL，加入生理盐水至1 mL，摇匀（每毫升含青霉素2 000万U）； （9）取上液0.25 mL，加入生理盐水至1 mL，摇匀（每毫升含青霉素500 U）； （10）再次核对床号、姓名，询问过敏史； （11）选择注射部位，75%的酒精（0.9%的生理盐水）以穿刺点为中心给皮肤消毒2遍，直径>5 cm，自然晾干； （12）排出注射器内的空气； （13）左手绷紧前臂掌侧下段皮肤，右手平执笔式持针，针尖斜面向上与皮肤成5°进针； （14）针头斜面朝上，完全进入皮内后，放平注射器，以左手拇指固定针栓，右手推注药液0.1 mL（含50 U），使局部形成一个小皮丘； （15）注射毕，迅速拔出针头； （16）手消毒，再次核对患者、皮试液并签名； （17）询问患者感受，交代注意事项； （18）安全评估：如患者需做2种药物过敏试验，中间间隔至少30 min。	未核对1次，扣3分；核对内容不全少1项，扣1分；核对患者姓名不规范，扣2分；皮试液配制不准确1次，扣3分；未摇匀注射器内的药液每次，扣2分；违反无菌原则1次，扣2分；排气手法不正确，扣2分；药液浪费1次，扣2分；消毒后未待干，扣5分；进针角度、深度不正确，扣3分；未签名，扣2分；操作面不洁，扣2分；针头斜面错误，扣2分；推入药液过多或过少，扣2分；注射部位不准确，扣2分；其余1项不合要求，扣1分。	
操作后	5	1. 协助患者取舒适体位，交代注意事项； 2. 处理用物方法正确，20 min后由两名护士观察结果； 3. 洗手，记录。	未交代注意事项，扣2分；判断时间不准确，扣5分。	
评价	5	1. 操作熟练，无菌观念强； 2. 各项核对准确无误，皮试液配置准确； 3. 操作时间10 min。	操作不熟练，扣4分；操作时间每延长30 s，扣1分。	
合计	100			

（1）皮内注射的目的：用于药物的皮肤过敏试验、预防接种及局部麻醉的前驱步骤。

（2）青霉素试验的结果判断如下。

① 阴性：皮丘无改变，周围不红肿，无红晕、无自觉症状。

② 阳性：皮丘隆起增大，出现红晕，直径大于 1 cm，周围有伪足伴局部痒感。严重时可有头晕、心慌、恶心，甚至出现过敏性休克。

（3）皮内注射的操作如下。

① 如患者对皮试药物有过敏史，禁止皮试。

② 皮试药液要现用现配，剂量要准确，并备肾上腺素等抢救药品及物品。

③ 皮试结果阳性时，应告知医师、患者及其家属，并在病历、护理记录单、一览表、床头卡标识。

（4）皮内注射的并发症如下。

① 疼痛。

② 局部组织反应。

③ 注射失败。

④ 虚脱。

⑤ 过敏性休克。

⑥ 疾病传播。

三、应急预案：青霉素过敏性休克的应急预案

（1）就地抢救：立即停药，使患者平卧，注意保暖，针刺人中。

（2）首选肾上腺素：立即皮下注射 0.1% 的盐酸肾上腺素 0.5～1 mL，患儿酌减，如症状不缓解，可每隔 0.5 h 皮下或静脉注射 0.5 mL，直至脱离危险期。此药是抢救过敏性休克的首选药物，具有收缩血管、增加外周阻力、兴奋心肌、增加心输量及松弛支气管平滑肌的作用。

（3）纠正缺氧改善呼吸：给予氧气吸入，当呼吸受抑制时，应立即进行口对口呼吸，并肌内注射尼可剎米或洛贝林等呼吸兴奋剂。喉头水肿影响呼吸时，应立即准备气管插管或配合施行气管切开术。

（4）抗过敏抗休克：根据医嘱立即给地塞米松 5～10 mg 静脉注射或用氢化可的松 200 mg 加 5% 或 10% 的葡萄糖溶液 500 mL 静脉滴注，根据病情给予升压药物，如多巴胺、间羟胺等。患者心搏骤停，立即行胸外心脏按压。

（5）纠正酸中毒和抗组胺类药物，按医嘱应用。

（6）密切观察患者的体温、脉搏、呼吸、血压、尿量及其他临床变化，对病情动态做好护理记录。患者未脱离危险期，不宜搬动。

·第四周培训内容·

一、专业知识培训:消化道出血的抢救与护理

（1）使患者平卧,头偏向一侧,避免不必要的搬动,立即通知医生的同时,应尽早为患者建立静脉通路,补充血容量。

（2）用静脉留置针或选用大号针头,必要时建立两条静脉通路。

（3）遵医嘱静脉给予各种止血剂、新鲜血或 706 羧甲淀粉。

（4）如患者继续出血,出血量 >1 000 mL,每分钟心率 >120,血压 <80/50 mmHg,且神志恍惚、四肢厥冷,说明患者出现失血性休克,应迅速连接一次性三通静脉推注液体。

（5）备好各种抢救用品,如三腔双囊管、负压吸引器等。

（6）如为肝硬化食道静脉曲张破裂出血,应配合医生应用三腔双囊管压迫止血,同时准备 100∶8 冰盐水正肾素协助洗胃。

（7）静脉应用垂体后叶激素或生长抑素时,应遵医嘱严格控制滴速。防止速度过快而引起心悸、胸闷、头晕等不良反应。

（8）遵医嘱进行冰盐水洗胃:生理盐水维持在 4 ℃,一次灌注 250 mL,然后吸出,反复多次,直至吸出液清澈为止;对于采用冰盐水洗胃仍出血不止者,可胃内灌注去甲肾上腺素液（100 mL 冰盐水内加 8 mg 去甲肾上腺素）,30 min 后抽出,每小时一次,可根据出血程度的改善,逐渐减少频度,直至出血停止。

（9）严密观察病情变化:大出血期间每 15～30 min 测量生命体征一次,病情稳定后遵医嘱测量生命体征变化,必要时进行心电血压监护。

（10）注意观察患者呕吐物及大便的性质、量、颜色,同时准确记录出入量。密切观察患者神志、面色、口唇、指甲的颜色,警惕再次出血。

（11）保持呼吸道通畅,床头备负压吸引,及时清理呼吸道分泌物。呕血时头偏向一侧,避免误吸。

（12）必要时给予氧气吸入。

（13）患者应绝对卧床休息,取平卧位并将下肢略抬高,以保证脑部供血。保持室内安静、清洁、空气新鲜,及时更换污染的被褥。注意为患者保暖,避免受凉。

（14）患者大出血期间,应严格禁食,出血停止后,可遵医嘱给予温冷流食,逐渐过渡到高糖、低蛋白、无刺激的少渣食物。

（15）注意保持口腔卫生,做好口腔护理。

（16）做好患者的心理护理,大出血时陪伴患者,使其有安全感。听取并解答患者或家属的疑问,以减轻他们的恐惧和焦虑心情。

二、出科考试:理论技能操作考核

三、实习生出科讲评总结

第十三章

普外科护理单元

第一节　普外科掌握内容纲要

时间	掌握内容
第一周	一、科室概况及环境布局
	二、护理制度培训:导管滑脱登记报告制度
	三、专科知识培训:直肠癌的护理
	四、操作培训:肠内营养泵使用技术
第二周	一、护理制度培训:针刺伤应急措施、流程及报告制度
	二、专科知识培训:乳腺癌的围手术期护理
	三、操作培训:女性患者导尿技术
第三周	一、专科知识培训
	二、操作培训:胃肠减压技术
	三、应急预案:过敏性休克的应急预案
第四周	一、专科知识培训
	二、出科考试:理论技能操作考核
	三、实习生出科讲评总结

第二节　普外科培训具体内容

·第一周培训内容·

一、科室概况及环境布局

普外科位于住院部大楼 B 区 10 层和胃肠外科 18 层,设置床位各 45 张,现有医生 10 名、护士 13 名,主要收治消化道外科及两腺外科常见病、多发病,如阑尾炎、胆囊炎、胆囊结石、胰腺炎、脾破裂、疝、乳腺疾病、甲状腺疾病、胃癌、直肠癌的诊治,拥有一支专家力量强、医护人员业务能力强、技术水平高的医护团队。

二、护理制度培训:导管滑脱登记报告制度

护理人员应按照预防为主的原则,认真评估患者是否存在管路滑脱的危险因素。如存在上述危险因素,要及时制定防范计划与措施,并做好交接班。

加强巡视,随时了解患者情况并做好记录,对存在管路滑脱因素的患者,根据情况安排家属陪伴。

对患者及家属及时进行宣教,使其充分了解管路的重要意义。

发生管路滑脱后,要遵照安全第一的原则,迅速采取补救措施,避免或减轻身体健康损害。

当事人要立即向护士长汇报,护士长将发生经过、患者状况及后果于 24 h 内上报护理部。

护士长要组织科室工作人员认真讨论,提高认识,不断改进工作。

发生管路滑脱的科室或个人,若有意隐瞒不报,一经发现将严肃处理。

护理部组织有关护理专家进行分析。

三、专科知识培训:直肠癌的护理

（一）直肠癌典型症状

1. 早期症状

一般无明显症状,病灶进展影响排便或肿瘤破溃出血时才出现症状。

2. 典型症状

（1）直肠刺激症状:便意频繁,排便习惯改变,排便前肛门有下坠感,里急后重,晚期下腹疼痛。

（2）出血症状:大便表面带血及黏液,严重感染可呈脓血便。

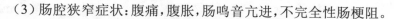

（3）肠腔狭窄症状：腹痛，腹胀，肠鸣音亢进，不完全性肠梗阻。

（二）直肠癌就诊科室

包括普通外科、胃肠外科、消化内科、内镜专科。

（三）直肠癌术后护理

（1）患者术后适当禁食，提供足够的肠外或肠内营养支持。

（2）患者恢复肛门排气后可考虑经口进食，以流质饮食为主，逐步过渡到普食，少食多餐。

（3）术后鼓励患者自主咳嗽、排痰及深呼吸，以防止肺不张和肺部感染。

（4）术后鼓励患者早期下床活动，以减少肠粘连和血栓的形成，利于术后康复。

（5）健康指导：保持愉悦心情，建立规律的生活作息习惯，适当运动，避免过度劳累，保持饮水，避免刺激性饮品，进食优质蛋白食物，增加新鲜蔬菜水果摄入量，避免油腻食物。

四、操作培训：肠内营养泵使用技术

项目	总分	技术操作要求	评分标准	扣分
仪表	5	仪表、着装符合护士礼仪规范。	1项不合要求，扣2分。	
操作前准备	8	（1）无长指甲，戴口罩； （2）核对医嘱单、执行单； （3）备齐用物，用物放置合理、有序，依次检查所备物品，保证安全有效： ① 治疗车上层：执行单、安尔碘、棉签、治疗碗2个（一个盛温开水、另一个内放纱布2块）、压舌板、液状石蜡、鼻饲专用灌注器、胶布、听诊器、营养液、营养泵、泵管、标识牌、治疗巾、剪刀、加热器； ② 治疗车下层：弯盘、速干手消毒剂、医疗垃圾袋、生活垃圾袋。	未核对，扣3分； 其余1项不合要求，扣1分。	
安全评估	12	（1）备齐用物携至床旁，核对患者。询问患者姓名，查看床头牌、手腕带与执行单是否一致； （2）了解患者的病情、意识状态、合作程度，倾听患者的需要及观察患者的心理反应； （3）检查鼻胃管插管时间及固定是否牢固，询问患者是否大小便； （4）环境整洁、安静，光线明亮； （5）与患者沟通时语言规范，态度和蔼。	未核对，扣3分； 未查对床头牌、患者手腕带，各扣2分； 查对患者姓名不规范，扣2分； 其余1项不合要求，扣1分。	

项目	总分	技术操作要求	评分标准	扣分
操作过程	使用喂养泵 55	(1) 协助患者取舒适卧位,抬高床头30°~40°; (2) 将喂养泵(营养泵)安装在输液架上,妥当固定,接通电源; (3) 治疗盘置于床旁桌上并打开,备胶布,在患者颌下铺治疗巾; (4) 打开灌注器包装,置于治疗盘内; (5) 验证胃管是否在胃中(3种方法):① 将鼻胃管开口端置于温水碗内,无气泡溢出;② 用灌注器向胃内注入10~20 mL空气,能闻及气过水声;③ 抽吸,有胃液吸出; (6) 用灌注器抽取50~100 mL温开水冲洗鼻胃管; (7) 将鼻胃管末端反折,避免胃液流出; (8) 再次核对患者、执行单及营养液; (9) 再次检查营养液是否在有效期内,有无变质,瓶体有无裂痕等情况; (10) 将弯盘放床旁桌,打开营养液瓶盖,消毒; (11) 将营养泵管与营养液连接好,挂于输液架上排气; (12) 将泵管按要求放入营养泵槽内固定; (13) 打开营养泵开关,医嘱设定每小时输入量。开启启动开关,运转正常与鼻胃管连接,接加热器; (14) 将标识牌挂于输液架上; (15) 洗手; (16) 核对,签名; (17) 询问患者的感受,交代使用营养泵的注意事项。	未查对1次,扣3分; 查对患者姓名不规范,扣2分; 操作过程中未与患者交流,扣5分; 沾湿床铺1次,扣1分; 操作过程中未观察病情,扣6分; 消毒瓶口不规范,扣2分; 喂食泵设定每小时输入量错误,扣10分; 其余1项不合要求,扣1分。	
	停止喂食泵 10	(1) 核对医嘱,向患者解释、说明目的及配合方法; (2) 按"Stop"键,关闭电源,关闭调节夹,将鼻胃管与泵管分离; (3) 将鼻胃管末端反折,避免胃液流出; (4) 将营养液瓶及泵管一并撤下,置于治疗车下层,用灌注器抽取50~100 mL温开水冲洗鼻胃管; (5) 提高鼻胃管末端,待水流尽,反折鼻胃管末端,用纱布包好夹紧,再用别针固定于合适部位; (6) 手消毒,核对并签字,询问患者的感受,取下营养泵。	未查对1次,扣3分; 未冲洗鼻胃管,扣2分; 胃管放置的位置不正确,扣2分; 沾湿床铺1次,扣1分; 其余1项不合要求,扣1分。	
操作后	5	(1) 整理床单位,协助患者取舒适卧位; (2) 正确处理用物; (3) 洗手,记录。	1项不符合要求,扣1分。	

续表

项目	总分	技术操作要求	评分标准	扣分
评价	5	（1）患者舒适，无不良反应； （2）操作熟练，步骤正确； （3）操作时间 10 min。	操作时间每延长 30 s，扣 1 分。	
合计	100			

（1）肠内营养的患者在护理中应注意以下问题。

① 采取持续滴注的形式，不应用注射器直接推注。

② 应从低浓度、慢速度开始，逐渐增加浓度及滴速，浓度最好不超过 25%，滴速每小时不宜超过 120 mL，滴速应恒定，避免引起患者恶心、呕吐及腹泻。

③ 营养液温度应控制在 37 ℃～40 ℃。

④ 营养液配置好应立即使用，放置不宜超过 24 h 以免溶液变性，滴注完毕用 50～100 mL 温水冲洗胃管。

⑤ 应每日更换营养瓶或袋及管道。

⑥ 对年老体弱、卧床或意识改变的患者，可将患者床头抬高 20°～30°，以减少反流和误吸的可能。

⑦ 注意观察和预防并发症。注意对糖代谢和水电解质及生化指标的监测。

（2）常见营养泵故障如下。

① 机器放置位置不平。

② 墨菲氏管液面太高。

③ 墨菲氏管壁不清洁。

④ 已超过设定容量。

⑤ 储存电量耗尽。

·第二周培训内容·

一、护理制度培训：针刺伤应急措施、流程及报告制度

护士对针刺伤危害要有正确认识，掌握防护措施，针刺伤后执行护理风险管理职业防护报告制度、报告程序，建档进行风险评估。各科室应加深护士对职业风险管理意识和行为督促教育，并为临床护士提供有效的职业防护措施，提高防护的依从性，提高执行率。

护理系统建立针刺伤报告制度和"血液暴露防治通报网络系统"，护士一旦发生针刺伤后，必须向护士长、护理部上报血液暴露及针刺伤发生的情况，从网上下载并填写《临床护理人员锐器伤登记表》，一式两份，一份保存于科室，一份上交护理部。

护理部对针刺伤进行登记,并对注射免疫球蛋白及口服药物凭证进行签字确认,以达到对职业暴露、职业安全的控制与管理,流程如下。

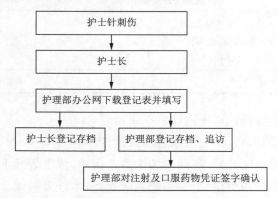

二、专科知识培训:乳腺癌的围手术期护理

(一)术前护理

(1)术前辅助检查的准备:做 B 超,心电图,血常规,凝血四项,肝、肾功能及血糖检查,备好胸带。

(2)皮肤的准备:术前一日沐浴,彻底清洁腋窝,做好备皮。

(3)功能锻炼:嘱患者患侧上肢做外展运动,抬肩,指导深呼吸及扩胸运动。

(4)饮食指导:术前加强营养,术前一日指导患者进流质饮食,告知术前 12 h 禁饮食。

(5)心理护理:积极与患者及家属沟通,谈心,耐心解答患者的各种问题,态度和蔼,安慰患者,取得患者的信任,帮助患者减少紧张并建立战胜疾病的信心。

(二)术后护理

(1)一般护理:患者术后回病房,保持呼吸道通畅,去枕平卧 6 h,生命体征平稳后取半卧位。观察病情,观察血压、心率的变化,防止休克的发生。胸骨旁淋巴结清除的患者,注意观察呼吸的变化,发现胸闷、呼吸困难等情况考虑气胸,及时报告医生并处理。

(2)伤口护理:① 妥善包扎。② 严密观察皮瓣的情况。③ 观察术侧上肢远端血液循环。④ 保护伤口。

(3)引流管护理:① 妥善固定。② 通畅引流。③ 观察记录引流情况。④ 适时拔管。

(4)术侧上肢功能锻炼:术当日患侧肩部抬高30°,患肩制动,术后第一天患侧手部做伸指、握拳、屈腕运动,术后 2～3 d 做屈肘运动,术后 4～5 d 患侧摸对侧耳廓,用手握住患侧拇指,伸直肘关节,辅助患侧上肢上举,与肩关节齐平,第 7 d 摸同侧耳廓,7 d 后做患手爬墙运动,尽量达到最高限度,第 7～8 d 用手托患侧上肢上举,患侧手掌尽量越过头顶,摸到对侧耳朵,第 9～10 d 逐渐抬高患侧上肢做肩关节向前向后的旋转运动,两臂上举使之达到同一高度,第 10 d 后开始练习外展运动、划圆。不能在患肢进行输液、测血压、抽血、注射等操作。

（5）术后并发症较的护理如下。① 皮下积液：保持引流通畅，包扎松紧适宜，避免过早外展患肢。② 皮瓣坏死：胸部勿加压包扎过紧，及时处理皮瓣下积液。③ 上肢水肿：避免损伤，保护患侧上肢，促进肿胀的消退。

三、操作培训：女性患者导尿技术

项目	总分	技术操作要求	评分标准	扣分
仪表	5	仪表、着装符合护士礼仪规范。	1 项不合要求，扣 2 分。	
操作前准备	8	（1）洗手，戴口罩； （2）核对医嘱单、执行单； （3）备齐用物，用物放置合理、有序，依次检查所备物品，保证安全有效： ① 治疗车上层：执行单、一次性导尿包、拔尿管用物（1次性手套，纱布 1 块，20 mL 注射器 1 个）； ② 治疗车下层：弯盘、一次性尿垫、便盆、速干手消毒剂、医疗垃圾袋、生活垃圾袋，另备屏风。	未核对，扣 3 分； 其余 1 项不合要求，扣 1 分。	
安全评估	12	（1）备齐用物，携至床旁，核对患者，询问患者的姓名，查看床头牌、手腕带与执行单是否一致； （2）解释导尿的目的、方法，了解患者的自理、合作程度、耐受力及心理反应； （3）环境安静、整洁，光线明亮，保护患者的隐私，调节室温适宜（关门窗、围屏风）； （4）评估患者病情、膀胱充盈度、会阴部皮肤、黏膜情况及有无插管经历； （5）与患者沟通时语言规范，态度和蔼。	未核对，扣3分； 未查对床头牌、患者手腕带，各扣 2 分； 查对患者姓名不规范，扣2分； 其余 1 项不合要求，扣 1 分。	
操作过程	50（插尿管）	（1）协助患者取仰卧位； （2）将便盆置于床尾板凳上； （3）拆同侧床尾，协助患者脱左侧裤子并盖于右腿，被子斜盖于左腿上； （4）患者两腿屈曲分开，暴露外阴； （5）在臀下铺一次性尿垫； （6）将弯盘置于两腿间； （7）再次检查并打开导尿包外层（将外包装皮置于治疗车下层）； （8）打开消毒棉球包装，左手戴一次性手套； （9）右手持镊子夹取含消毒液的棉球给会阴消毒，每个棉球只用 1 次：依次擦洗阴阜、大阴唇，以左手分开大阴唇，给小阴唇、尿道口、尿道口至肛门消毒，由外向内、自上而下擦洗；	严重污染未立即停止操作，扣 50 分； 消毒顺序错误，扣 2 分； 引流袋固定高于膀胱的高度，扣 5 分；	

项目	总分	技术操作要求	评分标准	扣分
		（10）将用过的棉球、镊子、弯盘及手套一并放入治疗车下层； （11）手消毒； （12）将导尿包置于患者两腿之间合适位置，打开导尿包内层包皮； （13）戴无菌手套，铺洞巾； （14）依次打开消毒棉球及液状石蜡棉球包装； （15）物品摆放有序，将弯盘置于近外阴部； （16）检查尿管前端及引流袋出口处并关闭开关； （17）将尿管与引流袋连接，润滑尿管前端4～5 cm； （18）再次消毒：左手分开固定大、小阴唇，右手用镊子夹取棉球自尿道口、小阴唇、尿道口的顺序消毒； （19）操作者左手固定不动，右手将污弯盘置于床尾。将盛有导尿管的大弯盘置于会阴处； （20）用镊子夹取尿管，缓缓插入4～6 cm； （21）见尿液流出后再插入7～10 cm； （22）左手置于距尿道口约2 cm处固定尿管，给气囊注入10～15 mL无菌生理盐水； （23）向外轻拉尿管至有阻力感即证实导尿管已固定于膀胱内； （24）安全评估：若需做尿培养，需先夹住尿管，分离尿管与尿袋，再用无菌标本瓶接取，一次放尿量不能超过1 000 mL； （25）用纱布擦净尿道口； （26）撤下洞巾，撤一次性尿垫； （27）脱手套，固定尿管，安置引流袋，协助患者穿裤子，盖被； （28）手消毒，给引流袋及尿管标注日期； （29）再次核对患者，签名； （30）询问患者的感受并观察尿液及引流情况，交代注意事项。	未核对，扣3分； 污染1次，扣2分； 横跨无菌面1次，扣2分； 插入尿管长度错误1次，扣5分； 工作面不洁，扣2分； 操作过程中未与患者交流，扣5分； 其余1项不合要求，扣1分。	
	10 （拔尿管）	（1）查对并向患者解释，遮挡患者； （2）观察引流液的性状及量，打开被子，将患者裤子褪至膝盖； （3）戴手套，抽出气囊内的生理盐水； （4）拔除尿管，用纱布擦净尿道口及外阴； （5）脱手套，将尿管包裹在手套内； （6）松别针； （7）将尿管一并置于医疗垃圾袋内； （8）手消毒，签名。询问患者的感受。	暴露患者隐私，扣3分； 沾湿床铺1次，扣2分； 其余1处不合要求，扣1分。	

项目	总分	技术操作要求	评分标准	扣分
操作后	5	1. 协助患者整理衣裤、床单位,恢复舒适卧位。观察患者反应,交代注意事项; 2. 用物处理正确,标本送检及时; 3. 洗手,记录并签名。	1项不符合要求,扣1分。	
评价	10	1. 动作熟练、步骤正确,患者无不适; 2. 无菌区与非无菌区概念明确(如有严重污染为不及格,立即停止操作); 3. 操作时间10 min。	操作不熟练,扣2分; 操作时间每延长30 s,扣1分。	
合计	100			

(1)对插尿管的患者指导内容。

① 指导患者放松,在插管过程中协助配合,避免污染。

② 指导患者在留置尿管期间保证充足入量,预防发生感染和结石。

③ 告知患者在留置尿管期间防止尿管打折、弯曲、受压、脱出等情况发生,保持通畅。

④ 告知患者保持尿袋高度低于耻骨联合水平,防止逆行感染。

⑤ 指导长期留置尿管的患者进行膀胱功能训练及骨盆肌的锻炼,以增强控制排尿的能力。

(2)留置尿管的注意事项。

① 患者留置尿管期间,尿管要定时夹闭。

② 尿潴留患者一次导出尿量不超过1 000 mL,以防出现虚脱和血尿。

③ 拔除患者尿管后,观察患者排尿时的异常症状。

④ 按操作程序进行,操作时不宜过多暴露患者。

⑤ 用物必须严格消毒灭菌,并严格执行无菌技术,以免感染。

⑥ 消毒要彻底,按顺序进行,每个棉球限用1次。

⑦ 插导尿管时动作轻柔,以免损伤尿道黏膜。选择光滑、粗细适宜的导尿管。如误入阴道,应更换尿管。

(3)导尿术操作并发症如下。

① 尿道黏膜损伤。

② 尿路感染。

③ 尿道出血。

④ 误入阴道。

·第三周培训内容·

一、专科知识培训

（一）阑尾炎患者的护理

急性阑尾炎是外科最常见的急腹症，临床上以转移性右下腹痛，右下腹有固定的压痛点为主要特征，治疗以手术为主。

1. 阑尾炎患者术前护理

（1）病情观察：加强巡视，定时测量体温、脉搏、呼吸、血压，注意腹痛变化。体温38 ℃左右，提示阑尾穿孔，出现腹膜刺激征及时通知医生。

（2）对症处理：观察期间患者禁饮食；按医嘱静脉输液，保持水、电解质平衡，应用抗生素控制感染。禁服泻药和灌肠。诊断未明确前禁用止痛剂（如吗啡），以免掩盖病情。

（3）术前准备：急诊手术者紧急做好术前准备，嘱患者禁食、水，进行备皮、药物过敏试验及输液等准备。

（4）心理护理：建立良好沟通，做好解释工作，消除紧张及担忧，积极配合治疗和护理。

2. 阑尾炎患者术后护理

（1）根据不同麻醉方式选择适当的卧位。6 h后，血压、脉搏平稳者改为半卧位，利于呼吸和引流。早期下床活动，促进肠蠕动恢复，防止肠粘连。老年人注意保暖，经常拍背排痰，预防坠积性肺炎。

（2）饮食护理：手术当日禁饮食，遵医嘱予静脉输液。肠蠕动恢复，肛门排气后逐步恢复经口进食，第2～3日可逐渐恢复饮食。

（3）病情观察：密切监测生命体征及病情变化，观察腹部体征变化，发现异常及时通知医生。

（4）切口及引流管的护理：保持切口清洁干燥，妥善固定引流管，防止扭曲、受压、保持通畅；观察引流液颜色、量、性状等，当引流液量逐渐减少、颜色逐渐变浅至浆液性、患者体温及血象正常时可考虑拔管。

（5）用药护理：遵医嘱应用抗生素，控制感染，防止并发症的发生。

（6）健康指导：进行知识宣教，教会患者自我观察腹部症状及体征变化。指导患者术后养成健康的饮食习惯，避免暴饮暴食，鼓励患者早期下床活动，促进肠蠕动恢复。

（7）出院指导：出院后出现腹痛、腹胀等不适，及时就诊。

（二）门静脉高压症患者的护理

门静脉高压是指由各种原因导致的门静脉系统压力升高所引起的一组临床综合征，最常见病因是肝硬化。

护理措施有以下几种。

（1）一般护理：① 绝对卧床休息，将患者安置于环境安静、有抢救设备的病房，头偏向一侧，给予吸氧。② 给予口腔护理。

（2）恢复血容量：立即建立静脉通道，输血、输液；输新鲜血，预防肝性脑病；止血。① 局部灌洗：用冰盐水或冰盐水加血管收缩剂胃内灌洗。② 药物止血：遵医嘱应用止血药，观察疗效及副作用。③ 三腔双囊管压迫止血。

（3）病情观察：严密观察生命体征、准确记录每小时尿量及中心静脉压的变化。

（4）手术治疗的护理。

① 术前准备：术前 2～3 d 口服肠道不吸收的抗生素，预防术后肝性脑病。术前一日晚用中性或弱酸性液体做清洁灌肠。

② 术后护理。体位及活动：分流术后 48 h 内患者取平卧位或 15° 低坡卧位。避免过多活动，翻身动作轻柔，不宜过早下床活动，卧床 1 周。饮食：指导患者从流质逐步过渡到正常饮食，保证热量供给。忌食粗糙及过热食物，禁烟、酒。病情观察：密切观察患者神志，严密监测患者的生命体征等变化。

（5）引流管的护理：观察胃肠减压及腹腔引流液的性状和量，若引流液为新鲜血液较多，考虑是否发生出血，若腹腔引流量较多，考虑低蛋白血症。

（6）健康指导：① 合理休息，避免劳累。② 禁烟、酒，少喝咖啡和浓茶；避免进食粗糙、干硬、带刺、油炸、辛辣食物；饮食不宜过热，避免损伤食管黏膜而诱发上消化道出血。③ 避免剧烈咳嗽、用力排便等。

（7）病情观察指导：指导患者观察有无黑便、皮肤及牙龈出血等。

二、操作培训：胃肠减压技术

项目	总分	技术操作要求	评分标准	扣分
仪表	5	仪表、着装符合护士礼仪规范。	1 项不合要求，扣 2 分。	
操作前准备	8	（1）洗手，戴口罩； （2）核对医嘱单、执行单； （3）备齐用物，用物放置合理、有序，依次检查所备物品，保证安全有效： ① 治疗车上层：治疗盘内放治疗碗 2 个，一个盛温水，另一个内放纱布 2 块；胃管、注射器、胃肠减压装置、一次性手套、治疗巾、液状石蜡棉球、棉签；外备夹子、别针、鼻胃管固定贴、胃管标识贴、听诊器、手电筒；按需备压舌板； ② 治疗车下层：弯盘、速干手消毒剂、医疗垃圾袋、生活垃圾。	未核对，扣 3 分；其余 1 项不合要求，扣 1 分。	

项目	总分	技术操作要求	评分标准	扣分
安全评估	12	(1)携用物至床边,查对床头牌,查对患者,询问患者姓名,查看手腕带与执行单信息是否一致; (2)了解患者的病情、意识状态、插管经历、心理反应及配合能力,解释操作目的、方法; (3)询问患者既往有无鼻部疾病(鼻黏膜肿胀、炎症、鼻中隔偏曲、息肉等)及凝血障碍,观察鼻腔情况,有活动性义齿者取下活动性义齿; (4)环境整洁、安静,光线明亮; (5)与患者沟通时语言规范,态度和蔼。	未核对,扣3分; 未查对床头牌、患者手腕带,各扣2分; 查对患者姓名不规范,扣2分; 其余1项不合要求,扣1分。	
操作过程	45 (插胃管)	(1)患者取坐位或半卧位,昏迷者取去枕平卧位,头向后仰; (2)治疗盘置于床旁桌上并打开,备胶布; (3)打开盖被,确定剑突位置,患者颌下铺治疗巾,弯盘置于便于取用处; (4)用湿棉签清洁鼻孔; (5)打开灌注器外包装,置于治疗盘内,打开胃管包装,置于治疗碗内; (6)戴手套; (7)检查胃管是否通畅:将灌注器与胃管末端衔接,将胃管前端置于温水碗内,用灌注器注入空气,有气泡溢出,关闭胃管末端; (8)测量胃管插入长度,右手持胃管前端,中指、无名指确定剑突位置,胃管前端与剑突位置相同,左手持胃管至前额发际线位置或耳垂至鼻尖再至剑突的长度,45~55 cm;准确测量长度(无刻度胃管用胶布粘贴做标记); (9)安全评估:为达到有效减压,最佳置管长度为测量的基础上增加5 cm(即发际线到脐的距离); (10)用纱布握住并用液状石蜡棉球润滑胃管前端10~15 cm; (11)再次核对患者,右手持胃管前端,沿一侧鼻孔缓缓插入,到咽喉部时(10~15 cm),嘱清醒患者做吞咽动作,必要时用压舌板检查口腔; (12)安全评估:① 用手托起昏迷患者头部,使其下颌靠近胸骨柄;② 插管过程中患者发生呛咳等情况,表示误入气管,应立即拔出,休息片刻再插;③ 若插管不畅应检查口腔是否胃管盘在口咽部; (13)插入所需长度后,置于治疗巾上,脱手套;	检查胃管无气泡溢出,扣2分; 测量胃管长度时未确定剑突位置,扣2分; 沾湿床铺1次,扣1分; 未插入所测量长度,扣5分; 操作过程中未观察病情,扣5分; 未核对,扣3分; 核对不规范,扣2分; 未评估1项,扣5分; 验证胃管的方法少1种,扣1分; 固定不正确,扣2分; 插管过程中未与患者交流,扣5分; 其余1项不合要求,扣1分。	

项目	总分	技术操作要求	评分标准	扣分
		（14）双人验证胃管是否在胃中（3 种方法）：① 将胃管开口端置于温水碗内，无气泡溢出；② 用灌注器向胃内注入 10～20 mL 空气，胃区能闻及气过水声；③ 抽吸，有胃液吸出； （15）用固定贴采用"T"形＋双"I"形加强固定法固定胃管于鼻翼及面颊部； （16）将注明插管时间、深度的胃管标识贴于胃管末端； （17）向患者说明胃管注意事项。		
	20 （胃肠减压）	（1）手消毒； （2）打开胃肠减压装置，检查负压引流各装置处于关闭状态，将负压引流球捏扁与胃管连接牢固； （3）用纱布擦净口鼻分泌物，撤治疗巾； （4）妥善固定肠胃减压装置，并标注时间； （5）询问患者的感受并观察引流液颜色、性状和量，保持引流通畅，做到有效减压，交代注意事项； （6）整理床单位，协助患者取舒适体位； （7）整理用物，垃圾分类处置，洗手，记录。	连接不牢固，扣3 分； 建立负压手法不正确，扣2 分； 其余 1 项不合要求，扣 1 分。	
操作后	5	（1）整理床单位，"爱伤观念"强； （2）正确处理用物； （3）洗手，记录。	1 项不符合要求，扣 1 分。	
评价	5	（1）操作规范熟练，患者舒适，无不良反应； （2）步骤正确，动作轻、稳、节力； （3）操作时间 10 min。	少 1 条，扣 1 分； 操作时间每延长 30 s，扣 1 分。	
合计	100			

（1）确定胃管在胃内的方法如下。

① 能够从胃管内回抽出胃液。

② 将胃管末端置于水中，无气泡溢出。

③ 将听诊器放置于患者胃部，用注射器向胃管内注入空气，可听到气过水声，则证明胃管在胃内。

（2）插胃管时的注意事项如下。

① 插管过程中患者出现呛咳、呼吸困难、发绀等，表示误入气管，应立即拔出，休息片刻重插。

② 昏迷患者插管时，应将患者头向后仰，当胃管插入会厌部约 15 cm 处时，托起头部，使下颌靠近胸骨柄，加大咽部通道的弧度，使管端沿后壁滑行，插至所需长度。

③ 每日检查胃管插入的深度，鼻饲前检查胃管是否在胃内，并检查患者有无胃潴

留,胃内容物超过 150 mL 时,应当通知医师减量或者暂停鼻饲。

④ 鼻饲给药时应先研碎,溶解后注入,鼻饲前后均应用 20 mL 温水冲洗胃管,防止管道堵塞。

⑤ 鼻饲混合流食,应间接加温,以免蛋白凝固。

⑥ 对长期鼻饲的患者,应定期更换胃管。

三、应急预案:过敏性休克的应急预案

青霉素过敏性休克的抢救应以迅速及时(分秒必争)、就地抢救为原则,抢救流程如下。

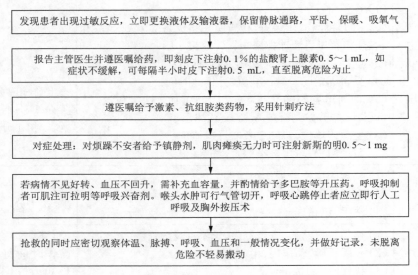

发现患者出现过敏反应,立即更换液体及输液器,保留静脉通路,平卧、保暖、吸氧气

报告主管医生并遵医嘱给药,即刻皮下注射0.1%的盐酸肾上腺素0.5~1 mL,如症状不缓解,可每隔半小时皮下注射0.5 mL,直至脱离危险为止

遵医嘱给予激素、抗组胺类药物,采用针刺疗法

对症处理:对烦躁不安者给予镇静剂,肌肉瘫痪无力时可注射新斯的明0.5~1 mg

若病情不见好转、血压不回升,需补充血容量,并酌情给予多巴胺等升压药。呼吸抑制者可肌注可拉明等呼吸兴奋剂。喉头水肿可行气管切开,呼吸心跳停止者应立即行人工呼吸及胸外按压术

抢救的同时应密切观察体温、脉搏、呼吸、血压和一般情况变化,并做好记录,未脱离危险不轻易搬动

·第四周培训内容·

一、专科知识培训

(一)胆石症的护理

1. 病因病理

结石主要因胆汁淤滞、胆道内细菌感染和胆汁成分的改变而引起。根据胆石所在的解剖部位或所含的化学成分,进行不同的分类。胆固醇结石(好发于胆囊中)、胆色素结石(胆管内)、混合性结石(胆囊和胆管中)基本的病理改变是导致胆道梗阻和急、慢性胆道感染。

2. 临床表现

(1)胆囊结石及急性胆囊炎。

症状:饱餐及进油腻食物后夜间发作,主要表现为右上腹阵发性绞痛,放射至右肩

及右背部,伴有恶心、呕吐,厌食重者有畏寒、发热、轻度黄疸。

体征:右上腹有压痛、反跳痛、肌紧张。墨菲征阳性,右上腹触及肿大而有触痛的胆囊。

（2）慢性胆囊炎。

临床症状不典型,大多数患者有胆绞痛的病史,而后有厌油腻、腹胀、嗳气等消化道症状,检查时上腹胆囊区有轻压痛和不适感。

（3）胆道结石及急性胆管炎。

患者常伴有非特异性消化道症状,如上腹部不适,呃逆,嗳气。但结石阻塞胆管继发感染时可致典型的胆管炎症状:腹痛、寒战高热、黄疸（Charcot 三联征）。

① 腹痛:位于剑突下或右上腹部,呈阵发性,刀割样绞痛或持续性疼痛加剧,疼痛向右后背部放射,伴有恶心、呕吐。

② 寒战、高热:于剧烈腹痛后,出现寒战、高热,体温可高达 39 ℃～40 ℃,呈弛张热。

③ 黄疸:结石堵塞胆管后,胆红素逆流入血,患者出现黄疸。

（4）单纯性肝内胆管结石:可无症状或有肝区和患侧胸背部持续胀痛,合并感染时除有 Charcot 三联征外,还易并发胆源性肝脓肿。

（5）急性梗阻性化脓性胆管炎:大多数患者有胆道疾病史。起病急骤,发展迅猛,在未出现黄疸前已发生神志淡漠、嗜睡、昏迷的症状,如未及时治疗,出现全身发绀、低血压休克,并发急性呼吸衰竭和急性肾衰竭。

3. 辅助检查

血白细胞计数及中性粒细胞比例增高。B 超检查显示胆囊增大,囊壁增厚。

4. 治疗原则

胆结石首先要分清无症状性胆结石和有症状的胆结石,这是治疗的基础。胆结石可能存在于胆囊中数十年而不会引起症状或并发症。这种无症状胆囊结石一般不需要手术治疗,可观察和随诊,平时注意休息,避免油腻、辛辣刺激食物,戒烟、忌酒。但无症状胆囊结石如果有以下情况建议手术治疗:结石数量较多,直径 2～3 cm;胆囊壁钙化或瓷性胆囊;伴有胆囊息肉（息肉>1 cm）;胆囊壁厚（厚度>3 mm）;合并需要开腹手术;儿童胆结石;合并糖尿病;有心肺功能障碍;患者为边远及不发达地区、野外工作人员;发现胆结石 10 年以上。对于频繁发作胆绞痛,存在胆道梗阻、胆囊萎缩、化脓性胆囊炎,甚至出现胆囊坏疽、穿孔等情况的,需要根据情况采取限期或者急诊手术治疗。

5. 护理措施

（1）术前护理。

① 降低体温:根据患者体温升高的程度,采用温水擦浴、冰敷等物理降温或药物降温。遵医嘱应用抗生素控制感染,使体温恢复正常。

② 心理护理:解释各种治疗的必要性、手术方式、注意事项;鼓励患者表达自身感

受;剧烈的疼痛和病情恶化常给患者心理造成很大的恐惧,用亲切适当的语言予以安慰、鼓励,教会患者自我放松的方法;针对个体情况进行针对性心理护理;鼓励患者家属和朋友给予患者关心和支持。

③ 病情观察:观察生命体征、神志及尿量的变化;观察腹部症状及体征变化。若出现寒战、高热、腹痛加重、腹痛范围扩大、血压下降、意识障碍等,应及时报告医师,并配合抢救及治疗。

④ 维持体液平衡:加强观察,严密监测生命体征及循环状况,如血压、脉搏、每小时尿量,准确记录 24 h 出入水量。补液扩容:有休克者应迅速建立静脉通路,尽快恢复血容量;必要时应用血管活性药物,以改善和保证组织器官的血液灌注。纠正水、电解质及酸碱平衡失调:根据病情、中心静脉压及每小时尿量等,遵医嘱补液,合理安排输液顺序和速度,维持水、电解质及酸碱平衡。维持营养状态:病情轻者可给予清淡饮食,病情严重需要禁食和胃肠减压者,可经肠外营养途径补充足够的热量、氨基酸、维生素、水、电解质等,维持良好的营养状态。缓解疼痛:嘱患者卧床休息,取舒适的体位;指导患者进行有节律地深呼吸,以达到放松和减轻疼痛的目的。对诊断明确且疼痛剧烈者,遵医嘱给予解痉、镇静和止痛,常用盐酸哌替啶 50 mg,阿托品 0.5 mg,肌内注射,但要注意不要使用吗啡,以免造成奥迪括约肌收缩,增加胆道压力。

(2)术后护理。

① 体位:腹腔镜下胆囊切除术多采取全麻,故术后返回病房先取平卧位,待血压平稳后改半卧位。6 h 后即可起床活动。② 饮食:腹腔镜下胆囊切除术对腹腔内脏干扰小,一般术后 6 h 即可进食,如患者有恶心、呕吐等不适可适当延迟进食。③ 伤口护理:腹腔镜手术在腹部有 4 个约 1 cm 大小的切口,术后多用邦迪胶布粘贴保护,如无渗血、渗液不需特别处理。④ 并发症的观察和护理:注意观察有无出血、胆漏、肠穿孔、伤口渗液及腹部体征,注意有无高碳酸血症、酸中毒等。护士应注意观察患者呼吸,一旦发现异常,应立即报告医生及时处理。

(3)重点:T 管的护理。

胆总管探查或切开取石术后,在胆总管切开处放置 T 型管,一端通向肝管,一端通向十二指肠,由腹壁戳口穿出体外,接引流袋。其主要目的如下。① 引流胆汁:切开胆总管后,可引起胆道水肿、胆汁排出受阻、胆总管内压力增大,胆汁外漏可引起胆汁性腹膜炎、膈下脓肿等并发症。② 引流残余结石:胆囊管及胆囊内残余结石,尤其是泥沙样结石需排出体外。③ 支撑胆道:避免术后胆总管切口瘢痕狭窄、管腔变小、粘连狭窄等。④ 妥善固定,保持通畅:在改变体位或活动时,注意引流管的水平高度不要超过腹部切口高度,以免返流。如有阻塞,可用手由近向远挤压引流管或用少量无菌生理盐水缓慢冲洗,切勿用力推注。⑤ 观察记录胆汁的量及性状:每天引流 300～700 mL。正常胆汁呈深绿色或棕黄色。⑥ 保持清洁:每日更换一次外接的连接管和引流袋(瓶)。⑦ 拔管:一般术后 12～14 d,无特殊情况可以拔除 T 型管。

拔管指征：黄疸消退，无腹痛、发热，大便颜色正常；胆汁引流量逐渐减少，颜色呈透明金黄色，无脓液、结石、沉渣及絮状物，可考虑拔管。

拔管时间：饭前、饭后可夹管 1 h，拔管前 1～2 d 全天夹管，无腹胀、腹痛、发热及黄疸等，拔管前在 X 线下经 T 型管做胆道造影，造影后 2～3 d 即可拔管。

拔管后局部伤口用凡士林堵塞，1～2 d 可自行封闭。

拔管后 1 周内，警惕有无胆汁外漏甚至发生腹膜炎等情况，观察患者体温，有无黄疸和腹痛再发作，以便及时处理。

（二）深静脉血栓的护理

1. 非手术治疗的护理

（1）病情观察：对患肢疼痛的部位、持续时间、性质、程度，皮温，动脉搏动及肢体感觉，每日进行测量、记录、比较。

（2）体位及活动：卧床休息 1～2 周，禁止热敷、按摩，避免活动过度，避免用力排便；休息时抬高患肢高于 20～30 cm，利于静脉回流；下床活动时穿医用弹力袜或弹力绷带。

（3）饮食护理：进食低脂、高纤维素食物，多饮水，保持大便通畅。

（4）缓解疼痛：必要时遵医嘱给予镇痛药物。

（5）用药护理：遵医嘱予抗凝、溶栓、消肿药物，用药期间避免碰撞及跌倒，用软毛牙刷刷牙。

2. 术后护理

（1）病情观察：观察生命体征、切口敷料、皮温、皮肤颜色、动脉搏动、肢体感觉。

（2）体位：抬高患肢高于心脏水平 20～30 cm，膝关节微屈进行足背屈伸运动，避免屈膝、屈髋或穿过紧衣物。

（3）饮食护理：进食低脂、高纤维素食物，多饮水，保持大便通畅。

（4）健康教育：保护患肢，正确使用弹力袜、弹力绷带，保持良好的体位。

（5）复诊指导：出院 3～6 个月后到门诊复查，出现下肢肿胀疼痛时，平卧抬高患肢，及时就诊。

二、出科考试：理论技能操作考核

三、实习生出科讲评总结

第十四章

外二科（神经外科、胸外科、口腔科、眼科）护理单元

第一节 外二科掌握内容纲要

时间	掌握内容
第一周	一、科室概况及环境布局
	二、各班工作职责、流程及注意事项
	三、护理制度培训：住院患者管理制度
	四、专科知识培训
	五、操作培训：胸腔闭式引流护理技术
第二周	一、护理制度培训：皮肤压疮管理制度
	二、专科知识培训
	三、操作培训：背部皮肤护理技术
第三周	一、专科知识培训
	二、操作培训：气管切开吸痰护理技术
	三、应急预案：患者自杀时的应急预案
第四周	一、专科知识培训
	二、出科考试：理论技能操作考核
	三、实习生出科讲评总结

第二节　外二科培训具体内容

·第一周培训内容·

一、科室概况及环境布局

外二科位于住院部大楼 B 区 11 层,外二科护理组是一支勇于拼搏、乐于奉献的护理团队。现有护士 9 名,全体护士以患者为中心,以提高护理质量、提高患者满意度为宗旨,为患者提供全程、全面、优质的护理服务。专业、合作、敬业、奉献、真诚、耐心是外二科的特点,学习、钻研、精益求精渗透在日常的工作中。

外二科现由脑外科、胸外科、眼科、口腔科四个专业组成综合科室,主要收治四个专业的各类疾病患者,以手术治疗为主,拥有一支专家力量强、医护人员业务能力强、技术水平高的医护团队。

科室除患者区域(病房)外,还设置有医护人员区域,设有护士站、医生办公室、值班室、更衣室、主任及护士长办公室、仓库等。公共区域设有开水间、晾衣间、公共卫生间等设施。

二、各班工作职责、流程及注意事项

目前,科室排班有主班、责班、夜班,各班工作流程如下。

(一)主班

(1)在护士长的领导下进行工作。

(2)清点治疗用品,及时更换消毒及灭菌物品并注明开启日期,负责注射、取药、治疗工作的准备,保持治疗室整洁、物品摆放整齐有序,遵守治疗室换药室的工作制度。

(3)参加晨会,严格交接班,全面掌握住院患者的病情,了解诊断,熟悉治疗护理要点。

(4)对当天的液体进行加药,将配好的液体送至各责任班,认真执行"三查八对"制度。

(5)负责医嘱审核,及时通知有关人员执行医嘱,各种液体、针剂与责任班交接到位。正确打印输液标签、试管,交付责任班。要及时准确处理医嘱,严格执行查对制度,杜绝差错、事故发生。

(6)负责联系会诊和特殊检查、下饮食通知,准备检查标本容器,并督促各班及时执行医嘱。

（7）与责班、夜班核对医嘱，核对输液本、口服药本、治疗本、执行单。

（8）做好护士站、治疗室的清洁、消毒工作，医疗垃圾与收集人员交接到位。

（9）负责督促、检查、整理医疗文书，正确填写各种护理表格。要求字迹清楚，书写正规。医疗文书保管妥当，病历整理及时，排列准确。

（10）完成出入院、转科患者的接待安排工作。要求及时、准确办理出院、转院、入院手续，账目清楚，合理收费。

（11）做好病房各项物资请领计划，为各班护士做好物品、药品和仪器设备的准备。

（12）做好抢救车管理，确保抢救药品、物品、急救仪器设备良好备用。

（13）负责科室内二级物资储存、领取、盘点、核对、维护工作。

（14）负责病区卫生工作的管理。

（二）责班

（1）在护士长的领导下进行工作。

（2）实行 8 h 在班、24 h 负责制，负责分管患者的一切服务工作，及时发现和解决患者的护理问题。

（3）热情接待入院患者，送出院患者到病房出口，做好健康宣教。

（4）患者入院后 6 h 内完成评估，24 h 内完成护理病历，对危重患者制定护理计划。

（5）及时书写护理记录，要客观真实、重点突出，用医学术语描述病情，字迹端正，无涂改，签全名。

（6）对分管患者实施各项治疗、生活护理、心理护理。帮助患者对自己所患疾病的治疗、预防和各种措施有所了解。

（7）对分管患者的具体病情、文化程度、社会地位、心理状态和生活习惯等做深入了解，及时解决患者在诊疗中的问题。

（8）参加科主任、主管医师及护士长对本人分管患者的查房和病案讨论，根据病情变化修订护理计划，并且指导辅助护士准确实施护理措施，及时讨论、评价护理效果，做好护理记录，检查辅助护士的各项护理工作，以保证护理质量。

（9）患者出院、转院、转科要及时完成护理小结及出院指导。

（10）做好疫情防控期间病区消毒、通风，严格落实疫情防控工作。

11. 做好病区病房管理工作。

（三）夜班

（1）在护士长领导下进行工作。

（2）严格床旁交接，做到病情、护理、特殊检查及治疗交接清楚并记录。准确清点物品器械等。

（3）掌握患者情况，按分级护理要求巡视病房，注意安全，做好危重患者的护理、治疗，定时协助患者翻身。

（4）核对发放口服药。

（5）测体温、脉搏、呼吸、血压,抽取空腹血,总结 24 h 出入量。各项记录准确,无涂改,治疗无差错。

（6）完成手术前患者的准备工作,要求按正规操作进行。

（7）整理办公室、治疗室卫生,要求保持清洁、整齐。

（8）写交班报告,各项护理记录客观、准确,书写正规,填写各种物品交接本。

（9）完成晨间护理,督促陪人离开病房,保持病房规格化。

（10）与主班核对医嘱,核对输液本、口服药本、治疗本、执行单。

（11）参加晨会交班、床头交接班。

三、护理制度培训:住院患者管理制度

（1）患者入院后须穿患者服,自带卫生用品,非必需品一律不准带入病房并自觉遵守医院的各项规章制度。

（2）特殊病种患者的饮食须经医师决定,不得随意改动,未经医护人员的允许,不得带入食品。

（3）在查房、治疗、检查时患者不得离开病室。为保证患者的安全,住院患者不得随便外出或在院外住宿,如擅自外出发生病情变化或其他意外,一律由本人负责。

（4）患者不得擅自请院外医师会诊,不得随便在院外购药服用,凡属院外购药,护士一律不得使用。

（5）传染患者严格消毒、隔离,不得随便离开病室,不得到其他病室窜动,以防交叉感染。

（6）爱护一切设备和公共设施,如损坏公物应按制度赔偿,节约水电。不准在病区内洗、晾衣服,不得使用自带电器。

（7）住院患者根据病情留陪人,由护士长发给陪床证,只限一人陪床,陪护家属不得与患者同床,也不得睡在空床上随身携带,陪床证,不得转借他人。

（8）为保证医疗工作顺利进行,要按时结账,患者及家属可通过计算机网络每天查询费用使用情况,及时补充,主班护士及时发放欠费通知单。如费用不足,将停用药(急诊危重患者例外)。

（9）出院患者必须结清账目,向病房值班护士交代清楚方可出院,未办妥出院手续者不得擅自离院。

（10）病房应每月召开一次公休座谈会,征求患者对医护工作的意见和建议,并向患者宣传医院的规章制度、住院守则和卫生知识。

四、专科知识培训

（一）颅内压增高及脑疝患者的护理

颅内压（ICP）是指颅腔内容物对颅腔壁所产生的压力，成人正常颅内压为 70～200 mmH$_2$O，儿童正常颅内压为 50～100 mmH$_2$O。当颅内腔内容物体积增加或颅腔内容积缩小超过颅腔可代偿的容量，使颅内压持续高于 200 mmH$_2$O，称颅内压增高。

1. 脑疝定义

（1）颅内任何体积较大的占位病变引起颅腔内压力分布不均时导致脑组织、血管及脑神经等重要组织受压称脑疝。

2. 脑疝常见病因

① 损伤引起的各种颅内血肿，如急性硬脑膜外血肿、硬脑膜下血肿、脑内血肿等。

② 各种颅内肿瘤，特别是位于一侧大脑半球的肿瘤和颅后窝肿瘤。

③ 颅内脓肿。

④ 颅内寄生虫病及其他各种慢性肉芽肿。

3. 临床表现

（1）小脑幕切迹疝。

① 颅内压增高：表现为剧烈头痛及频繁喷射性呕吐。

② 意识改变：表现为嗜睡、浅昏迷以致昏迷。

③ 瞳孔改变：两侧瞳孔不等大，初起时病侧瞳孔略缩小，光反应稍迟钝，而后病侧瞳孔逐渐散大，略不规则，直接及间接光反应消失，但对侧瞳孔仍可正常。如脑疝继续发展，则可出现双侧瞳孔散大，光反应消失。

④ 运动障碍：表现为对侧肢体的自主活动减少或消失。

⑤ 生命体征的紊乱：表现为血压、脉搏、呼吸、体温的改变。严重时血压忽高忽低，呼吸忽快忽慢，有时面色潮红、大汗淋漓，有时转为苍白、汗闭，体温可高达 41 ℃以上，也可以低至 35 ℃以下而不升，最后呼吸停止，继而血压下降、心脏停搏而死亡。

（2）枕骨大孔疝。

患者常只有剧烈头痛，反复呕吐，生命体征紊乱，颈项强直，疼痛，意识改变出现得较晚，没有瞳孔的改变而呼吸骤停发生较早。

（3）大脑镰下疝。

引起病侧大脑半球内侧面受压部的脑组织软化坏死，出现对侧下肢轻瘫、排尿障碍等症状。

4. 治疗原则

应立即给予降颅压治疗，静脉输入甘露醇降低颅内压，然后根据具体情况消除病因，必要时行手术治疗。

5. 护理措施

（1）立即通知医生的同时，迅速开放静脉通路，在 20 min 内输注 250 mL20％的甘露醇，并快速静脉滴注地塞米松 10 mg、静脉推注呋塞米 40 mg，以暂时降低颅内压。

（2）配合医生做好合血、备皮、CT 检查等术前准备。

（3）如出现枕骨大孔疝，患者出现呼吸骤停，应配合医生进行气管插管，用呼吸机辅助呼吸，做好穿刺及手术准备。

（4）严密监测生命体征、瞳孔和意识状态的变化，每 1～2 h 检查一次，或遵医嘱检测并记录。

（二）胸部损伤患者的护理常规

1. 术前评估

（1）评估健康史。

① 一般情况：了解患者的年龄、性别、职业、经济状况、社会文化背景等。

② 外伤史：了解患者受伤时间与经过、受伤部位、暴力大小，有无恶心、呕吐，伤后意识状况，接受的处理情况。

③ 既往史：了解有无胸部手术史、服药史和过敏史等。

（2）评估身体状况。

① 症状与体征：评估生命体征是否平稳，是否有呼吸困难或发绀，有无休克或意识障碍，是否咳嗽（咳痰、痰量和性质），有无咯血（咯血次数和量）等。

② 辅助检查：根据胸部检查结果评估气胸的程度、性质及有无胸腔内器官损伤等。

③ 心理—社会状况：了解患者有无恐惧或焦虑、程度如何，患者及家属对损伤及预后的认知、心理承受能力及对本次损伤相关知识的了解程度。

2. 术后评估

（1）术中情况了解：手术、麻醉方式和效果、术中出血、补液、输血情况和术后诊断。

（2）身体状况评估：麻醉是否清醒，生命体征是否平稳，评估末梢循环、引流情况，有无出血、感染等并发症。

（3）心理—社会状况评估：有无不良情绪，能否配合进行术后早期活动和康复锻炼，是否了解出院后继续治疗的相关知识。

3. 常见护理诊断/问题

有气体交换障碍、疼痛、潜在并发症。

4. 护理措施

（1）非手术治疗的护理/术前护理：现场急救患者若出现危及生命的征象，护士应协同医师施以急救。

（2）开放性气胸：立即用敷料封闭胸壁伤口，使之成为闭合性气胸，阻止气体继续进入胸腔。

（3）闭合性或张力性气胸：对积气量多者,应立即协助医师行胸腔穿刺抽气或胸腔闭式引流保持呼吸道通畅。

（4）吸氧：对呼吸困难和发绀者,及时给予吸氧。

（5）有效咳嗽、排痰：及时清理口腔、呼吸道内的呕吐物、分泌物、血液及痰液等,保持呼吸道通畅,预防窒息。痰液黏稠不易咳出者,应用祛痰药物、超声雾化吸入,以稀释痰液,利于排出,必要时给予鼻导管吸痰。

（6）建立人工气道：对不能有效排痰或呼吸衰竭者,实施气管插管或气管切开给氧、吸痰或呼吸机辅助呼吸。

（7）体位：病情稳定者取半坐卧位,以使膈肌下降,有利于呼吸。

（8）缓解疼痛：患者因疼痛不敢咳嗽、咳痰时,协助或指导患者及其家属用双手按压患侧胸壁以减轻伤口震动产生的疼痛,必要时遵医嘱给予镇痛药。

（9）病情观察：动态观察患者的生命体征和意识等变化,重点观察患者呼吸的频率、节律、幅度、性质,有无胸闷、气促、呼吸困难、发绀和缺氧等症状,有无气管移位或皮下气肿的情况,是否发生低血容量性休克等。

（10）预防感染：有开放性伤口者,遵医嘱使用破伤风抗毒素及抗生素。

五、操作培训:胸腔闭式引流护理技术

项目	总分	技术操作要求	评分标准	扣分
仪表	5	仪表、着装符合护士礼仪规范。	1项不合要求,扣2分。	
操作前准备	8	（1）洗手,戴口罩; （2）核对医嘱单、执行单; （3）备齐用物,用物放置合理、有序,依次检查所备物品,保证安全有效: ① 治疗车上层:无菌手套2副、无菌胸腔引流瓶1个、止血钳2把、500 mL无菌生理盐水2瓶、水位线标识贴及更换日期标识贴、2.5%的碘伏、棉签1包、无菌治疗巾1块; ② 治疗车下层:弯盘、速干手消毒剂、医疗垃圾袋、生活垃圾袋。	未查对,扣3分; 物品缺1件,扣1分; 其余1项不合要求,扣1分。	
安全评估	12	（1）备齐用物,携至患者床旁,核对患者,询问患者姓名,查看床头牌、手腕带与执行单信息是否一致; （2）解释操作的目的、方法,了解患者的病情、合作程度及心理情况; （3）评估胸腔引流管是否妥善固定及置管日期,观察胸腔引流情况; （4）环境安静、整洁,温度适宜; （5）与患者沟通时语言规范,态度和蔼。	未核对,扣3分; 未核对床头牌、手腕带、患者,各扣1分; 核对患者姓名不规范,扣2分; 少评估1项,扣1分; 其余1项不合要求,扣1分。	

项目	总分	技术操作要求	评分标准	扣分
操作过程	65	(1)核对患者; (2)患者体位舒适、肢体摆放正确; (3)准备水封瓶:打开一次性无菌胸腔引流瓶外包装,取出引流瓶,安装漏斗和管路; (4)开启无菌生理盐水并向引流瓶注入,使引流瓶长管在液面下 3~4 cm; (5)在引流瓶的水位线平行位置贴一水位线标识贴,注明日期及水量; (6)将引流瓶妥善放置床边; (7)再次核对患者; (8)暴露引流管连接处; (9)用 2 把止血钳双重夹闭引流管; (10)铺一次性治疗巾,戴无菌手套,以引流管连接处为中心旋转式消毒外周,将引流管分离,用手套包裹将引流瓶放到医疗垃圾袋内; (11)戴无菌手套,给连接口末端切面及外周旋转式消毒,将胸腔引流瓶长管与引流管连接口相连; (12)保持引流瓶位置低于胸壁引流口平面60~100 cm; (13)松开止血钳; (14)密切观察患者的反应及引流管是否通畅(安全评估:管内可见水柱波动); (15)将引流瓶妥善固定; (16)撤一次性治疗巾,脱手套; (17)标签注明更换日期及时间并贴在引流瓶上端; (18)手消毒; (19)再次核对并签名; (20)询问患者的感受,观察引流液性状、量、颜色,向患者及其家属讲解引流瓶的使用及携带方法。	未核对1次,扣3分; 核对内容不全少1项,扣1分; 查对患者姓名不规范,扣2分; 操作方法不规范,扣5分; 无菌概念不清,扣2分; 污染1次,扣2分; 沾湿床单,扣2分; 操作过程中未询问患者感受,扣5分; 引流管不通畅而不查找原因,扣50分; 其余1项不合要求,扣1分。	
操作后	5	(1)协助患者取舒适卧位,整理床单位; (2)整理用物,洗手; (3)记录引流液的性状、量以及患者的反应;	1项不合理要求,扣2分。	
评价	5	(1)操作顺序正确、熟练; (2)患者无不适感觉; (3)操作时间 10 min。	操作时间每延长30 s,扣1分。	
合计	100			

(1)胸腔闭式引流的目的。

① 引流胸腔内的空气、血液和分泌物,避免引起肺不张及逆行性感染。

② 维持胸腔正常负压,预防手术后并发症。

③ 观察引流物的量、颜色及性状。

(2)胸腔闭式引流护理的注意事项如下。

① 术后患者若血压平稳,应取半卧位以利于引流。

② 水封瓶应位于胸部以下,不可倒转,维持引流系统密闭,接头牢固固定。

③ 保持引流管长度适宜,翻身活动时防止受压、打折、扭曲、脱出。

④ 保持引流管通畅,注意观察引流液的量、颜色、性状,并做好记录。如引流液量增多,及时通知医师。

⑤ 更换引流瓶时,应用止血钳夹闭引流管防止空气进入。注意保证引流管与引流瓶连接得牢固紧密,切勿漏气。操作时严格无菌操作。

⑥ 搬动患者时,应注意保持引流瓶低于胸膜腔。

⑦ 拔除引流管 24 h 内密切观察患者有无胸闷、憋气、呼吸困难、气胸、皮下气肿等。观察局部有无渗血、渗血,如有变化,及时报告医师处理。

·第二周培训内容·

一、护理制度培训:皮肤压疮管理制度

(1)一旦出现压疮高危患者,责任护士及时对患者进行全身皮肤状况评估,立即向护士长汇报,并将评估结果向患者及家属讲解清楚,预估患者在住院期间可能会发生不可避免的压疮,让患者及家属在压疮评估表上签字,以减少医疗纠纷的发生。

(2)护士长在 24 h 内亲自查看患者,组织护士根据患者的具体情况制定详细周密的护理计划。

(3)责任护士根据护理计划,积极采取有效的护理干预措施,从而使压疮发生率降低到最低限度。

(4)科室护理质控小组把压疮的护理纳入护理质量管理的范畴,从而进行有效的护理质量监督。

(5)业务部在 48 h 内对科室上报的每位压疮高危患者进行现场查房和指导,并做好记录,以全面提高患者的护理质量,确保患者生命安全。

二、专科知识培训

(一)白内障超声乳化术的护理

白内障是各种原因导致晶体囊受损害或晶体蛋白改变、晶体变混浊以致视力下降的一种眼病。

1. **病因机制**

最常见的原因：阳光和紫外线照射、老化、遗传、局部营养障碍、免疫与代谢异常、外伤、中毒、辐射等。

2. **临床表现**

临床表现为视力进行性减退、视物模糊。

3. **临床诊断**

临床可用裂隙灯检查进行诊断。

4. **护理诊断**

（1）感知紊乱、视力下降：与晶状体浑浊有关。

（2）有外伤的危险：与视力下降有关。

（3）有感染的危险：与血糖含量升高有关。

（4）潜在并发症：角膜水肿、眼内炎、继发性青光眼。

（5）知识缺乏：缺乏白内障自我护理知识。

（6）焦虑：与担心预后有关。

5. **护理评估**

（1）病史：是否外伤所致固定不动黑影、手术史、遗传因素、先天性等。

（2）辅助检查：眼部B超检查、眼底检查、血糖检查。

（3）症状：视力下降、晶体混浊、视物不清。

（4）心理社会反应：因视力下降、视物不清、生活自理能力差、生活质量欠佳出现焦虑、恐惧。

6. **主要问题**

视物不清，生活自理能力差；情绪低落，怕治疗及手术失明；对疾病及手术的认识程度不够；有经济负担与困难。

7. **护理措施**

患者入院时热情接待，向其介绍主管医生、护理人员及周围住院环境。教会患者使用传呼系统便于及时得到护士的帮助，做好三大常规的检查和血糖测定，每日3～4次使用抗生素滴眼。指导患者做眼球转动训练。

（1）术前护理：① 冲洗泪道及结膜囊，术前一天及术前当天各1次。② 每次洗眼后加滴抗生素眼液。③ 术前散瞳：每5 min滴一次散瞳剂，术前1～2 h开始。④ 术前10 min滴表面麻药3～4次，同时做手术配合指导，介绍术前注意事项。⑤ 服饰：避免套头、高领的衣服，以免术后更衣困难或触及术眼。⑥ 饮食：手术当日可正常饮食但不宜过饱。⑦ 药物：患有哮喘、高血压、糖尿病等需经常服用某种药物或有药物过敏的应预先告知医生，手术当日亦要常规服用该类药物。⑧ 义齿、贵重物品、饰物应先摘下放在家中。⑨ 手术当日应由家人陪同于约定时间到达，如有特殊原因不能接受手术的请通知医护人员，以便做相应的处理。⑩ 手术时的配合：手术进行时应保持安静，如有不适、需咳嗽或移动体位请先告知医护人员。

（2）术后护理。① 体位：取仰卧位或侧卧位，术后当天充分休息。② 饮食：进食营养丰富、易消化食物，保持大便通畅防止便秘。禁食辛辣刺激食物。③ 敷料：保持敷料清洁、干燥。④ 卫生：避免灰尘、水进入眼内；勿自行将纱布拆开或用手揉搓术眼；需要时可用棉签。⑤ 防震：避免低头、剧烈运动；避免咳嗽、打喷嚏，以免影响伤口和眼内容物。切勿揉眼，防止碰撞，不对眼施加压力。⑥ 病情：观察术眼有无出血、疼痛、视力突然模糊，如有异常及时通知医师。⑦ 用药：遵医嘱用消炎、止痛药。⑧ 两周内避免肥皂水、脏水进入眼内，3 个月不做剧烈运动。⑨ 术后 1 周内按医嘱使用眼液，并按时滴用。

8. 出院指导

术后半月内不能洗头，眼内勿进水。术后 1 个月遵医嘱用激素及抗生素眼药及其他药物。长期使用激素者注意眼压情况，避免产生激素性青光眼。遵医嘱用消炎药，若出现疼痛、发红、看灯光有彩色光环等症状及时治疗。一般 1 个月后可正常工作和学习。控制读写和看电视时间，每隔 0.5 h 应闭眼休息、做眼保健操，也可到户外活动几分钟。1 个月内应避免剧烈运动（尤其是低头动作），避免过度劳累，防止感冒。术后 3 个月应到医院常规检查并做屈光检查，有屈光变化者可验光配镜加以矫正。饮食起居要规律，注意劳逸结合、锻炼身体。保持大便通畅，少吃刺激性食物，忌烟、酒，多吃水果及蔬菜。保证睡眠充足，有失眠症或神经衰弱者应用镇静安眠药或中成药调理。心胸要开阔，遇到不顺心的事或烦恼的家庭琐事要注意控制情绪，保持愉快的心情。加强用眼卫生，平时不用手揉眼，不用不洁手帕、毛巾擦眼、洗眼。积极防治慢性病（包括眼部的疾患）及全身性疾病（尤其是糖尿病要及时有效地控制血糖），防止病情的进一步发展。

9. 健康指导

（1）适当的运动，术后三个月内避免重体力劳动。

（2）指导患者用药：点眼方法、次数、药物的保存。

（3）避免揉眼睛，过度用眼及弯腰、低头。

（4）保持眼的卫生，不用脏毛巾擦眼。

（5）加强营养，少食刺激性强的食物。

（6）适当做眼保健操，减轻视力疲劳。

（7）定期门诊随访。

10. 护理评价

（1）患者对自己的疾病有一定的认知程度。

（2）患者对术前、术后配合的目的有一定的了解。

（3）忧虑、焦虑心情逐渐减轻。

（4）患者对专科护士感到满意。

（5）康复后预防指导满意。

（6）患者对人工晶体植入后自我保健知识的掌握程度。

(二)颌面外伤患者的护理

1. 评估要点

(1)评估患者张口及咀嚼功能。

(2)评估患者病情及心理变化。

2. 护理要点

(1)术前护理:① 执行口腔外科疾病一般护理常规。② 注意耳、鼻是否流出血样或清亮液体,如是,应高度怀疑脑脊液漏存在。③ 勿冲洗鼻腔和耳朵,禁用棉球填塞,勿用力擤鼻涕,防止咳嗽及喷嚏,以免引起颅内感染。④ 备皮,术前6 h禁饮食,根据医嘱术前用药。

(2)术后护理:① 执行口腔外科疾病术后护理常规。② 进食高蛋白、易消化、富含营养的流质饮食,少食多餐,用吸管吸吮,食物由磨牙后区进入口腔,口内固定装置拆除后,进食易于吞咽的食物。③ 注意口腔颌面部及内固定装置,如有压痛、松脱、移位、结扎钢丝断裂端刺伤牙龈时,及时通知医生进行处理。④ 保持口腔清洁,饭后漱口,每日口腔护理3次。⑤ 应用抗生素预防感染。

(3)健康教育:① 口内固定装置拆除后,指导患者进行张口练习及咀嚼功能训练。② 指导患者保持口腔清洁,饭后漱口,预防口腔感染。③ 注意勿冲洗鼻腔和耳朵,禁用棉球填塞,勿用力擤鼻涕,防止咳嗽及喷嚏,以免引起颅内感染。

三、操作培训:背部皮肤护理技术

项目	总分	技术操作要求	评分标准	扣分
仪表	5	仪表、着装符合护士礼仪规范。	1项不合要求,扣2分。	
操作前准备	8	(1)洗手,戴口罩; (2)核对医嘱单、执行单; (3)备齐用物,用物放置合理、有序,依次检查所备物品,保证安全有效: ① 治疗车上层:执行单、小毛巾、浴巾、按摩油、润肤乳; ② 治疗车下层:脸盆(内盛50 ℃～52 ℃水)、弯盘、速干消毒剂、医疗垃圾袋、生活垃圾袋。	未核对,扣3分; 其余1项不合要求,扣1分。	
安全评估	12	(1)备齐用物携至床旁,核对患者。询问患者姓名,查看床头牌、手腕带与执行单是否一致; (2)解释操作目的、方法,评估患者的病情、意识、合作程度; (3)环境安静、整洁,光线明亮,关门窗、围屏风、调节室温;	未核对,扣3分; 未核对床头卡、手腕带、患者信息,各扣2分; 核对不规范,扣2分; 少评估1项,扣1分;	

项目	总分	技术操作要求	评分标准	扣分
		（4）正确评估患者背部皮肤情况及受压程度； （5）与患者沟通时语言规范，态度和蔼。	其余1项不合要求，扣1分。	
操作过程	65	（1）将盛温水的脸盆放于床旁凳上； （2）松开床尾盖被，不过多暴露患者； （3）协助患者取侧卧或俯卧位，背向护士； （4）妥善安置各种导管； （5）脱掉一侧衣袖，脱裤至臀下，暴露患者肩部、背部及臀部； （6）将1/3浴巾纵向铺于患者身下，其余部分覆盖于身上； （7）用温水毛巾擦洗患者颈部、肩部、背部和臀部； （8）取适量按摩油置于手掌心，双手掌对搓，以手掌的大、小鱼际做按摩； （9）先将手掌放于骶骨部位，以环形方式按摩，从臀部沿脊柱旁向肩部按摩，按摩肩部时用力稍轻，再从肩部沿背部的两侧按摩至髂嵴部位，勿将手离开患者皮肤，至少持续按摩3 min； （10）取按摩油至拇指指腹，双拇指指腹对搓，由骶尾部开始沿脊柱按摩至第7颈椎处，继续向下按摩至骶尾部； （11）按摩毕，用浴巾将背部过多的酒精（或按摩油）擦净； （12）背部皮肤涂润肤乳； （13）撤下浴巾，穿好衣裤，协助患者取舒适卧位； （14）手消毒； （15）核对并签名； （16）询问患者的感受，交代注意事项。	未核对，扣3分； 翻身方法不正确、着力点不正确，各扣3分； 翻身时拖拉患者1次，扣2分； 擦洗时浸湿床单1次，扣1分； 按摩顺序错误1次，扣5分； 拇指指腹着力点不合要求，扣2分； 按底部位错误1次，扣10分； 酒精浓度不合适，扣1分； 其余1项不合要求，扣1分。	
操作后	5	（1）整理床单位，撤去屏风或拉开隔帘； （2）正确处理物品； （3）洗手，记录。	1项不符合要求，扣1分。	
评价	5	（1）患者舒适，身体位置稳定、省力； （2）动作轻稳、准确、节力； （3）操作时间10 min。	操作时间每延长30 s，扣1分。	
合计	100			

（1）背部皮肤护理的目的如下。

① 促进皮肤血液循环，预防压力性损伤等并发症的发生。② 观察患者的一般情况以及皮肤有无破损，满足患者的身心需要。

（2）背部皮肤护理的注意事项如下。

① 操作过程中,注意监测患者的心率、血压及呼吸情况,如有异常立即停止操作。
② 护士在操作时,应符合人体力学原则,注意节时省力。

·第三周培训内容·

一、专科知识培训

(一)脑挫裂伤患者的护理

脑挫裂伤是常见的原发性脑损伤,既可发生于着力部位,也可在对冲部位。脑挫裂伤包括脑挫伤及脑裂伤,前者指脑组织遭受破坏较轻,软脑膜完整;后者指软脑膜、血管和脑组织同时有破裂,伴有外伤性蛛网膜下隙出血(traumatic subarachnoid hemorrhage)。两者常同时存在,合称为脑挫裂伤。

1. **病理生理**

脑挫裂伤轻者仅见局部软脑膜下皮质散在点片状出血。较重者损伤范围较广泛,常有软脑膜撕裂,深部白质亦受累。严重者脑皮质及其深部的白质广泛挫碎、破裂、坏死、局部出血、水肿,甚至形成血肿。脑挫裂伤的继发性改变脑水肿和血肿形成具有更为重要的临床意义。早期的脑水肿多属于血管源性,一般伤后3～7 d发展到高峰,期间易发生颅内压增高甚至脑疝。伤情较轻者,脑水肿可逐渐消退,病灶区日后可形成瘢痕、囊肿或与硬脑膜粘连,成为外伤性癫痫(traumatic epilepsy)的原因之一;若蛛网膜与软脑膜粘连影响脑脊液循环,可形成外伤性脑积水(traumatic hydrocephalus);广泛的脑挫裂伤在数周后可形成外伤性脑萎缩(traumatic brain atrophy)。

2. **临床表现**

脑挫裂伤患者的临床表现可因损伤部位、范围、程度不同而相差悬殊。轻者仅有轻微症状,重者深昏迷,甚至迅速死亡。

（1）意识障碍:是脑挫裂伤最突出的症状之一,伤后立即发生,持续时间长短不一,绝大多数超过半小时,常持续数小时、数日不等,甚至发生迁延性昏迷,与脑损伤程度轻重相关。

（2）头痛、恶心、呕吐:是脑挫裂伤最常见的症状。疼痛可局限于某一部位(多为着力部位),亦可为全头性疼痛,间歇或持续性,在伤后1～2周最明显,以后逐渐减轻,可能与蛛网膜下隙出血、颅内压增高或脑血管运动功能障碍有关。伤后早期的恶心、呕吐可由受伤时第四脑室底的呕吐中枢受到脑脊液冲击、蛛网膜下隙出血对脑膜的刺激或前庭系统受刺激引起,较晚发生的呕吐大多由于颅内压变化而造成。

（3）生命体征变化:轻度和中度脑挫裂伤患者的血压、脉搏、呼吸多无明显改变。严重脑挫裂伤,由于脑水肿和颅内出血引起颅内压增高,出现血压升高、脉搏缓慢、呼吸深而慢,严重者呼吸、循环功能衰竭。伴有下丘脑损伤者,可出现持续高热。

(4)局灶症状与体征:脑皮质功能区受损时,伤后立即出现与脑挫裂伤部位相应的神经功能障碍症状或体征,如语言中枢损伤出现失语,运动区受损伤出现对侧瘫痪。但额叶和颞叶前端等"哑区"损伤后,可无明显局灶症状或体征。

3. 辅助检查

(1)影像学检查 CT 能清楚地显示脑挫裂伤的部位、范围和程度,是目前最常应用、最有价值的检查手段。此外,根据 CT 检查,还可了解脑室受压、中线结构移位等情况。MRI 检查一般很少用于急性颅脑损伤的诊断。但对较轻的脑挫伤灶的显示,MRI 优于CT。X 线检查虽然不能显示脑挫裂伤,但可了解有无骨折,对着力部位、致伤机制、伤情判断有一定意义。

(2)腰椎穿刺检查脑脊液是否含血,可与脑震荡鉴别,同时可测定颅内压或引流血性脑脊液以减轻症状。但对颅内压明显增高者,禁用腰椎穿刺。

4. 处理原则

(1)非手术治疗:包括防治脑水肿,保持呼吸道通畅,加强营养支持,处理高热、躁动和癫痫,做好脑保护、促苏醒和功能恢复治疗。

(2)手术治疗:若经非手术治疗无效或病情恶化出现脑疝征象时,及时手术去除颅内压增高的原因,解除脑受压。常用手术方法包括脑挫裂伤灶清除、额极或颞极切除、去骨瓣减压术或颞肌下减压术。

5. 护理评估

(1)评估健康史。

① 一般情况:了解患者年龄、性别等。② 外伤史:详细了解受伤时间、致伤原因、受伤时情况;患者受伤后有无昏迷和近事遗忘、昏迷时间长短,有无中间好转或清醒期;受伤当时有无口、鼻、外耳道出血或脑脊液漏;有无呕吐及其次数,有无大小便失禁、肢体瘫痪等情况;了解受伤后患者接受过何种处理。③ 既往史:了解患者既往健康状况。

(2)评估身体状况。

① 症状与体征:评估患者头部外伤情况,呼吸道是否通畅。评估患者生命体征、意识状态、瞳孔及神经系统体征的变化,了解患者是否出现颅内压增高和脑疝症状。评估患者营养状态。

② 辅助检查:了解影像学检查结果,判断脑损伤类型和严重程度。

(3)评估心理—社会状况。

了解患者及家属的心理反应,神志清醒者伤后有无"情绪休克",即对周围事物反应平淡,对周围环境不能清晰感知;"情绪休克"期过后,患者有无烦躁、焦虑;恢复期患者有无悲观、自卑心理,能否顺利回归社会。评估家属对患者的支持能力,有无情绪紧张,是否为预后和经济负担而担忧。

6. 常见护理诊断/问题

（1）清理呼吸道无效：与脑损伤后意识障碍有关。

（2）意识障碍：与脑损伤内压增高有关。

（3）营养失调：低于机体需要量，与脑损伤后高代谢呕吐、高热等有关。

（4）躯体移动障碍：与脑损伤后意识和体功能障碍及长期卧床有关。

（5）潜在并发症：颅内压增高、脑疝。

7. 护理目标

（1）患者呼吸道保持通畅，呼吸平稳，无误吸发生。

（2）患者意识无障碍或意识清醒。

（3）患者的营养状况维持良好。

（4）患者未发生肢体挛缩畸形及功能障碍。

（5）患者未发生并发症，或并发症得到及时发现和处理。

8. 护理措施

（1）急救护理：对颅脑损伤救护时应做到保持呼吸道通畅，使患者平卧，抬高头部，注意保暖，禁用吗啡止痛。记录受伤经过和检查发现的阳性体征、急救措施及使用的药物。

（2）保持呼吸道通畅：脑损伤患者都有不同程度意识障碍，丧失正常的咳嗽反射和吞咽功能，容易发生误咽误吸，或下颌松弛导致舌后坠等原因引起呼吸道梗阻。呼吸道梗阻可加重脑水肿，使颅内压进一步升高，导致病情恶化。因此，保持呼吸道通畅是脑挫裂伤处理中的一项重要措施。

① 及时清除呼吸道异物：及时清除咽部的血块和呕吐物，并注意吸痰。如发生呕吐，及时将患者的头转向一侧以免误吸。

② 开放气道，维持呼吸功能，舌后坠者放置口咽通气管，必要时气管插管或气管切开。呼吸减弱并潮气量不足不能维持正常血氧者，及早使用呼吸机辅助呼吸。

③ 加强呼吸道管理：保持室内适宜的温湿度，加强湿化，避免呼吸道分泌物过于黏稠，以利排痰。建立人工气道者，加强气道管理。必要时遵医嘱给予抗生素，防止呼吸道感染。

（3）一般护理。

① 体位：对意识清者抬高床头 $15° \sim 30°$，以利于颅内静脉回流。昏迷患者或吞咽功能障碍者取侧卧位或侧俯卧位，以免呕吐物、分泌物误吸。

② 营养支持：创伤后的应激反应使分解代谢增强，血糖水平升高，乳酸堆积，后者可加重脑水肿。因此，必须及时、有效补充能量和蛋白质以减轻机体损耗。

早期可采用肠外营养，经静脉输入 5% 或 10% 的葡萄糖溶液、10% 或 20% 的脂肪乳剂、复方氨基酸液、维生素等。

一般经 $3 \sim 4$ d，肠蠕动恢复后，即可经鼻胃管补充营养。

少数患者由于呕吐、腹泻或消化道出血,长时间处于营养不良状态,可经静脉输入高浓度高营养液体。

昏迷患者禁食,每日静脉输液 1 500～2 000 mL,其中含钠电解质 500 mL,输液速度不可过快。个别长期昏迷者,可考虑行胃造瘘术。

成人每日供给总热能为 8 400 kJ,每千克体重 1～1.5 g 蛋白质,同样应控制盐和水的摄入量。

患者意识好转出现吞咽反射时,可耐心地经口试喂食,开始时喂蒸蛋、藕粉等流质食物为宜。

③ 降低体温:呼吸道、泌尿系统及颅内感染均可导致体温升高,脑干或下丘脑损伤常引起中枢性高热。高热使机体代谢增强,加重脑组织缺氧,及时处理。应采取降低室温、头部戴冰帽、使用冰毯等物理降温,物理降温无效或有寒战时,遵医嘱给予药物降温或亚低温冬眠疗法。

④ 躁动的护理:引起躁动的原因很多,如头痛、呼吸道不通畅、尿潴留、便秘、被服被大小便浸湿、肢体受压等,须查明原因,及时排除,慎用镇静剂,以免影响观察病情。应特别警惕躁动可能为脑疝发生前的表现。对躁动患者不可强加约束,避免因过分挣扎使颅内压进一步增高,加床栏保护并让其戴手套,以防坠床和抓伤,必要时由专人护理。

9. 病情观察

根据病情,观察生命体征、意识状态、瞳孔、神经系统体征等情况,观察有无剧烈头痛、频繁呕吐等颅内压增高的症状。

(1)生命体征:为避免躁动对测量结果的影响,在测量时先测呼吸再测脉搏、最后测血压。

① 脉搏、呼吸、血压:颅内压增高时常出现"两慢一高",以及进行性意识障碍,属于代偿性生命体征改变,注意加强观察,警惕颅内血肿或脑疝发生;枕骨大孔疝患者可突然发生呼吸心跳停止;闭合性脑损伤呈现休克征象时,应检查有无内脏出血,如迟发性脾破裂、应激性溃疡出血等。

② 体温:伤后早期,由于组织创伤反应,可出现中等程度发热;若损伤累及间脑或脑干,可导致体温调节紊乱,出现体温不升或中枢性高热;伤后即发生高热,多系视丘下部或脑干损伤;伤后数日体温升高,常提示有感染性并发症。

(2)意识状态:反映大脑皮层和脑干的功能状态,评估时采取相同的语言和痛刺激,对患者的反应进行动态分析以判断有无意识障碍及其程度。一般伤后立即昏迷是原发性脑损伤;伤后清醒后转为昏迷或意识障碍不断加深是颅内压增高形成脑疝的表现;躁动患者突然昏睡应怀疑病情恶化。目前,通用格拉斯哥昏迷评分法对患者进行评分,用量化方法来反映意识障碍的程度。

(3)瞳孔变化:对比两侧瞳孔的大小、形状和对光反射,同时注意观察两侧眼裂大小、眼球的位置和运动情况。伤后立即出现一侧瞳孔散大,是原发性动眼神经损伤所致;

伤后瞳孔正常,以后一侧瞳孔先缩小继之进行性散大,并且对光反射减弱或消失,是小脑幕切迹疝的眼征;双侧瞳孔散大,对光反射消失,眼球固定伴深昏迷或去皮质强直,多为原发性脑干损伤或临终表现;双侧瞳孔大小形状多变,对光反射消失,伴眼球分离或异位,常是中脑损伤的表现;眼球不能外展且有复视者,多为展神经受损;眼球震颤常见于小脑或脑干损伤。此外,要注意伤后使用某些药物会影响瞳孔的观察,如使用阿托品、麻黄碱使瞳孔散大,吗啡、氯丙嗪使瞳孔缩小。

(4)神经系统体征:原性损伤引起的偏瘫等局性症状,在受伤当时已出现,且不再继续加重;伤后一段时间出现或继续加重的肢体偏瘫,同时伴有意识障碍和瞳孔变化,多是小脑幕切迹疝压迫中脑的大脑脚,损害其中的锥体束纤维所致。

(5)其他:颅内压增高时,表现为剧烈头痛,频繁呕吐。脑疝形成时,常在躁动时无脉搏增快。注意 CT 和 MRI 检查结果以及颅内压监测情况。

10. 用药护理

(1)使用降低颅内压药物(如脱水剂、利尿药、肾上腺皮质激素)减轻脑水肿、降低颅内压力。观察用药后的病情变化,为医师调整应用脱水剂间隔时间提供依据。

(2)保护脑组织和促进脑苏醒药物,巴比妥类(或巴比或硫喷钠)有清除自由基、降低脑代谢率的作用,可改善脑缺血缺氧,有益于重型脑损伤的治疗。大剂量应用此类药物时,可引起严重的呼吸抑制和呼吸道引流不畅,使用中应严密监视患者的意识、脑电图、血药浓度及呼吸情况。神经节苷脂(GM_1)、胞磷胆碱、乙酰谷酰胺等药物有助于患者苏醒和功能恢复。此类药物宜缓慢静脉滴注,使用中注意观察药物作用和不良反应。

(3)疼痛时给予镇静镇痛药物,但禁用吗啡等麻醉镇痛剂,以免抑制呼吸中枢。

11. 并发症的护理

(1)压疮:加强皮肤护理,保持皮肤清洁、干燥,定时翻身预防压疮,尤其注意骶尾部、足跟、耳廓等骨隆突部位;消瘦者伤后初期及高热者需每小时翻身 1 次,长期昏迷、一般情况较好者可每 3～4 h 翻身 1 次。

(2)呼吸道感染:保持室内适宜的温度和湿度,注意消毒隔离,保持口腔清洁,定时翻身、叩背和吸痰,保持呼吸道通畅,呕吐时防止误吸,预防呼吸道感染。

(3)废用综合征:四肢关节保持功能位,每日做四肢被动活动和肌肉按摩 3 次,以防关节僵硬和肌肉挛缩。

(4)泌尿系统感染:昏迷患者常有排尿功能紊乱,需要留置导尿管,注意预防发生泌尿系统感染。导尿过程中严格遵守无菌操作,每日定时消毒尿道口;需长期导尿者,宜行耻骨上膀胱造瘘术。

(5)便秘:若患者发生便秘可用缓泻剂,必要时戴手套抠出干硬粪便,勿用大量高压灌肠,以免加重颅内压增高而诱发脑疝。

(6)暴露性角膜炎眼睑闭合不全者,涂眼药膏保护角膜;无须随时观察瞳孔时,可用纱布遮盖上眼睑,甚至行眼睑缝合术。

（7）外伤性癫痫：任何部位脑损伤都可能引起癫痫，早期癫痫发作的原因是颅内血肿、脑挫裂伤、蛛网膜下隙出血等；晚期癫痫发作主要是脑的瘢痕、脑萎缩、感染、异物等引起。预防癫痫发作可用苯妥英钠 100 mg，每日 3 次。癫痫发作者给予地西泮 10～20 mg，静脉缓慢注射，直至抽搐停止，并坚持服用抗癫痫药物控制发作。保证患者睡眠，避免情绪激动，预防意外受伤。

（8）蛛网膜下隙出血：因脑裂伤所致，患者可有头痛、发热、颈项强直等"脑膜刺激"的表现，可遵医嘱给予解热镇痛药物对症处理。病情稳定，排除颅内血肿及颅内压增高、脑疝后，为解除头痛可行腰椎穿刺，放出血性脑脊液。

（9）消化道出血：多因下丘脑或脑干损伤引起的应激性溃疡所致，大量使用糖皮质激素也可诱发。除遵医嘱补充血容量、停用激素外，还应使用止血药和抑制胃酸分泌的药物，如奥美拉唑、雷尼替丁等。及时清理呕吐物，避免发生误吸。

（10）颅内压增高和脑疝：参见颅内压增高及脑疝患者的护理相关内容。

12. 手术前后的护理

除继续做好上述护理外，应做好紧急手术前常规准备。

（1）手术前：手术前 2 h 内剃净头发，洗净头皮，待术中再次消毒。

（2）手术后：① 小脑幕上开颅术后，取健侧或仰卧位，避免切口受压；小脑幕下开颅术后，应取侧卧或侧俯卧位。② 病情观察：严密观察意识、生命体征、瞳孔、肢体活动等情况，及时发现术后颅内出血、感染、癫痫以及应激性溃疡等并发症。③ 引流管护理：手术中常放置引流管，如脑室引流、创腔引流、硬脑膜下引流等，护理时严格注意无菌操作，预防颅内逆行感染，妥善固定，保持引流通畅，观察并记录引流液的颜色、性质和量。④ 搬运患者时动作轻稳，防止头部转动或受震荡，搬动患者前后应观察呼吸、脉搏和血压的变化。

13. 康复护理

脑外伤后早期进行康复训练有助于改善脑功能，促进运动反射的重新建立及意识恢复，其中包括被动运动和音乐疗法等。被动运动主要是保持肢体处于功能位，在各关节活动的范围内进行屈曲、伸展、外展等关节活动。

14. 心理护理

向患者或家属说明病情及治疗方法、护理措施，以稳定其情绪，配合治疗和护理。病情稳定后，神经系统功能恢复进展缓慢，需长时间进行精心地护理和康复训练，此时患者及家属易产生焦虑、烦躁情绪，医护人员要帮助患者树立康复的信心，鼓励坚持功能锻炼；指导家属务必让患者时刻感到被关怀、理解和支持，增强患者的自信心。

15. 健康教育

（1）康复训练：对存在失语、肢体功能障碍或生活不能自理者，当病情稳定后即开始康复锻炼。对患者耐心指导，制定合适目标，帮助患者努力完成，一旦康复有进步，患者会产生成功感，树立起坚持锻炼和重新生活的信心。

（2）控制癫痫：有外伤性癫痫者，应按时服药控制症状，在医师指导下逐渐减量直至停药，不可突然中断服药。癫痫患者不宜单独外出或做有危险的活动（游泳等），以防发生意外。

（3）生活指导：对重度残障者的各种后遗症应采取适当的治疗，鼓励患者树立正确的人生观，指导其部分生活自理；指导家属生活护理方法及注意事项。去骨瓣减压者，外出时需戴安全帽，以防意外事故挤压减压窗。

（4）出院指导：要教会出院后继续鼻饲者的家属鼻饲饮食的方法和注意事项。

16. 护理评价

（1）呼吸道通畅，呼吸平稳，无误吸发生。

（2）意识障碍程度减轻或意识清醒。

（3）营养状况良好。

（4）患者能配合功能锻炼，未发生肢体挛缩畸形。

（5）并发症得以预防，或得到及时发现和处理。

（二）颅内血肿

颅内血肿是颅脑损伤中最常见、最严重、可逆性的继发病变，发生率约占闭合性颅脑损伤的10%和重型颅脑损伤的40%～50%。由于血肿直接压迫脑组织，引起局部脑功能障碍及颅内压增高，如不能及时诊断处理，多因进行性颅内压增高，形成脑疝而危及生命。

1. 分类

（1）按症状出现的时间分类：急性血肿（3日内出现症状）、亚急性血肿（伤后3日～3周出现症状）、慢性血肿（伤后3周以上才出现症状）。

（2）按血肿所在部位分类：硬膜外血肿（Epiduralhematoma，EDH），硬脑膜下血肿（Sbdural hematoma，SDH）和脑内血肿（Intracerebral hematoma，ICH）。

2. 病因与病理

（1）硬脑膜外血肿：约占外伤性颅内血肿的30%，大多属于急性型，可发生于任何年龄，但少见于小儿。硬脑膜外血肿与颅骨损伤有密切关系，可因骨折或颅骨的短暂变形撕裂位于骨沟内的硬脑膜中动脉或静脉窦而引起出血，或骨折的板障出血。少数患者并无骨折，其血肿可能与外力造成硬脑膜与颅骨分离，硬脑膜表面的小血管被撕裂有关。硬膜外血肿多见于颅盖骨折，以颞部、额顶部和颞顶部多见。

（2）硬脑膜下血肿：约占外伤性颅内血肿的40%，多属于急性或亚急性型。急性和亚急性硬脑膜下血肿的主要出血来源是脑皮质血管，大多由对冲性脑挫裂伤所致，好发于额极、颞极及其底面；一种较少见的血肿是大脑表面回流到静脉窦的桥静脉或静脉窦本身撕裂所致，范围较广。慢性硬脑膜下血肿的出血来源和发病机制尚不完全清楚。此症好发于老年人，多有轻微头部外伤史。部分患者无外伤，可能与营养不良、维生素C

缺乏、硬脑膜出血性或血管性疾病等相关。此类血肿常有厚薄不一的包膜。

（3）脑内血肿：比较少见,在闭合性脑损伤中的发生率为 0.5%～1.0%。常与枕部着力时的额、颞对冲性脑挫裂伤同时存在,少数位于着力部位。脑内血肿有 2 种类型：① 浅部血肿多由挫裂的脑皮质血管破裂所致,常与硬脑膜下血肿同时存在,多伴有颅骨凹陷骨折,多位于额极、颞极及其底面；② 深部血肿系脑深部血管破裂引起,脑表面无明显挫裂伤,很少见。

3. 临床表现

头部外伤后,若有原发性脑损伤,先出现脑震荡或脑挫裂伤的症状,当颅内血肿形成后压迫脑组织,出现颅内压增高和脑疝的表现。但不同部位的血肿有其各自的特点。

（1）硬脑膜外血肿：① 进行性意识障碍为颅内血肿的主要症状,其变化过程与原发性脑损伤的轻重和血肿形成的速度密切相关。其主要有以下三种类型。

第一,原发脑损伤轻,伤后无原发昏迷,待血肿形成后开始出现意识障碍（清醒→昏迷）。

第二,原发脑损伤略重,伤后一度昏迷,随后完全清醒或好转,经过一段时间因颅内血肿形成,颅内压增高使患者再度出现昏迷,并进行性加重（昏迷→中间清醒或好转→昏迷）,即存在"中间清醒期"。

第三,原发脑损伤较重,伤后昏迷进行性加重或持续昏迷。因为硬脑膜外血肿患者的原发脑损伤一般较轻,所以大多表现为前两种情况。

② 颅内压增高及脑疝表现：患者在昏迷前或中间清醒期常有头痛、呕吐等颅内压增高症状,颅内血肿所致的颅内压增高达到一定程度,便可形成脑疝。幕上血肿大多先形成小脑幕切迹疝,除意识障碍外,出现瞳孔改变,早期因动眼神经受到刺激,患侧瞳孔缩小,随即由于动眼神经受压,患侧瞳孔散大,对侧肢体偏瘫进行性加重；若脑疝继续发展,脑干严重受压,中脑动眼神经核受损,则双侧瞳孔散大。幕上血肿者大多先经历小脑幕切迹疝,然后合并枕骨大孔疝,故严重的呼吸循环障碍常发生在意识障碍和瞳孔改变之后。幕下血肿者可直接发生枕骨大孔疝,较早发生呼吸骤停。

③ 神经系统体征：伤后立即出现的局灶症状和体征,多为原发脑损伤的表现。单纯硬脑外血肿,除非血肿压迫脑功能区,否则早期较少出现体征。但当血肿增大引起小脑幕切迹疝时,则可出现对侧锥体束征。脑干受压严重时导致去大脑强直。

（2）硬脑膜下血肿。

① 急性或亚急性硬脑膜下血肿：因多数与脑挫裂伤和脑水肿同时存在,故表现为伤后持续昏迷或昏迷进行性加重,少有"中间清醒期",较早出现颅内压增高和脑疝症状。

② 慢性硬脑膜下血肿：病情进展缓慢,病程较长。临床表现差异很大,主要表现为以下三种类型。

第一,慢性颅内压增高症状。

第二,偏瘫、失语、局限性癫痫等局灶症状。

第三,头昏、记忆力减退精神失常等智力障碍和精神症状。

(3)脑内血肿:常与硬脑膜下血肿同时存在,临床表现与脑挫裂伤和急性硬脑膜下血肿的症状很相似,以进行性加重的意识障碍为主。

4. 辅助检查

CT检查有助于明确诊断。

(1)硬脑膜外血肿:表现为颅骨内板与硬膜之间双凸镜形或弓形高密度影,CT检查还可了解脑室受压和中线结构移位的程度及并存的脑挫裂伤、脑水肿等情况,应及早应用于疑有颅内血肿患者的检查。

(2)硬脑膜下血肿:① 急性和亚急性硬脑膜下血肿表现为脑表面新月形高密度、混杂密度或等密度影,多伴有脑挫裂伤和脑受压。② 慢性硬脑膜下血肿,CT可见脑表面新月形或半月形低密度或等密度影。

(3)脑内血肿:表现为脑挫裂伤区附近或脑深部白质内类圆形或不规则高密度影,周围有低密度水肿区。

5. 处理原则

(1)硬脑膜外血肿。

① 非手术治疗:凡伤后无明显意识障碍,病情稳定,CT所示幕上血肿量<40 mL,幕下血肿量<10 mL,中线结构移位<10 cm者,可在密切观察病情的前提下,采用脱水降颅内压等非手术治疗。治疗期间一旦出现颅内压进行性升高、局灶性脑损害、脑疝早期症状,应紧急手术。

② 手术治疗:急性硬脑膜外血肿原则上一经确诊应立即手术,可根据CT所见采用骨瓣或骨窗开颅,清除血肿,妥善止血。要求24~48 h手术,目前多主张采用CT定位钻孔加尿激酶溶解血肿碎吸引流术,此法简单易行,对脑组织损伤小,但有时清除积血不彻底,必要时行开颅血肿清除术加去骨瓣减压术。血肿清除后,如硬脑膜张力高或疑有硬脑膜下血肿,应切开硬脑膜探查。对少数病情危急,来不及做CT等检查者,应直接手术钻孔探查,再扩大成骨窗清除血肿。

(2)硬膜下血肿:急性和亚性硬膜下血肿的治疗原则与硬膜外血肿相同。慢性硬膜下血肿若已经形成完整包膜且有明显症状者,可采用颅骨钻孔引流术,术后在包膜内放置引流管继续引流,利于脑组织膨出和消灭死腔,必要时冲洗。

(3)脑内血肿治疗与硬脑膜下血肿相同,多采用骨瓣或骨窗开颅。对少数深部血肿,颅内压增高显著,病情进行性加重,也应考虑手术。

5. 护理措施

颅内血肿为继发性脑损伤,故在护理中首先要根据病情做好原发性脑损伤的相关护理措施。此外,根据颅内血肿的类型和特点做好以下护理工作。

(1)病情观察:颅内血肿患者多数可因血肿逐渐形成、增大而导致颅内压进行性增高。在护理中,应严密观察患者的意识状态、生命体征、瞳孔变化、神经系统体征等,一旦发现颅内压增高迹象,立即采取降颅内压措施,同时做好术前准备。对于术后患者,重点观察血肿清除效果。

(2)引流管的护理:对留置引流管者加强引流管的护理。① 患者取平卧位或头低足高侧卧位,以利于引流。② 保持引流通畅,引流袋应低于创腔 30 cm。③ 保持无菌,预防逆行感染。④ 观察引流液的颜色、性状和量。⑤ 尽早拔管,术后 3 d 左右行 CT 检查,血肿消失后可拔管。

(三)肋骨骨折

肋骨骨折(Rib fracture)是最常见的胸部损伤,指暴力直接或间接作用于肋骨,使肋骨的完整性和连续性中断。第 1~3 肋骨粗短,且有锁骨、肩胛骨保护,不易发生骨折,一旦骨折说明致伤暴力巨大,常合并锁骨、肩胛骨骨折和颈部,腋部血管神经损伤。第 4~7 肋骨长而薄,最易折断。第 8~10 肋骨前端肋软骨形成肋弓与胸骨相连,而第 11~12 肋前端游离,弹性较大,均不易发生骨折。若发生骨折,应警惕腹内脏器和膈肌损伤。

1. 病因

(1)外来暴力:多数肋骨骨折常因外来暴力所致。外来暴力又分为直接暴力和间接暴力。直接暴力指打击力直接作用于骨折部位而发生的骨折,间接暴力则是胸部前后受挤压而导致的骨折。

(2)病理因素:老年人肋骨骨质疏松,脆性较大,容易发生骨折。恶性肿瘤发生肋骨转移者或严重骨质疏松者,可因咳嗽、打喷嚏或肋骨病灶处轻度受力而发生骨折。

2. 分类

根据骨折断端是否与外界相通,可以分为开放性肋骨骨折和闭合性肋骨骨折。根据损伤程度,肋骨骨折又分为单根单处肋骨骨折、单根多处肋骨骨折、多根单处肋骨骨折和多根多处肋骨骨折。

3. 病理生理

(1)单根或多根肋骨单处骨折:其上、下仍有完整肋骨支撑胸廓,对呼吸功能影响不大;但若尖锐的肋骨断端内移刺破壁层胸膜和肺组织时,可产生气胸、血胸、皮下气肿、血痰、咯血等;若刺破肋间血管,尤其是动脉,可引起大量出血,导致病情迅速恶化。

(2)多根多处肋骨骨折:部分胸壁失去完整肋骨支撑而软化,可出现反常呼吸运动(Paradoxical respiration motion),即吸气时软化区胸壁内陷、呼气时外突,称连枷胸(Nail chest)。若软化区范围较大,吸气和呼气时双侧胸腔内压力差发生变化,使纵隔左右扑动,影响换气和静脉血回流,导致体内缺氧和二氧化碳滞留,严重者可发生呼吸和循环衰竭。

4. 临床表现

(1)症状:肋骨骨折可刺激肋间神经产生局部疼痛,当深呼吸、咳嗽或改变体位时,疼痛加剧;胸痛使呼吸变浅、咳嗽无力,呼吸道分泌物增多、潴留,易致肺不张和肺部感染。部分患者可因助骨折断向内刺破肺组织而出现咯血;根据肋骨骨折损伤程度不同,可出现不同程度的呼吸困难、发绀或休克等。

(2)体征:受伤胸壁可见肿胀、畸形,局部明显压痛;挤压胸部疼痛加重,甚至产生骨擦音;多根多处肋骨骨折者,伤处可见胸壁反常呼吸运动;部分患者出现皮下气肿。

5. 辅助检查

(1)实验室检查:出血量大者,血常规显示血红蛋白水平和血细胞比容下降。

(2)影像学检查:胸部 X 线和 CT 检查可显示肋骨骨折的断端错位、断裂线及血气胸等,但不能显示前胸肋软骨折断征象;肋骨三维重建 CT 可以更好地显示肋骨骨折情况。

6. 处理原则

肋骨骨折处理原则为有效镇痛、肺部物理治疗和早期活动。

(1)闭合性肋骨骨折。

① 固定:控制反常呼吸,直接用弹性胸带固定;或采用多带条胸带或宽胶布条叠式固定胸廓,以减少肋骨断端活动、减少疼痛。此方法适用于闭合性单根单处肋骨骨折的患者,也可用于胸背部、胸侧壁多根多处肋骨骨折但胸壁软化范围小、反常呼吸运动不严重者。多根多处肋骨骨折且胸壁软化范围大、胸壁反常呼吸运动明显的连枷胸患者,可在患侧胸壁放置牵引支架,行牵引固定,或用厚棉垫加压包扎,以减轻或消除胸壁的反常呼吸运动,促进患侧肺复张。近年来也有经电视胸腔镜直视下导入钢丝的方法固定连枷胸。

② 镇痛:有效控制疼痛能增加连枷胸患者的肺活量、潮气量、功能残气量、肺顺应性和血氧分压,降低气道阻力和软化胸壁的反常运动。根据患者情况可口服或肌内注射镇痛药,也可用患者自控镇痛装置和1%的普鲁卡因封闭骨折部位或作肋间神经阻滞,甚至可硬膜外置管镇痛。

③ 建立人工气道:对有多根多处肋骨骨折、咳嗽无力、不能有效排痰或呼吸衰竭者,应实施气管插管或切开,以利于抽吸痰液、给氧和施行呼吸机辅助呼吸。正压通气还可对软化胸壁起到"内固定"作用。

④ 预防感染:合理应用抗生素。

(2)开放性肋骨骨折,除上述外及时处理伤口。

① 清创与固定:开放性肋骨骨折胸壁伤口需彻底清创,用不锈钢丝对肋骨断端行内固定术。

② 胸腔闭式引流:肋骨骨折致胸膜穿破者,需行胸腔闭式引流术。

7. 护理措施

(1)非手术治疗的护理/术前护理。

① 维持有效气体交换:对于严重肋骨骨折,尤其是胸壁软化范围大、出现反常呼吸且危及生命的连枷胸患者,应协助医师采取急救措施。及时清理呼吸道分泌物,鼓励患

者咳出分泌物和血性痰；对气管插管或切开、应用呼吸机辅助呼吸者，加强呼吸道护理，主要包括湿化气道、吸痰及保持管道通畅等。

② 减轻疼痛：妥善固定胸部，遵医使用镇痛药物；患者咳嗽、咳痰时，协助或指导其用双手按压患侧胸壁，以减轻疼痛。

③ 病情观察：密切观察生命体征、神志、胸腹部活动度等情况，若有异常，及时报告医师并协助处理；观察患者有无皮下气肿，记录皮下气肿范围，若气肿迅速蔓延，应立即告知医师。

④ 术前准备：做好血型及交叉配血试验、手术区域备皮等术前准备。

（2）术后护理。

① 病情观察：密切观察呼吸、血压、脉搏及神志的变化，观察胸部活动情况。及时发现有无呼吸困难或反常呼吸，发现异常，及时通知医师并协助处理。

② 防止感染：监测体温变化，若体温超过 38.5 ℃且持续不退，通知医师及时处理；鼓励并协助患者深呼吸、咳嗽、排痰，以减少呼吸系统并发症；及时更换创面敷料，保持敷料清洁、干燥和引流管通畅。

（3）健康教育。

① 合理饮食：进食清淡且富含营养的食物，多食水果、蔬菜，多饮水，保持大便通畅，忌食辛辣刺激、生冷、油腻食物。

② 休息与活动：保证充足睡眠，骨折已临床愈合者可逐渐练习床边站立、床边活动、室内步行等，并系好肋骨固定带，骨折完全愈合后，可逐渐加大活动量。

③ 用药指导：按时服用药物，服药时防止剧烈咳嗽、呕吐，影响伤处愈合。

④ 复诊指导：定期复查，不适随诊。

二、操作培训：气管切开吸痰护理技术

项目	总分	技术操作要求	评分标准	扣分
仪表	5	仪表、着装符合护士礼仪规范，戴手表、手套。	1 项不合要求，扣 2 分。	
操作前准备	8	（1）洗手，戴口罩； （2）核对医嘱单、执行单； （3）备齐用物，用物放置合理、有序，依次检查所备物品，保证安全有效： ① 治疗车上层：执行单、吸痰连接管、治疗盘（内备生理盐水 250 mL）、20 mL 空针内已抽取湿化液、型号适宜的一次性无菌吸痰包（吸痰包内有吸痰管、治疗巾、一次性手套）、治疗碗内放纱布 1 块、手电筒、听诊器、中心负压表，如无吸痰包，用物需另备；	未核对，扣 3 分； 其余 1 项不合要求，扣 1 分。	

项目	总分	技术操作要求	评分标准	扣分
		② 治疗车下层:消毒瓶(内盛 1:1 000 含氯消毒液,用于浸泡吸痰连接管头端)、痰液引流瓶(内盛少量水,放置 1 片 500 mg 的含氯消毒片)、速干手消毒剂、医疗垃圾袋、生活垃圾袋。		
安全评估	12	(1) 备齐用物,携至床旁,核对患者,查看床头牌、手腕带与执行单是否一致; (2) 了解患者的病情及痰量、性状、颜色情况,向患者解释吸痰的目的; (3) 听诊双肺呼吸音; (4) 评估气管切开是否固定妥善、是否通畅; (5) 观察并口述生命体征和氧饱和度; (6) 确认吸氧浓度并调节纯氧 2 min; (7) 评估环境整洁、安静,光线明亮; (8) 与患者沟通语言规范,态度和蔼。	未核对,扣 3 分; 未查对床头牌、手腕带、患者信息,各扣 2 分; 查对患者姓名不规范,扣 2 分。	
操作过程	65	(1) 协助患者取安全舒适卧位; (2) 悬挂消毒瓶和痰液引流瓶,妥善固定; (3) 连接中心负压装置(吸痰连接管); (4) 调节负压(0.02～0.04 MPa); (5) 检查吸痰连接管道是否通畅,确认连接紧密后,将吸痰连接管头端放入消毒瓶内(勿浸入液面以下); (6) 打开吸痰管包,取出治疗巾,铺治疗巾于患者胸前,右手戴无菌手套; (7) 左手持吸痰管外包装,右手取吸痰管并盘绕在手中,左手把吸痰管包装袋扔入黑色垃圾袋中并取出吸痰连接管; (8) 将吸痰连接管与吸痰管连接,观察负压是否通畅; (9) 再次核对患者; (10) 再次观察生命体征和氧饱和度情况; (11) 右手持吸痰管,左手控制负压,右手将吸痰管轻轻插入气管插管/气管切开,插管深度适宜,放开负压,吸痰时轻轻左右旋转吸痰管上提吸痰,避免反复提插; (12) 吸痰过程中观察患者的痰液情况(量、颜色、性状)、血氧饱和度、生命体征变化,与患者有交流; (13) 吸痰结束,脱下右手手套并将吸痰管包裹扔进医疗垃圾袋内; (14) 患者痰液黏稠不易吸引时,可在吸痰前滴入适量的湿化液进行湿化后再吸痰; (15) 再调节纯氧 2 min; (16) 用消毒液冲洗吸痰连接管(如需再次吸痰,应重新更换吸痰包);	未核对 1 次,扣 3 分; 核对内容不全,少 1 项,扣 1 分; 查对患者姓名不规范,扣 2 分; 污染 1 次,扣 5 分; 吸痰时,无菌与有菌概念不清,每次扣 2 分; 吸痰操作方法不规范,扣 5 分; 吸痰时未观察,扣 5 分; 未与患者交流,扣 5 分; 一次吸痰时间>15 s,扣 5 分;	

项目	总分	技术操作要求	评分标准	扣分
		(17)关闭负压,将吸痰连接管头端浸泡至消毒瓶内; (18)用纱布擦净人工气道周围的分泌物,撤一次性治疗巾; (19)消毒手,核对患者; (20)听诊双肺呼吸音,告知患者痰液情况; (21)询问患者的感受,观察生命体征及氧饱和度情况,观察呼吸是否通畅,气管插管(气管切开)是否固定妥善; (22)签名。	沾湿床单位、盖被或工作面不洁1次,扣2分; 其余1项不合格要求,扣1分。	
操作后	5	(1)协助患者取舒适卧位,整理床单位、盖被; (2)整理用物,按垃圾分类正确处理用物; (3)洗手,记录吸痰效果及痰液的性状、颜色、量。	1项不符合要求,扣1分。	
评价	5	(1)患者体征及痰液清理情况良好,无特殊不适; (2)操作熟练,方法正确、节力、有效; (3)操作时间6 min。	操作不熟练,扣2分; 操作时间每延长30 s,扣1分。	
合计	100			

(1)吸痰的注意事项。

① 操作动作应轻柔、准确、快速,每次吸痰时间不超过15 s,连续吸痰不得超过3次,吸痰间隔予以纯氧吸入。

② 注意吸痰管插入是否顺利,遇到阻力时应分析原因,不可粗暴盲插。

③ 吸痰管最大外径不能超过气管套管内径的1/2,负压不可过大,进吸痰管时不可给予负压,以免损伤患者气道。

④ 注意保持呼吸机接头不被污染,戴无菌手套,持吸痰管的手不被污染。

⑤ 冲洗水瓶应分别注明吸引气管插管、口鼻腔之用,不能混用。

⑥ 吸痰过程中应当密切观察患者的病情变化,如有心率、血压、呼吸、血氧饱和度的明显改变时,应当立即停止吸痰,立即接呼吸机通气并给予纯氧吸入。

(2)吸痰的并发症。

① 低氧血症。

② 呼吸道黏膜损伤。

③ 心律失常。

④ 气道痉挛。

三、应急预案：患者自杀时的应急预案

发现患者自杀，应立即通知医师，携带必要的抢救物品及药品与医师一同奔赴现场。

判断患者是否有抢救的可能，如有可能应立即开始抢救工作。如抢救无效，应保护现场(病房内及病房外现场)。

通知医务部或院内总值班，服从领导安排处理。协助主管医师通知家属。

配合院领导及有关部门的调查工作。

做好各种记录。

保证病室常规工作的进行及其他患者的治疗工作。

·第四周培训内容·

一、专科知识培训

(一)颅内动脉瘤的护理

颅内动脉瘤(Intracranialaneurysm)是颅内动脉壁的囊性膨出，多因动脉壁局部薄弱和血流冲击而形成，极易破裂出血，是蛛网膜下隙出血最常见的原因，多见于40～60岁人群，在脑血管意外的发病率中仅次于脑血栓和高血压脑出血。

1. 病因与病理

(1)病因尚不十分清楚，主要有动脉壁先天性缺陷和后天性退变两种学说。前者认为大脑动脉环(Willis环)的分叉处动脉壁缺乏先天性平滑肌层；后者主要指动脉粥样硬化和高血压破坏动脉内弹力板，动脉壁逐渐膨出形成囊性动脉瘤。另外，体内感染病灶脱落的栓子，侵蚀脑动脉壁可形成感染性动脉瘤，头部外伤也可导致动脉瘤形成，遗传也可能与动脉瘤形成相关。

(2)动脉瘤多为囊性，呈球形或浆果状，紫红色，瘤壁极薄，术中可见瘤内的血流旋涡，瘤顶部最薄，是出血的好发部位。巨大动脉瘤内常有血栓甚至钙化，血栓呈"洋葱"状分层。破裂的动脉瘤周围被血肿包裹，破口处与周围组织多有粘连。动脉瘤90%发生于颈内动脉系统，10%发生于椎基底动脉系统，通常位于脑血管分叉处。

2. 临床表现

(1)局灶症状：取决于动脉瘤部位、毗邻解剖结构及动脉瘤大小。小的动脉瘤可无症状。较大的动脉瘤可压迫邻近结构出现相应的局灶症状，如动眼神经麻痹，表现为病侧眼睑下垂、瞳孔散大、眼球内收和不能上、下视，直接和间接对光反射消失。大脑中动脉瘤出血形成血肿压迫，患者可出现偏瘫和(或)失语。巨型动脉瘤压迫视路，患者有视力、视野障碍。

(2)动脉瘤破裂出血症状：多突然发生，患者可有劳累、情绪激动、用力排便等诱因，

369

也可无明显诱因或在睡眠中发生。一旦破裂出血,血液流至蛛网膜下隙,患者可出现剧烈头痛、呕吐、意识障碍、脑膜刺激征等,严重者可因急性颅内压增高而引发枕骨大孔疝,导致呼吸骤停。多数动脉瘤破口会被凝血封闭而出血停止,病情逐渐稳定。如未及时治疗,随着动脉瘤破口周围血块溶解,动脉瘤可能于2周内再次破溃出血。

(3)脑血管痉挛:蛛网膜下腔出血可诱发脑血管血痉,多发生在出血后3～15 d。局部血管痉挛只发生在动脉瘤附近,患者的症状不明显;广泛脑血管痉挛可致脑梗死,患者出现意识障碍、偏瘫、失语甚至死亡。

3. 辅助检查

(1)数字减影脑血管造影(DSA)是确诊颅内动脉瘤的检查方法,可判断动脉瘤的位置、形态、内径,有无血管痉挛。

(2)采用头部CT确诊动瘤破裂出血,阳性率极高,根据出血部初步判断破裂动脉瘤位置。出血1周后CT不易诊断。MRI扫描优于CT,磁共振血管造影(MBA)可提示动脉瘤部位,用于颅内动脉瘤筛选。

4. 处理原则

(1)非手术治疗:主要为预防出血和控制脑血管痉挛。应适当镇静,让患者卧床休息,维持正常血压,经多普勒超声监测脑血流变化。发现脑血管痉挛时,可试用钙离子拮抗剂以改善微循环。采用抗纤维蛋白的溶解剂,如氨基己酸,抑制纤维蛋白溶解酶原形成,以预防动脉瘤破口处凝血块溶解引起再次出血,但肾功能障碍者慎用,因有可能形成血栓。

(2)手术治疗:开颅动脉瘤颈夹闭术可彻底消除动脉瘤,保持动脉瘤的瘤动脉通畅。高龄、病情危重或不接受手术者,可采用血管内介入治疗。术后均查复查脑血管造影,证实动脉瘤是否消除。

5. 护理措施

(1)术前护理。

预防出血或再次出血。

① 卧床休息:抬高床头15°～30°以利于静脉回流,减少不必要的活动。保持病房安静,尽量减少外界不良因素的刺激,稳定患者的情绪,保证充足睡眠,预防再出血。

② 控制颅内压:颅内压波动可诱发再出血。

预防颅内压骤降:颅内压骤降会加大颅内血管壁内外压力差,诱发动脉瘤破裂,应维持颅内压在100 mmH₂O左右;应用脱水剂时,控制输注速度,不能加压输入;行脑脊液引流者,引流速度要慢。脑室引流者,引流瓶(袋)位置不能过低。

避免颅内压增高的诱因:如便秘、咳嗽、癫痫发作等。

③ 控制血压:动脉瘤破裂可因血压波动引起,应避免引发血压骤升骤降的因素。由于动脉瘤出血后多伴有动脉痉挛,如血压下降过多可能引起脑供血不足,通常使血压下降10%即可。密切观察病情,注意血压的变化,避免血压偏低造成脑缺血。

术前准备。

除按术前常规准备外，介入栓塞治疗者还应双侧腹股沟区备皮。动脉瘤位于 Willis 环前部的患者，应在术前进行颈动脉压迫试验及练习，以建立侧支循环。实施颈动脉压迫试验，可用特制的颈动脉压迫装置或手指按压患侧颈总动脉，直到同侧颞浅动脉搏动消失。开始每次压迫 5 min，以后逐渐延长压迫时间，直至持续压迫 20～30 min 患者仍能耐受，不出现头昏眼黑、对侧肢体无力和发麻等表现时，方可实施手术。

（2）术后护理。

体位：待意识清醒后抬高床头 15～30°，以利于颅内静脉回流。避免压迫手术伤口。介入栓塞治疗术后穿刺点加压包扎，患者卧床休息 24 h，术侧髋关节制动 6 h。搬动患者或为其翻身时，应扶持头部，使头颈部成一条直线，防止头颈部过度扭曲或震动。

病情观察：密切监测生命体征，其血压的监测尤为重要。注意观察患者的意识神经功能状态、肢体活动、伤口及引流液等变化，观察有无颅内压增高或再出血迹象。介入手术患者应观察穿刺部位有无血肿，触摸穿刺侧足背动脉搏动及皮温是否正常。

一般护理：① 保持呼吸道通畅给氧；② 术后当日禁食，次日给予流质或半流质饮食，昏迷患者经鼻饲提供营养；③ 遵医嘱使用抗癫痫药物，根据术中情况适当脱水，可给予激素、扩血管药物等；④ 保持大便通畅，必要时给予缓泻剂；⑤ 加强皮肤护理，定时翻身，避免发生压疮。

并发症的护理。

① 脑血管痉挛。

原因：动脉瘤栓塞治疗或手术刺激脑血管，易诱发脑血管痉挛。

表现：一过性神经功能障碍，如头痛、短暂的意识障碍、肢体瘫痪和麻木、失语症等。

护理：早期发现及时处理，可避免脑缺血缺氧造成不可逆的神经功能障碍；使用尼莫地平可以改善微循环；给药期间观察有无胸闷、面色潮红、血压下降、心率减慢等不良反应。

② 脑梗死。

原因：由术后血栓形成或血栓栓塞引起。

表现：患者出现一侧肢体无力、偏瘫、失语甚至意识障碍等。

护理：嘱患者绝对卧床休息，保持平卧姿势，遵医嘱予扩血管、扩容、溶栓治疗。若术后患者处于高凝状态，常应用肝素预防脑梗死。

③ 穿刺点局部血肿：常发生于介入栓塞治疗术后 6 h 内。

原因：可能因动脉硬化、血管弹性差，或术中肝素过量、凝血机制障碍，或术后穿刺侧肢体活动频繁、局部压迫力度不够所致。

护理介入栓塞治疗后穿刺点加压包扎，患者卧床休息 24 h，术侧髋关节制动 6 h。

6. 健康教育

（1）疾病预防。

① 指导患者注意休息，避免情绪激动和剧烈运动。

② 合理饮食，多食蔬菜、水果，保持大便通畅。

③ 遵医嘱按时、按量服用降压药物、抗癫痫药物，不可随意减量或停药。

④ 注意安全，不要单独外出或锁门洗澡，以免发生意外时影响抢救。

（2）疾病知识：动脉瘤栓塞术后，定期复查脑血管造影，出现动脉瘤破裂出血症状时（如头痛、呕吐、意识障碍和偏瘫）及时诊治。

（二）颅内肿瘤患者的护理

颅内肿瘤（intracranial tumor）又称脑瘤，原发性颅内肿瘤发生于脑组织、脑膜、脑神经、垂体、血管及残余胚胎组织等；继发性肿瘤是身体其他部位恶性肿瘤转移到颅内的肿瘤；可发生于任何年龄，多见于 20～50 岁人群。

1. 病因与病理

颅内肿瘤的病因至今尚不明确。潜在危险因子包括遗传综合病症或特定基因多态性、电磁辐射、神经系统致癌物、过敏性疾病和病毒感染。头部外伤与脑膜瘤形成有关联。胚胎发育中一些细胞或组织残留在颅内，分化生长成肿瘤，如颅咽管瘤、脊索瘤和畸胎瘤等。颅内肿瘤发病部位以大脑半球最多，其次为蝶鞍、鞍区周围、小脑脑桥角、小脑、脑室及脑干。一般不向颅外转移，但可在颅内直接向邻近正常脑组织浸润扩散，也可随脑脊液的循环通道转移。脑瘤的预后与病理类型、病期及生长部位有密切关系。良性肿瘤单纯外科治疗有可能治愈，交界性肿瘤单纯外科治疗后易复发，恶性肿瘤一旦确诊，需要外科治疗辅助放射治疗和（或）化学治疗。

2. 分类

（1）原发性肿瘤：神经上皮组织肿瘤来源于神经上皮胶质细胞和神经元细胞，又称胶质瘤，是颅内最常见的恶性肿瘤，约占颅内肿瘤 40%～50%。

（2）星形细胞瘤（Astrocytoma）：胶质瘤中最常见的类型，占 21.2%～51.6%，恶性程度较低，生长缓慢。约 1/3 大脑半球星形细胞瘤以癫痫为首发症状。肿瘤呈实质性者与周围组织分界不清，常不能彻底切除，术后易复发，囊性者常分界清楚，完全切除后有望根治。

（3）胶质母细胞瘤（Glioblastoma）：恶性程度最高，病程进展快，颅内高压症状明显，癫痫发生率较低。其对放射治疗、化学治疗均不敏感，生存时间短。

（4）少枝胶质细胞瘤（Oligodendroglioma）：占胶质瘤的 3%～12%，肿瘤生长较慢，与正常脑组织分界较清楚。50%～80% 以癫痫为首发症状，易误诊为原发性癫痫。可手术切除，但术后易复发，术后需放射治疗及化学治疗，治疗效果比较理想。

（5）室管膜瘤（Ependymoma）：占胶质瘤的 5%～6%，肿瘤与周围脑组织分界尚清

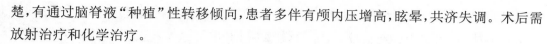

楚,有通过脑脊液"种植"性转移倾向,患者多伴有颅内压增高,眩晕,共济失调。术后需放射治疗和化学治疗。

(6)髓母细胞瘤(Medulloblastoma):儿童常见恶性肿瘤,多在 10 岁前发病。肿瘤多位于后颅窝中线部位,因阻塞第四脑室及导水管而引发脑积水,临床表现颅内压增高和共济失调,对放射治疗敏感。

(7)脑膜瘤(Meningioma):占颅内原发肿瘤的 14.4%～19.0%,是成人常见的发生率仅次于胶质瘤的颅内肿瘤。良性居多,生长缓慢,病程长,呈膨胀性生长,多位于大脑半球矢状窦旁、大脑凸面、蝶骨和鞍结节,邻近的颅骨有增生或被侵蚀的迹象。脑膜瘤有完整的包膜,采取手术彻底切除可预防复发。

(8)蝶鞍区肿瘤。

① 垂体腺瘤(Pituitary adenoma):来源于腺垂体的良性肿瘤,约占颅内肿瘤的 10%,好发年龄为青壮年,男、女发病率均等,对患者生长、发育、劳动能力、生育功能有严重损害。根据腺瘤内分泌功能分类:泌乳素腺瘤(PRL 瘤),常出现女性停经泌乳综合征,男性阳痿及无生育功能;生长激素腺瘤(GH 瘤),在青春期前发病者表现为巨人症,成年后发病表现为肢端肥大症;促肾上腺皮质激素腺瘤(ACTH 瘤),临床表现为库欣病,可引起全身脂肪、蛋白质代谢和电解质紊乱;其他类型有促甲状腺瘤(TSH 瘤)、混合性激素分泌瘤等。手术摘除是首选的治疗方法。生长激素腺瘤对放射线较敏感,立体放射治疗适用于垂体微腺瘤;溴隐亭治疗泌乳素腺瘤效果突出。

② 颅咽管瘤(Craniopharyngioma):为胚胎期颅咽管的残余组织发生的良性先天性肿瘤,多位于蝶鞍膈上,约占颅内肿瘤的 2.5%～4%,多见于儿童及青少年,发病高峰年龄在 5～10 岁,主要表现为肿瘤压迫视交叉、视神经引起的视力障碍;肿瘤影响垂体腺及下丘脑功能导致的性发育迟缓、性功能减退、尿崩症、侏儒症、肥胖及间脑综合征;肿瘤侵及其他脑组织引起的神经、精神症状。首选手术治疗,对于不能达到全切除的颅咽管瘤,术后需给予放射治疗。

(9)听神经瘤(Acoustic neuroma):发生于第Ⅷ脑神经前庭支的良性肿瘤,占颅内肿瘤 8%～10%,位于桥小脑角内,可出现患侧高频耳鸣、神经性耳聋、前庭功能障碍、同侧三叉神经及面神经受累及小脑功能受损症状。治疗以手术切除为主,肿瘤<3.0 cm 者可行立体放射治疗。

(10)转移性肿瘤(Metastatic tumor):多来自肺、乳腺、甲状腺、消化道等部位的恶性肿瘤,多位于幕上脑组织内,可单发或多发,男性患者多于女性患者。部分患者以颅内转移灶为首发症状,诊断为转移瘤后才在其他部位找出原发病灶,确定为脑转移瘤后要寻找原发病灶。伴颅内压增高单发转移瘤尽早手术,术后辅以放射治疗和化学治疗。

3. 临床表现

颅内肿瘤的临床表现取决于病变部位及肿瘤的组织生物学特性,主要以颅内压增高和神经功能定位症状为共同特点。

（1）颅内压增高：约90％以上的患者可出现头痛、呕吐、视神经盘水肿等颅内压增高症状和体征，主要由于肿瘤占位效应、瘤周脑水肿和脑脊液循环受阻出现脑积水所致，通常呈慢性、进行性加重过程。若未得到及时治疗，患者视力减退，视野向心性缩小，最终可致失明。瘤内出血可表现为急性颅内压增高，甚至发生脑疝。老年人由于脑萎缩，颅内空间相对增大，发生颅脑肿瘤时颅内压增高不明显，易误诊。儿童颅内肿瘤伴颅内压增高时常掩盖肿瘤定位体征，易误诊为胃肠道疾病。

（2）定位症状与体征：可直接刺激、压迫、破坏邻近的脑组织及脑神经，出现神经系统定位症状和体征，如癫痫发作、进行性运动或感觉障碍、精神障碍、视力或视野障碍、语言障碍及共济运动失调。症状和体征因肿瘤不同部位而异。

4. 辅助检查

头部CT或MRI扫描是诊断颅内肿瘤的首选方法，结合二者的检查结果，不但能明确诊断，而且能确定肿瘤的位置、大小及瘤周组织情况。CT或MRI发现垂体腺瘤，需做血清内分泌激素测定以确诊。PET-CT检查可早期发现肿瘤，判断脑肿瘤恶性程度。

5. 处理原则

（1）非手术治疗。

① 降低颅内压：以缓解症状，为手术治疗争取时间。常用治疗方法有脱水、激素治疗、冬眠低温和脑脊液外引流等。

② 放射治疗：适用于恶性脑瘤部分切除后辅助治疗及对放射治疗较敏感的颅内肿瘤，包括常规放射、立体定向放射及放射性核素内放射治疗等。

③ 化学治疗：逐渐成为重要的综合治疗手段之一，但在化学治疗过程中需防颅内压升高、肿瘤坏死出血及抑制骨髓造血功能等不良反应。

④ 其他治疗：免疫、基因、光疗及中药等治疗方法均在进一步探索中。

（2）手术治疗：是直接有效的方法，若肿瘤不能完全去除，可行内减压术、外减压术和脑脊液分流术等，以降低颅内压，延长生命。

6. 护理评估

（1）术前评估。

评估健康史。

① 一般情况：评估患者的年龄、性别、职业、生活状态、营养状态、康复功能状况、生自理状况等情况。了解本次发病的特点和经过。

② 既往史：评估既往有无其他系统肿瘤、过敏性疾病、头部外伤、电磁辐射、接触神经系统致癌物和病毒感染等病史。

③ 家族史：评估家族中有无颅内和椎管内肿瘤病史。

评估身体状况。

① 症状与体征：评估患者的生命体征、意识状态、瞳孔、肌力及肌张力、运动感觉功等。询问起病方式，注意有无进行性颅内压增高及脑疝症状，有无神经系统定位症状和

体征,精神症状、癫痫发作、运动障碍、感觉障碍、失语、视野改变、视觉障碍、内分泌功能紊乱、脑症状、各种脑神经功能障碍等,是否影响患者的自理能力及容易发生意外伤害。

② 辅助检查:CT、MRI 检查以及血清内分泌激素的检测。

③ 心理－社会状况:了解患者及家属对疾病的认识和期望值,对手术治疗方法、目的和术后的认知程度,家属对患者的关心、支持程度,家庭对手术的经济承受能力。

（2）术后评估。

评估患者手术方式、麻醉方式及术中情况;了解引流管放置位置是否正确,引流管是否通畅,引流量、颜色与性状等;观察有无并发症迹象;评估患者的心理－社会状况。

7. 常见护理诊断/问题

（1）自理缺陷:与肿瘤压迫导致肢体瘫痪及开颅内手术有关。

（2）潜在并发症:颅内出血、颅内压增高及脑疝、颅内积液和假性囊肿、中枢性高热、脑脊液漏、癫痫发作、尿崩症等。

8. 护理措施

（1）术前护理。

常规护理:卧床休息,床头抬高 15°～30°,以利于颅内静脉回流,降低内压。改善全身营养状况,给予营养丰富、易消化食物,对于不能进食或有呛咳者,应鼻饲流质,必要时输液补充营养。避免剧烈咳嗽、用力排便,防止颅内压增高。便秘时可使用缓泻剂,禁止灌肠。经口鼻蝶窦入路手术者,术前需剃胡须、剪鼻毛。

病情观察:观察生命体征变化等,注意有无脑疝的前驱症状和癫痫发作。

安全护理跌倒:对存在意识障碍、躁动、癫痫发作等症状者,应采取相应措施,预防意外损伤;对于语言、视觉、听觉障碍、面瘫者,采取不同的沟通方法,及时了解患者需求,给予满足。对于肢体无力或偏瘫者防止跌倒或坠床。

（2）术后护理。

一般护理。

① 保持口腔清洁:经口鼻蝶窦入路手术者,术后应加强口腔护理。

② 体位:幕上开颅术后患者应卧向健侧,幕下开颅术后早期宜取去枕侧卧或侧俯卧位,避免切口受压。经口鼻蝶窦入路术后取半卧位,以利于伤口引流。后组脑神经受损、吞咽功能障碍者只能取侧卧位,以免口咽部分泌物误入气管。体积较大的肿瘤切除后,因颅腔留有较大空隙,24～48 h 内手术区应保持高位,以免突然翻动时脑和脑干移位,引起大脑上静脉撕裂、硬脑膜下出血或脑干功能衰竭。搬动患者或为其翻身时,应有人扶持头部使头颈部成一条直线,防止头颈部过度扭曲或震动。

③ 饮食:术后第 2 d 起可酌情给予流食,以后逐渐过渡到半流食、普食。颅后窝手术或听神经瘤手术后,因舌咽、迷走神经功能障碍而发生吞咽困难、饮水呛咳者,严禁经口进食,采用鼻饲供给营养,待吞咽功能恢复后逐渐练习进食。

并发症的护理。

① 颅内出血：颅内出血是颅脑手术后最危险的并发症，多发生于术后 24～48 h，患者表现为意识清醒后又逐渐嗜睡、反应迟钝甚至昏迷。术后应密切观察，一旦发现有颅内出血征象，应及时报告医师，并做好再次手术止血的准备。

② 颅内压增高：主要原因是周围脑组织损伤、肿瘤切除后局部血流改变、术中牵拉所致脑水肿。术后密切观察生命体征、意识、瞳孔、肢体功能和颅内压的变化，遵医嘱给予甘露醇和地塞米松等，以降低颅内压。

③ 颅内积液或假性囊肿：颅内肿瘤术后，在残留的创腔内放置引流物，以引流手术残腔内的血性液体和气体，使残腔逐步闭合，减少局部积液或形成假性囊肿。护理时注意以下几点。

妥善放置引流瓶：术后早期，将创腔引流瓶（袋）置于头旁枕上或枕边，高度与头部创腔保持一致，以保证创腔内一定的液体压力，避免脑组织移位。另外，创腔内暂时积聚的液体可稀释渗血，防止渗血形成血肿。当创腔内压力升高时，血液仍可自行流出。术后 48 h 内，不可随意放低引流瓶以免腔内液体被引流出致脑组织迅速移位，撕破大脑上静脉，引起颅内血肿。若术后早期引流量多，应适当抬高引流瓶（袋）。48 h 后，可将引流瓶（袋）略放低，以较快引流出腔内液体，减少局部残腔。

拔管：引流管放置 3～4 d，一旦血性脑脊液转清，即可拔出引流管，以免形成脑脊液漏。

④ 脑脊液漏：注意伤口、鼻、耳等处有无脑脊液漏。经鼻蝶窦入路术后多见脑脊液鼻漏，应保持鼻腔清洁，严禁堵塞鼻腔，禁止冲洗，避免剧烈咳嗽，禁止从鼻腔吸痰或插胃管。若出现脑脊液漏，及时通知医师，并做好相应护理。

⑤ 中枢性尿崩症：多见于外伤、鞍区肿瘤及手术后，主要因颅脑创伤、肿瘤侵蚀和手术干扰破坏等损伤下丘脑、垂体柄、垂体后叶或供应血管，导致抗利尿激素（ADH）合成或分泌不足而发生。患者出现多尿、多饮、口渴，每日尿量大于 4 000 mL，尿比重低于 1.005。遵医嘱给予神经垂体后叶激素治疗时，准确记录出入水量，根据尿量的增减和血清电解质的水平调节用药剂量。尿量增多期间，须注意补钾，每 1 000 mL 尿量补充 1 g 氯化钾。

⑥ 其他并发症：癫痫发作、术后感染、中枢性高热等。

康复训练。

早期开展康复训练可减轻患者功能障碍的程度，提高生活质量。在生命体征稳定 48 h 后，在专科医师、护士或康复师的指导下，患者可逐步进行防止关节挛缩的锻炼、足下垂的预防、吞咽功能训练、膀胱功能训练等。

（3）健康教育。

疾病预防。

① 休息与活动：适当休息，坚持锻炼（如散步、打太极拳），劳逸结合。② 心理指导：

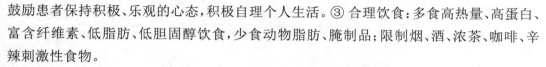

鼓励患者保持积极、乐观的心态,积极自理个人生活。③ 合理饮食:多食高热量、高蛋白、富含纤维素、低脂肪、低胆固醇饮食,少食动物脂肪、腌制品;限制烟、酒、浓茶、咖啡、辛辣刺激性食物。

疾病康复。

神经功能缺损或肢体活动障碍者,可进行辅助治疗(高压氧、针灸、理疗、按摩等),加强肢体功能锻炼与看护,避免意外伤害。

① 肢体瘫痪:保持功能位,防止足下垂,瘫痪肢体各关节被动屈伸运动,练习行走,防止肌萎缩。② 感觉障碍:禁用热水袋,以防烫伤。③ 癫痫:不宜单独外出、登高、游泳、驾驶车辆及高空作业,随身带疾病卡。④ 听力障碍:尽量不单独外出,以免发生意外,必要时可配备助听器,或随身携带纸笔。⑤ 视力障碍:注意防止烫伤、摔伤等。⑥ 步态不稳:继续进行平衡功能训练,外出需有人陪同,以防摔伤。⑦ 面瘫、声音嘶哑:注意口腔卫生,避免食用过硬、不易咬碎或易致误吸的食物,不要用吸管进食或饮水,以免误入气管引起呛咳、窒息。⑧ 眼睑闭合不全者:遵医嘱按时滴眼药水,外出时需戴墨镜或眼罩保护,以防阳光和异物伤害,夜间睡觉时可用干净湿手帕覆盖或涂眼膏,以免眼睛干燥。

疾病知识。

① 用药指导:遵医嘱按时、按量服药,不可突然停药、改药及增减药量,尤其是抗癫痫、抗感染、脱水剂、激素治疗,以免加重病情。② 及时就诊:原有症状(如头痛、头晕、恶心、呕吐、抽搐、不明原因持续高热、肢体乏力、麻木、视力下降等)加重时应及时就医。③ 按时复诊:术后 3～6 个月于门诊复查 CT 或 MRI。

二、出科考试:理论技能操作考核

三、实习生出科讲评总结

第十五章

骨科护理单元

第一节　骨科掌握内容纲要

时间	掌握内容
第一周	一、科室概况及环境布局
	二、各班工作职责、流程及注意事项
	三、护理制度培训:探视、陪护制度
	四、专科知识培训:骨科一般疾病护理常规概述
	五、操作培训:轴线翻身技术
第二周	一、护理制度培训:抢救车、治疗车基数药品管理制度
	二、专科知识培训:石膏的护理及注意事项
	三、操作培训:搬运患者的正确方式
第三周	一、专科知识培训:牵引的护理
	二、操作培训:骨科常用助行器、腰围、颈托的使用方法
	三、应急预案:信息系统瘫痪时的应急预案
第四周	一、专科知识培训:负压封闭引流术患者的护理
	二、出科考试:理论技能操作考核
	三、实习生出科讲评总结

第二节 骨科培训具体内容

· 第一周培训内容 ·

一、科室概况及环境布局

骨科病区位于住院部大楼 B 区 12 层,骨科护理组是一支充满战斗力、凝聚力的专业护理团队,始终秉承着"以患者为中心"的护理理念,不断创新,开拓进取,勇往直前。现骨科开放床位 45 张,护士 8 名,其中主管护士 1 名,护师 4 名,护士 3 名,骨科专科护士 2 名。

骨科主要针对创伤、关节疾病、脊柱疾病、手足疾病及其他骨科患者的护理,在临床护理工作中,实行责任制整体护理模式,切实履行护士在专业照护、病情观察、治疗处置、心理支持、健康教育、康复指导等方面的护理职能,使护理工作更贴近临床,更贴近患者,更能体现护理的专业价值。

二、各班工作职责、流程及注意事项

目前科室排班有主班、责班、责午班、夜班,各班工作流程如下。

(一)主班

(1)参加晨会,严格交接班,全面掌握住院患者的病情,了解诊断、熟悉治疗护理要点。

(2)负责医嘱审核,及时通知有关人员执行医嘱。要及时准确,严格执行查对制度,每人核对二次,每周总查对一次,杜绝差错、事故发生。

(3)保持护士站整齐、清洁,工作做到忙而不乱,有条不紊。

(4)负责督促、检查、整理医疗文书,正确填写各种护理表格。要求字迹清楚,书写正规。医疗文书保管妥当,病历整理及时,排列准确。

(5)办理出院、入院、转科患者的接待安排工作。要求及时、准确办理出院、转院、入院手续,账目清楚,合理收费。

(6)负责联系会诊和特殊检查、饮食通知,准备检查标本容器,并督促各班及时送给患者。

(7)做好病房各项物资请领计划,为各班护士做好物品、药品和仪器设备的准备。

(8)做好抢救车管理,确保抢救药品、物品、急救仪器设备良好备用。

(9)负责科室内二级物资领取、盘点、核对、维护工作。

(10)正确打印输液标签、试管,交付治疗班。

（11）与治疗班、夜班人员核对医嘱、输液本、口服药本、治疗本、执行单。

（12）负责病区卫生工作的管理。

（二）责班

（1）在护士长的领导下进行工作。

（2）实行 8 h 在班、24 h 负责制，负责分管患者的一切服务工作，及时发现和解决患者的护理问题。

（3）热情接待入院患者，送出院患者到病房电梯口，做好健康宣教。

（4）患者入院后 6 h 内完成评估，24 h 内完成护理病历，对危重患者制定护理计划。

（5）及时书写护理记录，要强客观真实、重点突出，用医学术语描述病情，字迹端正，无涂改，签全名。

（6）对分管患者实施各项治疗、生活护理、心理护理。帮助患者对自己所患疾病的治疗、预防和各种措施有所了解。

（7）对分管患者的具体病情、文化程度、社会地位、心理卫生和生活习惯等做深入了解，及时解决患者在诊疗中的问题。

（8）参加科主任、主管医师及护士长对本人分管患者的查房和病案讨论，根据病情变化，修订护理计划，并且指导辅助护士准确实施护理措施，及时讨论、评价护理效果，做好护理记录，检查辅助护士的各项护理工作，以保证护理质量。

（9）患者出院、转院、转科要及时完成护理小结及指导。

（三）责午班

（1）清点治疗用品，及时更换消毒及灭菌物品，严格遵守治疗室工作制度。

（2）负责注射、供药、输液、治疗工作的准备和配合医师换药及各种穿刺等诊疗工作，保持治疗室整洁，物品摆放整齐有序。

（3）对当天的液体进行加药，将配好的液体送至各责任班，认真执行"三查八对"制度。

（4）执行临时医嘱，各种液体、针剂与责任班交接到位。

（5）做好治疗室清洁、消毒工作，医疗垃圾与收集人员交接到位。

（6）与主班核对医嘱、输液本、口服药本、治疗本、执行单。

（7）为夜班做好准备，对常用药及特殊用品应认真交班。

（8）做好疫情防控期间病区消毒、通风，严格落实疫情防控工作。

（四）夜班

（1）在护士长领导下进行工作。

（2）严格床旁交接，做到病情、护理、特殊检查及治疗交接清楚并记录，准确清点物品器械等。

（3）掌握患者情况，按分级护理要求巡视病房，注意安全，做好危重患者的护理、治

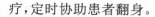

疗,定时协助患者翻身。

（4）核对并发放口服药。

（5）测体温、脉搏、呼吸、血压,抽取空腹血,总结 24 h 出入量。各项记录准确,无涂改,治疗无差错。

（6）完成手术前患者的准备工作,要求按正规操作进行。

（7）整理办公室、治疗室卫生,要求保持清洁、整齐。

（8）写交班报告,各项护理记录客观、准确,书写正规。

（9）与主班核对医嘱、输液本、口服药本、治疗本、执行单。

（10）参加晨会交班、床头交接班。

（11）做好病区消毒、通风工作。

三、护理制度培训:探视、陪护制度

探视者应严格遵守探视时间:周一至周五为 15:00—17:00,周日及节假日上午为 10:00—11:30,下午为 15:00—17:00。其他时间实行门禁管理,每次探视不得超过 2 人。在病区探望患者时间不可过长。重症监护室及传染患者禁止探视和陪伴。

禁止学龄前儿童、有呼吸道症状/发热/腹泻等传染性疾病及精神疾病的患者进入病房探视。

禁止探视人员携带危险品进入病房探视。

由主管医师根据病情决定患者是否需要陪伴,及时签发或撤销陪伴证。

一般病情患者为每床 1 名陪伴人员,病情危重患者陪伴人员不得超过 2 名,患者停止陪伴或出院时应及时将陪伴证交回。

在查房及治疗时间,陪伴人员应主动离开病区,如要了解病情、治疗情况,待查房治疗结束后方可向医护人员询问。

陪伴人员外出必须经值班的护理人员同意,方可离开。

陪伴与探视人员须听从医护人员的指导,遵守医院和病区的规章制度,保持病区的整洁、安静,不准吸烟、大声喧哗,不准坐、卧在病床上,不准随地吐痰及乱丢果皮纸屑,不准串病区、翻阅病历,不可私自请院外医师给患者诊治或自行用药,不得擅自将患者带出院外,不能谈论有害患者身心健康事宜,如有违反规定经院方劝阻无效者,院方有权利上报公安机关依法处理。

陪伴、探视人员必须爱护公物、节约水电,如损坏公物按制度赔偿。

探视、陪伴人员不得携带个人行军床、躺椅及宠物等进入病区,以免影响患者的恢复及休养。

为给住院患者创造一个舒适、安静、干净的治疗和休养环境,减少院内感染,使患者早日康复。敬请探视、陪伴人员积极配合,遵照执行。

四、专科知识培训:骨科一般疾病护理常规概述

（一）入院护理

（1）准备床单位,根据患者的病情准备上肢或下肢抬高垫、气垫床等。

（2）迎接新患者,协助搬运患者,观察已外固定患者患肢血运,保持功能位。

（3）观察及评估疼痛或不适症状及体征。

（4）测量生命体征,及时记录结果。

（5）健康教育指导:介绍医务人员、住院环境、制度、相关疾病知识、各项治疗护理措施。

（二）术前护理

（1）配合做好各项检查、药敏试验、配血等,术前一天修剪指甲、沐浴或擦浴,更换病员服,术日备皮等。

（2）指导卧床患者进行床上大小便练习并戒烟。

（3）禁食、水,灌肠,留置导尿管,术前给药。

（4）女性患者月经来潮或患者体温高于 37.5℃,应及时通知医师,必要时停止手术。

（5）保证患者良好的睡眠,必要时需适当使用助眠药物。

（6）术前取下假牙,将贵重物品交家属保管,与手术室人员进行患者交接和物品交接。

（7）根据不同手术要求铺好麻醉床,备好术后用物（颈椎手术备颈托,腰椎手术备腰围,髋关节置换术备梯形垫及丁字鞋）。

（8）对病房进行空气消毒。

（三）术后护理

（1）根据麻醉方式进行护理。

（2）根据病情协助更换卧位。

（3）观察四肢的感觉、活动、血运情况,了解肢体温度,发现问题及时处理,监测生命体征,评估疼痛情况。颈椎手术后密切观察呼吸情况。

（4）脊柱手术后根据病情和手术情况进行轴线翻身。将肢体手术患者的患肢抬高于心脏水平,以利于静脉回流,减少肿胀。

（5）术后肠功能恢复后由流质饮食逐渐向普食过渡。

（6）观察伤口引流液的量、颜色、性质,并记录引流量。

（7）进行功能锻炼宣教。

（四）新入院患者的接待与宣教

（1）病房环境介绍。

① 护士站、医生办公室:医护人员的工作、学习场所。

② 医生值班室、护士更衣室:医护人员的休息场所。

③开水间:提供饮用水场所(24 h供应,水卡为公用)。

④晾晒衣物的位置:卫生间的相应区域。

⑤被服袋:放置使用过的患者衣裤、被服,丢置前先检查确认已取出财、物、证件。

⑥生活垃圾桶(黑色垃圾袋):放置剩菜、剩饭、纸屑、垃圾袋、瓜皮、果壳等。

⑦紧急逃生通道:位于病区两侧、电梯旁。

⑧灭火器和消防报警器:位于病区8个位置。请勿随意打开灭火器,灭火器上不要放置垃圾或杂物。

(2)病室设备操作方法说明。

呼叫铃的操作方法。

①当您需要护士帮助时,可按床头呼叫铃,病床墙上有麦克风装置,借此您可以与护士通话,护士将尽快为您服务。

②如果您在如厕时需要帮助可拉或按下卫生间呼叫铃。

床头设备带:设有床头灯、电源插座、氧气管道、吸痰管道。

①在您感觉光线暗淡时,请打开床头灯,请节约用电。

②电源插座是为使用治疗仪器而准备的,请不要插入其他电气设备,以防发生用电故障。

③氧气管道要注意防火、防油、防热、防震,请不要随意触摸。

病床操作。

①调整高度:当您想要调整床头高度,可通过摇动床尾处的左右摇柄来调整。

②病床护栏操作:需要拉起护栏时,直接拉起护栏并听到"咔"的声音即可;放下护栏时,请按住床栏上的按钮并推动护栏或打开护栏开关将护栏放下。

警示牌:护理人员根据患者的情况会在床头挂防跌倒、防压疮、防脱管、防血栓等警示牌,请您配合预防此类事件的发生。

床头柜:请保持床头柜整洁,将暖壶放置在指定位置。

我院为您提供床头电视,观看时间为晨起医生查房后、午休后、21:00前,同室有其他病友请调整合适的音量,以防打扰他人休息,如有其他问题可咨询护士。

厕所:设有淋浴、洗漱设施,如厕有不适可按厕所内呼叫器。

(3)患者安全教育。

患者私有财物的保管:保管好自己的贵重物品,随身携带钱包、手机,晾晒的衣物干了要及时收取,以防丢失。

用电安全:为了您和他人的安全,病室内禁止使用大功率电器,不得带入易燃易爆的物品,如打火机。

防烫伤:接开水时,请不要将水龙头开得太大,请将暖壶妥善放置。

预防跌倒/坠床:虽然您有自主活动能力,但改变体位时要格外小心。如起床或下床时要慢起,坐下时要慢坐,走路时要慢行,尤其蹲下或站起时更要小心。走路时请穿防滑鞋,不要穿拖鞋。当您服用镇静药物后,应避免下床活动。如果您年龄大、身体虚弱、处于手术后,建议您在床上或床旁使用便器,以免如厕时跌倒。您散步时应有人陪伴、使用助行器或手扶墙边的扶手等,下床必须有陪人在旁,如陪人不在,请按床头铃呼叫护士协助您下床。您的房间或厕所地面湿滑时,请及时告知我们。卧床时拉起床档,如需下床时应先将床档拉下,不要直接翻越床档以免发生坠床。若您的病情稳定,可以坐轮椅,应系好安全带,以预防跌倒。入住病房后请更换病员服,请您不要在走廊晾晒衣物,以防您因地面有水渍而滑倒或衣物丢失。

腕带:腕带上有您的住院身份信息,是做治疗及操作的重要核对标志,为了保障您的安全请切勿随意取下。

吸烟区:我院为无烟医院,吸烟有害健康!为了您和他人的健康和安全,请勿在病房及其他非吸烟区吸烟。香烟中的尼古丁可对骨科患者术后血运产生严重影响,严重可导致手术部位坏死。

禁止饮酒:住院期间您和家属禁止饮酒,这样不利于您的病情康复,且使用抗生素后1周内不能饮酒。

(4)相关制度(规定)介绍。

陪护须知:陪护人员应在陪床椅休息,不允许睡病床。7:00将陪床椅收起,21:00为熄灯时间。

请假制度:住院期间不得离开病房。

就餐时间:为保证您的检查及治疗等医疗活动,请按时进餐(早餐时间07:00～07:30,午餐时间11:00～11:30,晚餐时间17:00～17:30)。

医保患者:如需办理自费转医保,或提交意外伤害申请表,3天内到1楼医保科办理手续。

费用:关注青岛滨海学院附属医院公众号,可查住院费用清单,余额不多时请及时携清单到1楼住院部处缴费,请保管好缴费清单,我们个人不会以任何形式来收纳您的现金,如对收费有疑义,请立即询问护士。

预防感染:患者的抵抗力低,需要我们共同努力创造一个安静、卫生、有序的治疗休养环境,需要您配合做到以下几点。

① 病房每日开窗通风两次。

② 陪护过程中不要随意碰触患者的伤口、仪器,接触患者前后请用病房里的快速手消毒剂给双手消毒或洗手,以预防院内感染发生。

③ 打喷嚏、咳嗽时,请用纸巾或手绢遮盖口、鼻部,如果已知为呼吸道传染病时请不要在医院陪护,如需外出请戴口罩。医院为特殊场所,请将垃圾严格按照分类进行投放,以防引起院内感染事件。

自带食物管理:如确需自备食物到病区,请遵循以下内容进行存放,以防食物变质损害您的健康。

① 熟食不可超过 24 h,水果可保留 3 天。

② 带包装食物如未打开,请根据包装外部的有效期及说明保存;如已经打开,则有效期为 24 h。

③ 入院请自带洗漱用品及餐具,家属陪床被褥自备,B1 楼有超市。

五、操作培训:轴线翻身技术

1. 仪容仪表

仪表端庄,服装整洁,剪指甲,摘下手表,洗手,戴口罩。

2. 操作前准备

(1)核对医嘱,准备用物。

(2)核对患者床号、姓名,评估患者。

3. 安全评估

(1)了解患者的病情、意识、四肢活动情况及配合能力。

(2)观察患者的损伤部位、伤口情况和管路情况。

(3)告知患者轴线翻身的目的和方法,取得患者配合。

4. 操作过程

(1)携用物至患者床头,再次核对。

(2)协助患者移去枕头,松开被尾,拉起对侧床栏。

(3)3 名操作者站于患者同侧,1 人扶托患者头颈部,1 人平托患者肩部和腰部,1 人平托患者臀部和腘窝,3 人同时用力将患者平移至操作者同侧床旁。

(4)患者疑有颈椎损伤时,第 1 操作者站于患者床头,一只手固定患者头颈部,移去头顶部固定物,一只手沿纵轴向上略加牵引,使头颈随躯干一起慢慢移动;第 2 操作者将双手伸至对侧,分别托扶患者的肩部和腰部;第 3 操作者将双手伸至对侧,分别平托患者的腰部和臀部。应使患者的头、颈、腰、髋保持同一水平线,3 人同时用力翻转至侧卧位;翻身时注意观察患者的病情变化,患者无颈椎损伤时,可由两位操作者完成轴线翻身。

(5)观察枕后、肩胛、骶尾部、足跟受压皮肤情况。

(6)整理枕头置患者头下,将患者受压肩部轻轻向外拉出至舒适位置,将一软枕放于患者背部支持身体,另一软枕放于两膝之间并使双膝呈自然弯曲状。

(7)整理床单位,询问患者的需要,拉起同侧床栏。

(8)手消毒。

(9)再次核对患者姓名并签字。

5. 操作后

(1)处理用物。

(2)洗手,取口罩。

（3）记录。

6. 评价

（1）操作熟练，"三查七对"观念强。

（2）操作速度：8 min 以内完成。

7. 注意问题

（1）翻转患者时，应注意保持脊椎平直，以维持脊柱的正确生理弯度，避免躯干扭曲加重脊柱骨折、脊髓损伤和关节脱位。翻身角度不可超过 60°，避免由于脊柱负重增大而引起关节突骨折。

（2）患者有颈椎损伤时，勿扭曲或旋转患者的头部，以免加重神经损伤，引起呼吸肌麻痹而死亡。

（3）翻身时注意为患者保暖并防止坠床。

（4）准确记录翻身时间、卧位情况、皮肤受压情况。

·第二周培训内容·

一、护理制度培训：抢救车、治疗车基数药品管理制度

抢救车须定位放置、专人管理，车内药品、物品应全院统一配置，按示意图摆放，做到账物相符、清洁、整齐。

建立"一卡两本"："一卡"即抢救药品、物品一览卡，"两本"即抢救车检查登记本、抢救车月清点登记本。

做到"四定三及时"："四定"即定物品种类、定位放置、定量保存、定人管理，"三及时"即及时消毒灭菌、及时检查维修、及时清理补充。

抢救车实行封存管理，在不改变抢救车结构、内容的情况下，使用"一次性编码锁"锁定抢救车抽屉，抢救时剪断编码锁取用物品。编码锁一经打开，要记录开锁原因。

抢救结束后，使用的物品、药品由当班护士立即补齐，整理清洁或消毒后放回原处，呈备用状态，经双人核对后上锁并做好记录。非抢救情况不准任意挪用和外借药品、物品。

抢救车内药品按照近效期先后顺序摆放，遵循"先进先出"的原则取用，要求在失效期前 6 个月与药房联系更换，将无法进行更换的药品放置在最先取用的位置以示先用，减少药品浪费，确保质量。

抢救车清点：当班护士每天检查抢救车封存情况，记录签名；在未使用的情况下，由负责护士，每月 1 日至 3 日同护士长一起对抢救车内的药品、物品进行检查、整理并按需增补后，重新换锁并做好记录。

除颤仪监测：护士每日监测除颤仪性能，核对时间，打印测试结果并粘贴，检查外观及部件，保持清洁，使仪器处于完好备用状态。

氧气瓶管理：固定位置存放并悬挂满瓶及四防标识，使用时须固定；氧气瓶24 h处于备用状态，每月由负责护士测试氧气瓶压力并记录，当氧气瓶内压力低于1 MPa时通知供氧人员取回重新充氧或更换，严禁在科室现场充装气体。

做好抢救车使用培训，做到各科室所有医师、护士、技师均能熟悉各种药品的摆放位置、药理性质、用法、用量、配伍禁忌，熟悉抢救用品的使用等，保证患者抢救用药的安全性、准确性和及时性。

抢救车内的相关药品及物品等经护理部、药学部审核登记备案后，不得随意变更。

二、专科知识培训：石膏的护理及注意事项

石膏固定是利用无水硫酸钙吸收水后的强塑性制造骨折患者所需要的石膏模型，以达到固定骨折、制动肢体等治疗目的的一种医疗技术，具有价格便宜、使用方便、便于搬运、无须经常更换和便于调整的优势。

（一）适应证

（1）骨折复位后的固定。

（2）关节损伤或脱位复位后的固定。

（3）周围神经、血管、肌腱断裂或损伤、手术修复后的制动。

（4）急慢性骨、关节炎症的局部制动。

（5）畸形矫正术后矫形位置的维持和固定。

（二）禁忌证

（1）确诊或可疑伤口有厌氧菌感染。

（2）患肢进行性水肿。

（3）全身情况恶劣，如休克。

（4）严重心、肺、肝、肾等疾病的患者，孕妇，进行性腹水患者禁用大型石膏。

（5）新生儿、婴幼儿及年老体弱者不宜长期石膏固定。

（6）有创面或创口较大的开放性骨折以及合并大块皮肤挫伤或缺损的骨折。

（三）操作前护理

（1）患者体位：协助患者将肢体摆放在功能位。

（2）皮肤准备皮肤保持清洁，但不需备皮。如有伤口，则用无菌纱布、棉垫覆盖，避免用绷带环绕包扎或粘贴胶布。

（3）常用棉衬、棉垫等物品垫于骨突处，保护骨突部的软组织，保护畸形纠正后固定的着力点，防止肢端发生血液循环障碍。

（四）操作后护理

（1）患者的搬动：石膏未干透时不够坚固，易发生变形断裂，或因受压而产生凹陷，

因此须待石膏干硬定形后才能搬动患者,搬动时只能用手掌托起石膏而不能用手指,以免形成压迫点。

(2)需抬高患肢,以利于静脉回流,减轻肢体肿胀。可用绷带悬吊将前臂抬高,用枕垫垫起下肢,使足跟部悬空。石膏凹陷部位(如腘窝、腰部)也应垫起,以避免骨隆突部位受压。

(3)密切观察患肢末梢血液循环:观察患肢肢端颜色、感觉、活动、肿胀情况,了解患肢温度,如肢端苍白或发绀、皮温降低、感觉减退、无法自主活动或被动活动时疼痛等,护士应立即评估石膏松紧度,并立即通知医生处理。

(4)皮肤护理:每日观察石膏边缘的皮肤情况,有无受压或刺激现象,防止压疮的发生,边缘处需用棉衬保护。

(5)石膏固定的护理:观察石膏是否有效,不能过紧或过松,如有问题应及时处理。保持石膏的清洁干燥,避免污染。

(6)感染的预防:密切观察患者情况,及早发现感染征象。如患者发热、石膏内发出腐臭气味、肢体邻近淋巴结有压痛等,要警惕感染的可能。

(7)功能锻炼:石膏固定后,应尽量活动未固定的关节,早期可做被动活动,但尽量应鼓励患者做主动锻炼。固定范围内应做肌肉伸缩活动。

三、操作培训:搬运患者的正确方式

1. 徒手搬运

(1)单人搬运法:① 搀扶法;② 抱持法;③ 背负法。

注意:此 3 种方法不适用于脊柱骨折、股骨干骨折的患者。

  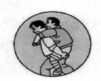

搀扶法	抱持法	背负法
搬运者站在患者侧方,患者一只手臂搂住其肩部;搬运者用外侧手牵患者的手腕,内侧手扶持患者腰部,扶其行走。	搬运者站在患者侧方,一只手托住患者背部,一只手扶住患者大腿,将患者抱起或背于肩上。	搬运者站在患者的前面,微弯腰,将患者背起;患者不能站立时,搬运者躺在患者的一侧,一只手握住患者的肩,另一只手抱住腿,将患者背在背上,然后慢慢站起。

(2)双人搬运法:① 椅托式;② 拉车式;③ 平抬式。

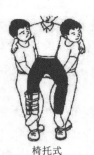

椅托式

两人分别以左膝和右膝跪地,各将一只手伸入患者大腿下,两手互握;另一只手彼此交替支持患者的背部,将患者抬起。

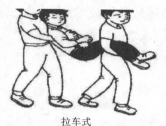

拉车式

一人站在患者头部,两人插入患者腋下,将患者抱在怀中;另一人站在患者两足中间;两人步调一致抬起患者,让患者卧式而行。

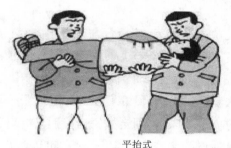

平抬式

两人并排或一前一后,一左一右站立,将患者平抱或平抬。

（3）三人或多人搬运法。

① 脊柱外伤伤员的搬运:应用木板或门板搬运,方法是先使伤员两下肢伸直,两上肢也伸直并放于身旁。将木板放在伤员一侧,2～3 个人扶伤员躯干,使其成一整体滚动移至木板上,或 3 个人用手臂同时将伤员平托至木板上。注意不要使伤员的躯干扭转,切忌使用搂抱或一人抬头、一人抬足的方法,禁用凉椅、藤椅之类的工具运送伤员。

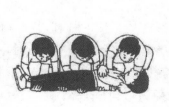

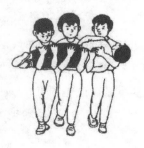

② 颈椎外伤伤员的搬运：应由 4 人搬运，要有专人托扶其头颈部，沿纵轴方向略加牵引，并使头颈部随躯干一同滚动，或由伤员自己双手托住头部后再缓慢搬移。严禁随意强行搬动伤员头部。伤员躺在木板上时，应用沙袋或折好的衣物放在其颈部的两侧加以固定。

③ 胸腰段脊柱损伤伤员的搬运：可采用三人搬运法，即 3 个人并排蹲在伤员的同侧，用手分别托住伤员的头、肩、腰部和臀部及并拢的双下肢，同时在保持平卧姿势下同步抬起，3 个人步调一致地向前行进；亦可由 2～3 人循伤员躯体的纵轴，轻轻就地滚转，将伤员移动到担架上或木板上，脊柱损伤处垫一个小垫或衣服。

④ 合并截瘫的伤员：在运送截瘫伤员时，木板上应铺一柔软的褥垫，伤员衣物里的坚硬物件应及时取出，以防压伤。禁用热水袋或盐水瓶等进行保暖，以免发生烫伤。

2. 器械搬运

（1）轮椅搬运。

目的如下。

① 运送不能行走但能坐起的患者。

② 帮助患者离床活动，促进血液循环和体力恢复。

操作方法如下。

① 协助患者坐轮椅：将轮椅推至床旁，使椅背与床尾平齐，将脚踏板翻起，拉起双侧车闸以固定车轮；如无车闸，护士应站在轮椅后面固定轮椅，防止前倾；扶患者上轮椅，患者坐稳后，翻下脚踏板，嘱患者把脚踏在脚踏板上。

② 推轮椅时，嘱患者手扶轮椅扶手，尽量靠后坐。

③ 协助患者下轮椅：将轮椅推至床旁，固定好轮椅，翻起踏脚板，扶患者下轮椅。

④ 使用轮椅上下坡：上坡时嘱患者身体一定要前倾，可以防止后翻。下坡时倒转轮椅，使轮椅缓慢下行，伸展头部和肩部并向后靠。

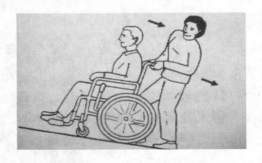

⑤ 使用轮椅上下台阶：上台阶时，脚踩轮椅后侧的杠杠，抬起前轮上移台阶，再以两前轮为支点，双手抬把手，抬起后轮，平稳地移上台阶。下台阶时，患者和护理人员背向前进方向（护理人员在前，轮椅在后），嘱患者抓紧扶手，提起车把，把后轮转移到台阶下，以两后轮为支点抬起前轮，平稳地把前轮转移到台阶下。

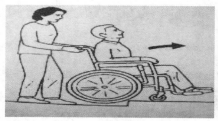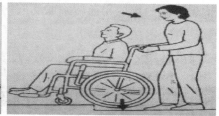

（2）平车运送法。

目的如下。

运送不能起床的患者入院，做各种特殊检查、治疗，手术或转运等。

操作方法如下。

① 挪动法：适用于病情允许，能在床上配合的患者。

操作方法：将平车推至紧靠床边，搬运者协助患者移向床边，搬运者用身体抵住平车，协助患者以上身、臀部、下肢顺序向平车挪动。

② 一人搬运法：适用于体重较轻的患者。

操作方法：推平车至床尾（平车头端与床尾呈钝角），固定车闸，搬运者两腿分开、屈膝，一只手自患者腋下伸至对侧肩部，另一只手伸至患者大腿下，患者双臂交叉依于搬运者颈部，搬运者抱起患者移步转向平车，将患者臀部轻放于平车中央，再放脚及上身，协助患者躺好。

③ 二人搬运法：适用于体重较重、不能活动的患者。

操作方法：搬运者甲、乙站在床的同一侧，将患者双手置于胸腹部；甲一只手托住患者的头、颈、肩部，另一只手托住患者腰部；乙一只手托住患者臀部，另一只手托住患者腋窝；由一人发出口令，二人同时抬起，使患者身体向搬运者侧倾斜，稳步将患者轻放于平车中央。

④ 三人搬运法：适用于体重较重、不能活动的患者。

操作方法：搬运者甲、乙、丙站在床的同一侧，将患者双手置于胸腹部；甲一只手托住患者的头、颈、肩部，另一只手托住患者背部；乙一只手托住患者腰部，另一只手托住患者臀部；丙一只手托住患者腋窝，另一只手托住小腿；由一人发出口令，三人合力抬起，使患者身体向搬运者侧倾斜，稳步将患者轻放于平车中央。

⑤ 四人搬运法：适用于病情危重或颈、腰椎骨折等患者。

操作方法：在患者腰臀下铺中单。搬运者甲站于床头，托住患者的头及颈肩部；搬运者乙站于床尾，托住患者的双腿；搬运者丙和丁分别站于病床的平车的两侧，四人合力同时抬起患者至平车上，使患者躺卧舒适，盖好被子。

搬运时应注意以下事项。

（1）搬运过程中，动作要轻巧、敏捷、步调一致，避免震动，以减少伤患者的痛苦。

（2）搬运过程中，要密切观察患者的病情变化。

（3）根据不同的伤情和环境采取不同的搬运方法,避免再次损伤和由于搬运不当造成意外的伤害。

（4）将输液管妥善固定,保持通畅,防止脱落。

·第三周培训内容·

一、专科知识培训：牵引的护理

（一）皮肤牵引(Skin traction)

皮肤牵引是指牵引力直接作用于皮肤,间接牵拉肌肉和骨骼,达到患肢复位、固定与休息的目的。

1. 适应证

（1）小儿股骨骨折。

（2）年老体弱者的股骨骨折。

（3）手术前的辅助治疗,如股骨头骨折、股骨颈骨折、股骨转子间骨折。

（4）手术后的辅助治疗,如股骨颈骨折内固定、人工股骨头置换、全髋关节置换术。

（5）布带牵引的患者,如先天性髋关节脱位、老年股骨粗隆间骨折患者。

2. 禁忌证

（1）皮肤有损伤或炎症者。

（2）肢体血液循环障碍者,如静脉曲张、慢性溃疡、血管硬化及栓塞患者。

（3）骨折严重错位,需要重力牵引者。

3. 操作前护理

（1）评估患肢情况,有无皮肤破损或炎症、静脉曲张、溃疡、深静脉血栓等。对于存在皮肤破损处,首先予以清创消毒,并予以敷料或皮肤贴膜保护。对于消瘦及骨突明显的患者,应提前做好局部皮肤的保护。

（2）用物准备操作前协助患者卧牵引床。根据患者的体重准备相应重量的牵引砣、牵引带 1 条、牵引绳 1 根、棉质衬裤 1 条、软枕 1 个、棉质软毛巾 2 条、棉袜 1 双。

（3）向患者及家属做好宣教,详细介绍皮肤牵引的目的、作用及注意事项。

4. 操作过程

（1）协助患者将棉质衬裤穿于患肢。

（2）将牵引带平整地铺于患肢下方,使患肢位于牵引带正中,牵引带下方足踝处垫棉质毛巾。

（3）双人操作,1 人位于床尾,牵引患肢呈外展中立位,另 1 人将牵引带固定于患肢,并将软枕垫于患肢,使其呈抬高位。将牵引带、牵引绳滑轮置于 1 条直线,然后将牵引砣挂于牵引绳上。

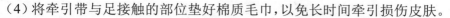

（4）将牵引带与足接触的部位垫好棉质毛巾,以免长时间牵引损伤皮肤。

5. 操作后护理

（1）按时巡视患者,检查牵引是否有效,即患肢、牵引带、滑轮、牵引绳、牵引砣保持一条直线,患肢呈外展中立位。牵引砣悬空,未触及地面。足跟与床尾保持一定距离,避免足底贴近床尾。

（2）定时打开牵引带,检查皮肤有无破损。做好足踝、足跟处的皮肤保护,必要时用棉质毛巾或皮肤减压膜保护。

（3）观察患肢感觉运动情况,患肢的皮肤颜色、温度、足背动脉搏动、感觉是否正常,有无足下垂,如有异常,应立即通知主管医生,并暂停皮肤牵引。

（4）每2 h协助患者更换体位,避免长期卧床引起的皮肤压伤。

（5）指导患者做患肢的踝泵运动及健侧肢体运动,避免因长期卧床引起关节僵硬、深静脉血栓等并发症。

6. 重点提示

（1）皮肤牵引的重量一般不超过5 kg,否则牵引力过大,易伤皮肤或起水疱,影响继续牵引。

（2）行下肢皮肤牵引时,牵引带不能压迫腓骨头部,以免压迫腓总神经导致麻痹。

（3）牵引期间应定时检查伤肢长度,及时调整重量和体位,防止过度牵引。

（二）骨牵引术护理常规

骨骼牵引(Skeletaltraction)又称直接牵引,系利用钢针或牵引钳穿过骨质,使牵引力直接通过骨骼而抵达损伤部位,并起到复位、固定和休息的作用。

1. 适应证

（1）成人长骨不稳定性骨折(如斜形、螺旋形及粉碎性骨折)。

（2）肌肉强大或容易移位的骨折(如股骨、胫骨、骨盆、颈椎骨折)。

（3）骨折部位的皮肤损伤或部分软组织缺损。

（4）开放性骨折感染。

2. 禁忌证

（1）牵引处有炎症或开放创伤污染严重者。

（2）牵引局部骨骼有病变及严重骨质疏松者。

（3）牵引部位需要切开复位者。

3. 操作前护理

（1）评估患者的患肢情况:患肢皮肤完整程度、患肢感觉、运动情况,并做好详细记录。

（2）用物准备:骨牵引包1个、牵引弓1个、牵引绳1根、布朗架1个、软枕3个、橡胶软塞2个,根据患者的体重准备相应重量的牵引砣,遵医嘱备好局麻药物。

（3）操作前，遵医嘱给予镇痛药物。

4. 操作后护理

（1）密切观察患肢的皮肤、血液循环和肢体活动情况。护士应定时巡视患者，评估患肢的足背动脉搏动、温度、颜色和感觉活动情况，如出现足背动脉搏动减弱、皮温下降、肢端颜色苍白、足趾活动差等情况，提示患者的患肢血液循环受阻，应注意倾听患者主诉，及时查明原因并处理。

（2）维持牵引的有效性：患肢与床尾之间应保持距离，避免牵引的重量被改变。保持牵引锤悬空，牵引绳、滑车和患肢长轴平行，牵引绳上避免悬挂衣被等物品，以免影响牵引效果。

（3）保持正确的牵引体位：股骨颈骨折和股骨转子间骨折，牵引时，患肢下可垫软枕，以抬高患肢 15°～30°，患肢应保持外展中立位。胫腓骨下段骨折、跟骨骨折牵引时，可将牵引绳系在牵引弓的外角，使踝关节内翻，以利于骨折复位。

（4）牵引针孔的护理：对针孔处每日用 75% 的乙醇滴注 2 次，保持牵引针孔处清洁、干燥。同时，应保持针孔周围皮肤的清洁和局部不受触碰，如果出现分泌物或针孔渗血，应立即通知医生予以无菌换药，防止发生感染。如果发生牵引针偏移，切忌自行复位，应立即通知医生处理。

（5）预防并发症：由于骨骼牵引患者需要持续卧床，长期卧床的患者应注意预防各种并发症的发生。指导患者有效咳嗽，正确使用呼吸功能锻炼仪，及时咳痰，预防坠积性肺炎。护士每 2 h 协助患者改变体位 1 次，并评估患者的皮肤情况，避免局部皮肤长时间受压。对于消瘦、骨突较明显、存在压疮风险的患者，根据患者的皮肤受压情况，予以压疮贴膜保护，避免压疮的发生。指导患者进行双下肢肌肉的等长收缩及踝泵运动，并告知功能锻炼及预防下肢深静脉血栓发生的重要性。根据患者的身体状况，给予饮食指导，嘱其适量饮水，保持出入量平衡，预防尿路感染及便秘的发生。

（6）对颅骨牵引的患者，要观察呼吸是否通畅、平稳。

二、操作培训：骨科常用助行器、腰围、颈托的使用方法

1. 助行器

（1）辅助人体支撑体重、保持平衡和行走的器具称为助行器（Walking aids），也可称为步行器、步行架或步行辅助器等。

（2）作用：保持身体平衡，支持体重，增加肌力，辅助行走。

（3）适应证。

① 单侧下肢无力（如偏瘫）或截肢患者。

② 全身或双下肢肌力降低或协调性差，需要独立者，如多发性硬化症或帕金森病者。

③ 下肢骨折与关节病变者（骨性关节炎、下肢骨折或半月板切除术后）。

④ 需要广泛支持者,如长期卧床或患病的老年人。

⑤ 偏盲或全盲等患者。

（4）正确握扶助行器的方法:放松肩膀,正确摆放助行器,紧握架两旁的扶手,保持正立姿势。

（5）正确起立方法:将架放于正前方,健侧手放在架上,患侧手按在床面,臀部向前移,双膝微曲,重心向前倾然后起立。

（6）正确坐下方法:慢慢后移,直至双脚接触椅边,患侧手按着椅边慢慢坐下。

（7）助行器的使用程序如下。

核对医嘱及患者信息并向其解释,取得配合。

① 评估患者的病情、伤口敷料、患肢末梢血运、双下肢肌力、双上肢臂力、身高等。

② 评估患者的行走能力和肢体活动能力。

③ 评估患者的心理、对助行器的认知和合作能力。

检查助行器性能(橡皮垫是否完好、适用、螺丝有无松动等),检查环境(路面是否平整等)。

协助患者下地前床边端坐 15～30 min,观察有无不适。

护士在患者端坐时再次演示助行器的正确使用方法。

将助行器放于健侧床旁(对髋关节置换者最好放于患侧),调节至合适的高度,患者站立、双手握住扶手,以双膝微曲为宜。

行走方法:患者尽量抬头挺胸,双眼平视前方,双手将助行器提起,向前移动一步,双手臂伸直支撑身体,先迈出患肢再迈出健肢,步伐不宜太大,以不超过助行器的一半为宜。

协助患者上床(先患后健),取舒适卧位,告知注意事项。

整理用物,洗手,必要时记录。

（8）观察及注意事项如下。

观察病情,注意情景应对。

首次由医护人员指导并陪伴,下床时间不超过 30 min。

遵循个性化、循序渐进原则。

禁止使用助行器上下楼梯。

穿防滑鞋,裤子长度应合适,保持身体平衡,以防跌倒。

髋关节置换者最好朝患侧转弯,转弯角度不宜过大,以防假体脱位。

拐杖是骨科患者后期康复过程中必不可少的工具,需要掌握正确的使用方法,使用拐杖前需要注意的事项如下。

① 站直身体,双手握住拐杖手柄以支撑身体,拐杖脚距离患者的脚 12～20 cm。

② 调节拐杖到合适高度,拐杖顶部距离腋窝 2～3 指宽,切记不应用腋窝顶在拐杖上,因为腋窝内有重要的血管神经,以免受压损伤。

③ 拐杖的手柄位置需要调节到双臂自然下垂时手腕水平,当使用拐杖支撑时,肘关节可以适当弯曲。

④ 为避免长期扶拐造成骨盆倾斜、双腿不等长,不建议使用单拐。

⑤ 医生会根据实际情况,参照以下几种方式,指导患者使用双拐时患腿的负重程度。不负重:即患腿不受力,保持患腿离开地面。轻负重:可以用足底接触地面来维持平衡。部分负重:可以将身体部分体重(体重的 1/3～1/2)分担到患腿上。可忍耐负重:将大部分体重甚至所有重量负担到患脚,能忍耐即可。全负重:完全负重,只要不痛即可。

⑥ 挂拐行走时需注意:将双拐支撑在双脚两侧,保持身体平稳。不要将腋窝直接顶在拐杖上,应伸直肘部,用双手握住拐杖手柄以支撑。双拐同时向前移动。向前移动患腿于双拐之间同一平面。再向前摆动正常腿,放在双拐的前方。不断地重复,向前行走(双拐→患腿→正常腿)。

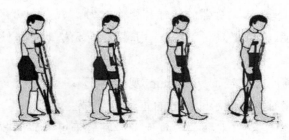

⑦ 起身站立时需注意:准备站立前,请先确定椅子或床是否稳定牢固。正常腿支撑在地面上,身体向前移动到椅子或床的边缘。将双拐并拢在一起,用患腿一侧的手握住拐杖手柄,健侧的手扶住椅子扶手或床沿。两只手一起支撑用力,同时正常腿发力站起,保持站稳。在开始行走之前,请先确保已经站稳,然后再将拐杖分置身体两侧。

⑧ 坐下时需注意:身体向后慢慢退,直到正常侧的腿碰到椅子或者床的边缘。保持体重在正常腿上,将双拐并拢合在一起。用患腿一侧的手握住拐杖手柄,将健侧的手放到椅子或床沿上,然后弯曲健侧膝盖,慢慢坐下。坐下过程需缓慢进行,始终保持双拐放在椅子旁边。除非医生允许患腿部分负重,否则下坐过程仍需保持患腿离开地面不受力。

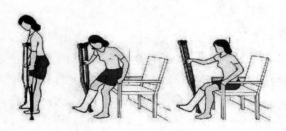

2. 腰围佩戴的方法及注意事项

（1）选择大小合适的腰围：根据患者的身高、体型、腰围大小选择合适的腰椎支具。佩戴腰围的时候，要注意选择大小适合自己的腰围，不能过大，也不能过窄，腰围的上缘能够达到肋上缘，下缘到臀裂以下，贴腰的部分应是平坦的或者与人体脊柱的生理性弯曲一致，稍向前凸。

（2）佩戴腰围的松紧度：佩戴腰围时，松紧度以能插进自己的两个手指为宜，询问患者舒适度，以不影响呼吸为宜。

（3）佩戴腰围方法：第一次佩戴腰围时，需要先试戴（时间为 0.5 h），以没有不适感为宜。

① 协助患者轴线翻身至侧卧位。

② 将支具后片置于患者背部支具正中线对准患者脊柱，下缘平髂前上棘。

③ 协助患者轴线翻身至平卧位，佩戴支具前片，上下两片对齐，系好尼龙搭扣（顺序为：先粘贴中间搭扣，后粘贴两边搭扣）。

（4）依据自己的腰椎情况佩戴腰围：佩戴腰围时，需要注意根据自己的病情来掌握佩戴腰围的时间，在自己腰部症状比较严重的时候，腰部有沉重感觉、酸胀感时，需要经常地佩戴腰围。在睡觉及休息的时候需要将腰围取下。在腰部症状比较轻缓甚至是没有感觉的时候，可以不佩带腰围。

（5）佩戴腰围是对腰椎起到保护的作用，限制了腰椎屈曲等方面的活动。在佩戴腰围期间，腰部应进行合适的运动，以免腰部肌肉因较长时间不运动造成腰肌失用性萎缩。

（6）摘下支具体方法：取平卧位，按与佩戴相反的顺序取下。

3. 颈托的使用方法

（1）使受伤者呈仰卧位后，医护人员首先要小心地将其颈部置于"正中位"，即头部仰至嘴角和耳垂的连线，与地面垂直，鼻尖与肚脐呈一直线。

（2）医护人员用手指度量受伤者由下颌骨角下方到锁骨的距离，然后选择适合受伤者的颈托。

（3）将颈托小心地穿入后颈，然后慢慢地将下颌垫小圆点与受伤者的下颌吻合。

（4）小心绑紧颈托，注意避免移动受伤者的头颈和脊椎。注意观察颈部皮肤受压情况。

（5）注意事项：移动受伤者头至"正中位"时，遇到阻力或受伤者感到疼痛时，应立即停止移动。固定之后，在进行搬运等其他动作时，仍应该经常留意受伤者颈部的姿势是否保持"正中位"。切记颈托只能协助防止颈椎移动，并不能完全将颈椎固定在安全位置。

三、应急预案：信息系统瘫痪时的应急预案

1. 成立通信系统故障应急领导小组

为做好通信应急保障工作，医院成立通信系统故障应急领导小组（以下简称应急领导小组），下设办公室。

应急领导小组组成人员如下。组长：院长；副组长：信息中心主任；成员：各科室主任。应急领导小组下设办公室，设在院长办公室，成员如下。主任：院办主任；副主任：信息中心主任；成员：信息中心人员。领导小组负责"医院信息系统故障应急预案"的实施和全院信息系统日常安全运行管理的组织协调及决策工作。

2. 医院信息系统出现故障时的报告程序

当各工作站发现计算机访问数据库速度迟缓、不能进入相应程序、不能保存数据、不能访问网络、应用程序非连续性工作时，要立即向信息科报告。

信息科工作人员对各科室工作站提出的问题必须高度重视，接到故障报告后，应立即展开调查，若断定是网络存在问题时，应安排专人打电话通知相关科室关机，并对来电询问科室做好解释工作，同时报告信息科长。

情况核实后，信息科及时给各工作站反馈故障信息，同时召集有关人员及时进行讨论，如果故障原因明确，可以立刻恢复，应尽快采取措施恢复系统工作；如故障原因不明、情况严重，不能在短期内排除，应立即报告领导小组。在网络不能运转的情况下由领导小组协调全院各部门工作，以保障全院医疗工作的正常运转。

3. 医院网络故障分级及处理原则

根据故障发生的原因和性质不同分为以下三类。

一类故障：服务器不能正常工作、光纤损坏、主服务器数据丢失、备份硬盘损坏、服务器工作不稳定、局部网络不通、价表目录被人删除或修改、重点终端故障、规律性的整体、局部软件和硬件发生故障等造成的全院性计算机网络瘫痪。

二类故障：单一终端软、硬件故障，单一患者信息丢失，偶然性的数据处理错误，某些科室违反工作流程引起局部系统故障。

三类故障：各终端操作不熟练或使用不当造成的错误。

故障分类等级的处理原则如下。

一类故障：由信息科科长上报领导小组，由领导小组组织协调恢复工作。

二类故障：由网络管理人员上报信息科科长，由信息科集中解决，并做好相关记录。

三类故障：由网络管理员单独解决，并详细登记维护情况。

4. 发生网络整体故障时的应急协调

当信息科一旦确定为网络整体故障时，首先应立刻报告领导小组，同时积极组织恢复工作，并充分考虑特殊情况对故障恢复带来的时间影响。各部门根据故障恢复时限转入手工操作，具体时限：30 min 内不能恢复——门诊挂号、住院登记、药房等部门转入手

工操作；6 h 内不能恢复——各护士工作站、药房、急救中心、手术室、医技检查转入手工操作（具体时间由信息科通知）；24 h 以上不能恢复——全院各种业务转入手工操作。

各部门的具体协调安排如下。

所有手工操作统一启动时间，须由信息科工作人员判断所需修复时间，报告领导小组同意后进行通知。各科室应严格按照通知的时间协调各项工作，在未接到新的通知前不准私自操作计算机。

门、急诊工作由门诊办主任负责联系协调。网络恢复后，门、急诊工作人员要及时将中断期间的患者信息输入计算机。

门、急诊收费处工作由财务科长负责总体联络协调，要与信息科保持联系，及时反馈沟通最新消息；当网络系统运行中断超过 30 min 时，要通知收款员转入手工收费程序。

门诊收款员要建立手工发票使用登记本，对发票使用情况做详细登记。

当系统恢复正常时，由收款员负责对网络运行稳定性进行监测，如不稳定，及时向信息科反馈情况。

在接到信息科发出可使用计算机的通知时，应重新启动运行后，收款员逐步转入机器操作。

住院处的工作由住院部负责人总体负责联络协调。

当系统停止运行超过 24 h，对普通出院患者，推迟出院结算时间。对急诊出院的患者应根据病历和临床护士工作记录，进行手工核算，出具手写发票。

在网络停止运行期间，出院患者急需结算时，应由该科护士追查是否还有正在进行的检查项目，并向出院结算处提供详细费用情况后，方可送交结算。

在网络停止运行期间，入院患者急需输入院手续时，实行手工输入院手续。系统恢复时补录患者所有资料。

护士工作站由护理部主任负责总体联络协调。

网络故障期间医护人员应手工详细记录患者的所有医嘱、护理记录和费用执行情况，详细填写每位患者的药品请领单（包括姓名、住院号、性别、药品名称及用量），一式两份，一份用于科室补录医嘱，另一份送药房作为领药凭证。接到信息科通知恢复网络运行时，按要求补录医嘱、护理记录和在本科发生的费用执行情况。

医生工作站由医务科长负责总体联络协调。

网络故障期间临床科室应手工详细记录患者的所有医嘱、病历记录，并详细记录治疗执行情况、病情进展情况。接到信息科通知恢复网络运行时，按要求补录各种记录。

医技检查工作站由医务科长负责总体联络协调。

在网络停运期间，应详细留取、整理检查申请单底联；网络恢复后根据检查申请单底联登记，通过手工补录患者在本科发生的费用（注意与临床科室联系沟通）。

对即将出院或有出院倾向的患者，主治医师要在检查申请单上注明，检查科室应及时通知科室或住院处，及时沟通费用情况。

药房工作由医务科长负责总体联络协调。药房需严格按照信息科通知的时间及要求进行操作,网络故障时,根据临床科室提供的药品请领单发药;网络恢复时,对临床科室补录的医嘱进行确认,同时与发药时药品请领单内容详细核对,如发现内容不符,须详细追查;网络恢复后及时对出院带药处方进行确认。

5. 应急数据恢复工作规定

各工作站接到信息科发出的重新运行通知时,需重新启动计算机;整体网络故障的恢复工作,由信息科严格按照服务器数据管理要求进行,网络管理员按医院的数据备份恢复方案进行系统恢复。

由信息科科长指定专人负责恢复,当人员变动时应有交接手续。

当光纤损坏时,应立即使用备用光纤进行恢复;交换机出现故障时,应使用备用交换机,应对每次的恢复细节做好详细记录。

6. 故障处理程序

信息科制定网络故障应急处理程序,应设 24 h 专人值班,监控网络运行。网络服务器故障一旦发生,在及时处理的同时迅速向科室领导汇报。排除故障后,应完成故障报告,在技术讨论会上汇报。

遇到较大故障,信息科工作人员应迅速集合,集体攻关,具体分为 3 个组做以下工作。

故障检修组:集中系统管理员继续分析故障、查找原因、修复系统。

技术联络组:迅速与软、硬件供应商联系,采取有效手段获得技术支持。

院内协调组:通知全院各科室故障情况,并到关键科室协助数据保存。

全院各信息系统使用科室应制定相应的系统故障数据保护措施,并建立数据抢录小组,发现停机,应保存断点,保护原始数据,分开存放断点前后表单。

在停机期间,相关科室应组织数据抢录小组在岗待命,一旦系统恢复,当日应立即完成对重要数据的录入,第二天完成全部数据补录。

故障排除后两天内,信息科应组织技术研讨会,分析故障原因,制定预防措施,完成故障排除报告并上报领导小组。

· 第四周培训内容 ·

一、专业知识培训:负压封闭引流术患者的护理

负压封闭引流术(Vacuum Sealing Drainage,VSD)是指用内含引流管的医用海绵敷料来覆盖或填充皮肤、软组织缺损的创面,再用生物半透膜对之进行封闭,使其成为一个密闭空间,最后把引流管接通负压源,通过可控制的负压来促进创面愈合的一种全新的治疗方法。

（一）VSD 的优点

（1）可控制负压,促进血流量增长和蛋白合成,能够改善局部微循环和促进组织水肿消退,刺激肉芽组织生长,加快创面愈合,同时为全方位的主动引流提供了动力。

（2）生物半透膜的封闭隔绝了创面与外环境接触的感染机会。

（3）可达到创面的全方位引流,将传统的点状或局部引流变为面状引流,可彻底去除腔隙、创面的分泌物或坏死组织,随时将创面的每一处坏死组织和渗出物吸出。

（二）操作前护理

（1）心理护理:向患者介绍 VSD 的基本操作过程、该技术的优点并介绍成功案例,以消除患者的思想顾虑,获得配合和理解,缓解患者的心理压力,增强患者治疗的信心。

（2）术前备皮,以利于术后半透明膜的粘贴,防止受毛发影响粘贴不严密,另外可预防细菌滋生,引发感染。

（3）根据麻醉情况指导患者禁食水时间,一般术前需禁食水 6～8 h。

（4）做好患者及家属的宣教工作。

（5）与手术室工作人员共同核对患者姓名、床号、手腕带条码信息、手术带药、禁食水情况、管路情况、皮肤情况、过敏史等,填写手术交接记录单,由专人送患者至手术室。

（三）操作过程

（1）携带清洁负压引流瓶、量杯推车至患者床旁,核对患者姓名、床号、手腕带信息。

（2）戴手套,关闭负压引流。注意:为防止引流管内的液体回流到 VSD 敷料内,必须先用两把钳端带橡胶保护套的止血钳夹闭进入患者体内的引流管,然后关闭负压源。

（3）更换引流瓶。

（4）打开负压源,调回负压表数值,并打开两把止血钳。

（5）将换下的引流瓶内液体倒入量杯内,准确记录数值、颜色、性质。

（6）再次进行核对,观察引流是否通畅、有无漏气,妥善放置引流瓶,指导患者注意事项。脱掉手套,用速干手消毒剂消毒双手,记录。

（7）收拾用物,洗手,将引流量录入电子体温单。

（四）使用 VSD 期间护理

如患者在使用 VSD 期间可遵医嘱下床活动,在活动前后需护士进行负压吸引管路的护理,具体方法如下。

（1）先将进入患者体内的引流管用 2 把钳端带橡胶保护套的止血钳(床旁常规准备)夹闭。

（2）关闭负压源。

（3）取下连接负压源端引流管,管端用无菌纱布包裹,并用胶带固定。

（4）协助患者携带引流装置床旁活动、如厕,注意保护各连接部位连接紧密。

（5）患者返回病床后，将管端无菌纱布取下，连接并打开负压源，调回负压表数值，之后打开两把止血钳，检查引流是否通畅、有无漏气，妥善放置引流瓶。

（五）操作后护理

1. 管路护理

（1）连接负压引流装置，负压值为 $-0.06 \sim -0.02$ MPa，负压过大或过小都不利于创面愈合。

（2）引流瓶妥善放置，保持引流瓶低于伤口 $60 \sim 100$ cm，保持局部负压封闭状态。

（3）观察引流的颜色、性质、量，发现异常及时报告医生。

（4）每日更换引流瓶，引流量超过引流瓶的 2/3 时，应进行更换，并注意无菌操作。

（5）注意避免负压吸引管路打折、扭曲、受压，协助患者翻身或搬动时，注意保护引流管，经常检查管路及各接头处有无漏气或脱出。

（6）床旁备钳端带橡胶保护套的止血钳 2 把。

2. 敷料观察

（1）敷料干湿度观察：在医用贴膜外用手指轻轻按压敷料（感觉敷料柔软），而后稍用力挤压，无细小水滴从泡沫材料里渗出到敷料表面或周围皮肤，即为最佳干湿度。

（2）观察敷料下引流管管形：若敷料鼓起，看不见管形，则需立即检查，并通知医生。常见原因有引流管堵塞、漏气，负压源异常，引流通道接头处漏气，引流管受压、打折等，此时需认真检查原因，及时处理。

3. 用物准备

病房应常备一些 VSD 引流需要的用物，如半透膜、三通接头、负压吸引器及管路，方便医生进行调整使用。

4. 患者及家属健康指导

（1）饮食指导：患者可能长期卧床，需鼓励患者进食高蛋白、高热量、富含维生素、粗纤维的食物。少食多餐，多饮水，预防便秘，忌烟、酒、刺激性食物。

（2）管路指导：翻身时不能牵拉、压迫、折叠引流管。避免按压 VSD 敷料，否则敷料上吸附的液体可能会被挤压到周围皮肤上，导致半透膜粘贴不牢。患者及家属不可随意调节负压数值。如可遵医嘱下床活动，下床前后应呼叫护士进行负压管路处置、连接，不可自行通、断引流。

（3）功能锻炼指导指导：患者进行关节主动、被动运动，指导患者进行远端关节的屈伸、旋转练习及肌肉等张收缩运动，应指导脊柱 VSD 引流患者进行主动或被动双下肢直腿抬高、踝泵运动，从而促进血液循环，防止下肢深静脉血栓形成以及关节僵硬、肌肉萎缩等并发症发生。

5. 心理护理

创伤和即将面对的较长期 VSD 治疗，对患者和家属心理可能会造成很大的影响，应针对患者或家属的恐惧、焦虑情绪进行心理疏导,加强宣教,耐心向其介绍 VSD 相关知识,介绍手术的成功案例,以消除恐惧感、增强治疗信心,使其充分配合治疗、护理工作。

二、出科考试:理论技能操作考核

三、实习生出科讲评总结

第十六章

神经内科护理单元

第一节　神经内科掌握内容纲要

时间	掌握内容
第一周	一、科室概况及环境布局
	二、各班工作职责、流程及注意事项
	三、护理制度培训:护理业务查房制度
	四、专科知识培训:脑梗死患者的护理
	五、操作培训:动脉采血技术
第二周	一、护理制度培训:危重患者关键流程质量管理制度
	二、专科知识培训
	三、操作培训:皮内注射技术(青霉素过敏试验)
第三周	一、专科知识培训
	二、操作培训:床上擦浴技术
	三、应急预案:患者发生静脉空气栓塞的应急预案
第四周	一、专科知识培训
	二、出科考试:理论技能操作考核
	三、实习生出科讲评总结

第二节　神经内科培训具体内容

·第一周培训内容·

一、科室概况及环境布局

神经内科位于住院部大楼 B 区 14 层,病区设立床位 45 张,拥有一支整体素质好、业务能力强的医护团队,现有护士 9 人,其中主管护师 3 人,护师 2 人,护士 4 人,主要收治脑神经系统血管性疾病、功能性神经系统疾病及出血性、缺血性脑血管疾病(如脑梗死、脑出血卒中类疾病、帕金森综合征功能性疾病),以老年患者居多。科室配备有心电监护仪、输液泵、微量泵、心电图机(处置室)等先进的医疗设备。在临床护理工作中,科室实行责任制整体护理模式,切实履行护士在专业照顾、病情观察、治疗处置、心理支持、健康教育等方面的护理职能,使护理工作更贴近临床,更贴近患者,更能体现护理的专业价值,从而更高质量地服务于患者。

科室设置患者区域和医护人员区域,医护人员区域内设有护士站、医生办公室、值班室、更衣室、库房等。另外,公共区域设有开水间(24 h 供应热水)、晾衣间、公共卫生间等。

二、各班工作职责、流程及注意事项

详参妇产科病区各班工作职责、流程及注意事项。

三、护理制度培训:护理业务查房制度

为了提高护理质量和护士业务技术水平,建立护理业务查房制度。

护理业务查房对象主要是重症抢救病例、疑难病症和特殊病例、新开展的手术检查病例、新开展的护理技术操作教学病例等。

护理业务查房由护士长主持,必要时护理部派人参加,由主管护师和责任护士报告病历。

查房前应做好准备工作,按查房内容分别指定专人负责,科室每月至少组织 1～2 次护理查房。

认真做好查房记录,及时总结查房经验。

对护理业务上的疑难问题,涉及多学科护理业务,本科室难以解决的,由护士长提交护理部,组织全院会诊。

每周五护士长及总带教老师会轮流给学生授课,针对科室常见病、多发病的诊断及

护理要点给予充分讲解。

四、专科知识培训：脑梗死患者的护理

脑梗死是指脑供血障碍引起脑组织缺血、缺氧而发生坏死、软化形成梗死的脑血管疾病，伴有相应部位的临床症状和体征，如偏瘫、失语等神经功能缺失的症候，是缺血性卒中的总称，包括脑血栓形成、腔隙性梗死和脑栓塞等。针对脑梗死护理措施经验如下。

（一）引起脑梗死的高危因素

（1）吸烟与饮酒。

（2）高血压。

（3）糖尿病。

（4）血脂水平升高。

（二）脑梗死的护理

1. 生命体征监测

① 观察意识、瞳孔、生命体征、肌力。四肢肌力分 0～5 级，0 级是完全瘫痪，无任何运动；1 级是有收缩活动，如肌肉收缩；2 级是肢体可以平移，但不能抵抗重力；3 级是肢体可抵抗重力，但不能抵抗阻力；4 级是能抵抗重力，能抵抗阻力，但抵抗阻力不完全，阻力较大就会落下；5 级是正常的肌力、语言等的变化。

② 肢体处于良肢位，避免患侧肢体静脉输液，随时拉起床档，家属 24 h 陪护，预防跌倒、坠床、烫伤、冻伤等意外事件。

2. 饮食营养

发病当天需禁食，以静脉输液维持营养，48 h 后根据病情而定，记录患者液体出入量。为了防止便秘，每天可给患者吃一些香蕉及蜂蜜和含纤维素多的食物，每日早晚给患者按摩腹部，必要时用开塞露或灌肠帮助排便。

3. 防止误吸

患者进食时头偏向一侧，抬高床头，指导患者缓慢进食，宜进糊状无渣食物，进食后漱口，指导患者使用吸管饮水。必要时鼻饲流质饮食，注食前先确定胃管在胃内后方可注入流食。

4. 卧床休息

患者绝对卧床休息。病室要保持安静，空气流通。协助日常生活不能自理者完成生活护理。鼓励患者养成定时排便的习惯，保持大便通畅。吞咽困难的患者，宜进半流质或流质饮食。

5. 心理护理

脑梗死多发生于中老年人，起病突然，患者在短时间内从正常人变成残疾人，常出

现伤感、烦躁、易激动、主观急躁、孤僻、抑郁和以自我为中心。护理人员要以高度的责任心，晓之以理、动之以情，不急躁、不厌烦地精心照料，使其自觉配合治疗，增强战胜疾病的信心。关心、尊重患者，多与患者交谈，指导其克服焦躁、悲观的情绪，营造和谐的氛围和舒适的休养环境。

6. 言语沟通

鼓励患者说话，对患者取得的成功给予表扬，鼓励并指导患者用非语言方式表达自己的需要及情感，进行语言康复训练。

7. 用药护理

（1）抗凝药与抗血小板聚集药的副作用：出血。

（2）使用降纤药物后可能有出血或出血延缓现象，用药时间需大于 1 h。

（3）甘露醇需快速滴注，防止渗出，注意尿量，监测电解质。

（4）胰岛素：使用后关注进餐情况，如果患者不进餐或者进餐量很少，应及时给予宣教，嘱患者暂停降糖药的使用，防止低血糖。

（5）降脂药：使用时需监测肝功能。

8. 康复护理

对于能行走的患者，应进行肢体功能锻炼，使肢体功能恢复正常。如果患者瘫痪在床，护理首先要预防长期卧床的并发症，如患者可能会患肺炎，需要经常翻身、拍背，通常每 2 h 翻身、叩背 15 min，要防止患者褥疮的发生，必须经常按摩受压部位，避免尿路感染和下肢静脉血栓形成。瘫痪患者在床上容易出现肌肉萎缩现象，需经常按摩肌肉，避免肌肉萎缩。关节应处于功能性位置以避免畸形和挛缩。

9. 脑梗死的预防

（1）将血压控制在合理水平。血压过高，易使脑内微循环瘤及粥样硬化的小动脉破裂出血；而血压过低，脑供血不全，微循环瘀滞时易形成脑梗死。

（2）保持良好心情，许多脑卒中的发作都与情绪激动有关。

（3）减肥，肥胖是公认的导致脑卒中发作的危险因素之一。

（4）科学合理饮食，要以低脂肪、低热量、低盐饮食为主，并要有足够优质的蛋白质、维生素、纤维素及微量元素。饮食过饱不利于健康。霉变的食品、咸鱼、冷食品均不符合食品卫生的要求，要禁食。

（5）气候变化与人体健康关系极为密切。当气温骤变时，体弱多病者的免疫能力降低，发病率及死亡率均比平时高，所以要特别小心。

（6）及时治疗糖尿病、冠心病。肝、肾功能不全等疾病可进行适当的体育活动。

五、操作培训：动脉采血技术

项目	总分	技术操作要求	评分标准	扣分
仪表	5	仪表、着装符合护士礼仪规范。	1项不合要求,扣2分。	
操作前准备	8	（1）洗手,戴口罩; （2）核对医嘱单、执行单、检验标签; （3）备齐用物,用物放置合理、有序,依次检查所备物品,保证安全有效: ① 治疗车上层:执行单、检验标签,注射盘内放安尔碘、棉签、动脉血气针; ② 治疗车下层:弯盘、小枕（桡动脉穿刺时备用）、锐器盒、速干手消毒剂、医疗垃圾袋、生活垃圾袋。必要时备屏风。	未核对,扣3分; 其余1项不合要求,扣1分。	
安全评估	12	（1）备齐用物,携至床旁,核对患者。询问患者姓名,查看床头牌、手腕带与执行单是否一致; （2）了解患者的病情、意识状态及合作程度,判断是否处于安静状态,解释动脉采血目的、方法,指导正确配合; （3）查看采血处局部皮肤和血管情况; （4）周围环境整洁,光线明亮,注意保暖,保护患者隐私; （5）与患者沟通语言规范,态度和蔼。	未核对患者,扣3分; 未查对床头牌、手腕带、执行单,各扣1分; 查对患者姓名不规范,扣2分; 少评估1项,扣1分; 其余1项不合要求,扣1分。	
操作过程	65	（1）根据患者的病情及动脉搏动强弱选择穿刺部位; （2）如选择穿刺股动脉,注意保护患者的隐私,注意保暖; （3）穿刺体位及部位选择: ① 桡动脉穿刺时,艾伦试验阴性,患者将上肢稍外展,腕部伸直,掌心向上,手自然放松,穿刺点位于前臂掌侧腕关节上2 cm、动脉搏动明显处,下方垫小枕; ② 股动脉穿刺时,患者取仰卧位,穿刺侧大腿略外旋,穿刺点位于腹股沟内股动脉搏动明显处; （4）以穿刺点为中心,用安尔碘消毒穿刺部位两遍,直径>5 cm,自然晾干; （5）打开动脉血气针外包装,推动活塞,回抽至所需血量刻度; （6）常规消毒术者左手食指和中指; （7）再次核对患者、执行单、检验标签; （8）用已消毒的左手食指和中指触摸动脉搏动的准确位置,两指分开,绷紧皮肤固定血管;	未核对1次,扣3分; 核对内容不全少1项,扣1分; 查对患者姓名不规范,扣2分; 选择桡动脉未做艾伦试验,扣2分; 消毒后未待干,扣5分; 重新调整穿刺位置进针,每增加1次,扣3分; 压迫时间不够有血肿形成,扣10分; 操作过程有污染1次,扣2分; 穿刺方法不正确、部位不准确,扣5分;	

项目	总分	技术操作要求	评分标准	扣分
		（9）右手持针在左手两指间处进针并调整穿刺的深度； （10）桡动脉穿刺时针头斜面朝上，进针方向为逆血流方向并与皮肤成40°进行股动脉穿刺时，垂直进针，进针幅度不宜过大，以免刺破对侧血管壁； （11）见鲜红血液涌入注射器内，至所需血液量后迅速拔出针头； （12）用棉签局部压迫止血5～10 min，对有出血倾向、凝血机制不良或高血压的患者压迫时间应延长； （13）迅速将针头排气后插入橡胶塞内以隔绝空气或取下针头，旋上螺旋帽； （14）将血气针在两手间搓动4～5次，使血液混匀； （15）再次核对患者、执行单、检验标签； （16）贴上标签，立即送检； （17）手消毒，签名； （18）询问患者的感受，交代注意事项。	未隔绝空气，扣5分； 血液外溢造成污染，扣2分； 压迫时间不够，扣2分； 采血1次不成功，扣50分； 采血量不够，扣5分； 其余1项不合要求，扣1分。	
操作后	5	（1）协助患者取舒适卧位，整理床单位； （2）正确处理物品； （3）洗手，记录并签字。	1项不符合要求，扣1分。	
评价	5	（1）无菌观念强，操作规范、熟练，抽血一次成功； （2）操作前后及操作过程中，应随时监测患者的生命体征； （3）操作时间5 min。	污染1处，扣2分； 操作不规范、不熟练1处，扣2分； 操作时间每延长30 s，扣1分。	
合计	100			

（1）动脉血标本采集的注意事项。

① 采集血标本前需告知患者注意事项。

② 应压迫穿刺部位止血直至不出血为止。

③ 若饮热水、洗澡、运动，需休息30 min后再取血，避免影响结果。

④ 血标本必须隔绝空气。

（2）动脉血标本采集操作的并发症。

① 皮下血肿。

② 穿刺口大出血。

③ 穿刺困难。

（3）艾伦试验的做法：艾伦试验是检查手部的血液供应、桡动脉与尺动脉之间吻合情况的一种方法。术者用双手同时按压患者尺动脉和桡动脉，嘱患者反复用力握拳和放松5～7次至手掌变白,松开对尺动脉的压迫,继续压迫桡动脉,观察手掌颜色变化。结果判断:若手掌颜色10 s之内迅速变红或恢复正常,表明尺动脉和桡动脉间存在良好的侧支循环,即艾伦试验呈阴性,可以经桡动脉进行穿刺;相反,若10 s手掌颜色仍为苍白,即艾伦试验呈阳性,表明手掌侧支循环不良,不应选择桡动脉进行穿刺。

·第二周培训内容·

一、护理制度培训:危重患者关键流程质量管理制度

危重患者入院时,护士应准备好适合抢救的环境、仪器及物品。护士长负责协调、安排人力,必要时安排特护小组,报护理部。

患者入院时,护士要了解危重患者的病情、重要体征,查看患者的神志、皮肤、黏膜、口腔、肢体等情况。

有效清除呼吸道分泌物,保持气道通畅,氧气吸入导管保持通畅,患者行机械通气时,护士应严密观察临床指标。

必要时脱去患者衣裤,卧床患者反穿上衣,以利于监护及置管,对躁动、意识不清的患者应正确使用约束带并加用床档。

开放静脉通路2～3条,应用静脉留置针,保持静脉通路通畅。

遵医嘱给予患者多参数监护,48～72 h更换心电监护电极片一次,防止皮肤损伤。根据病情设置报警、监护参数临界值。

监测血压:采用无创血压监测,袖带需松紧适宜,标准点对准肱动脉;采用有创血压监测,应保持动脉内插管通畅。

根据病情及时留置导尿管、胃管,观察引流物的颜色、量、性质,保持管道通畅,并详细准确记录出入量。

护士严格执行各种操作规程和查对制度,杜绝差错、事故。

遵医嘱及时准确采集各种血、尿、便、痰及引流物标本,并及时送检。

护士应严密观察患者的生命体征,及时、准确记录护理记录单,特护患者至少每2 h记录一次,如有病情变化随时记录。

护士应给予患者心理护理,与患者交流、沟通,使之配合治疗。对丧失语言能力但意识清楚的患者(如气管切开或行气管插管者),护士应使用文字或其他方式与患者进行交流、沟通。

护士应熟练掌握危重患者病情及治疗要点,应用书面、床头两种方式交班,不得仅作口头交班。

二、专科知识培训

（一）帕金森综合征的护理

帕金森综合征是一种常见的中老年人神经系统变性疾病，主要病变在黑质和纹状体。震颤、肌强直及运动减少、迟缓是本病的主要临床特征。帕金森病是老年人中比较常见的神经变性疾病。若不及时治疗，可能会让患者失去自理能力。

帕金森综合征的护理是非常复杂、庞杂的问题，贯穿整个疾病治疗的始终。从疾病的早期一直到中期甚至晚期，护理都非常重要。在不同的阶段，帕金森综合征会出现不同的症状，给生活带来不同的困扰，护理事项如下。

1. 饮食护理

帕金森综合征患者要注意营养的均衡，避免在早餐和午餐的时候进行高蛋白饮食，因为高蛋白饮食会对复方左旋多巴制剂的药效产生影响，建议每天摄入大约 50 g 的肉类，选择精瘦的畜肉或鱼肉，多饮水，进食绿色蔬菜、水果，预防便秘。

2. 吞咽功能的康复护理

食物在口腔嚼碎以后会通过喉咙进入食管，如果没有进入食管而误入了气道，就会造成呛咳、误吸和窒息，导致非常严重的帕金森综合征相关的并发症。轻则造成吸入性肺炎，反复地咳嗽、咳痰，甚至发热。如果是大的食物团块突然阻塞气道，可能会造成窒息，是致命性的并发症。帕金森综合征患者吞咽困难，如果喝特别稀的汤，非常容易呛，如果吃特别干的东西，难以下咽。糊状的东西适合帕金森综合征患者食用。患者在进食的时候要采取坐位，而且尽量身体前倾。如果家属喂食，应该坐在患者的侧面，用勺子一点一点地喂，适合体位和食物的性状都能够有效地预防误吸。

3. 运动护理

早期患者多进行主动运动：多散步，做简单的体操以及健身操，注意颈、腰、肩、肘、髋、膝等关节的活动幅度。提醒和要求患者尽量维持过去的体力活动和技巧性活动，如养花、种菜、各种维修活动。任何一种形式的劳动和活动对肌肉都是有好处的。但不能用单纯的体力运动代替体育锻炼，二者密切结合才是有益的。

晚期患者多做被动运动：晚期患者可发生显著的运动障碍，无法主动运动，应给患者做按摩及被动活动，并尽量保持关节的活动幅度。配合翻身、叩背、皮肤按摩、骨突部保护等措施，有利于预防肺部感染和褥疮。

4. 生活护理

保持床单位整洁、干燥，定时翻身、拍背，并做好骨隆突处的保护，防护压疮。提供以下生活便利：对下肢行动不便、起坐困难者，应配备座位高厕、手杖，床上加护栏，将生活用品放置于患者伸手可及之处；对言语不清、构音障碍的患者，应耐心倾听患者的主诉，可指导患者采用手势、纸笔、画板等沟通方式与他人沟通。

5. 防跌倒

帕金森综合征患者需要预防跌倒,很多患者到中期会出现平衡障碍,走路变慢而且容易跌倒,所以步态上的护理、跌倒的预防非常重要。

6. 用药原则

对症治疗,长期服药,以最小剂量达到最佳效果,"细水长流,不求全效"。用药期间尽量避免使用维生素 B_6、利血平、氯丙嗪、奋乃静等药物,以免降低疗效或导致直立性低血压。

7. 心理护理

(1)医务人员要给患者应用一些对症的药物,如患者以抑郁情绪为主,需给予抗抑郁的药物,如果焦虑情绪比较明显,要给予心理辅导和夜间的镇静药物,缓解其焦虑情绪;医生要鼓励帕金森综合征患者对生活充满信心,帕金森综合征如果早期诊断、早期治疗,能够得到很好的控制。

(2)家属给予帕金森综合征患者更多的关心与陪伴。家属注意观察患者步态及情绪的改变,为患者创造良好的治疗和休养环境。

(二)三叉神经痛的护理

1. 一般护理

提供安静、舒适的环境,建立良好的生活规律,以利于减轻疼痛。及时进行心理疏导,避免因周围环境刺激而产生焦虑情绪,以致诱发或加重疼痛。评估患者的疼痛状况,包括性质、继发和缓解疼痛的因素、伴随症状、体征以及心理反应,做好记录。

2. 避免发作诱因

吃饭、漱口、说话、刷牙、洗脸动作轻柔,不用太冷、太热的水洗脸;注意头、面部保暖;保持情绪稳定,心情平和,不宜激动;保持充足睡眠,不宜疲劳熬夜;保持精神愉快,避免精神刺激。

3. 饮食护理

饮食要有规律,清淡饮食,切不可吃油炸食物,不宜食用刺激性、过酸、过甜以及生冷食物等;饮食要营养丰富,应多吃些富含维生素的食品、新鲜水果、蔬菜、豆制类及瘦肉。

4. 用药指导

遵医嘱正确服用药物,并知悉可能出现的不良反应,如卡马西平可导致头晕、嗜睡、口干、恶心、步态不稳、肝功能损害、皮疹和白细胞减少,有些症状可于数天后自行消失,患者不要随意更换药物或自行停药,服用卡马西平期间不要独自外出,不能开车或高处作业。患者术后不可随意停服卡马西平,以防出现幻觉等戒断反应。

5. 心理护理

心态积极,保持良好的精神状态,避免精神上的刺激,生活要有规律,一定要保证足够的睡眠。可适当地参加户外活动,加强锻炼,保持愉快心情,给患者鼓励,增加他们战胜疾病的信心。

三、操作培训:皮内注射技术(青霉素过敏试验)

项目	总分	技术操作要求	评分标准	扣分
仪表	5	仪表、着装符合护士礼仪规范。	1 项不合要求,扣 2 分。	
操作前准备	8	(1) 洗手,戴口罩; (2) 核对医嘱、执行单、药物; (3) 备齐用物,用物放置合理、有序,依次检查所备物品及药品,保证安全有效: ① 治疗车上层:注射盘内放 75% 的酒精或 0.9% 的生理盐水、棉签、20 mL 注射器 2 支、1 mL 注射器 2 支、青霉素(400 万 U)、砂轮、起子、2 mL 注射器 1 支、盐酸肾上腺素 1 支; ② 治疗车下层:弯盘、速干手消毒剂、锐器盒、医疗垃圾袋、生活垃圾袋。	未核对,扣 3 分; 物品准备每少 1 件,扣 1 分; 其余 1 项不合要求,扣 1 分。	
安全评估	12	(1) 备齐用物,携至床旁,核对患者,询问患者姓名,查看床头牌、手腕带与执行单是否一致; (2) 了解患者的病情、合作程度,解释操作目的、方法及如何配合; (3) 询问有无过敏史; (4) 评估患者注射部位、局部皮肤情况; (5) 环境安静、清洁、舒适; (6) 与患者沟通时语言规范,态度和蔼。	未核对,扣 3 分; 未核对床头牌、手腕带、患者,各扣 2 分; 核对患者姓名不规范,扣 2 分; 少评估 1 项,扣 1 分; 其余 1 项不合要求,扣 1 分。	
操作过程	65	(1) 协助患者取舒适体位; (2) 将弯盘置于治疗车上层; (3) 再次检查药物质量及有效期; (4) 开启生理盐水瓶,注明开瓶时间及"化青霉素专用"字样; (5) 开启青霉素中心铝盖,常规给青霉素与生理盐水瓶塞消毒,自然晾干; (6) 检查 20 mL 注射器,抽吸 20 mL 生理盐水,稀释青霉素,摇匀(每毫升含青霉素 20 万 U); (7) 检查 1 mL 注射器,取上液 0.1 mL + 生理盐水至 1 mL,摇匀(每毫升含青霉素 2 万 U); (8) 取上液 0.1 mL + 生理盐水至 1mL,摇匀(每毫升含青霉素 2 000 万 U); (9) 取上液 0.25 mL + 生理盐水至 1 mL,摇匀(每毫升含青霉素 500 U);	未核对 1 次,扣 3 分; 核对内容不全,少 1 项,扣 1 分; 核对患者姓名不规范,扣 2 分; 皮试液配制不准确,1 次扣 3 分; 未摇匀注射器内的药液,每次扣 2 分; 违反无菌原则,1 次扣 2 分; 排气手法不正确,扣 2 分; 药液浪费,1 次扣 2 分;	

项目	总分	技术操作要求	评分标准	扣分
		(10) 再次核对床号、姓名,询问过敏史; (11) 选择注射部位,使用 75%的酒精(0.9%生理盐水)以穿刺点为中心给皮肤消毒 2 遍,直径>5 cm,自然晾干; (12) 排出注射器内的空气; (13) 左手绷紧前臂掌侧下段皮肤,右手呈执笔式持针,针尖斜面向上与皮肤成 5°进针; (14) 针头斜面朝上,完全进入皮内后,放平注射器,以左手拇指固定针栓,右手推注药液 0.1 mL(含 50 U),使局部形成一个小皮丘; (15) 注射毕,迅速拔出针头; (16) 手消毒; (17) 再次核对患者、皮试液并签名; (18) 询问患者感受,交代注意事项; (19) 安全评估:如患者需做 2 种药物过敏试验,中间时间间隔至少 30 min。	消毒后未待干,扣 5 分; 进针角度、深度不正确,扣 3 分; 未签名,扣 2 分; 操作面不洁,扣 2 分; 针头斜面错误,扣 2 分; 推入药液过多或过少,扣 2 分; 注射部位不准确,扣 2 分; 其余 1 项不合要求,扣 1 分。	
操作后	5	(1) 协助患者取舒适体位,交代注意事项; (2) 处理用物方法正确,20 min 后由两名护士观察结果; (3) 洗手,记录。	未交代注意事项,扣 2 分; 判断时间不准确,扣 5 分。	
评价	5	(1) 操作熟练,无菌观念强; (2) 各项核对准确无误,皮试液配置准确; (3) 操作时间 10 min。	操作不熟练,扣 4 分; 操作时间每延长 30 s,扣 1 分。	
合计	100			

· 第三周培训内容 ·

一、专科知识培训

(一)脑出血患者的护理

脑出血又称脑溢血,是指大脑实质内的出血,与高血压病有直接关系,是中老年人常见的急性脑血管病之一,病死率和致残率都很高。脑出血占所有脑卒中患者的 10%～20%。脑出血与高血压病的密切关系在于高血压患者约有 1/3 的机会发生脑出血,而脑出血的患者有高血压的约占 95%。

1. 一般护理

(1) 保持室内空气新鲜、整洁、安静。急性期应绝对卧床休息,避免搬运。严密观察

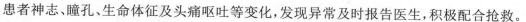

患者神志、瞳孔、生命体征及头痛呕吐等变化,发现异常及时报告医生,积极配合抢救。

（2）如意识障碍加深,血压升高、脉搏缓慢、呼吸深慢而不规则、中枢性高热,提示继续出血;如剧烈头痛、频繁呕吐、烦躁不安、轻度呼吸、加深加快、脉搏加速、血压和体温上升,考虑脑病前驱症状;如一侧瞳孔散大,对光反射迟钝或消失,提示脑病形成;双侧瞳孔针尖样大小、眼球固定,提示桥脑出血。

（3）将昏迷患者的头偏向一侧,保持呼吸道通畅。急性重症脑出血禁食 72 h 可放置胃管,给予低脂、高蛋白流质及一定的水,对无吞咽障碍者可给予低脂、高蛋白流质饮食。遵医嘱合理使用脱水剂,保持静脉通畅,严禁外溢,对脱水剂应快速给药,其余静脉给药,应控制滴速,以防颅内压增高。

2. 肺部感染的护理

保持患者的头偏向一侧,病情稳定后定时翻身拍背,每 2 h 翻身 1 次,以避免局部皮肤受压。每日定时帮助患者翻身、拍背 4～6 次,每次拍背 10 min 左右,用吸引器吸出呼吸道分泌物或误吸的内容物。对痰液黏稠不易吸出者可给予雾化吸入。注意保暖,防止受凉。

3. 泌尿系统的护理

对于尿失禁、尿潴留的患者,应在严格无菌操作下留置导尿管,保持导尿管通畅,每 4 h 排尿 1 次,每日定时消毒尿道口和会阴,保持导尿管的通畅,观察尿的颜色、性质、量并记录,必要时做尿培养。7～14 d 逐渐定时夹管,指导患者练习排尿的随意性动作,训练其膀胱功能。

4. 便秘的护理

患者避免精神过度紧张,养成每日定时排便的习惯。根据患者平时习惯的排便时间按时给予便器,使直肠的排便运动产生条件反射以协助排便。神志清醒患者多吃粗纤维食物、蔬菜,保证每日排便 1 次。每次便后用水洗净肛门周围。对便秘患者可给予结肠环形按摩或使用缓泻剂,必要时灌肠。

5. 褥疮的护理

为患者铺气垫床,在身体空隙处垫软枕,床铺要保持清洁、干燥、平整。每 2～3 h 翻身 1 次,协助翻身时,动作要轻柔,避免脱、拉、推的动作,以防擦破皮肤。对身体受压发红部位定时给予温水热敷按摩或 50% 的酒精按摩,有破损者局部涂以抗生素。

6. 中枢性高热的护理

当脑出血患者体温波动在 40 ℃ 左右,即为中枢性高热。临床护理中,要及时用 50% 的酒精或温水在前额、头顶、腋下、腹股沟、腋窝、体表大血管处反复多次擦洗,或将冰袋放置在这些部位,也可遵医嘱用药,但降温前后要注意生命体征的变化并加强基础护理,防止并发症的发生。

7. 口腔炎的护理

病情轻微者可饭后、睡前刷牙,有活动性义齿者应取下保养、洁净。对昏迷及吞咽困难患者每日进行两次口腔护理;对张口呼吸者用生理盐水纱布覆盖口腔,及时清除口腔分泌物。

8. 消化道应激性溃疡和出血的护理

对昏迷及吞咽困难者可 24 h 留置鼻饲流管,鼻饲流质饮食。当发生应激性溃疡出血时应立即头偏向一侧,保持呼吸道通畅,并严密观察生命体征的变化,尤其是血压的变化,预防出血性休克。同时应禁食,仅有少量柏油样便者可进食流质饮食,为其查血型及备血。必要时口服去甲肾上腺素,并及时补充血容量,保持水、电解质平衡,配合医生做相应治疗。

9. 饮食护理

饮食宜清淡,摄取低盐、低胆固醇食物,避免刺激性食物及饱餐,多吃新鲜蔬菜、水果,矫正不良生活习惯,戒烟、酒。

10. 心理护理

心理治疗在护理工作中被广泛应用,心理护理的方法主要是指心理治疗中的支持疗法。这种疗法是通过对患者进行心理上的安慰、支持、劝解、疏导和调整环境等方法,达到治疗疾病的目的,可以在日常护理工作中进行。护理人员在工作中做到忙而不乱,各种操作熟练、轻柔、认真,将会减轻患者的紧张、恐惧心理,从而取得患者的信任,积极接受治疗,增强战胜疾病的信心,为抢救赢得时间。家属应从心理上关心体贴患者,多与患者交谈,安慰、鼓励患者,创造良好的家庭气氛,不要在患者面前表现出绝望的表情,以便使患者更快地回归社会。

(二)脑供血不足患者的护理

脑供血不足是指人脑某一局部的血液供血不足引起脑功能的障碍。脑供血不足的病因与脑动脉硬化有关。临床上将脑供血不足分为急性和慢性,急性脑供血不足(急性脑缺血)是老年人的常见病。

(1)护理措施:按时监测患者生命体征,如发现血压过低及时通知医生处理,改善脑部供血。观察患者头晕、恶心、呕吐的情况,如有异常立即通知医生,协助对症处理。

(2)指导患者合理用药,不能随意更改用药方法、终止用药或自行购药服用。告知患者药物的作用机制、不良反应及用药注意事项,做好自我检测、配合治疗。使用阿司匹林等抗血小板凝集剂治疗时,可出现食欲缺乏、皮疹或白细胞减少等不良反应,发现异常情况应及时报告医生。

(3)观察患者头晕、恶心、呕吐的情况,如有异常立即通知医生,协助对症处理。指导患者头昏症状发生时卧床休息,注意枕头不宜太高(以 15°～20° 为宜),以免影响头部的血液供应;指导患者在眼睛疲劳或复视时,尽量闭眼休息或双眼交替休息。

(4)保持病室安静,避免大声喧哗,操作轻柔,尽量减少不良刺激,以免诱发和加重头昏。

（5）日常生活当中建议患者养成良好的生活习惯，不要吸烟、饮酒，每天保证充足的睡眠，改善自我心情，保持良好心态。日常饮食当中多吃新鲜的蔬菜和水果，不要吃过于油腻、辛辣的刺激性食物，每天坚持 0.5 h 以上的有氧运动可以显著地改善体质，增加脑部的供血。有高血压、糖尿病等基础性疾病的患者，要加强治疗，将血压、血糖控制在比较平稳的范围之内。

二、操作培训：床上擦浴技术

项目	总分	技术操作要求	评分标准	扣分
仪表	5	仪表、着装符合护士礼仪规范。	1 项不合要求，扣 2 分。	
操作前准备	10	（1）洗手，戴口罩； （2）核对医嘱、执行单； （3）备齐用物，用物放置合理、有序，依次检查所备物品，保证安全有效： ① 护理车上层：浴巾 2 条、毛巾 3 条、洗面奶、浴液、50% 的酒精、棉签、梳子、松节油、液状石蜡、胶布、小剪刀、护肤品（润肤剂、爽身粉）、水温计、清洁衣裤，必要时备被服； ② 护理车下层：水桶 2 个（一个盛 50 ℃～52 ℃热水，另一个盛污水），脸盆 3 个，便盆或尿壶，会阴冲洗或抹洗用物，弯盘，速干手消毒剂，医疗垃圾袋，生活垃圾袋，另备屏风。	未核对，扣 3 分；准备物品，少 1 件，扣 1 分；1 项不合要求，扣 1 分。	
安全评估	10	（1）携用物至，患者床旁，查对床头牌，查对患者，询问患者姓名，查看手腕带与执行单信息是否一致； （2）解释操作目的、方法，了解患者的意识状态、自理能力、合作程度及心理情况，询问患者是否大小便，有无洗面奶和浴液过敏史； （3）环境安静，关好门窗，遮挡患者，室温适宜（24 ℃～26 ℃）； （4）查看皮肤卫生情况，有无破损、皮疹、水疱和结节，查看有无感觉障碍以及四肢活动情况； （5）与患者沟通时语言规范，态度和蔼。	未核对，扣 3 分；未查对床头牌、患者手腕带，各扣 2 分；查对患者姓名不规范，扣 2 分；室温不合适，扣 3 分；其余 1 项不合要求，扣 1 分。	
操作过程	65	（1）根据病情放平床头及床尾支架，松开床尾盖被； （2）协助患者取仰卧位，并将身体移向床沿，尽量靠近护士； （3）脸盆置于床旁椅上，倒热水至脸盆的 2/3，测水温； （4）将 1 条浴巾铺于患者枕上，将擦洗毛巾包裹于手上彻底浸湿（以不滴水为宜），必要时涂上洗面奶； （5）为患者洗脸及颈部，顺序为洗眼（由内眦至外眦）、额部、鼻翼、面部、耳后直到面颊下、颈部；	未测水温，扣 4 分；面部顺序错误，扣 2 分；擦洗眼部时，刺激眼睛，扣 3 分；擦浴部位错误，1 次扣 10 分；	

续表

项目	总分	技术操作要求	评分标准	扣分
		(6) 清水擦净,取下浴巾; (7) 协助患者脱去右侧肢体上衣,将衣服塞于患者身下; (8) 将浴巾的 1/3 铺垫在患者身下,将其余部分盖于患者右侧肢体; (9) 打开盖被,折于患者远侧端并盖住患者胸部; (10) 浸湿毛巾,涂上浴液,以按摩法擦洗上肢; (11) 将患者手臂高举过头以擦洗腋下; (12) 冲洗毛巾给患者擦净,用大浴巾擦干; (13) 给患者洗手,根据情况修剪指甲,撤浴巾; (14) 根据需要换水,检测水温; (15) 按同样的方法擦胸、腹部,擦洗过程中保持浴巾盖于患者的胸、腹部,根据需要用松节油清洁脐部; (16) 护理人员转至患者对侧,换水,脱去患者上衣,擦洗另一侧上肢; (17) 协助患者取侧卧位,背向护士; (18) 将大浴巾的 1/3 置于患者身下,其余部分盖在身上; (19) 将盖被打开,自患者颈部擦洗全背至臀部; (20) 用 50% 的酒精按摩骨隆突部位,撤大浴巾; (21) 协助患者取仰卧位,穿上清洁上衣; (22) 协助患者脱左侧裤子,将大浴巾铺一半盖一半,擦洗左侧下肢; (23) 护理人员转至患者对侧,脱去患者裤子,擦洗右侧下肢; (24) 更换毛巾、盆并将足盆置于患者足下,盆下垫浴巾,泡洗双足,擦干,根据情况修剪趾甲; (25) 换盆及毛巾,将浴巾置臀下,擦洗会阴部、臀部及腹股沟,换清洁裤子; (26) 擦洗过程中,根据情况使用护肤品,协助患者梳发; (27) 洗手; (28) 核对,签名; (29) 询问患者的感受,交代注意事项。	漏擦浴部位,扣 5 分; 沾湿床单、盖被 1 次,扣 2 分; 未根据需要随时更换温水,扣 2 分; 未根据需要更换毛巾、脸盆,各扣 2 分; 过度暴露患者,扣 2 分; 未根据需要用松节油清洁脐部,扣 1 分; 擦洗过程中未与患者交流,扣 3 分; 擦洗力度不够,扣 2 分; 未用按摩手法擦洗,扣 5 分; 擦洗过程中未观察患者病情变化,扣 5 分; 其余 1 项不合要求,扣 1 分。	
操作后	5	(1) 协助患者取舒适卧位,整理床单位; (2) 用物处理正确; (3) 洗手,记录。	1 项不符合要求,扣 1 分。	
评价	5	(1) 动作轻柔、准确、节力; (2) 患者感觉舒适,皮肤清洁、完整、无异味; (3) 操作时间 20 min。	操作时间每延长 30 s,扣 1 分。	
合计	100			

（1）床上擦浴的目的：① 去除皮肤污垢，保持皮肤清洁，使患者舒适。② 促进血液循环，增强皮肤排泄功能，预防皮肤感染和压力性损伤等。③ 观察了解患者的一般情况，满足其身心需要。

（2）床上擦浴的注意事项：① 饭后不宜马上进行擦浴，饭后 1 h 才能进行，以免影响患者的消化功能。② 擦浴过程中防止患者受凉、晕厥、烫伤、滑跌等意外情况的发生。

三、应急预案：患者发生静脉空气栓塞的应急预案

（1）发现输液器内出现气体或患者出现空气栓塞症状时，立即停止空气输入体内，更换输液器或排空输液器内残余空气。

（2）通知主管医师和护士长。

（3）将患者安置左侧卧位和头低脚高位。

（4）密切观察患者的病情变化，遵医嘱给予氧气吸入及药物治疗。

（5）病情危重时，配合医师积极抢救。

（6）认真记录护理病情变化及抢救过程。

·第四周培训内容·

一、专科知识培训

（一）癫痫患者的护理

癫痫是指因大脑神经元突发异常放电，使大脑功能出现短暂障碍的慢性疾病。继发性癫痫是癫痫的重要类型，主要由先天性遗传因素或其他疾病引起。患者癫痫发作后可引起局部反应，也可导致全身发作症状，部分患者甚至可出现暴力倾向，给患者的日常工作及生活造成极大影响。

在颅脑疾病并发症中，癫痫较为常见，对患者预后的影响很大。临床的相关护理工作必须给予高度的重视，开展合理有效的综合护理模式，减少癫痫发作的不良影响，保证临床治疗效果。采取综合护理，提升临床护理工作的有效性，让患者的身心健康得到保障。

1. 癫痫发作时护理

（1）抽搐发作时应立即使患者就地平卧，移开使患者受伤害的物品，但不移动患者。迅速解开衣领、衣扣，将头偏向一侧，将外裹纱布的压舌板置于患者口腔一侧上、下磨牙之间，防止咬伤。不可强行按压抽搐的身体，以免骨折及脱位。

（2）高流量吸氧，及时清理口腔分泌物，保持呼吸道通畅，防止窒息。如为持续性癫痫发作，必要时行气管插管。

（3）遵医嘱使用 0.1 g 苯巴比妥进行肌内注射，癫痫持续发作时，可用地西泮

10～20 mg 静脉缓慢注射或稀释后缓慢静脉滴注。注射时应注意有无呼吸抑制和血压降低情况,在给药的同时,必须保持呼吸道通畅,及时吸痰。不要给患者喂食和喂水,以免误吸。可刺激或按压水沟(人中)、合谷、足三里、涌泉等穴位,以促进患者苏醒。

2. 癫痫发作后护理

(1)加强基础护理,做好口腔清洁卫生。

(2)保持床单位清洁,做好皮肤护理。观察病情,监测生命体征。

(3)记录癫痫发作的类型、部位、持续时间、间歇时间,记录用药名称、计量、时间、用法。

(4)仔细检查有无受伤情况,同时提供安静、舒适的环境给患者休息,减少外界刺激,防止复发。

(5)遵医嘱长期坚持服用抗癫痫药物,定期检查血、尿常规及肝肾功能,如需停药,应遵医嘱缓慢减量再停药。

(6)落实安全护理和生活护理,防止发生跌伤、烫伤、肢体骨折、脑外伤等。

(7)关注患者的生存质量,做好健康指导,预防癫痫再次发生。

3. 患者癫痫发作时护士未能及时发现的后果

患者癫痫发作时,若没能被及时发现,可能会造成跌倒、坠床、摔伤、舌咬伤;患者癫痫发作时口吐白沫,若未能及时将口腔分泌物清理干净,可能会导致误吸、窒息,危及患者的生命安全。

4. 癫痫患者的健康教育

(1)向患者及家属宣传有关预防癫痫诱发因素方面的基本知识,需要注意避免以下几点:突发精神刺激、强声刺激、强光刺激、受凉、感冒、淋雨、过度换气、过量饮水、过度劳累、饥饿或过饱等,以免诱发癫病。

(2)嘱患者勿从事高空作业及游泳、潜水、驾驶或有危险的机械操作工作等;保持乐观情绪,生活、工作应有规律;保持充足的睡眠,合理膳食;注意劳逸结合,避免紧张和劳累。如有病情变化,应随时复诊。

(3)家属和患者积极配合是治疗的关键,鼓励患者坚持治疗,在医师指导下长期服药,千万不要自行停药、减药或换药。严密观察药物的不良反应,如有不适应及时就诊。

(4)教会家属急救的方法,首先家属应保持冷静,立即把患者放平在地上或床上,把头偏向一侧,解开衣领、裤腰带,用毛巾裹勺柄等长条状金属,将其放在患者口腔一侧上、下磨牙之间,以保持呼吸道通畅及防止舌咬伤。在患者抽搐过程中,不要强压肢体,防止骨折和脱位。同时,将棉织品垫在头下及四周,防止抽搐时被周围物体撞伤;发作时不要给患者喂水、药、食物,以免引起误吸或窒息,如出现呼吸抑制或癫痫持续状态时应拨打"120"送医院抢救。

(5)随身携带病情卡片(写明疾病、姓名、地址、联系电话号码),以便疾病发作时救护者与患者家属取得联系,便于抢救。发作控制不佳者不要单独外出,以免发生溺水、烫伤等意外。

（6）头部伤口拆线 1 个月后才能洗头。

（7）3～6 个月携带影像学资料及病历来医院复查,若癫痫再次发作或手术部位流液、流脓等,应及时来院就诊。

5. 预防癫痫发生注意事项

（1）优生优育,禁止近亲结婚。孕期头 3 个月,一定要远离辐射,避免病毒和细菌感染。规律孕检,分娩时避免胎儿缺氧、胎儿窒息、产伤。

（2）小儿发热(体温 ≥38.5 ℃)应及时就诊,避免孩子发生高热、惊厥,损伤脑组织。还应看护好孩子,避免其发生脑外伤。

（3）青年人、中年人、老年人应注意保证健康的生活方式,以减少脑炎、脑膜炎、脑血管疾病等的发生。注意饮食、饮水卫生,防止脑寄生虫病引起癫痫。

（4）注意人身及交通安全,防止脑外伤导致的外伤性癫痫发生。

（5）避免大量饮酒所致的酒精中毒后癫痫。

（二）蛛网膜下腔出血患者的护理

蛛网膜下腔出血(SAH)又称为原发性蛛网膜下腔出血,是指脑底部或表面血管破裂后,血液流入蛛网膜下腔引起相应临床症状的一种脑卒中。

（1）保持生命体征稳定:SAH 确诊后有条件应争取监护治疗,密切监测生命体征和神经系统体征的变化;保持气道通畅,维持稳定的呼吸、循环系统功能。意识障碍多在出血后的数分钟到 1 h 出现,若出现进行性意识障碍或昏迷—清醒—再昏迷,应考虑有颅内继续出血、脑血管痉挛或脑疝的可能。若两侧瞳孔大小不等,光反应迟钝或消失是小脑幕切迹疝形成;若双侧瞳孔缩小固定,光反应消失,可能是波及小脑所致。给予心电监测,若血压在原有基础上继续升高,心率减慢,表示颅内压进一步升高,立即通知医师,遵医嘱控制血压。

（2）降低颅内压:适当限制液体入量、防治低钠血症。临床上主要是用脱水剂,常用的有甘露醇、呋塞米、甘油果糖或甘油氯化钠,也可以酌情选用白蛋白。若伴发的脑内血肿体积较大时,应尽早手术清除血肿,降低颅内压以抢救生命。

（3）纠正水、电解质平衡紊乱:注意液体出入量平衡,适当补液补钠,调整饮食和静脉补液中晶体胶体的比例可以有效预防低钠血症。低钾血症较常见,及时纠正可以避免引起或加重心律失常。

（4）对症治疗:对烦躁者给予镇静药,对头痛者给予镇痛药,注意慎用阿司匹林等可能影响凝血功能的非甾体类消炎镇痛药物或吗啡、杜冷丁等可能影响呼吸功能的药物。

（5）加强护理:就地诊治,卧床休息,减少探视,避免声、光刺激。对尿潴留者留置导尿管,注意预防尿路感染。采取勤翻身、肢体被动活动、用气垫床等措施预防褥疮、肺不张和深静脉血栓形成等并发症。

（6）安静休息：绝对卧床 4～6 周，镇静、镇痛，避免用力和情绪刺激。为患者提供高热量、高维生素、含优质蛋白质、清淡、易消化的食物，告知患者多食含粗纤维的蔬菜、水果，少食多餐，并保证营养，提高机体抵抗力。每次饭后 1～2 h 按摩腹部数 min，可促进肠蠕动，有助于消化，保持大便通畅。切忌用力排便，必要时遵医嘱给予通便药。切忌过于饱餐，以增加腹内压造成颅内压增高。同时，限制水的摄入量（每日控制在 1 500 mL），以免加重脑水肿。神志清楚患者进食时动作缓慢，将床头抬高 15°～30°，头偏向一侧，防止呛咳。对意识障碍者可给予鼻胃管，鼻饲时慎防窒息和吸入性肺炎。

（7）心理护理：告知蛛网膜下腔出血的相关知识、治疗经过及预后，提供舒适、安静环境，缓解紧张情绪。

（8）氧气吸入：持续氧气吸入，根据病情调节氧流量。保持呼吸道通畅，及时清除呼吸道分泌物，对呕吐者予平卧位（头偏向一侧）或侧卧位；对舌后坠者去枕、置口咽通气管，以免气道扭曲；对经口鼻吸痰困难者，配合医生行气管切开术，执行气管切开常规护理。

（9）疼痛护理：评估疼痛的原因、程度、性质和持续时间，减少导致疼痛加剧的因素，如咳嗽喷嚏、用力过猛。

二、出科考试：理论技能操作考核

三、实习生出科讲评总结

第十七章

肿瘤科护理单元

第一节 肿瘤科掌握内容纲要

时间	掌握内容
第一周	一、科室概况及环境布局
	二、各班工作职责、流程及注意事项
	三、护理制度培训：针刺伤应急措施、流程及报告制度
	四、专科知识培训
	五、操作培训：皮肤护理
第二周	一、护理制度培训：护理人员职业暴露与防护管理
	二、专科知识培训
	三、操作培训：化疗泵的使用
第三周	一、专科知识培训
	二、操作培训：PICC 导管维护技术（换药包）
第四周	一、专科知识培训
	二、操作培训：输液港维护技术
	三、出科考试：理论技能操作考核
	四、实习生出科讲评总结

第二节　肿瘤科培训具体内容

·第一周培训内容·

一、科室概况及环境布局

肿瘤科位于住院部大楼 B 区 13 层。肿瘤内科护理组是一支充满活力、凝聚力强的专业护理团队,始终秉承着"以患者为中心"的护理理念,不断前行。现科室共设有开放床位 45 张,护士 9 名,其中主管护师 2 名,护师 3 名,护士 4 名。山东省护理学会 PICC 专科护士 1 名,湖北省临床肿瘤学会伤口、造口、失禁护理中级班结业护士 1 人,在国家级、省部级医院进修人数 3 人。

肿瘤科主要针对化学治疗、放射治疗、靶向治疗、免疫治疗、介入治疗等肿瘤患者的护理。在临床护理工作中,实行责任制整体护理模式,切实履行护士在专业照顾、病情观察、治疗处置、心理支持、健康教育等方面的护理职能,使护理工作更贴近临床,更贴近患者,更能体现护理的专业价值,从而更高质量地服务于患者。

二、各班工作职责、流程及注意事项

目前科室排班有主班、责班、夜班,各班工作流程如下。

(一)主班

(1)在护士长的领导下进行工作。

(2)清点药品、物品、仪器设备,并做好交接登记。

(3)参加晨会,严格交接班,全面掌握住院患者的病情,了解诊断、熟悉治疗护理要点。

(4)负责医嘱审核,及时通知有关人员执行医嘱。要及时准确,严格执行查对制度,杜绝差错、事故发生。

(5)保持护士站整齐、清洁,工作做到忙而不乱、有条不紊。

(6)负责督促、检查、整理医疗文书,正确填写各种护理表格。要求字迹清楚,书写正规。医疗文书保管妥当,病历整理及时、排列准确。

(7)要求及时、准确办理患者的出院、转院、入院手续,账目清楚,合理收费。

(8)负责联系会诊、特殊检查、饮食通知,准备检查标本容器,并督促各班及时送给患者。

(9)做好病房各项物资请领计划,为各班护士做好物品、药品和仪器设备的准备。

(10)做好抢救车管理,确保抢救药品、物品、急救仪器设备良好备用。

（11）负责科室内二级物资存领取、盘点、核对、维护工作。

（12）正确打印输液标签、试管标签，交付责班。

（13）每日与责班核对医嘱本、输液单、口服药单、治疗单、执行单。

（14）负责病区卫生工作的管理。

（二）责班

（1）在护士长的领导下进行工作。

（2）实行 8 h 在班、24 h 负责制，负责分管患者的一切服务工作，及时发现和解决患者的护理问题。

（3）至门诊热情接待入院患者，送出院患者到电梯口，做好健康宣教。

（4）患者入院后完成评估、护理病历，危重患者制定护理计划。

（5）及时书写护理记录，要求客观真实、重点突出，用医学术语描述病情，字迹端正，无涂改，签全名。

（6）对分管患者实施各项治疗、生活护理、心理护理。帮助患者对自己所患疾病的治疗、预防和各种措施有所了解。

（7）发放午间口服药，测体温、脉搏、呼吸、血压，评估疼痛分值，总结日间出入量。各项记录准确，无涂改，治疗无差错。

（8）对分管患者的具体病情、文化程度、社会地位、心理卫生和生活习惯等做深入了解，及时解决患者在诊疗中的问题。

（9）参加科主任、主管医师及护士长对本人分管患者的查房和病案讨论，根据病情变化修订护理计划，并且指导辅助护士准确实施护理措施，及时讨论、评价护理效果，做好护理记录，检查辅助护士的各项护理工作，以保证护理质量。

（10）患者出院、转院、转科要及时完成健康宣教及指导。

（三）夜班

（1）在护士长的领导下进行工作。

（2）清点药品、物品、仪器设备，并做好交接登记。

（3）严格床旁交接，做到病情、护理、特殊检查及治疗交接清楚并记录。准确清点物品、器械等。

（4）掌握患者的情况，按分级护理要求巡视病房，注意安全。做好危重患者的护理、治疗，定时协助患者翻身。

（5）核对发放晚间、睡前、次日早间口服药。

（6）测体温、脉搏、呼吸、血压，抽取空腹血，总结 24 h 出入量。各项记录准确，无涂改，治疗无差错。

（7）完成手术前患者的准备工作，要求按正规操作进行。

（8）整理办公室、治疗室、值班室，要求保持清洁、整齐。

（9）写交班报告，各项护理记录客观、准确，书写正规。

（10）核对医嘱本、输液单、口服药单、治疗单、执行单。

（11）7：30协助责班晨间护理。

（12）参加晨会，床头交接班。

三、护理制度培训：针刺伤应急措施、流程及报告制度

护士对针刺伤的危害要有正确认识，掌握防护措施，针刺伤后执行护理风险管理职业防护报告制度、报告程序，建档进行风险评估。各科室应加深护士对职业风险管理意识和行为督促教育，并为临床护士提供有效的职业防护措施，提高防护的依从性，提高执行率。

建立针刺伤报告制度和"血液暴露防治通报网络系统"，护士一旦发生针刺伤后，必须向护士长、护理部上报血液暴露及针刺伤发生的情况，从网上下载填写《临床护理人员锐器伤登记表》，一式两份，一份保存于科室，一份上交护理部。

护理部对针刺伤进行登记，并对注射免疫球蛋白及口服药物凭证进行签字确认，以达到对职业暴露、职业安全的控制与管理，流程如下。

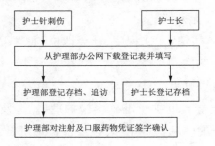

四、专科知识培训

（一）化学治疗的给药途径及方法

化学治疗，简称化疗，其目的是阻止肿瘤细胞的增殖、浸润、转移并最终杀灭癌细胞。20世纪40年代发现，氮芥可以引起严重骨髓抑制，于是将其用于治疗白细胞增多的疾病。此后的几十年里，化学治疗迅速发展，随着对化学治疗药物及肿瘤病理生理的不断认识，化学治疗从用单一药物发展到联合化疗，由辅助化疗发展到新辅助化疗以及对于晚期肿瘤患者的维持治疗，化学治疗在肿瘤治疗中发挥越来越重要的作用。目前使用的绝大多数抗肿瘤药物是通过抑制细胞增殖和肿瘤生长的效应发挥其抗癌作用。

1. 化学治疗的给药途径

（1）静脉注射。

化学治疗最常见的给药途径，通常分为静脉推注法（静推）、静脉冲入法（静冲）、静脉滴注法（静滴）。

① 静脉推注（静推）：一种用注射器将少量或单一种类药品通过静脉注射给药的方法。氨甲蝶呤（Methotrexate，MTX），环磷酰胺（Cyclophosphamide，CTX），长春瑞滨等经药液稀释后，经静脉血管通路缓慢推注。因条件受限，选择外周静脉导管时首选前臂部位，不可使用下肢静脉，因为它会导致组织损伤，产生血栓性静脉炎和溃疡，对血管穿刺困难和（或）静脉穿刺尝试失败后的成人和患儿建议使用超声技术。注药时要确保针头在血管内，定时抽血检查，注射完毕注入少量生理盐水。在通过中心静脉置管给药前，应确保留置管准确置于血管内，观察、触诊、冲管以检查阻力，回抽液体以保证血液回流，并倾听患者的疼痛主诉。

② 静脉冲入法（静冲）：由静脉冲入药液，用于强刺激性药，如氮芥（NH），先建立静脉通路，待滴注通畅后再稀释药。先夹住输液管路上端，接上药液注射器，推注药液后，立即打开输液管路快速输液，待 2～3 min 再调整输液速度，氮芥作用时间只有 5～8 min，随即氧化失效。

③ 静脉滴注法（静滴）：药物经稀释后静脉滴注，按医嘱准确掌握点滴速度，核实输液器的滴定系数。常用药有奥沙利铂、紫杉醇等。

（2）肌内注射。

肌内注射适用于对组织无刺激性的药物，选择长针头行深部肌内注射，以利于博来霉素、平阳霉素等药物的吸收。

（3）口服给药。

口服药物相对毒性作用小，是一种方便的给药方法。口服药物需装入胶囊或制成肠溶剂以减少药物对胃黏膜的刺激，并防止药物被胃酸破坏。常用药物有卡培他滨、替吉奥胶囊等，口服给药时要注意给药时间。

（4）膀胱内灌注。

抗肿瘤药物直接输注至膀胱，膀胱灌注治疗适用于各期膀胱癌，尤其对表浅性膀胱癌效果最好。常用药物包括丝裂霉素、吉西他滨、蒽环类，可作为手术后的辅助性治疗。药物加入生理盐水 40～60 mL 中灌入膀胱，每 15 min 变换体位，保留 1～2 h。膀胱灌注前应排空尿液，避免大量饮水，以保持膀胱内药物浓度。

（5）鞘内注射。

鞘内化疗的药物可以通过腰椎穿刺或脑室装置给药，药物不经过血—脑屏障而直接进入蛛网膜下腔。其特点为药物分布均匀，有效浓度高，复发率低。目前，鞘内常用药物有氨甲蝶呤（MTX），阿糖胞苷（Cytosine arabinoside，Ara-C）和肾上腺皮质激素等，一般用生理盐水稀释至 5 mL，缓慢注入。注射时患者去枕侧卧，背部与床板垂直，头向胸前屈曲，双手抱膝，脊柱尽量后突以加宽脊椎间隙，取腰 4 与腰 5 椎间隙进行穿刺，避免损伤脊神经。注射后注意观察患者的面色、口唇、瞳孔等，如发现出汗、恶心、呕吐、口唇发绀、瞳孔不等大、颈项强直等，立即停止穿刺，并作相应的处理。

（6）动脉内化疗。

为提高抗癌药物在肿瘤局部的有效浓度，可采用动脉内给药化疗，将药物经动脉直接注射到肿瘤部位（经动脉栓塞/灌注化学治疗）。对于浓度依赖性的抗肿瘤药物，局部药物浓度是决定疗效的关键因素之一。目前，局部动脉给药的条件是：① 肿瘤以局部侵犯为主，向远处转移，如动脉内化疗较适合结肠癌肝转移治疗；② 给药动脉主要供应肿瘤而较少供应正常组织；③ 所用抗肿瘤药物，局部组织摄取快，全身灭活或排泄快，特别是药物第一次通过肿瘤时可被绝大部分吸收。

直接动脉注射：恶性肿瘤脑转移，直接经颈动脉穿刺注入抗癌药物；下肢恶性软组织肿瘤可经股动脉穿刺给药；另外，对手术中不能切除的恶性肿瘤（如肝癌），可经所暴露的肝动脉直接注入抗癌药物。

通过导管动脉注射：采用手术并借助 X 线监视将导管置于肿瘤供血的动脉内，如经股动脉超选靶向血管灌注抗癌药物或栓塞剂，如肝癌、卵巢癌等的介入疗法。

（7）腔内化疗。

腔内化疗指胸、腹膜腔和心包腔内化疗。胸腔、腹腔、心包等体腔的恶性积液多发生于恶性肿瘤晚期，临床上为晚期患者的首发症状。24%～50%渗出性积液源于恶性病变，大约 1/10 的癌症患者有胸腔积液。少量积液对生活质量影响不大，大量积液则可影响正常脏器功能，严重者导致功能丧失甚至死亡，因此需重视并及时采取适当的治疗措施。腔内化疗一般选用可重复使用、局部刺激较小、抗癌活性好的药物，以提高局部疗效。每次注药前抽尽积液，注药后需协助患者翻身更换体位，使药物充分与腔壁接触，最大限度地发挥药物作用。

① 胸腔内化疗。治疗恶性胸腔积液可通过闭合胸腔或在腔内直接杀灭肿瘤而达到目的。局部化疗药物可选用顺铂、多柔比星等。博来霉素的作用机制不完全明确，医师一般认为其抗肿瘤活性对胸腔积液的治疗作用很小，以化学性粘连作用为主。胸穿及局部用药过程应注意避免气体渗漏及肿瘤细胞种植。胸腔注射药物后应每隔 10～15 min 变换体位，持续 2～6 h，可有骨髓抑制、发热及疼痛等不良反应。

② 腹腔内化疗。恶性腹水常提示患者属于肿瘤晚期，对化疗敏感的肿瘤引起的腹腔积液（如卵巢癌、淋巴瘤、乳腺癌），可采用有效的全身化疗控制原发肿瘤及腹腔积液。医师一般认为腹膜的吸收能力有限，腹腔内可使用高浓度药物，而较少产生全身性不良反应。腹腔化疗药物可选用顺铂、噻替呢、丝裂霉素等，卡铂可用于卵巢癌所致的腹腔积液。生物反应调节剂可选用白介素-2、干扰素、肿瘤坏死因子等。自从血管内皮细胞生长因子（Vascular endothelial growth factor, VEGF）通路的活性被证明与卵巢癌、胃癌、结肠癌等恶性肿瘤导致的腹水有明显相关性，抗血管生成靶向药物治疗腹水在近年来也得到广泛探索。一次性大量放腹腔积液应注意避免低血容量性休克，不应超过 3 000 mL。反复大量放腹水应注意维持水、电解质平衡。若同时注入 2 种以上药物，可调整液体量，使出入量平衡。

③ 心包内化疗。恶性心包积液是指恶性肿瘤引起的心包腔液体过度积聚,病因可以是肿瘤细胞经血道、淋巴道转移至心包或直接侵犯心包,使间皮细胞受刺激和淋巴管静脉回流受阻。心包单独受累者占45%,心肌单独受累者占32%,同时累及心包、心肌者占22%。常见的肿瘤有肺癌、乳腺癌、白血病、淋巴瘤、恶性黑色素瘤、胃肠道肿瘤及肉瘤。恶性心包积液常提示患者属于肿瘤晚期,是手术不能治愈的晚期肿瘤并发症,可用心包穿刺、手术心包开窗、硬化剂、全身化疗和放射治疗。局部化疗药物可选用氮芥、顺铂、噻替哌等,生物反应调节剂可选用白介素-2、卡介苗等。博来霉素的作用机制不完全明确,一般其抗肿瘤活性以胸膜的化学性粘连作用为主,以控制积液的渗出。心包穿刺的危险性大小取决于积液量和积液的位置,最好在超声心动图监测下进行,可有严重疼痛、骨髓抑制和发热等不良反应。

2. 化学治疗的给药方法

(1)大剂量化疗。

根据细胞杀伤假说,增加化疗药物的用量,可以更多地杀死肿瘤细胞。但是研究发现,在化疗间歇期肿瘤细胞的增殖会加快,这样每次化疗结束后到下次化疗开始,肿瘤细胞的数量又会恢复到接近化疗前的水平,因此单纯地靠增加剂量来提高疗效并不理想。

(2)剂量密集化疗。

剂量密集化疗利用肿瘤生长和化疗后肿瘤再生长的规律,是一个有前景的、可使实体瘤患者获得益处的用药方法。

(3)交替化疗。

耐药性学说认为交替化疗可以降低肿瘤细胞对后续方案的耐药性,但交替化疗使同一个化疗方案间歇期延长,使对该方案敏感的肿瘤细胞得以加速再增殖,故而影响了疗效。目前只证明交替化疗对恶性淋巴瘤有效。

(4)序贯化疗。

序贯治疗也是剂量密集化疗的一种,而序贯化疗和剂量密集化疗可能更适合于实体肿瘤的治疗。

化疗药物的正确使用也体现在合理的使用顺序上。临床应用时应遵循3个原则:① 相互作用原则:有的化疗药物之间会发生相互作用,从而增加疗效或毒性。例如,紫杉醇和多柔比星的代谢都是在肝内羟基化,因此两者合用时,紫杉醇可能使多柔比星的清除减少,使心力衰竭可能性增加,应先用多柔比星;而紫杉醇和顺铂合用时,顺铂会延缓紫杉醇的排泄,因此须先用紫杉醇。② 刺激性原则:有时根据药物的局部刺激性大小,刺激性大者先用,如长春瑞滨和顺铂合用时,先用前者。③ 细胞动力学原则:先用细胞周期非特异性药物(Cell cycle nonspecific agents, CCNSA),后用细胞周期特异性药物(Cell cycle specific agents, CCSA),因为有效的CCNSA可使G0期细胞进入增殖周期,为CCSA创造发挥作用的条件。

（二）化疗药物外渗护理

静脉化疗是肿瘤化学治疗最常见的给药途径。在静脉化疗中，由于化疗药物的刺激或渗出，会导致局部皮肤组织的毒性反应，轻者引起局部肿胀、疼痛，严重者引起周围组织坏死，甚至造成功能障碍。根据化疗药物渗出后对组织的损伤程度，可以将化疗药物分为两类：发疱性药物和非发疱性药物。

（1）常见药物：① 发疱性药物：能够引起皮肤或者黏膜起疱的化学药物，如阿霉素、表柔比星、长春新碱、多西他赛、紫杉醇、顺铂（>0.5 mg/mL）等。② 非发疱性药物：a. 刺激性药物：指能够引起刺激性或炎性反应的药物，如顺铂（<0.5 mg/mL）、足叶乙试、多柔比星脂质体、伊立替康、米托蒽醌、奥沙利铂等。b. 无明显刺激性药物：环磷酰胺、氨甲蝶呤、博来霉素、吉西他滨、利妥昔单抗、曲妥珠单抗等。

（2）外渗的症状：① 局部皮肤组织出现红、肿、热、痛等表现。② 注射部位发生渗漏、肿胀或硬结。③ 发疱性药物外渗后1～2周会出现起疱，皮肤剥脱或崩落，外渗2～3周后会出现组织坏死。④ 有时会出现给药部位针刺感、烧灼感、疼痛感。

（3）预防及处理原则：① 外渗虽然不能完全避免，但是通过有效的干预措施能降低外渗发生的风险。a. 护士培训：从事静脉化疗的护士应进行规范化的专业培训，主要内容包括：系统化操作流程以及外渗管理的标准化程序。输注化疗药物前确认回血，药物输注后充分冲洗静脉通路。输注期间严密观察穿刺部位有无异常状况。b. 合理选择静脉通路：静脉通路的选择应基于患者血管情况、化学治疗方案和药物的性质等。c. 确定给药顺序：按照药物之间的相互作用，合理确定给药顺序。做到既不增加药物的不良反应，又减少药物外渗发生的可能性。d. 合理选择穿刺部位：外周静脉应选择前臂粗、直、弹性好的血管，上腔静脉综合征患者应选择下肢静脉穿刺。每名护士每次不得超过2次穿刺，避免反复穿刺造成血管内膜的损伤。② 不同发疱药的解毒剂和治疗见下表。

外渗药物	解毒剂	紧急处理方式	使用指导
氮芥	硫代硫酸钠	应用硫代硫酸钠注射后冰敷6～12 h	取4 mL浓度为1/6 mol/L的硫代硫酸钠与6 mL灭菌用水混匀后皮下注射，每毫克外渗药液使用2 mL解毒剂
植物碱	透明质酸酶	外渗后第一个24～48 h，每天至少热敷4次，每次15～30 min，抬高患肢	通过留置针注射含150 U/mL透明质酸酶的溶液1～6 mL，若已拔出留置针可顺时针皮下注射，每毫克外渗药液使用1 mL解毒剂
蒽环类药物	二甲亚砜	用冰袋冷敷	用棉签或纱布在2倍于外渗面积的皮肤表面涂抹50%～100%的二甲亚砜1～2 mL，不覆盖敷料，自然风干。4～8 h重复一次，持续7～14 d

外渗药物	解毒剂	紧急处理方式	使用指导
蒽环类药物	右丙亚胺	避开外渗部位 静脉内输注	于远离外渗点(如对侧肢体)的静脉输入,第一天以每平方米体表面积 1 000 mg 的药量在 6 h 内输入,第二天药量为每平方米体表面积 1 000 mg,第三天药量为每平方米体表面积 500 mg。不能同时应用二甲亚砜,在输入前 15 min 及输入过程中不得冷敷

（4）外渗处理。

① 立即停止静脉给药。

② 保留外周静脉留置针或输液针头以尽量回抽所有液体,回抽完毕再拔除。

③ 记录外渗的情况:外渗的部位、面积,外渗药物的量,皮肤的颜色、温度,疼痛的性质,必要时对外渗区域拍照并记录日期。

④ 局部封闭:2%的利多卡因 2 mL+地塞米松 5 mg+生理盐水至 20 mL,以外渗穿刺点为中心做扇形封闭。

⑤ 冷敷、热敷:根据药物性质选择冷敷或热敷的方法,还可以使用硫酸镁湿敷,24 h 以后可局部涂抹药膏以及外敷中药。

⑥ 外科治疗:如果出现严重组织坏死,可以考虑外科治疗。

（5）健康教育。

护士应该告知患者化疗药物输注过程中发生外渗的症状和体征,出现异常时立即告知医务人员。

五、操作培训:皮肤护理

项目	总分	技术操作要求	评分标准	扣分
仪表	5	仪表、着装符合护士礼仪规范。	1 项不合要求,扣 2 分。	
操作前准备	8	（1）洗手,戴口罩; （2）核对医嘱单、执行单; （3）备齐用物,用物放置合理、有序,依次检查所备物品,保证安全有效: ① 治疗车上层:执行单、小毛巾、浴巾、按摩油、润肤乳; ② 治疗车下层:脸盆(内盛 50 ℃~52 ℃温水)、弯盘、速干消毒剂、医疗垃圾袋、生活垃圾袋。	未核对,扣 3 分; 其余 1 项不合要求,扣 1 分。	
安全评估	12	（1）备齐用物,携至床旁,核对患者,询问患者姓名,查看床头牌、手腕带与执行单是否一致;	未核对,扣 3 分;	

项目	总分	技术操作要求	评分标准	扣分
		（2）解释操作目的、方法，评估患者的病情、意识、合作程度； （3）环境安静、整洁，光线明亮，关门窗，围屏风，调节室温； （4）正确评估患者背部皮肤的情况及受压程度； （5）与患者沟通时语言规范，态度和蔼。	未核对床头卡、手腕带、患者信息，各扣2分； 核对不规范，扣2分； 少评估1项，扣1分； 其余1项不合要求，扣1分。	
操作过程	65	（1）将盛温水的脸盆放于床旁凳上； （2）松开床尾盖被，不过多暴露患者； （3）协助患者取侧卧或俯卧位，背向护士； （4）妥善安置各种导管； （5）脱掉一侧衣袖，脱裤至臀下，暴露患者的肩部、背部及臀部； （6）将浴巾的1/3纵向铺于患者身下，其余部分覆盖于身上； （7）用温水毛巾擦洗患者的颈部、肩部、背部和臀部； （8）取适量按摩油置于手掌心，双手掌对搓，以手掌的大、小鱼际做按摩； （9）先将手掌放于骶骨部位，以环形方式按摩，从臀部沿脊柱旁向肩部按摩。按摩肩胛部时用力稍轻，再从肩部沿背部的两侧按摩至髂嵴部位，勿将手离开患者皮肤，至少持续按摩3 min； （10）取按摩油至拇指指腹，双拇指指腹对搓，由骶尾部开始沿脊柱按摩至第7颈椎处，继续向下按摩至骶尾部； （11）按摩毕，用浴巾将背部过多的酒精（或按摩油）擦净； （12）背部皮肤涂润肤乳； （13）撤下浴巾，穿好衣裤，协助患者取舒适卧位； （14）手消毒； （15）核对并签名； （16）询问患者的感受，交代注意事项。	未核对，扣3分； 翻身方法不正确、着力点不正确，各扣3分； 翻身时拖拉患者1次，扣2分； 擦洗时浸湿床单1次，扣1分； 按摩顺序错误1次，扣5分； 拇指指腹着力点不合要求，扣2分； 按摩部位错误1次，扣10分； 酒精浓度不合适，扣1分； 其余1项不合要求，扣1分。	
操作后	5	（1）整理床单位，撤去屏风或拉开隔帘； （2）正确处理物品； （3）洗手，记录。	1项不符合要求，扣1分。	
评价	5	（1）患者舒适，身体位置稳定、省力； （2）动作轻稳、准确、节力； （3）操作时间10 min。	操作时间每延长30 s，扣1分。	
合计	100			

·第二周培训内容·

一、护理制度培训:护理人员职业暴露与防护管理

工作人员发现职业伤害和工作人员的医院感染应及时报告医院感染管理科。

工作人员均应严格执行医院感染管理制度,做好个人防护和公共环境的保护,完成操作或离开工作区域时应及时摘手套,严禁工作人员穿工作服进入食堂就餐。

医务人员定期查体,进行必要的免疫接种。

认真执行标准预防,强化职业安全与防范意识。

为医务人员提供必要的防护用品及设施,执行医务人员职业防护流程。

在进行消毒工作时,工作人员应采取自我防护措施,防止因消毒操作不当造成人身伤害。热力灭菌、干热灭菌时应防止烧伤或灼伤。压力蒸汽灭菌应防止发生爆炸事故及可能对操作人员造成灼伤的事故。采用紫外线消毒时应避免对人体的直接照射。使用液体化学消毒剂时应防止过敏和可能对皮肤、黏膜的损伤。

处理锐利器械和用具时应采取有效防护措施,以避免可能对人体的刺、割等伤害,保证职业安全。

(1)预防刺伤/割伤事件的原则。

① 对丢弃的损伤性废物无论使用与否均按损伤性废弃物处理。

② 禁止手持针、刀片等锐利器具随意走动。

③ 禁止将缝合针、刀片、针头等锐利器具徒手传递。

④ 禁止将针头等锐利器具回套盖帽。

⑤ 使用者必须将用后的缝合针、刀片、针头等锐利器具直接投入专用锐器中。

(2)刺伤/割伤后积极采取补救措施。

① 立即捏住伤口近心端,以阻断静脉回流。

② 用流动水冲洗,向伤口部位方向持续推挤,挤出伤口部位的污血,注意不要一挤一松,避免将污血倒吸入血循环。

③ 用碘伏、酒精或碘酒给伤口消毒。

④ 报告本科室负责人、主管部门领导、医院感染管理部,填写锐器伤登记表,进行感染评估,采取阻断感染的措施。

⑤ 执行如下医务人员锐器伤处理的标准操作流程。

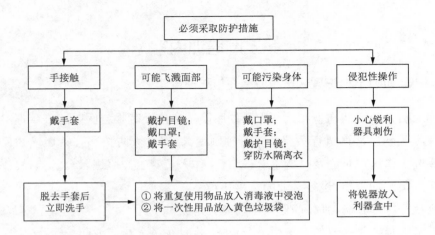

二、专科知识培训

（一）化学治疗的职业危害及防护

1. 肿瘤化疗治疗的职业危害

化疗能够杀伤肿瘤细胞，抑制肿瘤生长，延长肿瘤患者的生命，是抗肿瘤治疗的重要手段。但是，化疗药物在抑制、杀伤肿瘤细胞同时，对正常组织细胞也存在不同程度的危害，不仅会提升肿瘤患者在接受治疗过程中继发第二肿瘤的风险，还会对医护人员的健康产生影响。接触化疗药物的时间越长，产生的毒性作用也越高，许多发达国家通过环境监测和生物监测手段对化疗药物调配环境及工作人员职业暴露危险进行评估，结果显示不管是准备调配区还是化疗药物使用区域均存在很大程度的污染。而长期接触危害药品的护士或药师也被检测到某些生物学效应指标的改变，导致职业危害。化疗药物对人体产生的毒性包括近期毒性和远期毒性。

（1）近期毒性。

① 黏膜刺激性症状，如咳嗽、眼睛不适、恶心、腹泻、舌炎、口腔炎。在没有通风的区域，工作人员在配制和给予抗肿瘤药物后发生头晕、头痛、过敏性反应。

② 直接接触化疗药物，导致不同程度的局部组织坏死，引起蜂窝织炎等。

③ 骨髓抑制化疗药物对人体最严重的毒副反应是骨髓抑制。骨髓细胞是人体生长活跃的细胞种类之一，常对化疗药物敏感，表现为白细胞、红细胞、血小板数下降。数据显示，职业接触抗肿瘤药物的护士出现外周白细胞下降者占42%，外周血小板下降者占33%。血中粒细胞和单核细胞的凋亡率明显高于无抗肿瘤药物接触史者。

（3）远期毒性。

① 遗传毒性：一些研究者考察了细胞毒性药物与染色体畸变的关系，发现一个或多个损害标志物增加，突变频率也增加；针对配制化疗药物的医务人员的调查结果也表明，他们的健康可能受到一些职业性的损害，这些人员出现尿液中突变物增多、淋巴细

胞中姊妹染色体变换频率加剧以及染色体断裂等现象;接触时间长短也对染色体有明显损害作用。

② 生殖影响:职业暴露于化疗药物对生殖的影响已得到了充分证实。国内外流行病学调查资料表明,护士孕前和孕期接触化疗药物对胚胎和胎儿的生长发育会产生不良影响,可导致孕期流产或胎儿先天畸形,另外可导致妇女月经不调、女性不孕等。

③ 致癌作用:抗肿瘤药物本身大多也是致癌物质,并可抑制人体免疫功能。经常接触化疗药物就有可能发生白血病、恶性淋巴瘤等恶性肿瘤。暴露于化疗药物的工作人员可能会出现 5 号和 7 号染色体的异常,是癌症发生发展的前驱。

2. 职业安全措施

(1)化疗防护原则如下。

一是医院工作人员尽量减少与化疗药物的不必要接触,二是尽量减少化疗药物对环境的污染。

(2)职业安全防护管理五要素如下。

根据化疗防护原则,从"法""人""机""料""环"五要素进行管理,增强职业安全防范意识,按规程操作,减少化疗药物对医院工作人员的危害。

① "法"指法治制度。2011 年 3 月 1 日,我国原卫生部印发并规定实施的《医疗机构药事管理暂行规定》中明确提出:医疗机构要根据临床需要建立细胞毒性药物静脉液体配制中心,实行集中配制和供应。2014 年 5 月 1 日实施的《静脉治疗护理技术操作规范》提出,配制抗肿瘤药物的区域应为相对独立的空间,宜在 II 级或 III 级垂直层流生物安全柜内进行。医院建立防护规章制定,如肿瘤科工作人员准入制度,工作人员职业防护培训制定,化疗药物配制、转运、交接、使用制度,化疗药物相关医疗废物处理制度,化疗药物外溢处理制度,工作人员保健制度等。

② "人"指医院工作人员。执行化疗的医务人员必须经过专业培训,包括入职培训及继续教育培训。培训主要内容:职业防护意识及能力的培养,包括抗肿瘤药物配制中的个人防护、对抗肿瘤药物配制过程中产生污物的处理规范,正确使用防护用具,掌握安全配药柜操作规程及维护方法等;化疗药物的种类、作用机制、危害、危害途径等相关知识;化疗药物配制及使用相关护理操作规范;医院感染管理和医疗废物管理的相关知识。定期评估工作人员职业防护知识、行为,发现问题及时整改,从而提高专业人员对化疗药物潜在危险的认识,制定合理的防护措施,使专业人员全面掌握并执行化疗安全防护操作规范。应对经常接触化疗药物的医护工作者建立健康档案,定期进行体检,每年至少一次,包括肝肾功能、胸透、血常规、心电图等指标的监测。应将白细胞计数低于 $3.5×10^9$/L 的人员暂时调离接触化疗药物的岗位,部门内部进行人员调整,使其危害限度降到最低;合理安排休假,设特殊职业休假制度。

③ "机"指医院防护设备。保证临床在使用化疗药物过程中达到安全防护,必须将化疗药物处理中心化。医院设置静脉输液中心(PIVAS),有生物安全柜设备及百级层流

环境,建立处置间、缓冲间、操作间。利用层流净化技术控制 PIVAS 的空气洁净度,摆药区空气洁净度 30 万级,配制缓冲间空气洁净度 10 万级,配制区空气洁净度万级,局部层流台和生物安全柜空气洁净度达百级。如果没有集中配制中心,科室内完成配液工作时一定要选择病房僻静处备药,不能有流动气流,需要安装通风设备,操作者背对气流方向,排气筒必须高过医院的建筑。

④"料"指医疗器具、防护工具。使用软包装输液袋、一次性自动排气输液器、乳胶手套、防护鞋、护目镜、一次性防渗透防护服、一次性口罩、密封袋、化疗药物溢出处理箱,选用单药多种剂量的水剂。

⑤"环"指执行化疗环节。

备药环节操作规程如下。

保存化疗药物要注意与其他药品严格分开放置,为了防止药瓶碰撞破裂,化疗药应放置于专用的防漏小盒内,设专用的化疗药柜及冰箱,保管储存药品时做好警示(黄色标志)。

配制人员在缓冲区脱去工作服,更换鞋子,进入第一更衣室洗手、消毒、风干,进入第二更衣室再次更换鞋子,穿连体无菌服,戴口罩和无菌手套,将手套用 75% 的乙醇溶液湿润后进入配制间,操作中手套破损应立即更换。

检查配制室环境、紫外线消毒操作台,确保生物安全柜在有效运行中,铺一次性防护垫,减少药液污染,一旦污染或操作完毕,应及时更换。每天用消毒液彻底清洗生物安全柜的内表面,定期检测高效过滤器,每月用采点法对生物安全柜内和配制间的空气进行细菌培养,检测细菌及微粒并存档。在每日送药后用含氯制剂擦拭送药箱、送药车后将其放回配制中心。

割安瓿瓶前应轻弹其颈部,使附着的药粉降至瓶底。打开安瓿瓶时垫以方纱,以防划破手套。

瓶装药物稀释及抽取药液时,应插入双针头,以排除瓶内压力,防止针栓脱出造成的污染。

用一次性注射器抽取药液,并应注意抽出药液以不超过注射器容器的 3/4 为宜。用注射器抽取药液后将其放置于垫有聚氯乙烯薄膜的无菌盘内备用。

在完成全部药物配制后,需用 75% 的乙醇或含氯消毒剂擦拭操作柜内和操作台表面。

配药后所用一切污染物应放置于污染专用垃圾袋集中封闭处理。将药瓶及注射器放在密封袋内,按医疗垃圾处理。

操作完毕后脱手套,用洗手液及流动水彻底洗手,脱去防护服,沐浴,漱口。

给药环节操作规程如下。

给药护士做好个人防护,戴口罩及双层手套。

静脉给药时,采用密闭式静脉输液,使用软包装输液袋、自动排气输液管。

静脉输液时,用生理盐水排管,更换输液时,将输液袋口朝上,防止拔针时药液外漏。

化疗结束后的化疗泵仍然会渗漏化疗药物,丢弃前要装入密封袋或用专用导管帽套住,防止渗漏。

操作过程中如药液不慎溅到皮肤上或眼睛内,立即用大量清水或生理盐水反复冲洗,必要时按化疗药液外漏处理,再到相应专科处理。

发放口服化疗药物时勿徒手拿药。

局部用药(如腔隙注药)保持健侧卧位,腰椎穿刺注药后,用无菌薄膜压迫穿刺口,防化疗药液渗漏。

工作人员避免在化疗药物的给药过程中进食,以增加化疗药物危害风险。

工作人员下班后,进行洗漱后离开单位。

总之,加强对接触化疗药物人员工作的科学规范管理,加强工作人员的自我防护知识教育,实行常规性防护知识考核,制定接触化疗药物的操作规程、安全防护措施;加强公共卫生监督、完善监测系统及防护措施,将化疗药物职业伤害降到最低。

(二)生物安全柜的使用操作步骤

(1)接通电源。

(2)抬高前窗玻璃,使玻璃门体下沿对正门高标志线。

(3)安全柜自洁净运转,直至"please wait"消失。

(4)清洁安全柜工作台和内壁。

(5)操作时应按照从清洁区到污染区进行,以避免交叉污染。为防可能溅出的液滴,可在台面上铺用消毒剂浸泡过的毛巾或纱布,但不能覆盖安全柜格栅。

(6)工作时尽量减少背后人员走动以及快速开关房门,以防止安全柜内气流不稳定。

(7)在操作时,不可打开玻璃视窗,应保证操作者脸部在工作窗口之上。在柜内操作时动作应轻柔、舒缓,防止影响柜内气流。

(8)应定期检测与保养安全柜,以保证其正常工作。工作中一旦发现安全柜工作异常,应立即停止工作,采取相应处理措施,并通知相关人员。

(9)工作完成后,取出操作使用全部物品,使安全柜自运行 3 min。

(10)清洁安全柜工作台和内壁。

(11)关闭前玻璃窗,将门体拉至最底部,打开紫外线灯,照射 30 min(在紫外线灭菌时要关闭通风;紫外线对人体有损害,注意个人保护),切断电源。

(12)柜体外表面应每天清洁擦拭。

注意事项如下。

(1)缓慢移动原则:为了避免影响正常的风路状态,柜内操作时手应该尽量平缓移动。

（2）物品平行摆放原则：为了避免物品和物品之间的交叉污染现象产生，在柜内摆放的物品应该尽量呈横向一字排开，避免回风过程中造成交叉污染。同避免堵塞回风隔栅影响正常风路。

（3）避免震动原则：柜内尽量避免震动仪器（如漩涡振荡器）的使用，因为震动会使得积留在滤膜上的颗粒物质抖落，导致操作室内部洁净度降低，如果在前操作面平衡失败还会引起安全柜对操作者的污染。

三、操作培训：化疗泵的使用

项目	总分	技术操作要求	评分标准	扣分
仪表	5	仪表、着装符合护士礼仪规范。	1项不合要求，扣2分。	
操作前准备	8	（1）洗手，戴口罩； （2）核对医嘱单、执行单； （3）备齐用物，用物放置合理、有序，依次检查所备物品，保证安全有效：一次性防护服、口罩、帽子、聚乙烯手套、乳胶手套、护目镜、无菌治疗盘、药物、注射器、安尔碘、酒精、化疗泵、化疗泵专用袋、速干手消毒剂、医疗垃圾袋、生活垃圾袋； （4）开启生物安全柜配置药物。	未核对，扣3分；其余1项不合要求，扣1分。	
操作过程	12	（1）备齐用物，携至床旁，核对患者，询问患者姓名，查看床头牌、手腕带与执行单是否一致；解释操作目的； （2）环境安静、整洁，光线明亮，保护患者的隐私，调节室温适宜； （3）评估患者（静脉通路是否通畅等），与患者沟通时语言规范，态度和蔼； （4）进行加药操作，确认包装完好和标明的型号后再打开化疗泵，若包装破损或过期严禁使用，具体操作： ① 在生物安全柜内取下加药口保护帽，保存备用； ② 彻底排空加药20 mL的注射器中的气体； ③ 轻轻地将注射器顶端套进加药口，灌注储药囊； ④ 拧去延长管末端的保护帽并保存备用，打开开关，药液即从延长管中流出并将化疗泵内的空气排出；目测检查是否排气：持续2滴以上药液从延长管流出；延长管内无气泡；如果无药液流出，可采用压力排气法（即将一个三通阀与化疗泵延长管远端的接头连接，将一个10 mL注射器连接三通阀的另一个端口，将注射器活塞向下拉产生负压，持续抽吸，直至观察时注射器内有药液出现）； （5）调节泵速，连接输液； （6）手消毒，记录连接时间、操作者姓名；	未核对，扣3分；未查对床头牌、患者手腕带，各扣2分；查对患者姓名不规范，扣2分；污染1次，扣2分；横跨无菌面1次，扣2分；未正确排气，扣2分；未按医嘱调节泵速，扣50分；其余1项不合要求，扣1分。	

项目	总分	技术操作要求	评分标准	扣分
		（7）再次核对患者,签名; （8）询问患者的感受并观察输液情况,交代注意事项。		
操作后	5	（1）协助患者整理衣物、床单位、恢复舒适卧位。观察患者的反应,交代注意事项; （2）用物处理正确; （3）洗手,记录并签名。	1项不符合要求,扣1分。	
评价	10	（1）动作熟练、步骤正确,患者无不适; （2）无菌区与非无菌区概念明确(如有严重污染为不及格,立即停止操作); （3）操作时间10 min。	操作不熟练,扣2分; 操作时间每延长30 s,扣1分。	
合计	100			

·第三周培训内容·

一、专科知识培训

（一）放射治疗的护理

放射治疗(简称放疗)是恶性肿瘤治疗的主要手段之一,有 50%～70% 的肿瘤患者在病程中需要做放疗。随着科学的发展和放疗技术的进步,放疗在肿瘤治疗中的作用和地位更加显著。放射线在治疗肿瘤的同时,对正常组织也有一定损伤,从而出现一些放疗毒性反应。科学、有效地护理,对于接受放疗的患者尤为重要。作为肿瘤放疗的临床护理人员,应具备放疗相关的护理知识和技能,通过专业的护理干预,减轻患者放疗期间的不适症状,预防严重反应的发生或减轻反应程度,从而提高患者对治疗的耐受性,顺利完成治疗。

1. 放疗前期准备

（1）摘除金属物:在放疗前的准备阶段,应摘除照射野内的金属物质,避免与金属物质相邻的组织数量增加而造成损伤。例如,头颈部放疗的患者,放疗前应摘除金属牙套,气管切开的患者将金属套管换成塑料或硅胶材质的套管。

（2）口腔处理:头颈部放疗患者在放疗前应做好口腔的预处理,保守治疗照射范围内的患齿,拔除短期内难以治愈的患牙和残根,避免引起放疗并发症。

（3）评估全身状况:处理严重的内科并发症,控制感染和出血,如有伤口应妥善处理,待伤口愈合后开始放疗。纠正贫血和营养不良状态,针对高危营养风险的患者,可以置鼻饲管或行胃造瘘,做好营养支持。对患者生活自理能力、跌倒风险进行评估,识别跌倒高风险患者并重点防控。

（4）教育指导：介绍放疗的治疗程序、放疗期间可能出现的不良反应以及预防措施，使患者心中有数，消除焦虑情绪和恐惧，积极配合治疗。准备放疗知识的宣教手册，方便患者阅读参考。

2. 放疗期间护理

（1）照射野皮肤护理。在放疗期间中，照射野区域皮肤出现一定的放疗毒性反应是不可避免的，其反应的程度与放射源种类、照射剂量、照射野的面积、照射部位及患者体质等因素有关。护士指导患者保护皮肤的方法，避免人为因素加重皮肤反应程度，同时要评估患者皮肤反应程度，采取相应的预防和护理措施。

护理目标：维持清洁与舒适，预防感染，维持皮肤完整，促进愈合。

① 皮肤反应的分级和表现：根据美国放射肿瘤协作组（RTOG）急性放射反应评价标准，将急性皮肤毒性反应分为Ⅳ级。

0级：无变化。

Ⅰ级：轻微红斑，轻度皮肤干性反应。

Ⅱ级：散在红斑，因皮肤皱褶而导致的皮肤湿性反应或中度水肿。

Ⅲ级：融合的皮肤湿性反应，凹陷性水肿，直径≥1.5 cm。

Ⅳ级：皮肤溃疡、坏死或出血。

② 预防措施和健康指导：建议患者穿柔软宽松、吸湿性强的纯棉材质内衣，颈部放疗的患者最好穿无领的开衫，便于穿脱，减少对颈部的摩擦刺激。保持照射野皮肤的清洁干燥，特别是多汗区皮肤，如腋窝、腹股沟、外阴处。放疗期间可以洗澡，照射野区域皮肤可以用温水沾湿软毛巾清洗，禁止使用碱性强的肥皂、粗糙的毛巾搓洗；局部不可涂乙醇、碘酒以及对皮肤有刺激性的药物、化妆品。照射野局部用药后宜充分暴露，切勿覆盖或包扎。避免冷热刺激，不可使用冰袋和暖水袋等。冬季外出注意防寒保暖，夏季避免长时间暴露在强烈日光下。避免照射野皮肤损伤。切勿粘贴胶布，剃毛发时宜用电动剃须刀，皮肤出现脱皮或结痂时，忌用手撕剥，以免损伤皮肤、增加感染风险而导致伤口不愈合。接受放疗范围内的毛发会有脱落，通常在治疗开始后1～2周逐渐出现，大部分只是暂时的，一般治疗结束后毛发会逐渐生长出来。皮肤色素沉着不必进行特殊处理，放疗结束后逐渐恢复。

③ 皮肤毒性反应的处理：根据不同情况分别处理。

Ⅰ级：局部外用薄荷淀粉、氢地油等药物，可起到清凉止痒作用，芦荟软膏可以使皮肤湿润舒适。勿用手抓挠，造成皮肤损伤，减少局部皮肤摩擦刺激，保护照射野皮肤清洁干燥。

Ⅱ级：局部外用氢地油、金因肽或湿润烫伤膏等，可减轻局部炎症反应，促进皮肤愈合。照射区域皮肤充分暴露，切勿覆盖或包扎，避免外伤和感染。

Ⅲ级：当皮肤慢性反应面积较大，患者出现发热等全身中毒症状时，密切观察皮肤局部反应的发展，积极对症处理，预防感染，调整全身营养状况，促进损伤皮肤修复。疼痛较重的患者遵医嘱应用镇痛药物缓解症状。注意观察用药后效果和反应,必要时可暂停放疗,避免损害继续加重。

Ⅳ级:停止放疗,积极对症处理,预防感染,营养支持,促进损伤修复。临床上较少见,应避免此类反应的发生。

(2)口腔黏膜反应护理。放射性口腔黏膜炎是头颈部放疗患者常见的毒副反应,主要症状表现为疼痛和进食困难,严重影响患者的生活质量。同步放、化疗的患者,口腔黏膜反应发生率及其程度显著高于单纯放疗患者。同步放、化疗合并糖尿病更容易发生严重的口腔黏膜炎,应引起更多关注。

护理目标:维持清洁,预防感染,促进愈合与舒适,维持最佳营养状态。

① 黏膜反应的分级和表现:根据 RTOG 急性放射反应评价标准,将放疗急性黏膜反应分为Ⅳ级。

0 级:无变化。

Ⅰ级:出现黏膜红斑。

Ⅱ级:散在的假膜反应(直径≤1.5 cm)。

Ⅲ级:融合的假膜反应(直径>1.5 cm)。

Ⅳ级:黏膜坏死或深度溃疡,包括出血。

① 预防措施和健康指导:保持良好的口腔卫生,养成餐后睡前漱口的好习惯。使用软毛牙刷清除食物残渣,保持口腔清洁,使用不含乙醇的漱口液含漱。② 放疗开始的第一周,不要吃引起唾液分泌增加(酸、高甜度)的食物,以免引起腮腺区域肿胀疼痛。③ 禁烟、戒酒,不吃刺激性食物(酸、辣、烫、过硬食物)。放疗期间不戴义齿,减少刺激,避免损伤。④ 经常用清水、茶水含漱、湿润口腔以减轻口干症状,保持居室空气湿度在70%左右。⑤ 加强健康宣教,让患者了解口腔卫生的重要性,提高其依从性。

③ 口腔黏膜炎的处理如下。

Ⅰ级:口腔黏膜稍有红、肿、红斑、充血,唾液分泌减少、口干,稍有疼痛,进食略少。此期护理是保持口腔清洁,每日用软毛牙刷刷牙。每次进食后漱口,清除食物残渣。勿用硬物刺激红肿红斑处,以免黏膜受损。用口泰漱口水或朵贝尔漱口液含漱,每日至少4次。

Ⅱ级:口咽部明显充血水肿,斑点状白膜、溃疡形成,口干加重,有明显疼痛,进食困难。根据患者口腔 pH 选择适宜的漱口液,如 1% 的碳酸氢钠、0.5% 的过氧化氢溶液、口泰、淡盐水。使用氯酮液或金喉键、金因肽等药物喷口腔,也可用口腔溃疡陈涂口腔溃疡面,这些药物可起到保护口咽黏膜、消炎止痛、清咽利喉、促进创面愈合的作用。利多卡因稀释液含漱或丁卡因糖块于餐前含服,可改善疼痛症状。雾化吸入可以起到湿润口腔、减轻黏膜充血水肿、缓解疼痛、促进愈合的作用。患者饮食以半流或流食为主,建议患者鼻饲或胃造瘘肠内营养。

Ⅲ级:融合的成片状黏膜炎,伴剧痛不能进食,并可伴发热。此期应禁食,给予静脉营养或鼻饲/造瘘营养支持。积极对症处理,使用黏膜表面麻醉剂(生理盐水+利多卡因)含漱缓解疼痛,疼痛严重可使用芬太尼贴剂。口腔自洁困难者,由护士完成口腔护理,观察溃疡进展情况,合理用药,预防感染。经处理症状缓解不明显,或患者无法耐受继续放疗者,可暂停放疗,积极营养支持治疗。

Ⅳ级:临床上较少见,应立即停止放疗,对症处理。应用抗生素、积极营养支持治疗。

(3)骨髓抑制的护理。放疗期间,特别是同步放、化疗的患者,均有不同程度骨髓抑制,表现为白细胞、血小板减少以及血红蛋白含量降低等。当白细胞含量低于 3×10^9/L、血小板含量低于 70×10^9/L 时,应暂停放疗。同时,积极进行升血治疗,保证放疗顺利进行。护理要点如下。

① 每周查验一次血象,及时监测血细胞的变化,发现异常后,遵医嘱应用升血药物,注意观察用药后效果。

② 血小板含量降低的患者注意观察有无出血倾向,避免诱因和可能造成的伤害。尽量减少创伤性操作。

③ 贫血的患者有眩晕、乏力等虚弱症状应卧床休息,谨防跌倒。合理调整饮食,多吃一些动物肝脏、动物脊髓、瘦肉、豆制品、红枣、花生、菠菜等,有助于血象的恢复。

④ 血象降低时,抵抗力随之下降,容易发生感染,注意体温监测,保持口腔清洁,避免暴露在易受感染的环境中,如患者避免去公共场所,避免接触传染患者,避免接触动物及其排泄物。

⑤ 经常开窗通风,保持室内空气清新。

(4)头颈部放疗护理。

① 脑瘤患者放疗期间注意观察有无脑水肿颅压高的症状,预防癫痫发作。

② 气管切开患者放疗开始前,将金属套管更换成塑料或硅胶材质套管,以免放疗引起金属套管周围组织受量增加;放疗期间注意保持气道通畅,观察有无喉头水肿症状,备齐急救物品。气管套管内可以滴入鱼肝油滴剂,润滑气道缓解干燥症状。气管造口处局部皮肤可以涂抹红霉素眼膏或金霉素眼膏,套管固定带保持清洁,避免过硬摩擦损伤颈部皮肤,加重局部反应。

③ 眼、鼻、耳可使用眼药水、滴鼻剂预防感染,保持照射部位清洁、舒适。

④ 指导头颈部放疗患者进行功能锻炼,预防张口受限。研究结果显示:鼻咽癌放疗患者积极采取张口锻炼,可以有效预防放射性张口困难的发生并减轻其程度,有助于恢复和保持正常的张口度,提高患者的生活质量。张口锻炼方法:大幅度张口锻炼,即口腔逐渐张开到最大程度,然后闭合,张口幅度以忍受为限,每次 2~3 min,每日 3~4 次。支撑锻炼:根据门齿距选择不同大小的软木塞或木质开口器(直径 2.5~4.5 cm)置于上、下门齿或双侧磨牙区进行交替支撑锻炼,每次 10~20 min,每日 2~3 次。张口强度以能忍受为限,保持或恢复理想开口度(>3 cm)。搓齿及咬合锻炼:活动颞颌关节锻炼咀嚼肌,每日数次。放疗期间即开始张口锻炼,长期坚持,作为永久性功能

锻炼。

（5）胸腹部放疗护理。

① 胸部放疗护理要点：放射性食管黏膜炎是放疗期间比较常见的反应，患者出现吞咽疼痛、进食困难等症状，只能进半流或流食，严重时滴水不入。护理上给予饮食指导，保护食管黏膜完整，避免加重损伤。应用止痛药物可减轻不适症状，注意营养支持。放射性肺炎主要表现咳嗽气急、发热等症状，处理以抗感染、激素治疗为主，止咳化痰。密切观察病情变化，吸氧对症处理。放疗前进行宣教，预防感冒受凉，以免诱发放射性肺炎。

② 腹部盆腔放疗护理要点：放疗期间每日多饮水，增加排尿，减轻膀胱刺激症状。放射性直肠炎表现为里急后重、肛门坠胀感。注意保持会阴皮肤清洁，每日温水坐浴，使用痔疮膏等，可以应用药物缓解疼痛不适症状。腹部放疗应空腹，最好在放疗前3 h禁食。前列腺放疗前排空直肠，最好充盈膀胱。注意做好相关知识宣教指导。

（6）全身反应护理。

① 放疗期间，部分患者出现疲劳、虚弱，食欲下降、睡眠障碍等全身症状，在对症处理的同时注意提供安静的休养环境，睡眠不好及时应用睡眠药物，保证充足休息睡眠。同时给予精神上的安慰鼓励，加强饮食营养，提高机体免疫力。

② 机体免疫力下降时易引起病毒感染，如带状疱疹沿神经分布，多见胸背部肋间神经与下肢，其次是三叉神经。疱疹呈串珠状大小不一，伴有疼痛。严重时可累及全身，剧痛伴发热。处理以抗病毒、神经营养、增强免疫力为主，保持皮肤清洁，防止感染。

（7）心理护理。急性放疗反应的出现，往往会加重患者心理负担。要加强护患之间沟通，及时发现患者的心理问题，采取个别和集体宣教结合的形式，选择适合的时机，有针对性地进行宣教；通过板报宣传肿瘤放射治疗的知识。定期组织小讲课、座谈会，增加护—患、患—患交流的机会，介绍成功病例，鼓励患者增强战胜疾病的信心。

（8）饮食指导。患者在放疗期间，由于疾病本身原因以及肿瘤治疗使机体消耗更多的能量，容易导致营养不良。所以，应加强营养支持重要性的教育，增强患者自身的营养意识，使患者在放疗期间保证充足的营养供给，以便更好地耐受治疗。

① 饮食搭配合理，保证高蛋白、高热量、高维生素、低脂饮食，不要盲目忌口。

② 禁烟、戒酒，忌过冷、过硬、过热食物，忌油腻、辛辣食品。饮食以清淡、细软为主，多吃煮、炖、蒸等易消化的食物。

③ 根据放疗反应进行饮食调整。在总热量不减少的前提下，分多次进食。头颈部放疗患者在放疗开始的第一周不要吃引起唾液分泌增加（酸、高甜度）的食物，以免引起腮腺区域肿胀、疼痛。口干、味觉改变、咽痛等症状出现时，饮食应以清淡、无刺激、易咀嚼的半流和软食为主，含水量高的食物利于吞咽，维持口腔黏膜完整。多吃生津止渴、养阴清热食品，配合胖大海、菊花、麦冬、洋参片等泡水饮用。口咽、食管放疗患者，餐前宜饮少量温开水，细嚼慢咽，避免吃糯米团等黏性食物，以免黏滞在咽部或食管表面形

成梗阻。口腔反应引起进食疼痛,可将新鲜水果或蔬菜榨汁后饮用,可将肉松或鱼肉等切碎放入粥或面片中食用,以保证足够的营养。气管切开患者饮水或进稀流食时注意小口慢咽,避免引起呛咳。对于饮水呛咳较重的患者,食用藕粉等糊状食物可以减轻呛咳症状。

④ 有助于补血的食物:动物肝脏、鸡、鸭、鱼、瘦肉、奶制品、大枣等。

⑤ 鼓励患者多饮水,以增加尿量,促进体内毒素排出,减轻全身放疗反应。

⑥ 口咽、下咽、食管黏膜反应较重者,建议尽早采用鼻饲或胃造瘘饮食营养,维持营养和体力,保证治疗的连续性,达到预期治疗效果。有研究证实头颈部放疗患者放疗期间,经鼻饲或胃造瘘进行肠内营养,在维持体重、营养指标方面均显著优于经口进食患者,对于改善患者的整体健康状况效果显著。

3. 放疗急症的抢救及护理

鼻咽大出血表现为大量血液从口鼻涌出,出血迅速、反复、量大、不易控制,患者可迅速发生失血性休克,血液阻塞气道而窒息。护理人员要熟悉患者的病情,对有出血倾向者应高度警惕,备齐急救物品,随时准备抢救。

(1)鼻咽大出血抢救后鼻孔填塞方法:① 分别在鼻腔、咽部喷1%的麻黄素和1%的丁卡因。② 戴手套,将细导尿管从前鼻孔插入鼻腔达咽部,将导尿管头端牵出口腔,用填塞枕两站的引线缚于导尿管头端。③ 自鼻腔向外抽出导尿管尾端,将填塞枕两端的引线从鼻孔牵出拉紧,在鼻小柱前打结固定,使填塞枕经口腔进入到鼻咽部以压迫止血。④ 填塞枕中间的引线留在口腔外。⑤ 填塞枕于48～72 h取出。

(2)止血抢救护理要点:① 保持呼吸道通畅:清醒的患者取坐位,协助体质虚弱的患者侧卧或平卧,头偏向一侧,防止误吸。及时清除口腔、鼻腔内血液,防止窒息。② 迅速建立静脉通道,扩充血容量,维持有效循环,配合医生止血。③ 观察生命体征的变化,正确估计出血量,准确记录。根据病情需要做好配血、输血准备。④ 对清醒患者做好安慰解释,消除其紧张、恐惧心理。⑤ 止血后协助患者漱口,及时清除污血,开窗通风,保持室内空气新鲜。⑥ 填塞止血后48～72 h取出填塞物,受损部位血管尚未完全修复,嘱患者卧床休息减少活动。剧烈咳嗽、用力排便可诱发再次出血。密切观察有无渗血和活动性出血,近期不做鼻腔冲洗。

4. 放疗后的护理

(1)注意照射野皮肤的保护,因放疗后照射区域组织抵抗力会有不同程度下降,避免感染和损伤,外出时注意防寒保暖,夏季避免阳光暴晒。

(2)保持口腔清洁,预防龋齿。头颈部放疗后2～3年尽量不拔牙,如需拔牙,向牙科医生提供头颈部放疗史,谨慎拔牙,以免诱发颌骨坏死。

(3)预防着凉感冒,防止诱发头颈部蜂窝织炎和放射性肺炎。胸部放疗后的患者出院后有发热、咳嗽、胸闷等症状应及时就诊。

（4）掌握正确方法,坚持功能锻炼,提高生存质量。

（5）对于行气管切开术出院的患者,指导患者和家属掌握清洗套管和自我护理的方法。喉癌放疗后喉水肿持续3～6个月,建议放疗结束6个月以后、颈部放疗水肿期过后再考虑拔除套管(是否可以拔管要听从医生的建议)。

（6）禁烟、戒酒,合理膳食,注意劳逸结合,生活有规律。

（7）育龄期女性患者,在放疗期间和放疗结束后2～3年避免妊娠。

（8）出院后1个月复查,以后按照医生建议门诊复查。一般情况下,放疗2年内每3个月来院复查1次,3～5年每6个月复查,5年以后每半年或1年复查一次,病情发生变化及时就诊。

（二）靶向治疗不良反应及护理

与细胞毒性药物相比,靶向药物的不良反应明显减少,表现的方式也不尽相同,但是仍然需要给予高度重视。由于靶向治疗历史不长,有一些潜在的毒性或长期毒性可能尚未发现。目前,常见的靶向治疗不良反应包括皮肤反应、心血管反应、胃肠道反应、输注相关反应等。

（1）皮肤反应。

临床表现。

① 皮疹:表现为单形性红斑样斑丘疹、水疱或脓疱状改变,可伴有瘙痒、触痛。通常出现于面部和(或)躯体上半部,初期为感觉障碍伴皮肤红斑和水肿,之后出现丘疹脓疱性皮疹(亦称痤疮样皮疹)、结痂,最后表现为红斑毛细血管扩张。在治疗最初的1～2周皮疹最为严重,之后的治疗过程中保持稳定。痤疮样皮疹分级见下表。

分级	临床表现
1 级	丘疹和脓疱小于10%的体表面积,伴有/不伴有瘙痒和敏感
2 级	丘疹和脓疱10%～30%的体表面积,伴有/不伴有瘙痒和压痛;伴心理影响,影响工具性日常生活活动
3 级	丘疹和脓疱大于30%的体表面积,伴有/不伴有瘙痒和压痛;影响个人日常生活活动;需要口服抗生素治疗二重感染
4 级	丘疹和脓疱遍布全身表面,伴有/不伴有瘙痒和敏感;需要静脉给予抗生素,治疗广泛的多重感染;危及生命
5 级	死亡

② 手足综合征:以手掌和足底红斑及感觉异常为主要表现,又称掌跖红斑综合征。初期表现为手掌、足底、指/趾末端的感觉异常、刺痛感、麻木、充血和红斑,可伴有皮肤增厚粗糙、皲裂、脱屑、脱皮;严重者可出现水泡、溃疡,伴有疼痛。手足综合征多具有自限性,但再次给药后可反复出现。与化疗药相比,靶向药物引起的手足综合征手掌、足底的皮肤增厚和脱皮更为显著。手足综合征的分级见下表。

分级	临床表现
1级	无痛性轻微皮肤改变或皮肤炎（如红斑、水肿、角化过度）
2级	痛性皮肤改变（如剥落、水泡、出血、肿胀、角化过度），影响工具性日常生活活动
3级	重度皮肤改变（剥落、水泡、出血、水肿、角化过度），伴疼痛；影响个人日常生活活动

③ 甲沟炎：表现为痛性甲沟肉芽形成或脆性化脓性肉芽肿样改变，伴红斑、肿胀和外侧甲皱襞开裂；部分指甲被破坏，指甲变形缩小；拇指最常受累，可伴有甲与甲床分离、甲营养不良、甲向内生长。甲沟炎分级见下表。

分级	临床表现
1级	甲褶水肿或红斑，角质层受损
2级	甲褶水肿或痛性红斑，指甲脱落或指甲板分离，影响日常生活工具性活动，需要局部治疗和口服药物治疗（如抗生素、抗真菌、抗病毒治疗）
3级	需要外科手术治疗或静脉给予抗生素治疗，影响个人日常生活活动

④ 其他：皮肤反应还表现为皮肤干燥、瘙痒，毛发生长调节异常（脱发、睫毛粗长、面部多毛），毛细血管扩张（毛细血管及小血管的扩张和色素沉着）。

预防及处理。

① 预防措施：避免日晒，保持身体清洁及皮肤湿润；有指／趾甲倒刺（逆剥）者，用药过程中注意观察，警惕甲沟炎及局部增生反应。

② 皮肤反应的护理。

皮疹1级：一般不需特殊处理。局部视情况使用复方醋酸地塞米松乳膏、氢化可得松软膏或红霉素软膏涂抹。皮肤干燥瘙痒时用苯海拉明软膏涂抹；2周后评估皮疹情况，若无改善按2级处理。2级：局部使用氢化可得松软膏和红霉素软膏。对皮肤干燥瘙痒者，在1级皮疹干预措施的基础上，在瘙痒局部涂抹苯海拉明软膏。以脓包为主时，口服半合成四环素如米诺环素。两周后评估皮疹情况，若无改善，按3级处理。3级：干预措施基本与2级皮疹相同，可减少分子靶向药物的剂量；合并感染时选择合适的抗生素进行治疗；若两周后不良反应仍未缓解，则考虑暂停用药或终止治疗；停药期间，继续治疗皮疹；皮损好转继续使用EGFR药物应减量。4级：立即永久停用EGFR药物，需紧急处理，局部处理联合静脉给予糖皮质激素和抗生素治疗，肌内注射抗过敏药物。

③ 手足综合征：除皮肤反应的预防措施外，还需注意防寒、防热，穿软暖合适的鞋袜、手套，鞋袜不宜过紧，以防摩擦伤；避免剧烈运动，避免反复揉搓手足；必要时使用药物预防。医护人员应该关注患者心理变化，提供个体化的患者教育，减轻症状给患者带来的心理影响。1级：一般不需要特殊处理，积极采取预防措施，可局部涂抹尿素霜软膏。2级：协助患者做好生活护理，指导患者睡眠时抬高肢体，可加用地塞米松软膏、利多卡因治疗；必要时暂停EGFR给药或量减半。3级：一般使用氢化可的松软膏外涂。嘱患

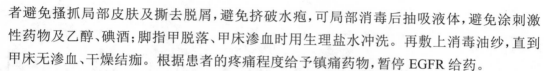

者避免搔抓局部皮肤及撕去脱屑,避免挤破水疱,可局部消毒后抽吸液体,避免涂刺激性药物及乙醇、碘酒;脚指甲脱落、甲床渗血时用生理盐水冲洗。再敷上消毒油纱,直到甲床无渗血、干燥结痂。根据患者的疼痛程度给予镇痛药物,暂停 EGFR 给药。

④ 甲沟炎:对指甲脱色和皱褶等改变,可不做特殊处理,嘱患者保持手及足部的清洁卫生;出现甲沟旁肉芽肿样病损时,每周 1 次局部使用硝酸银杀菌剂并给予敷料包扎;若症状仍无缓解或发生可疑感染时,可考虑局部外用抗生素软膏,必要时口服抗生素。

⑤ 皮肤皲裂:治疗前检查手掌和足底,排除原有的皮肤角化区域。症状出现时应立即干预,可采用含有 10% 的尿素组分的油膏或乳液。若伴有疼痛,可使用局部镇痛药,如利多卡因。

健康教育。

① 避免日晒:由于靶向药物所致皮疹具有光敏性的特点,嘱患者使用防晒系数(SPF)>30 的防晒用品或使用物理防晒。

② 保持身体清洁及皮肤湿润:勿接触碱性和刺激性强的洗浴用品,勤更换衣服、床单;沐浴后涂抹温和的润肤露或硅霜、维生素 E 软膏。

③ 避免摩擦皮肤:嘱患者衣着宽松,避免摩擦皮肤;在清洁丘疹脓疱部位时,应用轻拍、轻微按压方式将水分吸干,切勿采用擦、抹的方式。有趾甲倒刺(逆剥)者,治疗期间需改变足部受力习惯,穿宽松、透气性好的鞋。

④ 避免皮肤破损:出现皮疹后嘱患者修剪指甲,尽量避免搔抓皮肤,以防破损感染,可局部涂抹止痒膏剂。勿自行挤破丘疹脓疱,以免发生感染。头皮出现丘疹脓疱时,使用宽齿的梳子轻柔梳理,洗头时用指腹按压清洗。用药期间不建议烫发、染发。

(2)心血管毒性。

临床表现。

贝伐珠单抗用药后引发充血性心衰、心肌缺血。重组人血管内皮抑素的心脏毒性表现为心肌缺血,心电图 ST-T 轻度改变,房室传导阻滞,房性、室性期前收缩,急性左心衰。索拉非尼或舒尼替尼可以引起心电图发生改变,舒尼替尼可以引起左心室射血分数(LVEF)下降、QT 间期的延长。

预防及处理。

① 高血压的分级见下表。

分级	临床表现
1 级	高血压前期(收缩压在 120～139 mmHg,舒张压在 80～89 mmHg)
2 级	第一阶段高血压(收缩压 140～159 mmHg,舒张压在 90～99 mmHg);需要医学干预;反复或持久的(≥24 h),有症状的收缩压增加 >20 mmHg 或既往正常范围增加 >140/90 mmHg,需要单药治疗。小儿科:反复或持久(≥24 h)血压高于正常上限,需要单药治疗

分级	临床表现
3级	第二阶段高血压（收缩压160～159 mmHg，舒张压＞100 mmHg），需要医学干预，需要多种药物治疗
4级	危及生命（如恶性高血压，一过性或持续性神经损伤，高血压危象），需要紧急治疗
5级	死亡

用药前评估基线血压，高血压患者在开始贝伐珠单抗治疗之前应充分控制高血压。

用药期间监测血压，治疗期间目标血压应控制在140/90 mmHg以下。当高血压达到Ⅱ级以上或Ⅰ级伴有症状时，须使用降压药物。治疗贝伐珠单抗相关性高血压常用的两类药物是β受体阻滞剂和血管紧张素转换酶抑制剂。

② 心脏毒性。

用药前详细询问病史，有充血性心力衰竭病史、严重心律失常、心绞痛、心脏瓣膜疾病、心肌梗死的患者应慎用。

治疗前和治疗中定期进行心脏功能监护，以便尽早发现心脏不良反应并及时予以纠正；避免与蒽环类等具有心肌毒性的化疗药物联合使用；必要时使用对心脏毒性具有积极预防作用的药物。

健康教育。

① 嘱高血压患者用药期间及间歇期密切监测血压变化，按医嘱服用降压药物。

② 用药期间出现心悸、气短应立即报告医护人员。

③ 室性心律失常的患者有猝死的危险，建议家属或专人陪伴。

（3）胃肠道反应。

临床表现。

腹泻很常见，主要为轻中度，严重者可出现脱水。恶心、呕吐常见，常为轻中度，患者常伴食欲缺乏。胃肠道不良反应分级见下表。

分级	腹泻	恶心	呕吐
1级	与基线相比，大便次数增加每天＜4次，造瘘口排出物轻度增加	食欲降低，不伴进食习惯改变	24 h内1～2次发作（间隔5 min）
2级	与基线相比，大便次数增加，每天4～6次，造瘘口排出物中度增加	经口摄食减少，不伴明显的体重下降、脱水或营养不良	24 h内3～5次发作（间隔5 min）
3级	与基线相比，大便次数增加，每天不少于7次，大便失禁，需要住院治疗；与基线相比，造瘘口排出物重度增加；影响个人日常生活活动	经口摄入能量和水分不足，需要鼻饲、全肠外营养或者住院	24 h内发作≥6次（间隔5 min），需要鼻饲、全肠外营养或住院治疗

分级	腹泻	恶心	呕吐
4 级	危及生命；需要紧急治疗	—	危及生命，需要紧急治疗
5 级	死亡	—	死亡

健康教育。

① 饮食指导：恶心呕吐患者少食多餐，清淡饮食。腹泻患者避免刺激性食物，避免进食牛奶。腹泻患者保证液体的摄入，每日饮水 8 ～ 10 杯。

② 服药指导：根据药物特点指导患者将药物与食物同服或饭后 2 h 以后服用。

③ 腹泻患者肛周护理：每次排便后用温水清洗肛门并用软毛巾擦干，可以温水坐浴。

④ 如果恶心呕吐时间超过 24 h 未缓解，或 24 h 内不能摄入液体，应立即报告医护人员。

（4）输注相关反应。

临床表现。

输注相关反应通常表现为皮疹、寒战、高热，可出现胸闷、呼吸困难、支气管痉挛，也可表现为血压下降或过敏性休克。西妥昔单抗严重的输液反应以突发性气道梗阻、荨麻疹和低血压为特征。利妥昔单抗可能引起暂时性低血压和支气管痉挛。输注相关反应分级见下表。

分级	临床表现
1 级	轻微的、暂时性反应，无须中断输液，无须治疗
2 级	需要治疗或输液中断，对症治疗（如抗组胺、非甾体类消炎药、麻醉品、输液治疗）快速收效；预防给药 ≤24 h
3 级	症状缓解拖延（如对症治疗或输液中断，不能快速反应），症状改善后复发；需要支援治疗后遗症
4 级	危及生命；需要紧急治疗
5 级	死亡

护理措施。

① 预防措施：遵循标准预处理，根据药物特点，输注前 30 ～ 60 min 进行预处理给药。

② 严格按照药物输注时间的要求调节输液速度，避免输注过快。利妥昔单抗输注起始速度为 50 mg/h，60 min 后可每 30 min 增加 50 mg/h；之后每次输注起始速度为 100 mg/h，每 30 min 增加 100 mg/h，直至最大速度 400 mg/h。曲妥珠单抗初次使用应静脉输注 90 min 以上。西妥昔单抗推荐初次使用静脉输注 120 min 以上，维持剂量使用

时,输注时间不少于 60 min。

③ 发生输液相关反应的处理：发生轻至中度反应时,可减慢输液速度或服用抗组胺药物,若发生严重反应需立即停止输液,静脉注射肾上腺素、糖皮质激素、抗组胺药物,并给予支气管扩张剂及吸氧等对症治疗。

健康教育。

① 用药前教会患者识别输注相关反应,出现皮疹、寒战、发热以及胸闷憋气等应立即报告医护人员。

② 嘱患者输注过程中不要自行调节输液速度。

二、操作培训:PICC 导管维护技术(换药包)

项目	总分	技术操作要求	评分标准	扣分
仪表	5	仪表、着装符合护士礼仪规范。	1 项不合要求,扣 2 分。	
操作前准备	8	(1)洗手,戴口罩; (2)核对医嘱单、执行单,PICC 导管维护手册; (3)备齐用物,用物放置合理、有序,依次检查所备物品,保证安全有效: ① 治疗车上层:执行单或 PICC 维护手册,治疗盘内放 PICC 维护包 1 个(内有无菌手套 1 副、75% 的酒精棉签 1 包、2.5% 的聚维酮碘棉签 1 包、酒精棉片 2 个、无菌纱布 1 片、无菌胶条 3 条、10 cm×12 cm 透明敷贴 1 个、无菌治疗巾 1 块)、正压接头 1 个、10 mL 预冲注射器 1 个; ② 治疗车下层:弯盘、速干手消毒剂、锐器盒、医疗垃圾袋、生活垃圾袋。	未查对,扣 3 分; 其余 1 项不合要求,扣 1 分。	
安全评估	12	(1)备齐携用、物至患者床旁,核对患者,询问患者姓名,查看床头牌、手腕带与执行单信息是否一致; (2)解释 PICC 维护操作目的、方法,评估患儿病情、意识状态、自理能力、合作程度及心理情况; (3)检查患儿置管局部皮肤状况,穿刺点有无红肿、渗血、渗液,贴膜有无潮湿、脱落、污染,是否到期,导管有无移动、是否进入体内或脱出体外,询问是否大小便; (4)环境安静、整洁,光线明亮,室温适宜; (5)与患者沟通时语言规范,态度和蔼。	未核对扣 1 次,扣 3 分; 未核对床头牌、手腕带、患儿,各扣 1 分; 查对患儿姓名不规范,扣 2 分; 少评估 1 项,扣 1 分; 其余 1 项不合要求,扣 1 分。	

项目	总分	技术操作要求	评分标准	扣分
操作过程	65	（1）打开换药包； （2）取出换药包内软尺，测量臂围； （3）协助患儿取舒适卧位，手臂外展45°，穿刺侧肢体下铺一次性治疗巾； （4）揭去固定输液接头胶布，用75%的酒精棉签去除胶痕； （5）手消毒； （6）取出10 mL预冲注射器，释放阻力，安装输液接头，排气备用； （7）戴手套，摆放物品，揭开酒精棉片备用，用无菌纱布卸下旧接头； （8）酒精棉片包裹消毒导管接头，用力给予多方位擦拭15 s； （9）连接新的输液接头，抽回血，脉冲式冲洗导管，正压封管； （10）脱手套后去除原有透明敷料； （11）观察穿刺点有无异常； （12）手消毒，戴手套，撕开消毒包； （13）用酒精棉球以顺、逆时针方向螺旋状消毒3遍，范围以穿刺点为中心，上、下10 cm，左右到臂缘（或超过敷贴覆盖面积），注意避开穿刺点0.5 cm，尽量避免酒精接触导管； （14）再用聚维酮碘棉球以穿刺点为中心顺逆时针方向螺旋状消毒，给穿刺点彻底消毒（不超过酒精消毒的范围），待干； （15）调整导管位置； （16）透明敷料无张力固定； （17）标注换药日期、操作者姓名，贴于透明敷料下缘； （18）再次核对患者信息，签名； （19）询问患者的感受，交代注意事项。	未核对1次，扣3分； 核对内容不全，少1项，扣1分； 核对患儿姓名不规范，扣2分； 操作过程污染，扣2分； 未测量臂围或测量不正确，扣2分； 未铺治疗巾，扣2分； 未用酒精去除胶痕，扣2分； 未手消毒，扣2分； 未释放阻力，扣2分； 卸接头污染，扣2分； 未给接头外壁消毒，扣2分； 擦拭时间<15 s，扣2分； 脉冲方法不正确，扣2分； 未正压封管，扣2分； 拇指未轻压穿刺点，扣2分； 污染穿刺点，扣2分； 去除敷料不正确，扣2分； 消毒1项不合要求，扣2分； 导管位置不当，扣2分； 固定不当，扣2分； 未标注换药日期，扣2分； 标注位置不当，扣2分。	
操作后	5	（1）爱护、体贴患儿，整理床单位； （2）处理用物方法正确； （3）洗手，填写导管维护记录。	1项不合要求，扣2分。	
评价	5	（1）操作方法正确、熟练、顺序正确； （2）正确脉冲式冲封管，敷贴固定牢固、美观； （3）操作时间15 min。	操作不熟练，扣3分； 操作时间每延长30 s，扣1分。	
合计	100			

PICC 维护注意事项：① 禁止使用小于 10 mL 的注射器冲管封管。② 脉冲式冲管，防止非血凝性堵管。③ 正压封管，防止血液反流进入导管。④ 可以加压输液或输液泵给药，但不能用于高压注射泵推注造影剂。⑤ 去除敷料，切忌将导管带出体外。⑥ 勿用乙醇棉签给穿刺点消毒，以免引起化学性静脉炎。⑦ 将体外导管放置呈弯曲状，以降低导管张力，避免导管在体内外移动。⑧ 体外导管须完全覆盖在透明敷料下，防止感染。⑨ 严格无菌操作，不要用手触动贴膜覆盖区域内皮肤。⑩ 每日输液后用生理盐水 10～20 mL 脉冲式正压封管，输入高黏滞性药物(输血、输蛋白、输脂肪乳等)后立即用 10～20 mL 生理盐水脉冲式冲管，再接其他药液。

第四周培训内容

一、专业知识培训

(一)肿瘤患者常见症状护理——疼痛

1. 疼痛筛查

因癌症患者疼痛的发生率较高，美国国立综合癌症网络(NCCN)发布的《成人癌痛治疗指南》2016 版明确提出医护人员在每一次接诊患者时都要对其进行疼痛筛查，疼痛筛查的对象包括所有就诊的癌症患者。

疼痛筛查的目的为可找出伴有疼痛的患者和预期可能发生疼痛的患者。对筛查出的疼痛患者应进行全面评估，并提供规范的疼痛治疗；对于预期可能发生疼痛的患者，应在诱发疼痛的动作开始前一定时间给予半衰期较短的即释型阿片类药物、局部麻醉药或非药物治疗，预防疼痛。

2. 评估与记录

(1)掌握疼痛评估原则。疼痛是个人的主观感受，因此评估疼痛应以患者的主诉为依据。相信和尊重患者的主诉，并如实记录。不以患者面容表情的变化及生命体征的改变判断疼痛强度，也不以医护人员的主观感知判断患者的疼痛情况。

(2)选择合适的疼痛评估工具。首先，应根据疼痛评估的目的选择疼痛评估工具。初次进入疼痛治疗或疼痛发生变化时需要进行全面评估，选择多维度疼痛评估工具，以全面评估疼痛要素和疼痛相关体验。而在阿片类药物滴定过程中或药物剂量调整过程中，为了确定疼痛缓解程度，可选择单维度疼痛评估工具来量化疼痛强度。其次，根据患者的理解能力和认知情况选择合适的疼痛评估工具。

(3)全面评估疼痛及患者对疼痛的反应。

① 评估疼痛的一般情况：包括疼痛部位、疼痛强度、疼痛性质、疼痛持续时间、使疼痛加重和缓解的因素、疼痛对患者生活质量的影响、有无药物滥用史、心理社会文化评估。同时，需要评估患者目前的治疗情况，包括疾病治疗和疼痛治疗情况。在疼痛患者

入院时,主管护士应了解患者的疼痛情况,详细记录在护理记录单中,并教会患者正确使用疼痛强度评估量表。

② 评估疼痛对患者功能活动的影响:未缓解的癌症疼痛是长期持久的体验,直接影响患者日常的功能活动,包括对自理、休息、睡眠、娱乐、社会交往、性生活、家庭角色等方面的影响。很多患者诉说疼痛对他们的睡眠影响最严重,使他们难以入睡或睡眠中断,护士可向医生建议加用镇静安眠药物。有的患者因为疼痛限制穿衣、进食、如厕等自理活动,提示护士应加强基础护理,并允许有专人陪护,协助患者完成各种自理活动。对于肿瘤多发骨转移的患者,护士应指导患者受累部位减少持重,避免发生病理性骨折。评估疼痛对患者日常功能活动的影响程度,为制定有针对性的护理干预措施提供依据,并制定相应的疼痛护理目标。制定疼痛护理目标的原则是使疼痛缓解到一定强度,患者在这一疼痛强度下可以保证舒适并完成一般功能,如翻身、睡眠、下床活动。应与患者和家属共同制定疼痛控制的护理目标,目标应现实可行,并及时评价和记录措施实施的效果,确定是否达到目标。

③ 评估疼痛对患者心理情绪的影响:慢性复杂的癌症疼痛通常会使患者产生焦虑、沮丧、烦躁、内疚、绝望甚至产生自杀的念头,这些情绪改变又会加重患者对疼痛的感知和体验。有资料显示恐惧难以忍受的疼痛是癌症患者求死的主要原因。因此,评估疼痛对患者心理情绪方面的影响,及时提供相应的支持和辅导,对于改变患者的负性情绪、避免意外发生是必要的。特别要评估的人群包括有家族抑郁史、有既往抑郁发作史、有试图自杀史、缺乏社会支持、疼痛控制不良的患者。护士应鼓励患者倾诉和宣泄情感,充分表达所感受的疼痛,由此评估患者的实际需要并提供有效的心理支持,对有抑郁表现的患者可请专业医生会诊,必要时给予药物治疗。

④ 评估患者对疼痛治疗的态度和治疗依从性:在癌症疼痛控制中,患者愿不愿意向医护人员报告疼痛,是否遵医嘱按时服用止痛药是疼痛能否得到有效缓解的关键环节之一。患者不遵医行为的主要原因来自他们对疼痛及疼痛治疗的误解和担忧,主要表现在以下 10 个方面:担心癌症疼痛无法控制;担心用麻醉性止痛药会成瘾;担心药物的生理依赖性;担心药物耐受性;担心药物副作用难以控制;担心总是说疼别人会烦;认为忍受疼痛是坚强的表现;担心诉说疼痛会转移医生治疗癌症的注意力;担心疼痛加重的时候拿不到药;有经济方面的担忧。

⑤ 评估社会家庭支持系统在疼痛控制中的作用:家属在癌症患者的疼痛治疗中起着重要作用(如提醒患者按时服药,记录患者的疼痛变化和缓解情况,预防和处理止痛药物的不良反应,实施非药物治疗措施,提供情感支持),特别是疾病晚期患者在家治疗期间。家属在疼痛控制中的积极参与对护患双方都是一种支持。另外,家属对止痛药物的顾虑在一定程度上也会影响患者的态度和行为。因此,护士应评估患者家属对疼痛治疗的知识、态度及在治疗中的作用,通过疼痛教育消除他们对患者的负面影响,充分发挥家属在疼痛控制中的积极作用,共同促进护理目标的实现。

（4）连续评估疼痛并记录：疼痛评估是一个连续的过程，应遵循动态评估的原则，即评估、干预、再评估。再评估包括对疼痛干预的效果和药物不良反应的评估。评估和再评估的结果均应及时记录。国外肿瘤护理专家早在20世纪80年代就认识到疼痛评估的重要性，提出应该将疼痛作为癌症患者的第5项生命体征来评估和记录。

3. 用药护理

（1）给药途径方面。护士应告知患者口服用药途径的优势（包括无创、安全、可以自行用药），从而增加患者在疼痛治疗中的主动性。经皮给药也是一种无创的给药途径，常用于相对稳定的疼痛治疗。应尽量避免肌内注射给药，注射药物不但会给患者带来疼痛，而且出院后用药不方便，吸收也不可靠。

（2）给药时间方面。规范化的给药时间方法是按时给予控/缓释制剂控制持续疼痛，按需给予即释制剂控制爆发痛。只有按时服用控/缓释制剂止痛药才能使药物在体内保持稳定的血药浓度，保证疼痛得到持续缓解。护士应告诉患者按时服药对于疼痛持续缓解的重要性，教育患者癌症疼痛如同其他慢性疾病一样，需要常规药物控制，而不能等到疼痛无法忍受时再用药。

（3）正确使用透皮贴剂。临床常用的有芬太尼透皮贴剂，用于疼痛相对稳定的维持用药，药物经皮肤持续释放，首次用药后4～6 h起效，药物释放造成血药浓度骤升，可能出现药物过量，同时药物代谢加快也可导致镇痛时间缩短。禁止剪切使用芬太尼透皮贴剂。用后的贴剂需将粘贴面对折放回药袋处理。使用芬太尼透皮贴剂的患者，应注意观察药物不良反应并记录。

（4）患者目控镇痛泵（PCA泵）的使用及护理。根据PCA泵种类不同，注药方法也有所不同。护士应掌握PCA泵的原理和使用方法，包括注药方法、保持管路通畅、处理报警系统的反应等。注药前将注药囊内和管路内气体排出，严格按照操作规程进行注药，注意无菌操作，防止药液污染。注药后检查接口和管路是否有渗漏。在使用前，将所用药物的名称、浓度、剂量以及配制的容量标记在PCA泵上。若使用微电脑电子泵，使用前更换电池，使用中保持管路通畅无气泡，连接好管路接口和控制键插头，尽量减少报警次数。严格区分控制键和按钮的作用，区别持续注药方式和PCA泵的注药方式。

使用PCA泵前评估患者的疼痛强度并记录，向患者讲解PCA泵内的药物及常见的不良反应、PCA泵的结构、使用方法和优点，解答患者的疑问，减轻患者对PCA治疗的顾虑，教会患者使用PCA泵。尊重患者自主独立的人格是PCA泵治疗的一个显著特色，在治疗期间，与患者保持连续地开放性沟通，形成以患者为中心的治疗氛围，帮助患者在疼痛治疗中获得"自我控制"的感觉非常重要。另外，患者的文化程度、信仰、疼痛经历、家庭支持等因素都会影响患者对疼痛的反应。因此，应全面评估影响疼痛控制的因素，并及时给予相应的护理措施，保证PCA泵治疗的顺利进行，治疗期间应连续评估患者的疼痛强度，及时评价镇痛效果，注意观察、预防和处理止痛药物的不良反应并记录。

4. 止痛药物不良反应的预防、观察及护理

（1）非甾体抗炎药的不良反应及护理。长期大剂量服用非甾体抗炎药的患者发生消化道溃疡、出血、肝肾毒性的危险性明显增加，因此，对有基础疾病的患者应避免长期大剂量服用非甾体抗炎药；告知患者如有胃肠道不适或症状加重，及时通知医护人员；密切观察有无出血征象，监测肝肾功能。另外，此类药物的镇痛作用有封顶效应且药物的副作用明确，指导患者应严格按照药品推荐剂量使用，不可无限制加量。

（2）阿片类药物的不良反应及护理。便秘是阿片类药物最常见的不良反应，却常常被忽略。很多患者直到出现严重便秘、粪便嵌塞甚至出现不全肠梗阻才开始重视排便问题，导致便秘难以处理，增加了不必要的痛苦。因此，护士的观察和护理指导非常重要。护理要点包括指导患者在服用止痛药期间按时服用缓泻剂预防便秘，通常联合使用刺激性泻剂和润滑性泻剂或使用二者的复合制剂。肿瘤患者发生便秘的相关因素较多，如食物中缺乏纤维素、发热、脱水、脊髓压迫、电解质紊乱、直肠或肛门神经肌肉功能障碍、使用抗酸药和铁剂等药物，需全面评估引起便秘的原因，积极消除病因。连续评估患者的排便情况，如发生便秘能够及早发现，正确处理。正确使用缓泻剂，缓泻剂通常睡前服用，用量以保证患者每 1～2 d 排出成形软便为准。直肠栓剂清晨使用效果较好，需强调的是直肠栓剂仅用于解除急性粪便嵌塞，不建议用于常规预防和处理癌症患者的便秘。严重便秘可能继发粪便嵌塞，甚至并发肠梗阻，护士应能够全面评估、准确判断和正确处理，如判断出现粪便嵌塞时应首先使用直肠栓剂解除，再按时服用缓泻剂保持排便通畅，禁止使用刺激性泻剂。此外，需鼓励患者进食粗纤维食物、多饮水，养成规律排便的习惯及适量活动等，卧床患者应为其提供隐秘的排便环境和合适的便器。

初次使用阿片类药物的患者，恶心、呕吐的发生率为30%，用药4～7 d可自行缓解。对初次用药的患者应做好解释，并遵医嘱给予甲氧氯普胺等药物预防，如一周后恶心、呕吐仍不缓解需考虑其他因素。因恶心、呕吐是肿瘤患者常见的症状之一，护士应全面评估引起患者发生恶心、呕吐的其他因素。例如，是否存在化疗相关的恶心呕吐，是否正在口服抗肿瘤药物，有无脱水、电解质紊乱、脑转移、肠梗阻等问题，如有明确病因应积极预防、纠正或治疗，以免影响患者按时服用止痛药，导致疼痛控制不良。对初次使用或明显增加阿片类药物剂量的患者，应注意询问和观察患者有无思睡或嗜睡等镇静表现，连续评估并记录镇静程度，以免出现阿片类药物过量引起的呼吸抑制。容易发生呼吸抑制的高危人群，包括经静脉给阿片类药物者、肝肾功能衰竭者、服用美沙酮同时服用镇静剂者、呼吸系统感染者及肥胖患者。护士应能够识别高危人群，密切监测其镇静程度。如镇静程度严重，应建议医生减少阿片类药物剂量，以免发生呼吸抑制。

如果确定患者出现阿片类药物过量引起的呼吸抑制，在没有纳洛酮的情况下，增加患者的痛觉刺激，有纳洛酮的情况下应立即使用纳洛酮解救。在使用纳洛酮过程中，应严格按照步骤进行，并不停地呼唤患者，如果用药过快或过量，患者可能会出现严重且无法控制的疼痛。另外，长期应用阿片类药物的患者，对阿片类药物会产生躯体依赖性，

对拮抗剂极其敏感,可能会出现戒断症状。在患者意识清醒、呼吸频率每分钟大于 9 次后,应鼓励患者深呼吸,连续评估和记录患者的生命体征,直到患者意识和呼吸完全恢复。需强调的是,明确判断患者由阿片类药物中毒引起呼吸抑制时不宜吸氧,特别是高浓度氧。

5. 疼痛教育

疼痛教育的内容包括以下几点。

(1)向患者灌输无须忍痛的观念。

(2)教会患者正确使用疼痛评估工具,以保证患者在全程疼痛控制中能够准确、及时地向医护人员汇报自己的疼痛情况。

(3)指导患者正确服药,包括每种药物的用途、服药时间、服药注意事项、药物的不良反应、预防措施及自我护理要点,必要时提供文字说明。

(4)向患者与家属解释阿片类药物特性,消除其顾虑和担忧,提高治疗依从性。很多患者与家属担心使用麻醉性止痛药会成瘾,长期应用阿片类药物会产生生理依赖性和耐药性,但不应与成瘾性混淆。阿片类药物的成瘾性也称精神依赖性,是指为了得到精神上的快感而不择手段地获取并使用药物的行为,是滥用药物的行为。有调查资料表明,麻醉性止痛药用于缓解癌症疼痛极少发生成瘾,其成瘾率低于 4%。生理依赖性也称戒断症状,是阿片类药物的药理特性之一,一般出现在突然停用药物或使用阿片类药物拮抗剂纳洛酮时,其典型症状有焦虑、易怒、寒战、出汗、流涕、恶心、呕吐、腹痛等。护士应告诉患者无须担心停药带来的不适,因为当病因解除后按照阿片类药物规范化的撤药方案,戒断症状完全可以避免。阿片类药物的耐药性是指为了维持镇痛效果,需不断增加药物剂量。产生耐药性的最初表现是一定剂量的药物作用时间缩短。很多患者担心现在增加止痛药物剂量,以后再增加就不起作用了,因此在需要加量时拒绝加量。护士应告诉患者合理调整用药剂量,按原有剂量的 25%~50% 逐渐增加,药物的镇痛作用将随之增加,阿片类药物的镇痛作用没有极限。对阿片类药物成瘾性和耐药性的担心是临床疼痛患者常见的顾虑,护士应主动与患者讨论这些问题,并给予正确的解释,以消除患者的顾虑,提高他们在疼痛控制中的治疗依从性,保证疼痛治疗的顺利进行。

(5)为患者提供出院后疼痛就医信息,告知患者出院后的取药方式及流程。由于各医疗机构麻醉药品的管理及镇痛药物资源有所差异,应指导异地就医的疼痛患者提前了解相关信息,以保证出院后疼痛治疗的连续性。

(6)告诉患者出院期间出现以下情况应及时与医护人员联系,包括取药或服药过程中新出现的疼痛、疼痛发生变化、现有药物不能缓解疼痛、严重的恶心或呕吐、3 d 未排便、白天易睡很难唤醒意识模糊等。

(7)告诉患者和家属需在家中妥善保管阿片类药物。需谨慎使用,不能与乙醇或其他违禁药物混合放置或使用。

6. 疼痛随访

随访间隔可根据患者的疼痛情况和用药情况进行合理安排,如初次用药,随访间隔时间尽可能短,以指导患者正确用药,达到疼痛控制的最佳疗效和最小不良反应,建议出院 3 d 内进行第一次随访。随着疼痛缓解或平稳,可适当延长随访间隔,建议 1～2 周进行一次。

随访前医护人员应了解患者的一般资料、疾病及疾病治疗情况、疼痛及疼痛治疗情况。主要随访内容包括了解患者当前疼痛情况、服用止痛药情况、药物不良反应。如果疼痛控制不良需进行进一步的细致全面评估,以确定是否存在镇痛不足的现象、是否需要调整药物剂量、患者服药时间和方法是否正确、是否存在带药不足的情况、患者是否按时服用缓泻剂预防便秘等,根据收集的信息分析判断可能存在的问题,提供相应的指导或安排就诊。随访内容需连续记录,以便对患者的疼痛及疼痛治疗效果进行连续监测。

二、操作培训:输液港维护技术

项目	总分	技术操作要求	评分标准	扣分
仪表	5	仪表、着装符合护士礼仪规范。	1 项不合要求,扣 2 分。	
操作前准备	8	(1)洗手,戴口罩。 (2)核对医嘱单、执行单。 (3)备齐用物,用物放置合理、有序,依次检查所备物品,保证安全有效: ① 物品准备:换药包、棉球、治疗巾、无损伤针、20 mL 针筒、生理盐水、输液接头、弯盘、75％的酒精、聚维酮碘、无菌手套、无菌剪刀、纱布; ② 治疗车下层:弯盘、速干手消毒剂、医疗垃圾袋、生活垃圾袋。	未核对,扣 3 分;其余 1 项不合要求,扣 1 分。	
安全评估	12	(1)备齐用物,携至床旁,核对患者,询问患者姓名,查看床头牌、手腕带与执行单是否一致,解释操作目的,环境安静、整洁,光线明亮,保护患者的隐私,调节室温适宜(关门窗、围屏风); (2)评估:① 检查输液港位置、轮廓,局部皮肤的完整性,有无压痛、肿胀、血肿、感染,皮下脂肪大致厚度;② 导管隧道情况;③ 同侧胸部、颈部静脉及四肢有无肿胀;④ 了解输液港植入侧的肢体活动情况;⑤ 了解患者的意识状态及合作程度。 (3)与患者沟通时语言规范,态度和蔼。	未核对,扣 3 分;未查对床头牌、患者手腕带,各扣 2 分;查对患者姓名不规范,扣 2 分;其余 1 项不合要求,扣 1 分。	

项目	总分	技术操作要求	评分标准	扣分
操作过程	50	（1）皮肤消毒：患者取舒适卧位，暴露输液港部位，头偏向对侧；75％的酒精棉球以注射座为中心，螺旋状消毒（顺－逆－顺），直径大于 12 cm，消毒 3 遍；用相同方法，用聚维酮碘棉球消毒三遍，自然待干（如果使用洗必泰消毒液，则用力擦拭消毒）； （2）物品准备：用快速手消毒液给双手消毒，打开无菌包，将无损伤针等物品放入无菌区； （3）插针前：① 戴无菌手套；② 铺洞巾；③ 将正压接头（无针接头）与无损伤针连接；④ 用无菌生理盐水预冲；⑤ 夹闭延长管。 （4）插针：① 确认注射座边缘，左手拇指、食指、中指固定注射座，做成等边三角形，将注射座拱起；② 调整无损伤针，使针的开口背对导管在港体的开口，至三指中心处垂直刺入穿刺盒，直达储液槽底部； （5）评估导管：① 抽回血，确定针头是否在输液港内及导管是否通畅；② 将 20 mL 生理盐水脉冲式注入输液港； （6）固定导管：根据无损伤针露出皮肤长短情况，在穿刺针针翼下方垫入适宜厚度的纱布，无张力覆盖无菌透明贴膜，固定穿刺针，胶布固定延长管，撤洞巾； （7）手消毒，记录胶带、贴膜更换时间以及操作者姓名； （8）再次核对患者，签名； （9）询问患者的感受并观察输液情况，交代注意事项。	未核对,扣 3 分； 污染 1 次,扣 2 分； 横跨无菌面 1 次,扣 2 分； 严重污染未立即停止操作,扣 50 分； 消毒顺序错误,扣 2 分； 抽回血无回血,扣 50 分； 记录不准确,扣 2 分。	
操作后	5	（1）协助患者整理衣物、床单位，恢复舒适卧位，观察患者的反应，交代注意事项； （2）用物处理正确； （3）洗手，记录并签名。	1 项不符合要求,扣 1 分。	
评价	10	（1）动作熟练、步骤正确，患者无不适； （2）无菌区与非无菌区概念明确（如有严重污染为不及格，立即停止操作）； （3）操作时间 10 min。	操作不熟练,扣 2 分； 操作时间每延长 30 s,扣 1 分。	
合计	100			

三、出科考试：理论技能操作考核

四、实习生出科讲评总结

第十八章

泌尿皮美科护理单元

第一节　泌尿皮美科掌握内容纲要

时间	掌握内容
第一周	一、科室概况及环境布局
	二、各班工作职责、流程及注意事项
	三、护理制度培训：患者入院、出院管理制度
	四、专科知识培训
	五、操作培训：男性患者导尿技术（一次性导尿包）
第二周	一、护理制度培训：物品、药品、器材管理制度
	二、专科知识培训
	三、操作培训：持续膀胱冲洗技术
第三周	一、专科知识培训
	二、操作培训：口服给药技术
	三、应急预案：护理人力资源紧急调配应急预案
第四周	一、专科知识培训
	二、出科考试：理论技能操作考核
	三、实习生出科讲评总结

第二节 泌尿皮美科培训具体内容

·第一周培训内容·

一、科室概况及环境布局

泌尿皮美科病区位于住院部大楼 B 区 15 层,病区由泌尿外科、皮肤美容烧伤科、肾内科三个科室组成。泌尿皮美科护理组是一支充满活力、凝聚力强的专业护理团队,始终秉承着"以患者为中心"的护理理念不断前行。现科室共设有开放床位 38 张,护士 8 名,其中主管护师 1 名,护师 3 名,护士 4 名,其中外出进修护士 1 名。

泌尿皮美科病区以科微创手术患者居多,在临床护理工作中,实行责任制整体护理模式,切实履行护士在专业照顾、病情观察、治疗处置、心理支持、健康教育等方面的护理职能,使护理工作更贴近临床,更贴近患者,更能体现护理的专业价值,从而更高质量地服务于患者。

二、各班工作职责、流程及注意事项

参见妇产科病区各班工作职责、流程及注意事项。

三、护理制度培训:患者入院、出院管理制度

(一)入院制度

(1)患者需要办理入院流程时派遣护士与之陪同办理,办理入院手续后由护士或实习护士带领进入病区。

(2)病房主管的护士或值班护士应与卫生处置室护士严格交接班,主动热情地接待患者,向患者介绍住院须知及有关病区制度,带领患者熟悉环境(危重患者除外)。主动了解患者的病情、心理状态、生活习惯等,及时测量体温、脉搏、血压、呼吸,并做好记录。

(3)责任护士及值班护士准备床位及用物,对急症手术或危重患者,立即做好抢救和准备工作。

(4)通知负责医师检查患者,开、写医嘱,并及时执行医嘱。

(二)出院制度

(1)责任护士及值班护士应将医师决定的出院日期通知患者及家属,使其做好出院准备。

(2)办公室护士应根据医嘱办理出院手续。

（3）收到患者出院结算清单后清理被服及其他用物，将出院带药交给患者或家属，讲明用法及服药注意事项。

（4）责任护士做好出院前的指导，并要求患者填写科室患者满意度，征求患者对医院的意见。

（5）清理床单位，进行终末消毒，注销各种卡片并按顺序整理病历。

四、专科知识培训

（一）输尿管结石的护理

1. 输尿管结石的概述

输尿管结石指的是输尿管内部的结石。由于输尿管解剖结构上相对狭窄，是泌尿系结石常见的阻塞部位，其中常见的部位包括肾盂输尿管接合处、输尿管跨过髂血管处及输尿管膀胱连接部。90％以上的输尿管结石源自肾脏，原发的输尿管结石则较少见。

2. 输尿管结石的治疗

（1）疼痛：缓解疼痛是治疗的第一步。一般首选非类固醇消炎镇痛药，常用的有双氯芬钠和吲哚美辛等，其次可选阿片类镇痛药，常用的有喷他佐辛和曲马朵等。

（2）感染：在结石治疗前应先控制感染情况，一般先用广谱抗生素治疗，当有细菌培养及药敏分析结果时再选用针对的抗生素。

（3）保守治疗：初次诊断有输尿管结石的患者，如果结石少于 10 mm，疼痛控制理想，无感染指征及有足够的功能性肾储备时可保守治疗。

（4）外科手术治疗：一般采用输尿管肾镜和钬激光碎石治疗。

3. 术前准备

（1）术前协助患者完成术前的各项检查，如心电图、B 超及血液检查。

（2）术前按医嘱给予预防性抗生素以控制及预防术后感染。

（3）术前一日根据麻醉方式告知患者术前禁食水时间。

（4）术前一日教导患者术后疼痛的控制、有效咳嗽、伤口及尿管的护理等注意事项，关注患者的心理状况，针对性地进行心理支持及护理，鼓励患者表达感受，教导患者自我放松的方法。

（5）术日早晨协助患者更换衣服（反穿病号服），取下义齿及佩戴的首饰等。

4. 主要护理问题

（1）急性疼痛：与结石摩擦、输尿管梗阻及治疗创伤有关。

（2）排尿形态障碍：与结石阻塞引致尿少、感染或肾功能受损有关。

（3）组织灌注不足：与输尿管绞痛引起的呕吐、腹泻有关。

（4）焦虑：与患者对手术恐惧、担心预后有关。

（5）知识缺乏：与患者缺乏疾病预防与治疗知识有关。

（6）潜在危险性出血：与治疗创伤有关。

（7）潜在危险性感染：与尿管梗阻、治疗创伤及留置导尿管有关。

（8）潜在并发症：与尿路梗阻、治疗创伤有关。

5. 护理措施

（1）留置导尿管的护理：① 观察尿液的色、质、量，观察患者是否有膀胱胀、腹部不适、腹胀及腹痛情况。② 保持导尿管的通畅，避免扭曲和阻塞。③ 每天进行 2 次会阴护理，及时清除分泌物，保持清洁。④ 妥善固定导尿管，指导患者更换体位时要注意保护导尿管，勿使导尿管扭曲及过度牵拉，保持尿袋低于其引流水平。

（2）疼痛护理：① 术后给患者做好疼痛评估，听取患者的主诉，给予心理支持，安抚患者，稳定情绪。② 协助患者采取舒适体位。③ 教导患者减轻疼痛的辅助疗法，如音乐疗法。④ 遵医嘱按时给予药物治疗，观察并记录效果及用药反应。

（3）观察伤口及敷料渗血、分泌物情况，需要时应及时更换，预防感染。留意是否有腹痛、腹胀及板状腹等情况。

（4）健康指导：① 教会患者观察尿液及伤口情况，发现异常或有发热、腹痛、输尿管绞痛等情况应立即就诊。② 术后放置双 J 管的患者，会于术后 4～6 周在膀胱镜下拔除，并强调说明拔除双 J 管的原因及重要性。

（二）烧伤患者的护理

1. 烧伤概念

烧伤是由热力、光源、电、化学物质及放射线等因素所致的组织损伤的统称。

2. 烧伤分期

烧伤可分为体液渗出期（休克期）、急性感染期、创面修复期康复期。

3. 临床表现

烧伤的临床表现取决于烧伤的面积和深度。

（1）局部表现：① Ⅰ度，皮肤红斑，干燥、灼痛，无水疱。② 浅Ⅱ度，红肿疼痛明显。有水疱，疱壁薄，创面基底潮红。③ 深Ⅱ度，水肿明显，痛觉迟钝，拔毛痛。水疱较小，疱壁较厚，创面基底发白或红白相间。④ Ⅲ度，痛觉消失，创面无水疱，干燥如皮革样坚硬，呈蜡白或焦黄色甚至炭化，形成焦痂。

（2）全身表现：低血容量性休克、体温升高、负氮平衡、贫血、血红蛋白尿、感染等。

4. 伤情判断

（1）烧伤面积的计算：① 中国新九分法，将全身体表面积划分为 11 个 9% 的等份另加 1%。② 儿童：头颈部面积 ＝[9＋（12－年龄）]%。③ 双下肢面积 ＝[46－（12－年龄）]%。

（2）手掌法：① 用患者自己的手掌，五指并拢的掌面面积占体表面积的 1%。② 烧伤深度的判断采用三度四分法。Ⅰ度：红斑。浅Ⅱ度：水疱，壁薄，基底红，剧痛。深Ⅱ度：

水疱,壁厚,基底白,钝痛。Ⅲ度:焦痂。③烧伤严重程度判断:轻度烧伤:总面积在10%以下的Ⅱ度烧伤。中度烧伤:总面积11%～30%的Ⅱ度烧伤,或总面积在10%以下的Ⅲ度烧伤。重度烧伤:总面积31%～50%的Ⅱ度烧伤,或总面积11%～20%的Ⅲ度烧伤,或总面积、Ⅲ度烧伤面积虽未达到上述范围,但合并有休克、吸入性损伤或有较重复合伤者。特重烧伤:总面积在50%以上或Ⅲ度烧伤面积在20%以上或存在较重的吸入性损伤、复合伤等。

5. 处理原则

(1)现场急救:迅速脱离致热原、保护创面、保持呼吸道通畅、补液、镇静、镇痛、妥善转运。

(2)防治休克。

① 液体疗法是防治休克的主要措施。

补液总量:伤后第1个24 h = 体重(kg)×烧伤面积×1.5 mL(儿童为1.8 mL,婴儿为2 mL)+ 2 000 mL(儿童60～80 mL/kg,婴儿100 mL/kg)。

伤后第2个24 h = 1/2(第1个24 h电解质液和胶体液)+ 2 000 mL(生理需要量)。

② 补液种类:胶体液和电解质液的比例 = 1:2,广泛深度烧伤者与小儿烧伤其比例为1:1。胶体液首选血浆。电解质溶液首选平衡盐液。处理创面:初期清创、包扎疗法、暴露疗法、手术疗法。防治感染:改善机体防御机能,正确处理创面,合理应用抗生素。

6. 护理措施

(1)维持有效呼吸,保持呼吸道通畅,给氧。

(2)维持有效循环血量。轻度烧伤,可给予口服淡盐水或烧伤饮料,重度烧伤,应迅速建立快速输液的静脉通道。

(3)输液原则:先晶后胶,先盐后糖,先快后慢。

(4)补液有效的指标:成人每小时尿量为30～50 mL,患者安静,无烦躁不安,无明显口渴,脉搏心跳有力,成人脉率每分钟少于120次(小儿脉率每分钟少于140次),收缩压维持在90 mmHg,脉压在20 mmHg以上,中心静脉压为5～12 cmH₂O,呼吸平稳。

(5)加强创面的护理:包扎疗法护理、暴露疗法护理、植皮手术护理、特殊烧伤部位的护理。

(6)防治感染:遵医嘱应用抗生素。观察病情,及时发现创面感染、全身性感染及感染性休克。给予营养支持,增强抗感染能力。

(7)心理护理。

7. 健康教育

(1)宣传防火、灭火和自救等安全教育知识。

(2)指导康复训练,最大限度地恢复机体的生理功能。

(3)创面愈合过程中,可能出现皮肤干燥、痒痛等,告知患者避免使用刺激性肥皂清洗,水温不宜过高,勿搔抓、太阳暴晒。

（4）训练患者的生活自理能力,鼓励患者参与社会活动,重新适应生活和环境,树立重返工作岗位的信心。

五、操作培训:男性患者导尿技术（一次性导尿包）

项目	总分	技术操作要求	评分标准	扣分
仪表	5	仪表、着装符合护士礼仪规范。	1项不合要求,扣2分。	
操作前准备	8	（1）洗手,戴口罩; （2）核对医嘱单、执行单; （3）备齐用物,用物放置合理、有序,依次检查所备物品,保证安全有效: ① 治疗车上层:执行单、一次性导尿包、拔导尿管用物（1次性手套、纱布1块,20 mL注射器1个）; ② 治疗车下层:弯盘、一次性尿垫、便盆、速干手消毒剂、医疗垃圾袋、生活垃圾袋,另备屏风。	未核对,扣3分; 其余1项不合要求,扣1分。	
安全评估	12	（1）备齐用物,携至床旁,核对患者,询问患者姓名,查看床头牌、手腕带与执行单是否一致; （2）解释导尿的目的、方法,了解患者的自理、合作程度、耐受力及心理反应; （3）环境安静、整洁,光线明亮,保护患者的隐私,调节室温适宜（关门窗、围屏风）; （4）评估患者的病情、膀胱充盈度、会阴部皮肤、黏膜情况及有无插管经历; （5）与患者沟通时语言规范,态度和蔼。	未核对,扣3分; 未查对床头牌、患者手腕带,各扣2分; 查对患者姓名不规范,扣2分; 其余1项不合要求,扣1分。	
操作过程	50（插尿管）	（1）患者准备:协助患者取仰卧位,将便盆置于床尾板凳上,拆同侧床尾,协助患者脱左侧裤子并盖于右腿,将被子斜盖于左腿上,患者两腿屈曲分开,暴露外阴,臀下铺一次性尿垫,将弯盘置于两腿间;再次检查并打开导尿包外层（将外包装皮置于治疗车下层）; （2）会阴清洁消毒:打开消毒棉球包装,左手戴一次性手套;右手持镊子夹取含消毒液的棉球给会阴消毒,每个棉球只用1次,依次擦洗阴阜、阴茎和阴囊,然后,左手持无菌纱布裹住阴茎,后推包皮,暴露尿道口,自尿道口向外以旋转的动作擦拭,依次擦拭尿道口、龟头、冠状沟,用过的棉球、镊子、弯盘及手套一并放入治疗车下层;	未核对,扣3分; 污染1次,扣2分; 横跨无菌面1次,扣2分; 严重污染未立即停止操作,扣50分; 消毒顺序错误,扣2分;	

项目	总分	技术操作要求	评分标准	扣分
		（3）插管前准备：手消毒，将导尿包置于患者两腿之间合适位置，打开导尿包内层包皮，戴无菌手套，铺洞巾；依次打开消毒棉球及液状石蜡棉球包装，物品摆放有序，弯盘置于近外阴部，检查导尿管气囊及引流袋出口处并关闭开关，将导尿管与引流袋连接，润滑导尿管前端20～22 cm；再次消毒：左手持无菌纱布包住阴茎后推包皮，暴露尿道口，右手持无菌钳夹取消毒棉球，自尿道口向外以旋转的动作，依次擦洗尿道口、龟头、冠状沟； （4）插管：操作者左手固定不动，右手将污弯盘置于床尾，将盛有导尿管的大弯盘置于会阴处，用手持无菌纱布的左手提起阴茎，与腹壁成60°，用镊子夹取导尿管插入20～22 cm，见尿液流出后再插入7～10 cm； （5）固定：左手置于距尿道口约2 cm处固定导尿管，给气囊注入10～15 mL无菌生理盐水，向外轻拉导尿管至有阻力感即证实导尿管已固定于膀胱内； （6）安全评估：若需做尿培养，需先夹住导尿管，分离导尿管与尿袋，再用无菌标本瓶接取，一次放尿量不能超过1 000 mL； （7）安置患者：用纱布擦净尿道口，撤下洞巾，撤一次性尿垫，脱手套，高举平台法固定导尿管，安置引流袋，协助患者穿裤子、盖被子； （8）善后：手消毒，在引流袋及导尿管上标注日期，再次核对患者，签名，询问患者的感受并观察尿液及引流情况，交代注意事项。	引流袋固定高于膀胱的高度，扣5分；插入尿管长度错误1次，扣5分；工作面不洁，扣2分；操作过程中未与患者交流，扣5分；其余1项不合要求，扣1分。	
	10 （拔导尿管）	（1）查对并向患者解释，遮挡患者； （2）观察引流液的性状及量，松开被子，将患者裤子褪至膝盖； （3）戴一次性手套； （4）抽出气囊内的生理盐水； （5）拔除导尿管，用纱布擦净尿道口及外阴； （6）脱手套，将导尿管包裹在手套内，松别针； （7）将导尿管一并置于医疗垃圾袋内； （8）手消毒，签名，询问患者的感受。	暴露患者的隐私，扣3分；沾湿床铺1次，扣2分；其余1处不合要求，扣1分。	
操作后	5	（1）协助患者整理衣裤、床单位，恢复舒适卧位。观察患者反应，交代注意事项； （2）用物处理正确，标本送检及时； （3）洗手，记录并签名。	1项不符合要求，扣1分。	

项目	总分	技术操作要求	评分标准	扣分
评价	10	（1）动作熟练、步骤正确，患者无不适； （2）无菌区与非无菌区概念明确（如有严重污染为不及格，立即停止操作）； （3）操作时间 10 min。	操作不熟练，扣 2 分； 操作时间每延长 30 s，扣 1 分。	
合计	100			

（1）对插导尿管的患者进行指导，内容：① 指导患者放松，在插管过程中协助配合，避免污染。② 指导患者在留置导尿管期间保证充足入量，预防发生感染和结石。③ 告知患者在留置导尿管期间防止导尿管打折、弯曲、受压、脱出等情况发生，保持通畅。④ 告知患者保持尿袋高度低于耻骨联合水平，防止逆行感染。⑤ 指导长期留置导尿管的患者进行膀胱功能训练及骨盆肌的锻炼，以增强控制排尿的能力。

（2）留置导尿管的注意事项：① 患者留置导尿管期间，要定时夹闭导尿管。② 尿潴留患者一次导出尿量不超过 1 000 mL，以防出现虚脱和血尿。③ 导尿管被拔除后，观察患者排尿时的异常症状。④ 按操作程序进行，操作时不宜过多暴露患者。⑤ 用物必须严格消毒灭菌，并严格执行无菌技术，以免感染。⑥ 消毒要彻底，按顺序进行，每个棉球限用 1 次。⑦ 插导尿管时动作轻柔，以免损伤尿道黏膜。选择光滑、粗细适宜的导尿管。如误入阴道，应更换导尿管。

·第二周培训内容·

一、护理制度培训：物品、药品、器材管理制度

物品、药品、器材的管理与医疗护理工作的顺利进行有着密切的关系。管理得好，不但能减少忙乱，为抢救患者提供方便，而且可以节约资金，做到勤俭办院，因此，必须制定管理制度，做到科学管理。

（一）一般管理制度

（1）护士长负责对病房的物品、药品、器材进行全面管理。各病房均应建立无纸化账目，并做到分类保管，每月检查，做到账物相符合，对抢救物品每日清点并签名。

（2）在护士长的领导下，各类物资指定专人分工管理，每月清点，每季度与保管部门总核对一次，如有不符，应查明原因。

（3）凡因不负责任或违反操作而损坏医疗器械，应根据医院赔偿制度进行处理。

（4）掌握各类物品的性能，及时消毒，分别保管，注意保养维护，防止生锈、霉烂、虫蛀等现象，以提高使用率。

（5）借出物品必须有登记手续，经手人要签名，重要物品必须经护士长的同意方可借出，抢救器械一般不外借。

（6）护士长调动时，必须认真做好移交手续，交接双方共同清点并签字。

（二）被服管理制度

（1）各病房根据床位确定被服基数与机动数，每班要认真交接清楚，如果基数不符或遗失，需立即追查原因。

（2）患者入院时，值班护士应介绍被服管理制度，以取得患者的协作。

（3）患者出院时，值班护士应将被服点清、收回。

（4）病房的脏衣服、被单、被套等应放于指定的地点，以脏换净。

（三）器材管理制度

（1）医疗器械由治疗护士负责保管，定期每周检查，保持性能良好，每班应认真交接班。定期保养和维修，确保完好率100%。

（2）使用医疗器械，必须掌握其性能及保养方法，严格遵守操作规程，用后须清洁处理，消毒后物归原处。

（3）必须指定专人负责保管精密电子仪器，应经常保持仪器的清洁、干燥，用后须经保管者检查性能并签字。对各种现代化的仪器应按其不同的性质妥善保管。

（四）药品管理制度

（1）各病房药柜的药品，应根据其专业的特点，保管一定数量的基数，便于临床应急使用，工作人员不得擅自取用。

（2）根据病区的药品种类、性质（如针剂、内服、外用、剧毒药）分别放置，应每日检查药物并登记签字，由专人负责领取及保管。

（3）定期清点，检查药品的质量，防止药品积压变质，如发生沉淀、变色、过期、药瓶标签与瓶内药品不符、标签模糊或经涂改，一律不得使用，并报中心药房处理。

（4）凡抢救的药品，必须固定在抢救车上加锁。保持一定的基数，每日检查，按药物性质编号排列，定位存放，保证应急使用。

（5）患者个人的贵重药品应注明床号、姓名、单独存放，不用时退还药房，以减轻患者的经济负担。

（6）对毒、麻药应建立登记本，班班交接，账药相符，设专用抽屉存放并加锁。

二、专科知识培训

（一）前列腺电切术后护理

1. 前列腺增生的定义

前列腺增生是以进行性排尿困难为主要临床特征的老年性男性常见病，多发于50

岁以上,出现下尿路梗阻引起排尿异常,甚至影响肾功能。其发病与老年人性激素平衡失调有关,临床表现为夜尿次数增多、尿频、尿急、尿线变细、终末尿滴沥,严重时可发生急性尿潴留。有些患者还可并发血尿、泌尿系统感染、肾功能不全等。

2. 前列腺增生的治疗

症状较轻时,一般无须治疗,或使用药物对症治疗;严重时一般以手术治疗为主。

3. 术前准备

(1)术前协助做好心肺血等常规检查,备血。

(2)术前做好抗生素皮试。

(3)术前一日备皮。

(4)术前一日晚灌肠,晚上 10 点以后禁食、水,术日早晨根据患者情况予以肥皂水灌肠或清洁灌肠。

4. 护理诊断

(1)PC:出血。

(2)有感染的危险:与术后伤和留置导尿管、引流管有关。

(3)有关知识缺乏:缺乏术后康复、保健相关知识。

(4)有导管滑脱的危险:与留置导尿管、引流管有关。

5. 护理措施

(1)体位与饮食。

(2)去枕平卧 6 h,禁饮食,注意保暖。

(3)平卧 2 d 后改为半卧位,固定或牵拉导尿管,防止患者活动时气囊移位而失去压迫膀胱颈口的作用,导致出血。

(4)术后 6 h 若无恶心、呕吐可进食流质饮食,术后 1～2 d 若无腹胀可恢复正常饮食。

(5)密切观察病情变化:① 术后注意生命体征的变化。② 警惕前列腺电切综合征,若有烦躁不安、呕心呕吐、血压升高、脉搏慢、呼吸困难等情况,及时准备好抢救物品,并立即报告医生,给予积极处理。③ 妥善固定管路,保持管路通畅,卧床患者翻身时注意引流管有无移位和脱落,并定时挤捏引流管,防止血块堵塞,同时嘱患者不要过度牵拉导尿管,以免气囊破裂引起导尿管脱离。

(6)膀胱冲洗:① 术后用生理盐水持续冲洗膀胱 3～7 d。② 保持冲洗通畅,避免造成膀胱充盈或膀胱痉挛而加重出血。③ 控制冲洗速度:一般为每分钟 80～120 滴,可根据冲出尿液的颜色进行调整。④ 准确记录冲洗量和排出量,尿量＝排出量－冲洗量。⑤ 膀胱冲洗的连接原则:严格遵守无菌原则、细进粗出。

(7)膀胱痉挛的护理:① 逼尿肌不稳定、导管刺激、血块堵塞冲洗管等均可导致膀胱痉挛,表现为强烈尿意、肛门坠胀、下腹部痉挛、尿道及膀胱区疼痛难忍等。② 措施:及时安慰患者,缓解其紧张、焦虑的心情。遵医嘱口服地西泮、硝苯地平,或用维拉帕米 30 mg 加入生理盐水冲洗膀胱。

（8）心理护理：前列腺切除术后常会出现逆行性射精，不影响性交。少数患者可出现阳痿，需采取心理治疗，同时查明原因再作针对性治疗。

（9）健康指导：① 饮食与活动：进食含低盐、低脂、纤维多、易消化的食物，保持大便通畅；术后 1～2 月避免剧烈运动，防止继发性出血。② 康复指导：术后前列腺窝修复需 3～6 个月，可能仍有排尿异常现象，应多饮水，定期化验尿、复查尿流率及残余尿量。③ 锻炼指导：指导患者锻炼肛提肌，恢复尿道括约肌功能，防止尿失禁。方法：吸气时缩肛，呼气时放松肛门括约肌。

（二）膀胱肿瘤的护理

1. 病因病理

膀胱肿瘤的病因复杂，其发生是多因素、多步骤的病理变化过程，目前比较明确的危险因素是吸烟和长期接触工业化学产品。膀胱肿瘤包括尿路上皮癌、腺细胞癌和鳞状细胞癌，还有较少见的小细胞癌、转移性癌、混合型癌和肉瘤等。膀胱尿路上皮癌最为常见。膀胱肿瘤的转移途径主要包括经淋巴道、血行、直接扩散及肿瘤细胞直接种植等，最常见的是淋巴道转移。

2. 临床表现

（1）血尿：绝大多数患者的首发症状是间歇性、无痛性肉眼血尿。

（2）膀胱刺激症状：肿瘤坏死，或肿瘤发生在膀胱三角区及膀胱颈部附近，可出现尿频、尿急、尿痛等膀胱刺激症状。

（3）排尿异常：肿瘤过大或肿瘤发生在膀胱颈部或出血严重形成血凝块时，可以发生排尿困难、排尿中断甚至尿潴留。

（4）疼痛：晚期肿瘤侵犯膀胱周围组织或有盆腔淋巴结转移者，则有膀胱区疼痛。

3. 辅助检查

（1）尿常规。

（2）尿脱落细胞检查。

（3）膀胱镜检查。

（4）肿瘤标志物检查。

（5）影像学检查。

（6）诊断性经尿道电切术。

4. 治疗原则

需根据肿瘤复发或进展的风险制定治疗方案。

① 经尿道膀胱肿瘤电切术：适用于单个或为数不多、直径不超过 2 cm、有蒂的非肌层浸润性膀胱癌。② 经尿道激光手术：临床上常用的激光有钬激光、绿激光，术前需进行肿瘤活检便于进行病理诊断。③ 全膀胱根治性切除术及尿流道改道术。④ 膀胱部分切除术。

5. 护理措施

（1）术前护理：① 心理护理，讲解手术的必要性、手术方式及注意事项，鼓励患者表达自身感受，教会患者自我放松的方法。② 常规准备，协助完善相关术前检查，如心电图、B超、胸片、凝血。遵医嘱，术前1 d进行肠道准备。向患者讲解手术的方法及手术前后注意事项。备皮。手术日早晨更换清洁病号服。与手术室人员核对患者相关信息，而后患者入手术室。

（2）术后护理：① 体位，手术多采取全麻，术后返回病房先取平卧位，术后6 h可自由体位，术后第1 d可在室内适当活动。② 回病房后给予持续心电监护，持续普通吸氧，监测生命体征。③ 密切观察膀胱冲洗液的颜色、性状，保持引流通畅，注意观察引流管有无扭曲、打折及脱出。④ 饮食护理：术后6 h进半流质饮食或普食，嘱患者多饮水，保持每日尿量在2 000～3 000 mL，并保持大便通畅。⑤ 疼痛护理：评估患者疼痛情况，使用PCA泵的患者注意检查管道是否通畅，评价镇痛效果，遵医嘱给予镇痛药物，提供安静、舒适的休息环境。⑥ 并发症的观察和护理：注意观察有无尿失禁，若出现尿液不自主地流出，需进行排尿功能锻炼，定时排尿，一般每3～4 h1次。注意观察有无电解质紊乱，出现高氯酸中毒、低钠血症、虚弱、厌食、呕吐、呼吸困难等症状时需定期复查电解质及肾功能，给予对症处理。

三、操作培训：持续膀胱冲洗技术

项目	总分	技术操作要求	评分标准	扣分
仪表	5	（1）仪表、着装符合护士礼仪规范； （2）根据工作区域，执行分级防护。	分级防护不正确，扣3分； 其余一项不符合要求，扣1分。	
操作前准备	10	（1）洗手； （2）核对医嘱单，打印执行单； （3）备齐用物，用物放置合理、有序，依次检查所备物品，保证安全有效： ① 治疗车上层：执行单、膀胱冲洗标识牌，治疗盘内备安尔碘、棉签、冲洗液、冲洗管、引流袋； ② 治疗车下层：弯盘、速干手消毒液、医疗垃圾袋、生活垃圾袋，另备输液架、屏风； （4）遵医嘱准备冲洗溶液，灌入溶液的温度为38 ℃～40 ℃。	未核对，扣3分； 其余1项不符合要求，扣1分。	
安全评估	10	（1）携用物至床旁，查看床头牌，询问患者姓名，核对手腕带与执行单信息是否一致； （2）解释操作的目的和方法，了解患者的病情、自理能力、合作程度及心理情况；	未核对床头牌、手腕带、患者姓名，各扣2分；	

项目	总分	技术操作要求	评分标准	扣分
		（3）评估患者尿液的性状及导尿管通畅情况，协助医生或遵医嘱更换三腔导尿管； （4）环境整洁，温度适宜，保护患者隐私； （5）与患者沟通时语言规范，态度和蔼。	一项不符合要求，扣1分； 未评估患者尿液及尿管，各扣1分。	
操作过程	60	（1）协助患者取舒适体位； （2）确认导尿管引流通畅、引流袋调节夹处于开放状态、引流袋出口处处于关闭状态； （3）输液架固定于床尾，弯盘置于治疗车上层； （4）再次核对药液质量； （5）打开液体瓶盖并消毒，挂输液架上； （6）瓶内液体距床面约 60 cm； （7）检查并打开冲洗管，将管插入液体瓶内，排气后关闭调节夹； （8）再次核对患者、手腕带、执行单； （9）旋转式消毒导尿管，冲洗端管口的切面及管周，与冲洗管连接； （10）打开冲洗管调节夹； （11）根据医嘱调节冲洗速度，一般为每分钟 60～80 滴； （12）挂膀胱冲洗标识牌； （13）观察冲洗液滴入速度与引流袋引流出速度是否均衡，及时倾倒引流袋内液体； （14）冲洗液引流干净后，关闭冲洗管调节夹和引流袋调节夹，拔除三腔导尿管；必要时，取下冲洗管，消毒导尿管冲洗端管口，连接新引流袋备用（口述）； （15）妥善固定导尿管与引流袋，粘贴标识贴，取下挂膀胱冲洗标识牌； （16）手消毒； （17）再次核对，签名； （18）询问患者的感受，交代注意事项，观察冲洗液颜色变化。	未核对1次，扣3分； 核对内容不全，少1项，扣1分； 查对患者姓名不规范，扣2分； 未评估引流管，调节夹处于开放状态，扣3分； 沾湿床单位，扣2分； 药液浪费，扣5分； 冲洗液滴入速度与引流袋流出速度不均衡，扣5分； 冲洗过程中未与患者交流，扣5分； 过度暴露患者，扣3分； 未交代注意事项，扣5分； 其余一项不符合要求，扣1分。	
操作后	5	（1）协助患者取舒适体位，整理床单位； （2）按照医院感染防控标准正确处理物品； （3）洗手，记录（冲洗液名称、冲洗量、引流液性状、冲洗过程中患者的反应等）。	记录少一项，扣1分； 其余一项不符合要求，扣1分。	
评价	5	（1）操作顺序正确、熟练； （2）患者无不适感觉； （3）操作时间 5 min。	操作不熟练，扣2分； 操作时间每延长 30 s，扣1分。	

项目	总分	技术操作要求	评分标准	扣分
理论提问	5	（1）膀胱冲洗的目的是什么？ （2）患者持续膀胱冲洗时应注意哪些事项？ （3）膀胱冲洗法操作的并发症有哪些？	少一条，扣1分。	
合计	100			

（1）膀胱冲洗的目的：① 对于留置导尿管的患者，保持其尿液引流通畅。② 治疗某些膀胱疾病。③ 清除膀胱内血块、黏液、细菌等异物，预防感染。④ 前列腺及膀胱手术后预防血块形成。

（2）患者持续膀胱冲洗时应注意：① 严格执行无菌操作，防止医源性感染。② 冲洗时若患者感觉不适，应当减缓冲洗速度及量，必要时停止冲洗，密切观察，若患者感到腹部剧痛或者引流液中有鲜血，应当停止冲洗，通知医师处理。③ 冲洗时，冲洗液瓶内液面距床面约 60 cm，以便产生一定的压力，利于液体流入，根据流出液的颜色调节冲洗速度，一般为每分钟 60～80 滴。如果滴入药液，须在膀胱内保留 15～30 min 再引流出体外，或者根据需要延长保留时间。④ 寒冷气候，冲洗液应加温至 38 ℃～40 ℃，以防冷水刺激膀胱引起膀胱痉挛。⑤ 冲洗过程中注意观察引流管是否通畅。

（3）膀胱冲洗法操作的并发症：① 感染。② 血尿。③ 膀胱感染。④ 膀胱痉挛。

· 第三周培训内容 ·

一、专科知识培训

（一）皮肤科护理常规

1. 基本表现

基本表现为有斑疹、丘疹、丘疱疹、水疱、斑块、风团、结节、糜烂、鳞屑、浸渍、瘢痕、萎缩、苔藓样变等。

2. 临床表现

临床表现为瘙痒、疼痛、烧灼感、麻木感、蚁行感。

3. 常见疾病

常见疾病为湿疹、荨麻疹、银屑病、带状疱疹、药疹。

（1）湿疹。

① 概念：湿疹是由各种内、外因素引起的表皮及真皮浅层炎症。临床上急性期皮损以丘疱疹为主，有渗出倾向，慢性期以表皮肥厚和苔藓样变为主，易反复发作。

② 病因：尚不清楚，可能与遗传过敏体质、神经因素（如疲劳、紧张、激动）、生活环境（如炎热、干燥）、化妆品、花粉、鱼虾等过敏原刺激有关。

③ 临床特点。

急性湿疹：皮损呈多形性，常表现为红斑基础上的针头至粟粒大小丘疹、丘疱疹，严重时可出现小水疱，常融合成片，红肿明显，边缘呈弥漫性，边外不清，皮损周边丘疱疹逐渐稀疏，常因为搔抓形成点状糜烂面，有明显浆液性渗出。

亚急性湿疹：红肿以及渗出减轻，但仍可有丘疹及少量丘疱疹，皮损呈暗红色，可有少许鳞屑和轻度浸润。如果经久不愈，则可发展为慢性湿疹。

慢性湿疹：患部皮肤浸润性暗红斑上有丘疹、抓痕及鳞屑，局部皮肤肥厚且表面粗糙，有不同程度的苔藓样变、色素沉着或色素减退。

④ 护理问题。

皮肤完整性受损：与皮肤炎症反应有关。

瘙痒：与皮肤炎症反应有关。

有感染的危险：与皮肤糜烂有关。

焦虑：与病情反复、经久不愈有关。

知识缺乏：对疾病的认知不足，缺少相关教育。

⑤ 护理措施。

保持皮肤清洁：加强个人卫生，避免抓、烫、皂洗，保持衣被干燥、透气，预防细菌、病毒等感染。

温、湿度适宜，洗澡不过勤，瘙痒难忍宜轻拍轻按。

饮食高蛋白、易消化的食物，避免刺激，戒烟、酒、咖啡，不熬夜，稳定情绪以配合治疗。

观察用药反应，血压 >160/100 mmHg 或空腹及饭后 30 min 内不可浸浴，患处薄涂类固醇药膏，面部、生殖器、褶皱处宜涂低效类固醇药膏，长期服用类固醇药易并发感染，不可骤停药物。

（2）荨麻疹。

① 概念：俗称"风疹块"，是皮肤黏膜由于暂时性血管通透性增加而发生的局限性水肿反应。

② 病因：多数患者不能找到确切原因，常见病因为鱼、虾、蟹等食物，青霉素、疫苗等药品，冷、热、光、摩擦等物理因素，精神紧张，皮、毛、花粉等过敏原，系统性疾病。

③ 临床特点：急性征为大小不等、形态不规则的红或苍白风团，独立或融合存在，24 h 内风团水肿消退变为红斑渐消，可出现胃肠道及呼吸道症状，感染引起者出现寒战、高热、脉速等全身中毒症状；6 周以上为慢性征。

④ 护理问题。

有过敏性休克的危险：与过敏引起血压下降有关。

有窒息的危险：过敏引起喉头黏膜水肿。

皮肤完整性受损：荨麻疹所致。

疼痛：胃肠道痉挛引起。

瘙痒：荨麻疹导致风团所致。

焦虑：担心预后有关。

知识缺乏：对疾病的认知不足，缺少相关教育和获取病情信息的途径。

⑤ 护理措施：避免直晒、烫、摩擦、搔抓，保持温、湿度适宜，衣被舒适、干燥，避免情绪激动，饮食宜清淡、易消化，忌食鱼、虾、辛辣食物，忌烟、酒。注意观察有无胃肠道、呼吸道症状，做好喉头水肿的吸氧、建立静脉通路、气管切开、气管插管等急救配合。注意观察抗组胺药的疗效及副作用，劝患者勿驾车、高空作业。

（3）银屑病。

① 概念：常见的慢性、复发性、炎症性皮肤病，典型皮损为鳞屑性红斑或斑块，多数患者冬季复发或加重、夏季缓解。

② 病因：确切病因尚不清楚，目前医师认为银屑病的主要诱发因素包括遗传、环境、免疫等。

③ 临床分型及特点：寻常型为红丘疹至红斑块，上覆银白色鳞屑，可见淡红色半透明薄膜现象，剥去可见点状出血，自觉不同程度瘙痒，皮损以肘、膝、骶尾常见，常对称。

④ 护理。

一般护理：合理安排患者饮食，注意饮食多样化，多吃新鲜蔬菜、水果、豆制品；避免饮酒，不喝浓茶、咖啡，禁食辛辣刺激性食物；症状明显者注意休息。及时通风、消毒，头部皮损者建议剃除头发便于药物治疗，避光，出门打伞，修剪指甲，避免搔抓，睡前可加服抗组胺药并涂抹外止痒药减少睡眠障碍，必要时夜间戴手套。

药浴护理：药浴水温为 36 ℃～38 ℃，时间为 15～20 min，应有陪人、有呼叫铃，严格消毒或用一次性药浴袋防感染，药浴时不宜用力搓洗，浴后涂药揉搓以利于吸收，月经期及严重心血管病患者不宜药浴。

用药护理：使用外用药前湿敷、去皮，角质促成剂或剥脱剂及维 A 酸类不宜涂抹于面部及皮肤褶皱处，每次治疗卡泊三醇的使用面积不宜超过体表面积的 40%，糖皮质激素应薄层涂抹，注意用药反应及停药反应。

心理护理：银屑病不传染，虽不易痊愈但可控制，应乐观对待。

健康教育：劳逸结合，饮食合理，忌辛辣食物，戒烟、酒，给予高蛋白、高维生素食物补充，遵医嘱用药，注意个人卫生，保持皮肤清洁。

（4）单纯疱疹。

① 概念：由单纯疱疹病毒引起，通过飞沫或接触传播，临床以簇集性水疱为特征，有自限性，易复发。

② 病因：病毒感染。

③ 临床特点：初发型：平均潜伏期 6 d。疱疹型龈口炎多发于 1～5 岁儿童，为快速发生的群集性小水疱，破溃成浅表溃疡，疼痛明显，可伴发热咽淋巴结肿痛。新生儿单纯

疱疹多经产道感染,生后 5～7 d 发病,可见皮肤、口腔、结膜疱溃,重者发热、呼吸困难、肝脾肿大以及产生意识障碍等。复发型:好发于口周、鼻腔周围及外阴,可见于面部或口腔黏膜等部位,有原位复发的特点,多见于成年人。

④ 护理:用药护理方面,用生理盐水清洁患处,用干棉签轻拭分泌物,外涂阿昔洛韦,保持皮肤湿润。合并感染加用抗生素软膏并即时换药。保持口腔清洁,用 1∶1 000 苯扎溴铵含漱,破溃者涂口腔溃疡软膏。生殖器疱疹破溃者便后清洗,局部涂抗生素软膏防感染。复发者发疹后 24 h 内及时用药以提高疗效。药浴护理方面,药浴水温为 36 ℃～38 ℃,时间为 15～20 min,应有陪人、有呼叫铃,严格消毒或用一次性药浴袋防感染,药浴时不宜用力搓洗,浴后涂药揉搓以利吸收,月经期及严重心血管病患者不宜药浴。

⑤ 健康教育:讲解本病的预防处理及防治传染的知识。避免过度疲劳、寒冷、暴晒,并增强免疫力。饮食宜清淡,多食果蔬,忌辛辣食物、烟、酒。孕妇感染,胎儿或新生儿可出现感染或预后不良,应劝其终止妊娠。

(5)带状疱疹。

① 概念:由于感染带状疱疹病毒所致的一种病毒性皮肤病。该病毒具有亲神经特性,初次感染后长期潜伏于脊髓神经后根神经节内,当宿主免疫功能低下时,病毒活跃而引起发病。临床表现以沿单侧周围神经分布的小水疱为特征,常伴有显著性神经痛。

② 治疗原则:消除病因、抗炎、抗过敏。

③ 护理。

执行内科一般护理常规:保持病室内空气清新,温度、湿度适宜。用药及护理应严格无菌操作。

皮肤及黏膜护理:重症药疹大面积糜烂渗液时,经清理创面后换无菌床单、衣服。伴高热者应卧床休息,体温超过 39 ℃时给予物理降温,如有大面积糜烂渗液,不能进行酒精擦浴,可采用冰敷降温。对口腔损害者应酌情给半流或流质饮食,必要时用鼻饲或输液。为预防交叉感染和并发症,应行床边隔离,各种治疗前要洗手、戴口罩。清理创面及更换衣被时动作要轻,防止擦破皮肤使皮损扩大。密切观察眼部症状,并做好眼部清洁护理。

饮食护理:饮食要清淡、富有营养。异种蛋白过敏者忌食鱼类、虾类等海产品及辛辣刺激性食物。鼓励患者多饮水,加强有毒物质的排出,多吃新鲜水果、蔬菜。

心理护理:入院后,责任护士要耐心向患者讲解疾病及一般用药知识。根据病情做好心理安慰,耐心疏导患者,减轻患者的心理负担。鼓励患者以良好的心态积极配合治疗,从而达到最佳治疗效果。

急危重症的处理:立即停用致敏药物,促进药物的排泄。静脉应用糖皮质激素,病情控制后逐渐减量,外用炉甘石洗剂及激素软膏。补充充足的营养、水及电解质,保护口腔、眼及会阴黏膜。

④ 健康教育:向患者及家属解释治疗方案,消除其顾虑,得到理解与支持。介绍治疗的效果,让患者树立信心。

(二)肾功能衰竭患者的护理

1. 概念

在各种慢性肾脏病的基础上,缓慢地出现肾功能减退而致肾衰竭,导致以代谢产物潴留以及水、电解质和酸碱平衡紊乱为特征的临床综合产物。

2. 分期

肾功能衰竭可分为慢性肾功能不全代偿期、慢性肾功能不全失代偿期(氮质血症期)、慢性肾功能衰竭期(尿毒症前期)、终末肾衰竭期(尿毒症期)。

3. 临床表现

(1)水、电解质和酸碱平衡失调。

(2)各系统表现:① 有心血管和肺的异常症状,心血管疾病是肾衰竭最常见的死因。② 贫血,有出血倾向,白细胞异常。③ 神经、肌肉系统表现异常。④ 消化道表现异常。⑤ 内分泌失调。⑥ 并发感染。

4. 治疗

(1)治疗原发疾病和纠正加重肾衰竭的因素。

(2)延缓慢性肾衰竭的发展。

(3)治疗并发症。

(4)替代治疗。

5. 护理诊断

营养失调,体液过多,有感染的危险,活动无耐力。

6. 护理措施

(1)一般护理:少尿期要绝对卧床休息,当尿量增加病情好转时,可逐渐增加活动。少尿期应给予足够的糖分,多尿期可自由进食;对一般少尿期的患者,每日蛋白质限制为 0.5 g/kg,其中 50% 以上应为优质蛋白;对于多尿期的患者,如尿素氮低于 8.0 mmol/L 时,可给予正常量的蛋白质。急性肾衰竭少尿时,按照量入为出的原则补充入液量。补液量的计算一般以 500 mL 为基础补液量,加前一日的出液量。

(2)病情观察:监测患者的神志、生命体征、尿量、体重,注意尿常规、肾功能、电解质及血气分析的变化,有无严重头痛、恶心呕吐及不同意识障碍等高血压脑病的表现,有无气促、端坐呼吸、肺部湿啰音等急性左心衰竭的征象。

(3)用药护理:注意观察药物疗效、副作用及治疗效果,输血要禁用库血;抗感染治疗时避免选用有肾毒性的抗生素。

(4)预防感染:尽量确保患者安置在单人单间,有效避免接触传播;避免任意插放、保留导尿管,可利用每 24～48 h 导尿一次,获得每日尿量;对需留置导尿管的患者应加强消毒,定期更换导尿管;对卧床及虚弱的患者应定期翻身,做好皮肤的清洁,做好口腔护理,保持口腔清洁舒适;对使用腹膜或血液透析治疗的患者应按外科无菌技术操作,避免其他意外损伤。

（5）心理护理:观察、了解患者的心理变化及家庭经济状况,通过讲述各种检查及治疗进展信息,解除患者的恐惧,帮助患者树立战胜疾病的信心。

（6）健康指导:合理休息,劳逸结合,严格遵守饮食计划,监测肾功能、电解质等,定期门诊随访。

二、操作培训:口服给药技术

项目	总分	技术操作要求	评分标准	扣分
仪表	5	仪表、着装符合护士礼仪规范。	1项不合要求,扣2分。	
操作前准备	8	（1）洗手,戴口罩; （2）核对医嘱单、执行单、所发的药物; （3）备齐用物,用物放置合理、有序,依次检查所备物品,保证安全有效: ① 治疗车上层:执行单、药物、温开水,必要时备量杯、研磨器; ② 治疗车下层:弯盘、速干手消毒剂、医疗垃圾袋、生活垃圾袋。	未核对,扣3分; 物品少1样,扣1分; 其余1项不合要求,扣1分。	
安全评估	12	（1）备齐用物,携至床旁,核对患者,询问患者姓名,查看床头牌、手腕带与执行单是否一致; （2）询问、了解患者的身体及自理情况、药物过敏史及药物使用情况,解释操作目的和方法,取得患者配合; （3）了解患者吞咽能力、有无口腔或食管疾病及是否恶心、呕吐等; （4）周围环境整洁,光线明亮; （5）与患者沟通时语言规范,态度和蔼。	未核对,扣3分; 未核对床头牌、手腕带、患者,各扣2分; 查对患者姓名不规范,扣2分; 未评估过敏史,扣2分; 未评估吞咽情况,扣2分; 其余少评估1项,扣1分。	
操作过程	65	（1）协助患者取舒适体位; （2）备好温开水; （3）再次核对患者及药物,准确无误后才能发药; （4）协助患者服药,确认药物服下; （5）口述:鼻饲患者给药时,应当将药物研碎、溶解后由胃管注入; （6）安全评估:若患者需服用强心甘类药物,服药前须先测脉搏、心率,注意节律变化,若脉率每分钟低于60次禁服; （7）安全评估:若为水剂,一只手持量杯,拇指置于所需刻度,并使其刻度与视线平,另一只手将药瓶标签一面朝上,倒药至所需刻度处;	未核对1次,扣3分; 核对内容不全,少1项,扣1分; 核对患者姓名不规范,扣2分; 安全评估少1条,扣5分; 其余1项不合要求,扣2分。	

项目	总分	技术操作要求	评分标准	扣分
		（8）若患者不在病房或因故暂不能服药,暂不发药,并在执行单上标记,做好交班; （9）手消毒; （10）再次核对患者姓名、药名并签字; （11）告知药物服用的注意事项; （12）密切观察并询问患者的反应。		
操作后	5	（1）协助患者取舒适体位; （2）整理用物; （3）洗手,签名,记录服药时间。	1项不符合要求,扣1分。	
评价	5	（1）操作熟练,"三查十对"观念强; （2）操作时间5 min。	操作不熟练,扣4分; 操作时间每延长30 s,扣1分。	
合计	100			

（1）口服给药的目:按照医嘱为患者实施口服给药并观察药物作用,用于预防、诊断和治疗疾病。

（2）口服给药的注意事项:① 严格执行查对制度。② 剂量要准确,同时服用几种水剂时,应分别倒入药杯内。③ 按照医嘱按时给药,发药前应收集患者有关资料,因特殊检查及手术而需禁食者,暂不发药并做好交班。④ 对易发生变态反应的药物应在使用前了解患者有无过敏史。⑤ 了解患者所服药物的作用、不良反应以及某些药物服用的特殊要求,做必要宣教。⑥ 发药时,如患者提出疑问,应重新核对,确认无误后方可发药。⑦ 发药时随时观察服药效果和不良反应,必要时与医师联系。

三、应急预案:护理人力资源紧急调配应急预案

紧急状态是指突然发生、造成或可能造成社会及医院公众健康、环境安全及正常医疗秩序严重损害的重大传染病疫情、群体性不明原因疾病、重大食物中毒和职业中毒、医院感染暴发流行等,以及其他影响医院正常工作秩序的状态。

根据紧急状态的类型,分别采取不同的方式调配护理人员,如遇重大抢救任务,配合医院医务部门立即通知预先成立的护理应急小组成员,若不能满足要求,调动相关科室护理人员,在规定时间内到位。

院内有重要医疗事件(如肾脏移植、肝移植)而原科室人员紧张时,抽调相关科室护理人员组织特护班子予以协助。

各科室护士长在医院有重大事件时,都应从大局出发,积极配合护理部的人力调配。

·第四周培训内容·

一、专科知识培训

（一）肾肿瘤疾病的护理

1.肾肿瘤疾病概述

肾肿瘤是泌尿系统较常见的肿瘤之一，发病率仅次于膀胱肿瘤，其中肾肿瘤中良性较罕见，多为恶性，占95％，恶性肾肿瘤中最多的是肾癌（Renal carcinoma，通常指肾细胞癌），高发年龄为50～60岁，男、女发病率之比为2∶1。欧美国家肾癌的发病率高于亚洲国家，且随着年龄的增长而升高，城市肾癌的发病率高于乡村。临床中常见的肾肿瘤包括源自肾实质的肾细胞癌、肾母细胞瘤以及发生于肾盂肾盏的移行细胞乳头状肿瘤。成人恶性肿瘤中肾肿瘤占2％～3％，而肾母细胞瘤是婴幼儿中最常见的实体恶性肿瘤，发病率占婴幼儿恶性肿瘤的20％左右。

2.病因及发病机制

（1）吸烟人群肾癌的发病率要高于非吸烟人群，少量、中量及大量吸烟者肾癌的发病率分别是一般人的1.1倍、1.9倍及2.3倍。

（2）职业：接触金属的工人、报业印刷工人、焦炭工人、干洗业和石油产品工作者，肾癌发病和死亡的危险性增加。

（3）食物和药物：乳制品、动物蛋白、脂肪、咖啡的摄入量高以及水果、蔬菜的摄入量低是引起肾癌的危险因素，解热镇痛类、激素类药物等亦是危险因素。

（4）其他疾病：长期进行维持性血液透析的患者及糖尿病患者更容易发生肾癌。

3.临床表现

（1）血尿：为无痛性、间歇性、全程肉眼血尿，出血多时可伴有血块甚至肾绞痛。血尿虽是最常见或最早出现的症状，却并非早期症状，因为一旦尿血则表明肿瘤已侵入肾脏收集系统。

（2）腰痛：可无痛或仅有腰部钝痛，如肿瘤内出血可致明显的腰痛。血块阻塞输尿管可致肾绞痛。肿瘤晚期侵及腹后壁软组织及神经可致严重的持续性疼痛。

（3）肿物：肿瘤较大时可于腰腹部触及，通常肿瘤表面光滑、质硬、无压痛，可随呼吸上下活动。一旦肾脏固定不动表明肿瘤已侵犯周围脏器和肌肉，预后不佳。

（4）全身症状：发热（可持续或间歇性低热，偶有高热）、高血压、贫血、血沉快、肝功异常、红细胞增多、高血钙等，通常在切除肿瘤后恢复正常。此外，还可出现消瘦、乏力等，即肾外症候群。

（5）血尿、腰痛、肿块为肾癌的"三联征"，多数就诊时仅具备1～2个症状，三者都具备的不到10％。

（4）治疗要点。

① 手术治疗：目前，肾癌的治疗以手术切除肿瘤为主，其他为辅。选择手术方式时应根据肿瘤临床分期、患者全身状况及医院设备条件综合考虑。手术方法包括部分肾切除术和根治性肾切除术。

② 免疫治疗：用于不能手术或已有转移的肾癌。

③ 激素治疗：肾癌对激素有明显的依赖性。

④ 化学放射治疗：多数肾癌对放射线不敏感，对化疗药物具有耐药性，因此放疗、化疗仅用作手术的辅助性治疗或晚期肾癌的姑息性治疗。

（5）肾部分切除术定义：充分游离肾脏、肾动脉及输尿管后，临时阻断肾动脉或肾蒂血管，经病变肾脏或肿瘤组织切除，缝合肾实质，开放肾动脉恢复肾脏血流，固定肾脏的一类手术。

（6）肾部分切除术的特点如下。

① 根治性肾切除术是将患肾、肾周脂肪以及其内的淋巴结整体切除，并结扎肾蒂。

② 保留肾单位的肾部分切除术则是将肾脏的病变及邻近的肾组织切除，保留了部分正常的肾单位，在治愈肿瘤的同时，减少了手术的创伤，提高了患者的生活质量，但该手术操作难度较大。原因：肾脏组织血流丰富，出血速度快，出血量大，术中多采取暂时阻断肾蒂的方法减少出血，但时间不宜过长，以免损伤肾功能。肾脏组织质地脆，节缘缝合不能过紧或过松，以免肾脏组织破裂出血。术后出血的患者保留治疗无效时应及时急症手术，行肾切除。

（7）护理诊断。

① 疼痛：与手术创伤有关。

② 舒适的改变：与手术疼痛、留置导尿管、引流管及卧床有关。

③ 有感染的危险：与机体免疫力降低、手术切口引流管有关。

④ 潜在并发症：出血、腹胀、皮肤破损、脱管等。

⑤ 焦虑：与担心疾病预后、反复发病有关。

⑥ 活动无耐力：与卧床、切口疼痛、留置管路有关。

⑦ 知识缺乏：与缺乏疾病相关知识有关。

（8）术前护理。

① 心理护理：安慰患者不要焦虑，积极配合手术治疗，树立战胜疾病的信心。

② 饮食护理：嘱患者多食高蛋白、易消化、营养丰富的食品，以纠正贫血，改善一般状态，必要时给予输血，补液。

③ 术前一日做好术前指导，包括各种物品准备、备皮、清洁肠道、术前晚 22:00 以后禁食、水。

④ 做好相关检查检验。

⑤ 观察血尿情况。血尿是肾癌的首发症状，血尿的量不一，出血多可能形成血块堵

塞而伴发肾绞痛,但血尿的程度与肿瘤的程度不成正比,应每日观察尿的颜色、性状,必要时记录 24 h 尿量。

⑥ 观察有无腰部疼痛,当肿瘤侵犯周围器官及腰肌时,疼痛较重且持续性。

⑦ 观察肾肿块,如发现肿块已经固定,表示肿瘤已侵犯周围脏器和肌肉,应及时手术。

(9)术后护理。

① 术后观察:观察生命体征,如脉搏、呼吸、血压,及时发现病情变化,及早处理。观察尿量及颜色变化。观察术后出血,严密监测患者的生命体征,注意有无低血压现象的发生。术后应观察血浆引流管引流量,如果 24 h 内引流液不见减少,每小时达 300～500 mL,提示可能有出血。同时,应密切注意血压、脉搏的变化,必要时做再次手术的准备。肾部分切除术后初期可有轻度血尿,如出现大量血尿,也考虑有内出血的可能,应及早处理。术后 7～14 d,患者因咳嗽、便秘等情况出现了虚脱、血压下降、脉搏增快等情况,可能为长线吸收、脱落、局部感染未愈出血所致,应立即通知医生,及早处理。

② 饮食护理:术后第一天可以少量喝水(有高血压等慢性病的患者术后第一天就可以继续吃手术前服用的药物)。肠道通气后可以开始流质饮食(汤等)并逐渐过渡到半流质饮食(稀饭等),术后一周左右可以正常吃饭,但注意少食多餐、多下床活动,避免肠梗阻(以腹胀、呕吐以及肛门停止排气、排便为表现);术后一月可过渡到术前正常饮食。

③ 术后活动:一般术后 24～48 h 即可离床活动,减轻腹胀。肾部分切除的患者应卧床 7～14 d,减少活动,主要原因是肾组织脆嫩、血运丰富、不易愈合、易出血。

(10)引流管的护理。

① 妥善固定。

② 观察记录引流液的颜色、性状及量。

③ 保持引流通畅,避免压迫或扭曲引流管,保持引流通畅,必要采用负压吸引。

④ 维持引流装置无菌状态,防止污染,引流管皮肤出口处必须按无菌技术换药,按规定时间更换引流袋。

⑤ 适时拔管。

⑥ 切口护理:按无菌操作更换敷料,保持敷料清洁干燥,遵医嘱给予使用抗生素,按时、按量给药,预防切口感染。

⑦ 减少痛苦:术后会出现疼痛、恶心、呕吐、腹胀等并发症,及时通知医生对症处理。

(11)心理护理:根据患者的社会背景、个性及手术类型不同,对每个患者提供个体化心理支持,给予心理疏导和安慰,以增强其战胜疾病的信心。

(12)健康宣教。

① 饮食指导:摄入高蛋白、高热量的食品,多食蔬菜、豆类、蛋、瘦肉、谷类,控制体重,以防高血压。适当多饮水,限制食盐的摄入。

② 休息与运动指导:适当休息,劳逸结合,避免过度劳累,适当进行户外活动及轻度

体育锻炼,以增强体质,防止感冒及其他合并症的发生。

③ 心理指导:培养患者保持乐观向上的心态、稳定的情绪,做好心理调节。

④ 复诊指导:须3个月后门诊复查。

(二)患者发生直立性低血压的护理

(1)护士应保持镇定,确保体位,立即搀扶患者就地平卧或抬高下肢30°,患者清醒时做好安抚工作,患者非清醒时注意保持气道通畅。

(2)通知主管医生及病房护士长,严密观察患者的生命体征。

(3)准备好急救物品和药物。

(4)对症状严重者先建立静脉通路,遵医嘱给予使用补充血容量或给升压药。

(5)遵医嘱抽血,查血常规、血型等。

(6)认真记录护理病情变化及抢救经过,做好交接班。

(7)落实好预防直立性低血压的措施,嘱患者增强体质,保证充分睡眠,避免长时间站立和劳累。

(8)症状明显可穿弹力袜,用紧身腰带。

(9)长期卧床者做好体位转换的过渡动作,即卧位到坐位、坐位到立位。

(10)多饮水,活动后出汗较多时,注意电解质的补充。

(11)站立时做交叉双腿的动作,有助于升高血压。

二、出科考试:理论技能操作考核

三、实习生出科讲评总结

第十九章

内分泌中医科护理单元

第一节　内分泌中医科掌握内容纲要

时间	掌握内容
第一周	一、科室概况及环境布局
	二、各班工作职责、流程及注意事项
	三、护理制度培训:病房标准化管理制度
	四、专科知识培训:糖尿病患者教育——饮食篇
	五、操作培训:血糖仪的使用技术
第二周	一、护理制度培训:患者饮食管理制度
	二、专科知识培训
	三、操作培训:心电监护操作技术
第三周	一、专科知识培训
	二、操作培训:氧气吸入技术
第四周	一、应急预案:患者外出或外出不归的应急预案
	二、专科知识培训:甲亢危象患者的护理
	三、出科考试:理论技能操作考核
	四、实习生出科讲评总结

第二节 内分泌中医科培训具体内容

·第一周培训内容·

一、科室概况及环境布局

内分泌中医科位于住院部大楼 5 楼,是一个集医疗、教学、科研于一体的中医、西医结合治疗疾病的科室。科室设有床位 45 张,护士 8 人,其中主管护师 3 名,护师 1 名,护士 4 人。科室始终把"以优质服务取信于患者,以精湛技术求科室发展"作为服务理念,拥有一支爱岗敬业、团结高效的专业团队,本着"患者至上,以真心、关心、耐心"的服务宗旨,积极开展整体责任制护理,为患者提供连续、全程、安全、专业的优质护理服务,营造温馨的住院环境,使患者充分感受到中医、西医护理的优势。

二、各班工作职责、流程及注意事项

目前,内分泌中医科室班次有主班、责班、夜班。各班工作流程如下。

（一）主班

（1）参加晨会,跟随带教老师严格进行床旁交接班,全面掌握住院患者病情,了解患者病情相关诊断,熟悉治疗的护理要点。

（2）跟随带教老师负责医嘱审核,及时通知有关人员执行医嘱。要求及时、准确、严格执行查对制度,杜绝差错、事故发生。

（3）保持护士站整齐、清洁,工作做到忙而不乱、有条不紊。

（4）跟随带教老师负责督促、检查、整理医疗文书,正确填写各种护理表格。要求字迹清楚,书写正规。医疗文书保管妥当,病历整理及时,排列准确。

（5）办理出入院及转科患者的入科工作。要求及时、准确办理出院、转院、入院手续。

（6）负责联系患者的检查、饮食等通知,准备检查标本容器,并督促各班及时给予患者。

（7）做好病房各项物资领取计划,为各班次工作做好物品、药品和仪器设备的准备工作。

（8）做好抢救车管理,确保抢救药品、物品、急救仪器设备良好备用。

（9）负责科室内二级物资领取、盘点、核对、维护工作。

（10）正确打印输液标签、试管标签,交付治疗班。

（11）与责班、夜班人员核对医嘱、输液本、口服药本、治疗本、执行单。

（12）负责病区卫生工作的管理。

（二）责班

（1）在护士长的领导下进行工作。

（2）热情接待入院、转科患者，出院患者送至病房出口，做好健康宣教并负责当日分管患者的各项治疗、生活护理、心理护理，及时发现和解决患者的护理问题。

（3）对分管患者的具体病情、文化程度、社会地位、心理活动和生活习惯等做深入了解，及时解决患者在诊疗中出现的问题。

（4）跟随带教老师在患者入院后6 h内完成评估、24 h内完成护理病历，针对危重患者制定护理计划。

（5）清点治疗用品，及时更换消毒及灭菌物品，严格遵守治疗室工作制度。

（6）负责注射、供药、输液、治疗工作的准备，认真执行"三查八对"制度，保持治疗室整洁，物品摆放整齐有序。

（7）做好治疗室清洁、消毒工作，医疗垃圾与收集人员交接到位。

（8）与主班核对医嘱，认真核对输液单、口服药单、注射单等。

（9）为夜班做好准备，对常用药品及特殊用品应认真交班。

（10）做好疫情防控期间病区消毒、通风，严格落实疫情防控工作。

（三）夜班

（1）在护士长领导下进行工作。

（2）严格床旁交接，做到病情、护理、特殊检查及治疗交接清楚并记录，准确清点物品、器械等。

（3）掌握患者情况，按分级护理要求巡视病房，注意安全，做好危重患者的护理、治疗，定时协助患者翻身。

（4）核对发放口服药。

（5）测体温、脉搏、呼吸、血压，抽取空腹血，总结24 h出入量。

（6）各项记录准确、无涂改，治疗无差错。

（7）整理办公室、治疗室卫生，要求保持清洁、整齐。

（8）写交班报告，各项护理记录客观、准确，书写正规。

（9）进行晨间护理，将患者的各项物品归纳入橱，生活用品摆放整齐，保持病房规格化。

（10）与主班核对医嘱、输液本、口服药本、治疗本、执行单。

（11）参加晨会，床头交接班。

（12）做好疫情防控期间病区消毒、通风，严格落实疫情防控工作。

三、护理制度培训：病房标准化管理制度

1. 管理要达到"三化""八字"要求

（1）"三化"：病房陈设标准化、技术操作常规化、护理管理制度化。

（2）"八字"：整洁、安静、舒适、安全。

2. 病房管理要做到"八不准"

（1）不准随意更改房间、设施的用途和位置。

（2）不准擅自增加或减少各种家具（橱、桌、椅等）。

（3）不准在墙壁、门窗上钉钉子、扯绳子、乱写、乱画、乱贴等。

（4）不准在橱子、写字台、桌子上私自上锁。

（5）不准在走廊、阳台上堆放任何物品。

（6）不准在病房办公室、走廊、大厅、楼梯处吸烟。

（7）不准在工作时间干私活、做非业务方面的事情。

（8）不在病室内、走廊上晾晒衣服。

3. 保持病房肃静，要做到"四轻"

走路轻（不穿硬底和高跟鞋），说话轻，开、关门窗轻，操作轻。

4. 病房卫生要做到"四洁"

（1）病房内要做到无灰尘、无痰迹、无纸屑、无果皮、无蜘蛛网，地面光洁，窗明桌净。

（2）患者被服、衣着要清洁。

（3）厕所便器无臭味、无污垢。

（4）病区内无苍蝇、无蟑螂、无老鼠。

5. 着装和物品放置要整齐

（1）各类人员要按规定着装，并佩戴服务卡。

（2）物品、被褥放置要整齐化。

四、专科知识培训：糖尿病患者教育——饮食篇

1. 吃、动平衡，合理用药

（1）合理饮食，种类多样，预防营养不良。

（2）控制体重，吃、动平衡，谨防腹型肥胖。

（3）规律运动，中等强度，以有氧运动为主。

2. 主食定量、粗细搭配

（1）主食定量、按需摄入，每日三餐量的分配为 1/5、2/5、2/5 或 1/3、1/3、1/3。

（2）全谷物、杂豆类应占主食摄入量的 1/3。凡含淀粉高的食物（如土豆、山药、粉条），原则上不用，如需食用，应减少部分主食取代之。如需添加水果（如梨、苹果），应减少主食的供给量。不得随意加量，终身控制饮食。

（3）多用豆油、花生油、菜油及香油等植物油，少用猪油、黄油等动物油烹调。限制胆固醇摄入量（每天低于 300 mg）。少食用含饱和脂肪酸多的动物性食物（如猪肉、牛肉、羊肉）、胆固醇含量高的食物（如动物内脏、肥肉、蛋黄），坚果、种子类食物（如核桃仁、花

生、葵花籽)所含不饱和脂肪酸较多,可有意增加其在膳食中的比例。

(4) 牛奶和豆类含钙丰富,最好每日喝 250 mL 牛奶或 200 mL 豆浆或吃豆制品。牛奶最好和适量的米、面(尤其是燕麦或荞麦)混合食用,豆类最好和肉类混合食用。鱼类可保持血管弹性,清洁血管内垃圾,能起到预防动脉粥样硬化的作用,从而降低冠心病、中风的发生率,最好每日吃鱼,最少隔日吃 1 次鱼。

(5) 多食新鲜蔬菜及瓜果,增加膳食纤维摄入,以利于胆固醇的排出。多食洋葱、大蒜、香菇、木耳、大豆及其制品等能降低胆固醇的食物。超体重者应多选用带色蔬菜(如菠菜、油菜、西红柿、茄子)和带酸味的新鲜水果(如苹果、橘子、山楂)。

(6) 在血糖高的情况下不能食用水果,待空腹血糖控制在 7.8 mmol/L 以下或餐后 2 h 血糖水平控制在 10 mmol/L 以下才能食用,分 2～3 次且每次在两餐中间(即饭前饭后 2 h 或睡前)食用。

(7) 食盐摄入量每天为 2～4 g。含钠味精也应适量限用,忌烟、酒,饭后可饮些淡茶消食,提倡饭后散步。

3. 多吃蔬菜,水果适量

(1) 餐餐都有新鲜蔬菜,烹调方法要得当。

(2) 每日蔬菜摄入量 500 g 左右,深色蔬菜占 1/2 以上。

(3) 两餐之间适量选择糖分含量低的水果。

4. 常吃鱼、禽,蛋类和畜肉适量

(1) 常吃鱼、禽,畜肉适量,减少肥肉摄入。

(2) 少吃烟熏、烘烤、腌制等加工肉类制品。

(3) 每周不超过 4 个鸡蛋,不弃蛋黄。

5. 奶类、豆类天天有,合理加餐

(1) 每日 300 g 左右液态奶或相当量奶制品。

(2) 重视大豆及其制品的摄入。

(3) 零食加餐可适量选择坚果。

6. 清淡饮食,足量饮水

(1) 烹调注意少油少盐。

(2) 足量饮用白开水,也可适量饮用淡茶或咖啡。

(3) 不推荐患者饮酒。

7. 定时定量,细嚼慢咽

(1) 定时定量进餐,餐次安排视病情而定。

(2) 控制进餐速度,细嚼慢咽。

(3) 建议调整进餐顺序,养成先吃蔬菜、后吃主食的习惯。

8. 注重自我管理

注重自我管理,包括饮食控制、适度体力活动、遵医嘱用药、监测血糖、足部护理以及预防低血糖等。

9. 禁忌或限制食用的食物

(1)葡萄糖、蔗糖、冰糖、红糖、麦芽糖、糖浆、蜂蜜等糖类(当出现低血糖时例外)。

(2)各种糖果、蜜饯、糖水罐头、汽水、可乐等含糖甜点、饮料。

(3)高脂肪、高胆固醇食物,包括动物内脏、肥肉、猪油、油条、炸薯条、油酥点心等。

(4)啤酒、白酒、米酒、果酒等酒类。

(5)高钠食物,包括咸菜、榨菜、咸鱼、腌制食品、火腿、加碱或小苏打制备的面食和糕点。

(6)辛辣刺激的调味品以及浓咖啡、浓茶、肉汤等。

五、操作培训:血糖仪的使用技术

项目	总分	技术操作要求	评分标准	扣分
仪表	5	仪表、着装符合护士礼仪规范。	1项不合要求,扣2分。	
操作前准备	10	(1)洗手,戴口罩; (2)核对医嘱单、执行单; (3)备齐用物,用物放置合理、有序,依次检查所备物品,保证安全有效: ① 治疗车上层:执行单,治疗盘内备血糖仪、血糖试纸、75%的酒精、无菌棉签、污物碗、采血针头。 ② 治疗车下层:弯盘、速干手消毒剂、锐器盒、医疗垃圾袋、生活垃圾袋; (4)检查血糖仪性能及电量,血糖试纸条码与血糖仪一致(安全评估:血糖仪无损坏)。	未查对,扣3分; 物品缺1项,扣1分; 未检查血糖仪及血糖试纸条码,扣2分; 其余1项不合要求,扣1分。	
安全评估	10	(1)备齐用物,携至患者床旁,核对患者姓名,查看床头牌、手腕带与执行单信息是否一致; (2)了解患者的年龄、病情、意识状态、自理能力、合作程度及心理情况,解释监测血糖的目的、方法及配合指导正确; (3)询问患者是否按照要求进行采血前准备(如禁饮食8 h以上或进餐后2 h),评估患者采血部位皮肤颜色、温度、血液循环情况以及有无红肿、破损、瘢痕等; (4)周围环境整洁,光线明亮; (5)与患者沟通时语言规范,态度和蔼。	未核对床头牌、手腕带、执行单,各扣1分; 核对患者姓名不规范,扣2分; 少评估1项,扣1分; 其余1项不合要求,扣1分。	

项目	总分	技术操作要求	评分标准	扣分
操作过程	65	（1）协助患者取舒适卧位，暴露采血部位； （2）评估：若患者采血部位温度偏低或苍白、血液循环不佳，按摩片刻使其增温； （3）将弯盘置于治疗车上； （4）选择合适采血部位； （5）用酒精消毒皮肤直径＞2 cm，待干； （6）再次核对患者姓名、执行单和进餐时间； （7）打开试纸瓶盖，取出1根试纸条插入血糖仪，开机； （8）取下采血针保护帽； （9）将采血针放在选定的采血部位，紧贴皮肤，略用力按压皮肤； （10）将使用后的采血针置入锐器盒内； （11）用干棉签轻轻擦拭掉第1滴血； （12）血糖仪显示滴血状态时，用血糖试纸采血端自动浸取血液； （13）迅速用一根干棉签按压采血点1～2 min； （14）5 s后，显示血糖测试结果，将血糖值告知患者； （15）将按压患者采血处的棉签取下放回污物碗； （16）手消毒； （17）再次核对并将血糖值，记录到执行单上签名； （18）询问患者的感受，交代注意事项； （19）口述：所测血糖值与患者病情不相符，应仔细询问患者的饮食、服药等情况并及时通知医师，必要时复测。	未核对1次，扣3分； 未评估患者采血部位温度及血液循环，扣2分； 查对患者姓名不规范，扣2分； 未待干，扣3分； 采血不成功，扣5分； 工作面不洁，扣2分； 消毒不规范，扣2分； 采血过程中未与患者交流，扣3分； 未手消毒，扣2分； 未收回棉签，扣2分； 未告知患者血糖值，扣2分； 其余1项不合要求，扣1分； 操作失败，扣10分。	
操作后	5	（1）帮助患者取舒适卧位，整理床单位； （2）整理用物； （3）洗手，记录。	1项不合理要求，扣2分。	
评价	5	（1）操作顺序正确、熟练、操作有效； （2）动作轻巧，患者无特殊不适； （3）操作时间3 min。	操作时间每延长30 s，扣1分； 其余1项不合要求，扣1分。	
合计	100			

（1）随机血糖：指一日（24 h）中与上次进餐时间和食物摄入量无关的任意时间采血所测的血糖值。

（2）餐后2 h血糖：指从进食第1口饭算起到2 h的时间内采血所测的血糖值。例如，7:00开始吃饭，则饭后2 h就是指9:00。

（3）监测血糖的注意事项：① 测血糖前，必须保证使血糖试纸条码与血糖仪调为一致。② 一定要乙醇晾干后才能采血。③ 血糖试纸取出后必须马上盖好试纸盒的盖,以免潮湿。④ 要清楚患者的血糖与饮食的关系,如是空腹血糖还是餐后 2 h 血糖。

（4）血糖监测的并发症:① 感染。② 出血。③ 疼痛。④ 操作失败。

· 第二周培训内容 ·

一、护理制度培训:患者饮食管理制度

患者的饮食是治疗的重要组成部分,合理、积极地饮食治疗,能为患者补充营养,增强对疾病的抵抗能力,促进组织的修复,提高治愈率。

患者的饮食种类由医师根据病情而定,医师开医嘱或更改医嘱后,护士应及时通知食堂,并调好饮食标准。

开饭前应停止一切治疗,卧床患者应洗手。

开饭时工作人员应洗手,戴好口罩,保持衣服整洁,并严格查对饮食标记。

冬季食物要保温,配餐员应将饭菜及时送到患者床旁,保证让患者吃到热饭菜。按分级护理要求,轻患者可自行进餐,危重患者协助喂饭。

对特殊病种患者家属送来的食物,护士检查同意后患者方可食用。

密切观察患者的进食情况,注意了解患者的饮食习惯。应鼓励食欲不振的患者进食,随时征求患者对饮食的意见并及时与营养食堂取得联系。

护士应向患者讲明饮食治疗的目的,取得患者的合作。对禁忌或限制的食品要劝阻食用。

凡禁食的患者,应在饮食牌或床尾设有醒目的标志,并告诉患者禁食的原因和时限。

二、专科知识培训

（一）糖尿病的护理

糖尿病是一组以高血糖为特征的代谢性疾病,高血糖是由于胰岛素分泌缺陷或其生物作用受损或两者兼有引起的。

1. 护理问题

（1）潜在并发症:低血糖／高血糖与糖尿病患者血糖控制不稳或突发事件有关,也可能与糖尿病患者用药不当或感染、创伤等有关。

（2）营养失调:低于／高于机体需要量。

（3）有感染、受伤的危险:与糖尿病患者组织中糖含量高及免疫功能受损有关,也可能与糖尿病患者的末梢感觉功能障碍有关。

（4）活动无耐力:与糖尿病患者体内糖、脂肪、蛋白质代谢紊乱有关。

（5）知识缺乏:与糖尿病缺乏相关知识及保健措施有关。

（6）焦虑:与血糖控制不稳定及需长期治疗有关。

2. 护理措施

（1）患者血糖控制基本平稳的情况下可进行日常活动和工作，避免过度疲劳。如果出现任何症状加重或感觉不适，应适当休息。

（2）严格饮食管理，给予糖尿病患者饮食控制。

（3）遵医嘱进行糖尿病治疗，观察降糖药的副作用，及时处理低血糖。如出现心慌、脉速、出汗、饥饿感，甚至昏迷等低血糖反应时，及时报告医师并抢救处理。其处理方法：一旦确诊低血糖发生，立即口服能快速升高血糖的食品，如饮料（雪碧、可乐、果汁等）、糖果（水果糖、奶糖、巧克力糖）、糖水（用温开水冲白糖或葡萄糖 25～50 g）、葡萄糖片、蜂蜜等，如果 5 min 内症状仍无改善，应再服糖 1 次，若 10 min 仍无改善，考虑静脉输注葡萄糖溶液，切不可用低热量饮料或甜味剂食品治疗低血糖。

（4）评估病情变化，注意监测生命体征、血糖、血酮、尿酮、电解质及体重等情况，预防糖尿病并发症。若出现异常，及时报告医师并处理。

（5）指导患者进行运动疗法，注意运动安全。如患者出现下列情况，应禁止运动：血糖水平 >16.7 mmol/L 或空腹血糖水平 4.5 mmol/L（应适当加餐后再运动），尿中有酮体，足部或下肢感觉异常，心悸、气促、恶心、眩晕，身体突然发生剧烈疼痛；视物模糊等。

（6）协助口腔及皮肤护理。注意保护足部，避免穿过紧的鞋、袜，以防外伤致足部感染。

（7）向患者及家属提供系统规范化的糖尿病健康教育。

3. 健康指导

（1）向患者及家属讲解糖尿病知识，增强遵医行为。

（2）引导患者生活规律，戒烟、酒，避免过度劳累，保持情绪稳定。

（3）向患者讲解运动疗法的方法及注意事项。外出随身携带识别卡，以便发生紧急情况时及时处理。

（4）指导糖尿病患者自我照顾，包括口服降糖药的服用方法和不良反应观察、胰岛素的注射、低血糖反应的防治、足部护理及血糖监测等。

（5）交代患者赴医院定期复查和体检。告诉患者如出现任何症状加重或特殊不适，及时就医。

（二）糖尿病酮症酸中毒抢救及护理

糖尿病酮症酸中毒（Diabetic ketoacidosis，DKA）：是胰岛素不足和升糖激素水平不适当升高引起的糖、脂肪和蛋白质严重代谢紊乱综合征，临床以高血糖、高血酮和代谢性酸中毒为主要表现。糖尿病代谢紊乱加重时，脂肪动员和分解加速，脂肪酸在肝脏经氧化产生大量乙酰乙酸、β—羟丁酸和丙酮，三者统称为酮体。当血清酮体积聚超过肝外组织的氧化能力时，出现血酮体水平升高，称酮血症，尿酮体排出增多称为酮尿，临床上统称为酮症。而乙酰乙酸和 β—羟丁酸均为较强的有机酸，大量消耗体内储备碱，若代谢紊乱进一步加剧，血酮体水平继续升高超过机体的处理能力，便发生代谢性酸中毒，称为糖尿病酮症酸中毒。出现意识障碍时则称为糖尿病酮症酸中毒昏迷，为内科急症之一。

1. 诱因

1 型糖尿病患者有自发 DKA 倾向，Ⅱ型糖尿病患者在一定诱因作用下也可发生 DKA。

常见的诱因：急性感染、胰岛素不适当减量或突然中断治疗、饮食不当、胃肠疾病、脑卒中、心肌梗死、创伤、手术、妊娠、分娩、精神刺激等。另有 2%～10% 原因不明，约 20%～30% 的患者发病时无糖尿病病史。

2. 临床表现

早期主要表现为乏力和"三多一少"症状加重。随后失代偿阶段出现食欲减退、恶心、呕吐，常伴头痛、嗜睡、烦躁、呼吸深快有烂苹果味（丙酮味）。随着病情进一步发展，出现严重失水、尿量减少、皮肤弹性差、眼球下陷、脉细速、血压下降、四肢厥冷。晚期各种反射迟钝甚至消失，患者出现昏迷。少数患者表现为腹痛，酷似急腹症，易被误诊。虽然患者常有感染，但感染的临床表现可被 DKA 的表现所掩盖。血糖水平多为 16.7～33.3 mmol/L。

3. 糖尿病酮症酸中毒的治疗及护理

对于早期酮症患者，仅需给予足量短效胰岛素及口服液体，严密观察病情，定期复查血糖、血酮，调节胰岛素剂量。对于严重 DKA 应立即抢救，具体措施如下。

① 补液：输液是抢救 DKA 的首要和关键措施。只有在组织灌注得到改善后，胰岛素的生物效应才能充分发挥。补液基本原则为"先快后慢，先盐后糖"。通常先使用生理盐水，补液量速度视失水程度而定。如患者无心力衰竭，开始时补液速度应快，在 2h 内输入生理盐水 1 000～2 000 mL，以后根据血压、心率、每小时尿量、末梢循环、中心静脉压、有无发热呕吐等决定输液量和速度。24 h 输液总量约 4 000～6 000 mL，严重失水者可达 6 000～8 000 mL。如治疗前已有低血压或休克，应输入胶体溶液并进行抗休克处理。鼓励患者喝水，昏迷患者可用胃管分次少量喂温开水。

② 小剂量胰岛素治疗：按 0.1 U/(kg·h) 的短效胰岛素加入生理盐水中持续静脉滴入或泵入，以达到血糖快速稳定下降而又不易发生低血糖的效果，同时还能抑制脂肪分解和酮体产生。每 1～2 h 复查血糖，根据血糖情况调节胰岛素剂量。当血糖水平降至 13.9 mmol/L 时，改输 5% 的葡萄糖溶液并加入短效胰岛素（按每 2～4 g 葡萄糖加 1U 胰岛素计算），此时仍需 4～6 h 复查血糖 1 次，调节液体中胰岛素比例。尿酮体消失后，根据患者尿糖、血糖及进食情况调节胰岛素剂量或改为每 4～6 h 皮下注射短效胰岛素 1 次，待病情稳定后再恢复平时的治疗。

③ 纠正电解质及酸碱平衡失调。

治疗前已有严重低钾血症应立即补钾，当血钾升至 3.5 mmol/L 时再开始胰岛素治疗;在开始治疗后,患者每小时尿量在 40 mL 以上,血钾水平低于 5.2 mmol/L 即可静脉补钾。在整个治疗过程中需定时监测血钾水平,并结合心电图、尿量调整补钾量和速度。病情恢复后,仍需继续口服补钾数天。

轻、中度酸中毒经充分静脉补液及胰岛素治疗后可纠正,无须补碱。pH≤6.9 的严重酸中毒者应采用等渗碳酸氢钠(1.25%～1.4%)溶液静脉输入,一般仅给 1～2 次,且不宜过快,以避免诱发或加重脑水肿。同时,补碱后需监测动脉血气情况。

④ 防治诱因和处理并发症,包括休克、严重感染、心力衰竭、心律失常、肾衰竭、脑水肿、急性胃扩张等。

⑤ 糖尿病酮症酸中毒的护理问题与措施同糖尿病。

三、操作培训:心电监护操作技术

项目	总分	技术操作要求	评分标准	扣分
仪表	5	仪表、着装符合护士礼仪规范,戴手表。	1 项不合要求,扣 2 分。	
操作前准备	8	(1) 洗手,戴口罩; (2) 核对医嘱单、执行单; (3) 备齐用物,用物放置合理、有序,依次检查所备物品及仪器,保证安全有效: ① 治疗车上层:执行单、心电监护仪(包括电源线、导联线、血压监测导线及袖带、血氧饱和度导线及探头)、治疗碗 2 个(分别放置干纱布 1～2 块、电极膜 3～5 个); ② 治疗车下层:弯盘、电插板、速干手消毒剂、医疗垃圾袋、生活垃圾袋。	未核对,扣 3 分;物品少 1 件,扣 1 分。	
安全评估	12	(1) 备齐用物,携至床旁,核对患者,询问患者姓名,查看床头牌、手腕带与执行单是否一致; (2) 了解患者的病情、意识状态、合作情况及心理反应,向患者解释操作目的、方法,询问患者是否大小便; (3) 评估:患者胸前皮肤有无皮疹、伤口、破溃,是否安装心脏起搏器,检查上肢皮肤情况及肢体活动情况及有无静脉输液,评估患者末梢循环情况、有无灰指甲、是否涂抹指甲油; (4) 评估:环境安静、温度适宜,无电磁波干扰,保护患者的隐私; (5) 与患者沟通时语言规范,态度和蔼。	未核对,扣 3 分;未核对床头牌、手腕带、患者,各扣 2 分;核对患者姓名不规范,扣 2 分;少评估 1 项,扣 1 分;其余 1 项不合要求,扣 1 分。	
操作过程	55（监护)	(1) 协助患者取舒适体位; (2) 接电源线; (3) 打开电源开关; (4) 选择电极膜粘贴位置,用纱布清洁局部皮肤; (5) 连接导联线与电极膜;	未核对 1 次,扣 3 分;核对内容不全,少 1 项,扣 1 分;	

项目	总分	技术操作要求	评分标准	扣分
		（6）再次核对患者； （7）粘贴电极膜：① 三导联位置在 R 右锁骨中点下缘，L 左锁骨中点下缘，V 左腋前线第 6 肋间；② 五导联位置在 RA 右锁骨中点下缘，LA 左锁骨中点下缘，RL 右锁骨中线剑突水平处，LL 左锁骨中线剑突水平处，V 胸骨左缘第 4 肋间； （8）电极膜与皮肤表面接触良好，导联线固定牢固，为患者系好衣扣； （9）将袖带平整无折地缠于上臂中部，松紧以放入一根手指为宜； （10）下缘距肘窝处 2～3 cm（袖带上"▼或ϕ"标识置于肱动脉搏动最明显处）； （11）将血氧饱和度探头夹在患者指端，使感应区对准指甲，接触良好，松紧适宜； （12）调整心电、血压参数：① 选择 P 波显示良好的导联（一般为Ⅱ导）；② 调整心电图波形大小，振幅 >0.5 mV；③ 血压设定手动或自动模式，自动模式选择测量间隔时间； （13）根据病情或医嘱设定报警范围：① 心率报警上下限，一般为患者基础心率的 ±20%；② 调整血压报警上下限，一般为患者基础血压的 ±20%；③ 调整血氧饱和度的报警低限，一般设定为 90%；④ 调整呼吸报警上下限，一般高限设定为 30 次/分，低限设定为 8 次/分；⑤ 确定心电监护各项报警处于开启状态，调整报警音量； （14）观察心电监护运行情况； （15）手消毒； （16）再次核对患者，签名； （17）询问患者感受并交代注意事项。	核对患者姓名不规范，扣2分；选择导联不正确1处，扣2分；电极膜粘贴位置错误1处，扣2分；电极贴膜未彻底撕掉保护膜，扣1分；血压袖带过紧或过松，扣2分；血氧探头位置不正确，扣2分；参数调节不正确，每项扣2分；过度暴露患者，扣2分；导联线打折，扣2分；其余1项不合要求，扣1分。	
10 （停止监护）		（1）核对患者，向患者解释目的； （2）遮挡患者，注意保暖； （3）关机； （4）将电极膜与导联线分离； （5）将患者的电极膜取下置于弯盘内，将弯盘置于治疗车下层； （6）用纱布擦净皮肤，观察皮肤情况，协助患者穿衣； （7）取下袖带及血氧探头，检查肢体有无肿胀、皮肤压伤情况； （8）拔除电源线。	未核对，扣3分；其余1项不合要求，扣1分。	

续表

项目	总分	技术操作要求	评分标准	扣分
操作后	5	（1）协助患者取舒适卧位，整理床单位； （2）操作规范熟练，方法正确、安全； （3）正确处理物品，洗手，记录并执行签字。	1项不合要求，扣1分。	
评价	5	（1）动作轻巧、准确，操作方法规范； （2）熟悉机器性能、常见故障，排除故障方法正确； （3）操作时间5 min。	操作不熟练，扣2分；操作时间每延长30 s,扣1分。	
合计	100			

（1）心电监护的注意事项：① 观察心率、心律波形，发现异常及时报告医师。② 患者更换体位时，妥善保护导线。③ 注意保暖。

（2）心电监护目的：监测患者心律、心率、血压、血氧饱和度及呼吸的变化，提供病情信息。

·第三周培训内容·

一、专科知识培训

（一）糖尿病常用口服降糖药分类及注意事项

1. 分类

临床上目前常用的口服降糖药按功能或作用可以分4大类，包括促胰岛素分泌剂［格列本脲（优降糖）、格列吡嗪（美吡哒）、格列齐特（达美康）、格列喹酮（糖适平）、格列美脲（亚莫力）］、促进葡萄糖在周围组织细胞的代谢剂［盐酸二甲双胍，苯乙双胍（降糖灵）］、抑制小肠吸收葡萄糖的 α－葡萄糖苷酶抑制［阿卡波糖（拜糖平、卡博平）、伏格列波糖（倍欣）］、提高胰岛素敏感性和生物利用度的胰岛素增敏剂［罗格列酮（文迪雅）或吡格列酮（艾汀）］。

2. 注意事项

（1）降糖类药物仅仅能够帮助患者改善或调节血糖水平，但并不能代替饮食中的营养素发挥其特定的作用。因此，药物应用必须与饮食调节相配合，才能达到控制或减少糖尿病并发症的目的。

（2）大部分降糖类药物具有一定的副作用，且必须与饮食进行特定的配合。因此，在患者没有掌握其应用规律、要求和相应的控制指标之前，应在医生的指导和监控下使用。

（3）2 型糖尿病是一种慢性疾病，目前被认为尚不可治愈，因此需终身治疗，长期坚持非常关键。

（4）降糖类药物均具有一定的时效性和量效性,漏服或改变剂量均可导致血糖波动。

（5）服用降糖类药的糖尿病患者,需定期进行血糖检查或进行必要的血糖监测,以了解和评价药物作用,并为调整用药剂量或更换药物品种等提供依据。其中,开始服用、更换药物或调整剂量需进行早、中、晚餐的餐前和餐后2 h血糖监测。效果稳定或控制后,至少1个月需检查一次餐前或餐后血糖,以了解和评价其稳定性。

（6）口服降糖类药物最常见的副反应是低血糖,一旦发生可危及生命。因此,应及时寻找原因、进行处理或及时调整药物剂量。降糖类药物的其他副作用主要为胃肠道反应、皮肤反应、血清细胞学改变、肝和肾损害等。因此,定期检查肝、肾功能也被认为非常必要。

（二）患者突发低血糖的护理

对于非糖尿病患者来说,低血糖的诊断标准为血糖水平低于2.8 mmol/L,而糖尿病患者只要血糖水平低于3 mol/L就属于低血糖范畴。出现低血糖的原因主要包括不适当的高胰岛素血症或胰岛素反应性释放过多。糖尿病患者(尤其是老年糖尿病患者)常伴有自主神经功能障碍,影响机体对低血糖的反馈调节能力,增加发生严重低血糖的风险。同时,低血糖也可能诱发或加重患者自主神经功能障碍,形成恶性循环。

1. 诱因

低血糖的常见诱因:使用外源性胰岛素或胰岛素促泌剂;未按时进食或进食过少;运动量增加;酒精摄入,尤其是空腹饮酒;胰岛素瘤等疾病;胃肠外营养治疗等。

2. 临床表现

低血糖的临床表现呈发作性,发作时间、频率随病因不同而异,与血糖水平以及血糖水平下降速度有关,具体可分为以下两类。

（1）交感神经兴奋:多有肌肉颤抖、心悸、出汗、饥饿感、软弱无力、紧张、焦虑、流涎、面色苍白、心率加快、四肢冰冷等。老年糖尿病患者由于常有自主神经功能紊乱而掩盖交感神经兴奋表现,导致症状不明显,特别应注意观察夜间低血糖症状的发生。

（2）中枢神经症状:初期为精神不集中、思维和语言迟钝、头晕、嗜睡、视物不清、步态不稳,后可有幻觉、躁动、易怒、性格改变、认知障碍,严重时发生抽搐、昏迷。有些患者屡发低血糖后,可表现为无先兆症状的低血糖昏迷。持续6 h以上的严重低血糖常导致永久性的脑损伤。

3. 护理措施

反复发生低血糖或较长时间的低血糖昏迷可引起脑部损伤,一旦确定患者发生低血糖,应尽快补充糖分,解除脑细胞缺糖症状,具体方法见下图。

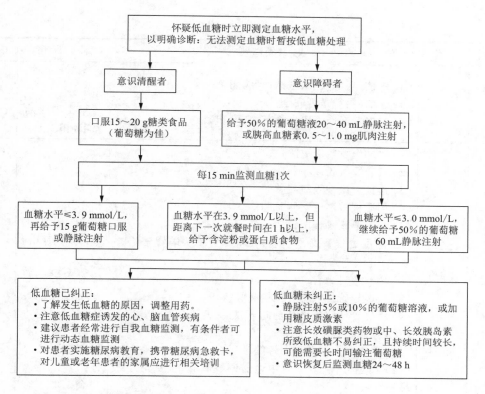

二、操作培训:氧气吸入技术

项目	总分	技术操作要求	评分标准	扣分
仪表	5	仪表、着装符合护士礼仪规范。	1 项不合要求,扣 2 分。	
操作前准备	8	(1)洗手,戴口罩; (2)核对医嘱单、执行单; (3)备齐用物,用物放置合理、有序,依次检查所备物品,保证安全有效: ① 治疗车上层:执行单、氧气表 1 套、四防牌、治疗盘内放治疗碗 2 个(一个放纱布,另一个内盛无菌注射用水)、棉签、一次性吸氧装置、日期标签; ② 治疗车下层:弯盘、速干手消毒剂、医疗垃圾袋、生活垃圾袋。	未查对,扣 3 分;1 项不合要求,扣 1 分。	
安全评估	12	(1)备齐用物,携至床旁,核对患者,询问患者姓名,查看床头牌、手腕带与执行单是否一致; (2)了解患者的病情、意识状态、自理能力、合作程度及心理情况,解释吸氧目的、方法,配合指导正确; (3)评估患者鼻腔黏膜、鼻腔通气情况;	未核对,扣 3 分;未核对床头牌、手腕带、患者信息,各扣 2 分;查对患者姓名不规范,扣 2 分;	

项目	总分	技术操作要求	评分标准	扣分
		（4）评估：环境安静、整洁，光线明亮； （5）评估：用氧是否安全； （6）与患者沟通时语言规范，态度和蔼。	少评估1项，扣1分； 其余1项不合要求，扣1分。	
操作过程	45（吸氧）	（1）协助患者取舒适卧位； （2）安装氧气表； （3）连接一次性吸氧装置； （4）用湿棉签清洁双侧鼻腔； （5）按需要正确调节氧气流量； （6）测试氧气管道是否通畅（将鼻导管头端置于治疗碗内，有气泡冒出）； （7）再次核对患者； （8）将鼻导管插入患者双侧鼻腔； （9）将导管环绕患者耳部向下放置，调整合适松紧度； （10）挂四防牌，记录用氧时间、氧流量； （11）湿化瓶上粘贴日期标签； （12）口述并操作：用氧中途需调节氧流量，要先分离鼻导管； （13）手消毒； （14）再次核对，签名； （15）观察用氧效果，询问患者的感受。	未核对1次，扣3分； 核对内容不全，少1项扣1分； 核对患者姓名不规范，扣2分； 氧气管固定不牢，扣2分； 程序错误，扣5分； 其余1项不合要求，扣1分。	
	20（停止吸氧）	（1）向患者解释停止吸氧原因； （2）松解氧气导管，慢慢拔出鼻导管； （3）清洁患者鼻及面颊部； （4）将氧气管置于医疗垃圾袋内； （5）关流量表； （6）卸表； （7）手消毒，签名，记录停氧时间。	关闭氧气表顺序不正确，扣5分； 未先拔管后关氧气表，扣5分； 未放余氧，扣3分； 其余1项不合要求，扣1分。	
操作后	5	（1）爱护、体贴患者，整理床单位； （2）处理用物方法正确； （3）洗手，记录。	1项不合要求，扣1分。	
评价	5	（1）操作方法正确、熟练； （2）正确指导患者吸氧，患者无不适感觉； （3）操作时间4 min。	操作时间每延长30 s，扣1分； 操作不熟练，扣3分。	
合计	100			

（1）在用氧过程中观察氧疗效果的内容：主要根据患者的脉搏、血压、精神状态、皮肤颜色与湿度、呼吸方式等，如患者由烦躁不安变为安静、心率变慢、血压上升、呼吸平稳、皮肤红润温暖、发绀消失，说明缺氧症状改善。同时，还可测定动脉血气以判断。

（2）氧疗的副作用：当氧浓度高于 60% 持续时间超过 24 h，可能出现氧疗副作用。

常见副作用：① 氧中毒。② 肺不张。③ 呼吸道分泌物干燥。④ 新生儿可见晶状体后纤维组织增生。⑤ 呼吸抑制。

·第四周培训内容·

一、应急预案：患者外出或外出不归的应急预案

（1）发现患者外出立即通知病室主管（值班）医师、科主任及护士长。

（2）工作日白天通知医务部和护理部，节假日和夜间通知院内总值班。

（3）查找患者的联系电话，或通知院内总值班协助查找家属联系电话。

（4）尽可能查找患者去向，必要时通知保卫科协助寻找患者。

（5）患者返回后立即回复主管（值班）医师、护士长、科主任及院内总值班。

（6）若确属外出不归，需两人共同清理患者用物，贵重物品、钱款应登记并上交领导妥善保存。

（7）护理记录上认真记录患者外出过程。操作流程见以下示意图。

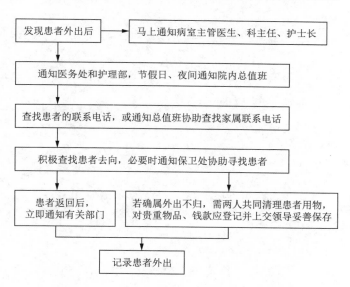

二、专科知识培训：甲亢危象患者的护理

（一）避免诱因

指导患者进行自我心理调整，避免感染、严重精神刺激、创伤等诱发因素。

（二）病情监测

观察生命体征和神志变化。若原有甲亢症状加重，并出现发热（体温＞39 ℃）、严重乏力、烦躁、多汗、心悸、食欲减退、恶心、呕吐、腹泻、脱水等，应警惕甲状腺危象发生，立即报告医师并协助处理。

（三）紧急处理配合

（1）立即吸氧：绝对卧床休息，呼吸困难时取半卧位，立即给予吸氧。

（2）及时准确给药：迅速建立静脉通路。遵医嘱使用复方碘溶液、β受体阻断药、氢化可的松等药物。严格掌握碘剂的剂量，并观察中毒或过敏反应。准备好抢救药物，如镇静药、血管活性药物、强心药。

（3）密切观察病情变化：定时测量生命体征，准确记录24 h出入量，观察神志的变化。

（4）对症护理：对于体温过高者，给予冰敷或酒精擦浴降温；对于躁动不安者，使用床档保护患者安全；对于昏迷者，加强皮肤、口腔护理，定时翻身，防止压疮、肺炎的发生；对于腹泻严重者，应注意肛周护理，预防肛周感染。

三、出科考试：理论技能操作考核

四、实习生出科讲评总结

第二十章

康复医学科护理单元

第一节　康复医学科掌握内容纲要

时间	掌握内容
第一周	一、科室概况及环境布局
	二、各班工作职责、流程及注意事项
	三、护理制度培训:病房标准化管理制度
	四、专科知识培训:脑卒中康复护理
	五、操作培训:安全型静脉留置针穿刺技术操作
第二周	一、护理制度培训
	二、专科知识培训
	三、操作培训:口腔护理技术操作
第三周	一、专科知识培训
	二、操作培训:使用呼吸机患者(气管切开)吸痰技术(中心负压装置)
第四周	一、应急预案:患者非计划性拔管应急预案
	二、专科知识培训
	三、出科考试:理论技能操作考核
	四、实习生出科讲评总结

第二节 康复医学科培训具体内容

第一周培训内容

一、科室概况及环境布局

康复医学科位于住院部大楼 17 楼,是一个集医疗、教学、科研为一体的临床科室。科室设有床位 40 张,护士 7 人,其中主任护师 1 名,主管护师 1 名,护师 3 名,护士 2 名。科室始终把"关爱生命、呵护健康"作为服务理念。

科室护理团队是一支业务技术精湛、团队凝聚力强、勇于创新的专业团队,本着"用心服务,用爱沟通"的服务宗旨,积极开展康复功能护理,使患者在机体、心理、社会适应、情绪、职业等方面获得良好状态,让患者能够更快地恢复,更快地回到工作和生活当中。

二、各班工作职责、流程及注意事项

目前,康复医学科室班次分为主班、责班、夜班。各班工作流程如下。

(一)主班

(1)参加晨会,跟随带教老师严格进行床旁交接班,全面掌握住院患者的病情,了解患者病情相关诊断、熟悉治疗的护理要点。

(2)跟随带教老师负责医嘱审核,及时通知相关人员执行医嘱。要求及时、准确,严格执行查对制度,杜绝差错、事故发生。

(3)保持护士站整洁,工作做到忙而不乱、有条不紊。

(4)跟随带教老师负责检查、整理医疗文书,正确填写各种护理表格,要求字迹清楚,书写规范,医疗文书保管妥当,病历整理及时,排列准确。

(5)办理出院、入院及转科患者入科工作,要求及时、准确办理出院、转院、入院手续。

(6)负责患者的各项检查及相关注意事项,并准备相关检查用品及督促各班及时给予患者。

(7)做好病房各项物资领取计划,为各班次工作做好物品、药品和仪器设备的准备。

(8)做好抢救车管理,确保抢救药品、物品、急救仪器设备良好备用。

(9)负责科室二级物资领取、盘点、核对、维护工作。

(10)正确打印输液单、检验试管,并交予责护班使用。

(11)与责护班、夜班人员核对医嘱、输液本、口服药本、治疗本、执行单等。

(12)负责病区卫生工作的管理。

（二）责班

（1）在护士长的领导下进行工作。

（2）按时做好晨间护理，并将患者各项物品归纳入橱，生活用品摆放整齐，保持病房规范化。

（3）热情接待入院、转科患者，并将出院患者送至病房电梯出口，做好健康宣教，负责当日分管患者的各项诊疗、生活护理、心理护理，及时发现并解决患者的相关护理问题。

（4）对分管患者的具体病情、文化程度、社会地位、心理变化和生活习惯等做深入了解，及时解决患者在诊疗过程中的各项问题。

（5）跟随带教老师在患者入院后 6 h 内完成评估，24 h 内完成护理病历，为危重患者制定护理计划。

（6）清点治疗用品，及时更换消毒及灭菌物品，严格遵守治疗室工作制度。

（7）负责注射、给药、输液、治疗工作的准备，认真执行"查对制度"，保持治疗室整洁、干净，物品摆放整齐有序。

（8）做好治疗室的消毒工作，与收集医疗垃圾人员做好交接工作。

（9）与主班核对医嘱，认真核对输液单、口服药单、注射单等。

（10）为夜班做好准备工作，对常用药品及特殊用品应认真交班。

（三）夜班

（1）在护士长的领导下进行工作。

（2）严格进行床旁交接班，做到病情、护理、特殊检查及治疗交接清楚并记录，准确清点物品、器械等。

（3）掌握患者病情的详细情况，按分级护理要求巡视病房，做好危重患者的护理、治疗，定时协助患者翻身。

（4）核对发放口服药。

（5）测体温、脉搏、呼吸、血压，抽取空腹血，总结 24 h 出入量，做好各项记录准确、无涂改，治疗无差错。

（6）整理办公室、治疗室，保持整洁。

（7）书写交班报告，做到各项护理记录客观、准确，书写规范。

（8）与主班认真核对医嘱单、输液单、口服药单、治疗单、执行单。

（9）按时参加晨会，床头交接班。

三、护理制度培训：病房标准化管理制度

（一）管理要达到"三化""八字"要求

（1）"三化"：病房陈设标准化、技术操作常规化、护理管理制度化。

（2）"八字"：整洁、安静、舒适、安全。

（二）病房管理要做到"八不准"

（1）不准随意更改房间、设施的用途和位置。

（2）不准擅自增加或减少各种家具（橱、桌、椅等）。

（3）不准在墙壁、门窗上钉钉子、扯绳子、乱写、乱画、乱贴等。

（4）不准在橱子、写字台、桌子上私自上锁。

（5）不准在走廊、阳台上堆放任何物品。

（6）不准在病房、办公室、走廊或大厅、楼梯处吸烟。

（7）不准在工作时间干私活、做非业务方面的事情。

（8）不准在病房内、走廊内晾晒衣服。

（三）保持病房肃静，要做到"四轻"

走路轻（不穿硬底鞋和高跟鞋），说话轻，开、关门窗轻，操作轻。

（四）病房卫生要做到"四洁"

地面洁、桌面洁、墙面洁、窗面洁。

四、专科知识培训：脑卒中康复护理

脑卒中（Stroke），又称脑血管意外（Cerebral vascular accident, CWA），是指急性起病、症状至少持续 24 h，由脑局部血液循环障碍所致的神经功能缺损综合征。根据脑卒中的病理机制和过程分为两类：出血性脑卒中（脑实质内出血、蛛网膜下腔出血）和缺血性脑卒中（血栓形成性脑梗死、脑栓塞）。

2015 年世界卫生组织报道人类死亡的原因中，脑卒中居第二位。2008 年，卫生部公布的第三次全国死因调查显示，脑卒中已超过恶性肿瘤成为我国第一致死病因。早期康复的介入已成为共识，康复介入不但能促进机体功能恢复、预防并发症的发生，而且能引导患者以积极的态度对待疾病，改善患者的精神状态。

早期康复的意义：早期康复运动功能恢复 1 个月可提高 92.11％，2 个月可提高 56.67％，3 个月可提高 18.18％，3 个月后 96％的手功能恢复可能性较小。

治疗原则：脑卒中的康复应从急性期开始，只要不妨碍治疗，康复训练开始得越早，功能恢复的可能性越大，预后越好。医师一般认为，康复治疗开始的时间应为患者生命体征稳定、神经病学症状不再发展后 48 h，尽可能地减轻失用性（包括健侧）。脑卒中康复治疗包括偏瘫肢体综合训练、平衡功能训练、手功能训练、言语功能训练、吞咽功能训练、作业治疗、理疗等。

（一）康复训练原则

（1）选择合适的早期康复时机。

（2）康复小组通过评估后共同制定康复计划,并在治疗方案实施过程中逐步修正和完善。

（3）康复治疗始终贯穿于脑卒中治疗的全过程,做到循序渐进。

（4）康复治疗要有患者的主动参与和家属的积极配合,并与日常生活和健康教育相结合。

（5）采用综合康复治疗,包括物理治疗、作业治疗、言语治疗、心理治疗、传统康复治疗和康复工程等方法。

（二）软瘫期的康复训练

软瘫期是指发病 1～3 周内(脑出血为 2～3 周,脑梗死为 1 周左右)。康复护理措施应早期介入,患者意识清楚或轻度意识障碍、生命体征平稳 48 h 后即可训练,以不影响临床抢救、不造成病情恶化为前提。保持抗痉挛体位,每 2 h 变换一次体位,如下图所示。

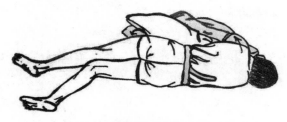

健侧卧位(1)

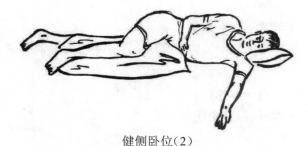

健侧卧位(2)

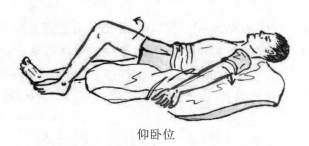

仰卧位

（三）痉挛期的康复训练

一般从软瘫期2～3周开始，肢体开始出现痉挛并逐渐加重。这是疾病发展的规律，一般持续3个月左右。此期康复目标是通过抗痉挛的姿势体位来预防痉挛模式和控制异常的运动模式，促进分离运动的出现，如下图所示。

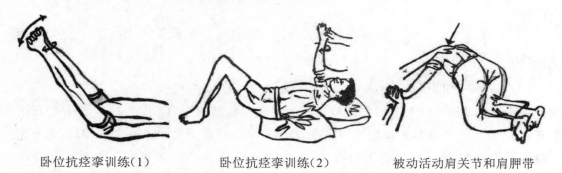

卧位抗痉挛训练（1）　　　　卧位抗痉挛训练（2）　　　　被动活动肩关节和肩胛带

（四）功能障碍的康复训练

1. 康复护理目标

（1）改善患侧肢体的运动、感觉功能，改善患者的平衡功能，最大限度地发挥患者的残余功能。

（2）增加患者舒适度。

（3）改善患者言语功能障碍，调整心态、建立有效沟通方式。

（4）保证患者的营养供给。

（5）预防潜在并发症及护理不良事件的发生。

（6）提高患者的日常生活活动能力（ADL能力），学习使用辅助器具，指导家庭生活，争取生活自理。

（7）提高患者的生活质量以及社会参与的能力。

（8）实施教育学习的原则：掌握康复知识、技能。

2. 康复护理

（1）做好心理护理：应主动关心患者，使患者产生信任和安全感，帮助患者建立良好的家庭社会支持系统。鼓励患者抵制不良情绪，耐心倾听患者的倾诉，指导患者学会分散注意力的方法，培养患者适当的兴趣爱好，用正面的病例鼓励患者，使患者以积极的态度治疗，建立起重返家庭和社会的信心。对于抑郁、焦虑等不良情绪严重的患者，应严格遵医嘱使用抗抑郁及抗焦虑药物，并密切关注患者的心理变化，严防自杀、自伤等意外事件发生。

（2）饮食以高蛋白、低盐、低脂、低热量、高纤维为主，鼓励多饮水和多吃水果等，训练患者养成定时排大小便的习惯，餐后约0.5 h进行腹部按摩，或者用栓剂或手指按摩肛周或肛沿，刺激排便反射的产生，做好饮水管理，保持摄入足够的液体，进行膀胱训练以恢复自行排尿,可采取物理疗法和诱导排尿法,促使患者自行排尿,必要时采用清洁间歇导尿。

(3)良肢位摆放是脑卒中患者护理的重要内容,对患者预后有着重大影响。① 肢体摆动活动,每种运动3～5次为宜。② 体位变换:患者神志不清或不能进行主动活动,一定要帮助转换体位,患者清醒时应鼓励多运动和更换体位,鼓励协助患者咳嗽及做深呼吸预防肺部并发症,保持皮肤及床单位整洁,预防压力性损伤。

(4)吞咽障碍护理:进行间接吞咽训练,神志清、情绪稳定、有吞咽反射者可练习进食,食物为胶冻状或糊状(如蛋羹、面糊、果冻),一口进食量以一小汤匙为宜,进食速度不宜过快,每进食一小口后,要反复吞咽数次,定时进行口腔护理,防止食物残渣残留,保持口腔卫生,为防止食物反流,在餐后应保持30 min坐位。

(5)恢复期应做主动训练,先在他人帮助下,然后循序渐进,自我训练,观察血压、心率和呼吸情况,指导上下肢活动、翻身,逐步过渡到健侧肢体的主动翻身,根据患者的情况及时调整计划,及时评估训练效果。

(6)后遗症期:继续做好心理护理,教会患者使用各种辅助训练用具,指导患者进行日常生活功能训练,指导患者用健侧带动患侧,做好上下肢、站立、行走及轮椅训练,循序渐进,直至指导患者全身运动。

(7)语言训练:发音→单字咬字→语言纠正→读字,反复进行,贯穿于治疗与护理活动中。

(8)ADL训练:训练患者生活自理,参加家务活动,有计划地进行肌力训练,恢复相应功能,尤其注重手部活动,避免手部肌肉萎缩,如下图所示。

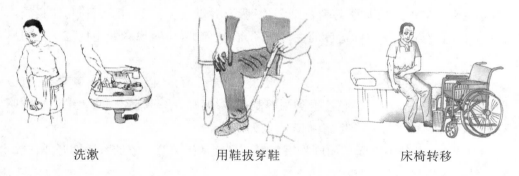

洗漱　　　　　　　　用鞋拔穿鞋　　　　　　　床椅转移

3. 并发症预防及护理

(1)肩关节半脱位:治疗上应注意矫正肩胛骨的姿势,同时鼓励患者经常用健手帮助患臂做充分的上举活动。在活动中禁忌牵拉患肩,肩关节及周围结构不应有任何疼痛,如有疼痛则表明某些结构受累及,必须立即改变治疗方法或手法强度。

① 预防:坐位时,患侧上肢可放在轮椅的扶手上或采取其他良好的肢位;站立时可用肩托(Bobath肩托),防止重力作用对肩部的不利影响。

② 手法纠正肩胛骨位置:护理人员站在患者前方,向前抬起患侧上肢,然后用手掌

沿患肢到手掌方向快速反复地加压,并要求患者保持掌心向前,不使肩关节后缩。

③ 物理因子治疗:用冰块按摩相关肌肉,可刺激肌肉的活动,对三角肌等进行功能性电刺激或肌电生物反馈治疗。

④ 针灸、电针:可能对肌张力提高有一定作用。

⑤ 被动活动:在不损伤肩关节及周围组织的情况下,维持全关节无痛性被动活动,应避免牵拉患肢而引起肩痛和半脱位。

(2) 肩手综合征:多见于脑卒中发病后,偏瘫性肩痛是成年脑卒中患者最常见的并发症之一,表现为突然发生的手部肿痛(下垂时更明显)、皮温升高、掌指关节及腕关节活动受限等症状。应以预防为主,早发现、早治疗。

① 预防措施:避免上肢手外伤(即使是小损伤)、疼痛、过度牵张、长时间垂悬,已有水肿者应尽量避免患手静脉输液。对严重的肩痛,应停止肩部和患侧上肢的运动治疗,适当选用一些理疗,如高频电疗、光疗。

② 正确的肢体摆放:早期应保持正确的坐卧姿势,避免长时间手下垂。取卧位时患肢抬高,取坐位时把患侧上肢放在前面的小桌上或扶手椅的扶手上。在没有上述支撑物时,则应在患者双腿上放一枕头,将患侧上肢置于枕头上。

③ 患侧手水肿:护理人员可采用手指或末梢向心加压缠绕:用 $1\sim2$ m 的长线,从远端到近端缠绕,先拇指,后其他四指、手掌、手背,直至腕关节上。此方法简单、安全、有效。

④ 冷疗:用湿润的毛巾包绕整个肩、肩胛和手掌,每次 $10\sim15$ min,每天 2 次;也可以用冷水浸泡患手 30 min,每天 1 次,有解痉、消肿的效果。

⑤ 主动、被动运动:加强患臂被动和主动运动,以免发生手的挛缩和功能丧失。早期在上肢上举的情况下进行适度的关节活动;在软瘫期,可对患者做无痛范围内的肩关节被动运动。

⑥ 药物治疗:星状神经节阻滞对早期肩手综合征有效,但对后期患者效果欠佳,可口服或于肩关节腔及手部腱鞘注射类固醇制剂,对肩痛、手痛有较好的效果。水肿明显者可短时间口服利尿药。消炎、镇痛药物多无效。

⑦ 手术:对其他治疗无效的剧烈手痛患者可行掌指关节掌侧的腱鞘切开或切除术,有利于缓解手指痛和肩关节痛。

(3) 压力性损伤的预防及康复护理:防止压力性损伤或加重,对压力性损伤易发生部位积极采取以下措施。

① 让患者躺在气垫床上,同时保持床单干燥、平整、无褶皱,避免擦伤皮肤。

② 保护骨头凸起部、脚跟、臀部等易发生压力性损伤的部位,避免受压。

③ 麻痹的一侧忌压在下面,需经常更换体位。

④ 对肢体活动不灵的患者,要每 2 h 变换体位,搬动时要把其身体完全抬起来。

⑤ 早期进行下肢、足踝部被动运动,预防下肢深静脉血栓形成。

4. 废用综合征和误用综合征

（1）废用综合征：是在急性期时担心早期活动有危险而长期卧床、限制主动性活动的结果。限制活动使肌肉萎缩、骨质疏松、神经肌肉的反应性降低、心肺功能减退等，加之各种并发症的存在和反复，时间一久，形成严重的"废用状态"。正确的康复护理和训练，尽早应用各种方法促进患侧肢体功能的恢复，利用健侧肢体带动患侧肢体进行自我康复训练，可防止或减缓健侧失用性肌萎缩的发生，还能促进患侧肢体康复。随着病情的改善，逐渐增大活动量，同时加强营养，可使肌萎缩逐渐减轻。

（2）误用综合征：相当多的患者虽然认识到应该较早地进行主动性训练，但是由于缺乏正确的康复知识，一味地进行上肢的拉力、握力和下肢的直腿抬高训练，早早地架着患者下地"行走"，或进行踏车训练下肢肌力，结果加重了抗重力肌的痉挛，严重地影响了主动运动向随意运动的发展，而使联合反应、共同运动、痉挛的运动模式强化和固定下来，形成了"误用状态"，即一种不正确的训练和护理所造成的医源性症候群。从脑卒中运动功能的恢复来看，康复训练应该循序渐进，以纠正错误的预防模式为主导。早期应以抗痉挛体位及抗痉挛模式进行康复护理和训练，促进分离运动（即支配能力）的恢复，而不是盲目地进行肌力增强训练，才能早期预防误用综合征。

五、操作培训：安全型静脉留置针穿刺技术操作

项目	总分	技术操作要求	评分标准	扣分
仪表	5	仪表、着装符合护士礼仪规范。	1项不合要求，扣2分。	
操作前准备	8	（1）洗手，戴口罩； （2）核对医嘱单、执行单、药物； （3）备齐用物，用物放置合理、有序，依次检查所备物品、药品，保证安全有效： ① 治疗车上层：执行单，治疗盘内盛安尔碘、棉签、一次性输液器2套、头皮针2个、安全型静脉留置针2支、透明敷贴2贴、药液、盐酸肾上腺素1支、2 mL注射器1个、胶布； ② 治疗车下层：弯盘、止血带、网套、速干手消毒剂、锐器盒、医疗垃圾袋、生活垃圾袋。	未核对，扣3分； 物品每缺1件，扣1分； 其余1项不合要求，扣1分。	
安全评估	12	（1）备齐用物，携至床旁，核对患者，询问患者姓名，查看床头牌、手腕带与执行单是否一致； （2）了解患者的病情、合作程度，解释操作的目的、方法及如何配合，询问有无过敏史、是否大小便； （3）评估患者局部皮肤、血管情况； （4）环境安静、清洁、舒适； （5）与患者沟通时语言规范，态度和蔼；	未核对，扣3分； 未核对床头牌、手腕带、患者，各扣2分； 核对患者姓名不规范，扣2分； 少评估1项，扣1分； 其余1项不合要求，扣1分。	

项目	总分	技术操作要求	评分标准	扣分
操作过程	65	（1）协助患者取舒适卧位； （2）将弯盘置于治疗车上层； （3）选择穿刺部位； （4）选择留置针型号、备胶布； （5）再次安全核对药物有效期、有无破损、有无杂质、颜色有无异常、有无混浊等； （6）打开液体瓶盖并消毒，挂输液架上，自然晾干； （7）检查并打开输液器，将输液器插入液体袋内至根部； （8）排气一次成功（以首次排气液体不流出头皮针为原则），对光检查输液器内有无气泡； （9）将头皮针挂于输液架上（或放置于输液器包装内）； （10）在穿刺处点上方8～10 cm处扎止血带； （11）消毒注射部位，用安尔碘消毒2遍（顺时针、逆时针各1遍），直径8 cm，自然晾干； （12）打开透明敷贴； （13）连接留置针与头皮针，先将头皮针针尖插入肝素帽内，打开调节夹，使液体充满肝素帽后，将头皮针完全插入肝素帽，去除针套，针头朝下，排气； （14）检查穿刺针，旋转松动针芯，并将针头斜面朝上； （15）再次核对患者、执行单、药物、手腕带； （16）左手绷紧皮肤，右手持针，在血管上方以15°～30°直刺进针，见回血后降低角度，沿静脉走向再进针约2 mm； （17）左手持留置针"Y"形接口，向前送管，将套管全部送入血管后右手缓慢后撤针芯； （18）松开止血带，打开涸节夹用； （19）透明敷贴无张力固定； （20）记录穿刺日期、时间，签名并粘贴在白色隔离塞处； （21）用胶布高举平台法固定留置针及头皮针； （22）合理调节输液速度； （23）撤止血带； （24）手消毒； （25）再次核对患者、执行单及药物，签名； （26）询问患者的感受。	未核对1次，扣3分； 核对内容不全少1项，扣1分； 核对患者姓名不规范，扣2分； 污染1次，扣2分； 药液浪费，扣2分； 操作面不洁，扣2分； 输液器内有气泡，扣2分； 输液器内有附壁气泡，扣1分； 消毒不规范，扣2分； 消毒后未待干，扣5分； 未旋转松动针芯，扣2分； 手持留置针时，针头未水平或略朝下，扣3分； 穿刺角度不正确，扣5分； 见回血后未降低穿刺角度，扣1分； 每退针1次，扣2分； 穿刺失败，扣50分； 跨越无菌区1次，扣2分； 扎止血带时间超过2 min，扣2分； 反扎止血带，扣2分； 透明敷贴未包裹留置针后座尾部，扣2分； 穿刺日期标签粘贴位置不适宜，扣1分； 胶布粘在肝素帽上，扣2分； 延长管未"U"形固定，扣2分； 肝素帽固定时压迫穿刺部位，扣2分； 滴速不正确，每min相差5滴，扣0.5分，最多扣2分； 不看表调节滴速，扣2分； 输液器低于操作面以下，扣1分； 其余1项不合要求，扣1分。	

续表

项目	总分	技术操作要求	评分标准	扣分
操作后	5	（1）整理床铺,患者体位舒适,交代患者注意事项; （2）用物处理方法正确; （3）洗手,记录。	1项不合要求,扣1分。	
评价	5	（1）无菌观念强,患者无不适感觉; （2）操作规范、熟练,穿刺一次成功; （3）操作时间10 min。	每缺少1条,扣1分。	
合计	100			

（1）使用静脉留置针的目的。

① 为患者建立静脉通路,便于抢救。②减轻频繁穿刺给患者造成的痛苦,适用于长期输液患者。

（2）常用的封管液的种类及用法。

① 每次用无菌生理盐水或预冲式导管冲洗器5～10 mL,每6～8 h封管1次。② 抽取稀释的10～100 U/mL肝素溶液（即250 mL生理盐水加入1支肝素12 500 U）2～5 mL,每12 h封管1次。

（3）静脉留置针操作并发症。

① 静脉炎。② 导管堵塞。③ 液体渗漏。④ 皮下血肿。⑤ 静脉血栓形成。

·第二周培训内容·

一、护理制度培训

（一）目的

临床护士根据患者的护理级别和医师制定的诊疗计划,为患者提供基础护理服务和护理专业技术服务。

（二）定义

分级护理是指患者住院期间,医护人员根据患者的病情和生活自理能力,确定并实施不同级别的护理,确保护理的安全和质量。

（三）具体内容

1. 特级护理

（1）具备以下情况的患者,可以确定为特级护理。

① 维持生命,实施抢救性治疗的重症监护患者。

② 病情危重,随时可能发生病情变化而需要进行监护、抢救的患者。

③ 各种复杂或者大手术后、严重创伤或大面积烧伤的患者。

（2）护理标准。

① 严密观察患者病情的变化，监测生命体征。

② 根据医嘱，正确实施治疗、给药措施。

③ 根据医嘱，准确测量出入量。

④ 根据患者病情，正确实施基础护理和专科护理，如每天整理床单位；对非禁食患者协助进食／水；根据患者要求进行面部清洁、口腔护理、更衣、洗头等；实施安全措施，进行气道护理及管路护理等。

⑤ 保持患者的舒适和功能体位，协助患者翻身，做好压疮预防护理。

⑥ 实施床旁交接班。

2. 一级护理

（1）具备以下情况的患者，可以确定为一级护理。

① 病情趋向稳定的重症患者。

② 病情不稳定或病情随时可能发生变化的患者。

③ 手术后或者治疗期间需要严格卧床的患者。

④ 自理能力重度依赖的患者。

（2）护理标准。

① 每小时巡视患者，观察患者病情的变化。

② 根据患者病情，测量生命体征。

③ 根据医嘱，正确实施治疗、给药措施。

④ 根据患者病情，正确实施基础护理和专科护理，如每天整理床单位；对非禁食患者协助进食／水。

⑤ 根据患者要求进行面部清洁、口腔护理、更衣、洗头等，实施安全措施，进行气道护理及管路护理等。

⑥ 提供护理相关的健康指导。

3. 二级护理

（1）具备以下情况的，可以确定为二级护理。

① 病情趋于稳定或未明确诊断前，仍需观察，且自理能力轻度依赖的患者。

② 病情稳定，仍需卧床，且自理能力轻度依赖的患者。

③ 病情稳定或处于康复期，且自理能力中度依赖的患者。

（2）护理标准。

① 每 2 h 巡视患者，观察患者病情变化。

② 根据患者的病情，测量生命体征。

③ 根据医嘱，正确实施治疗、给药措施。

④ 根据患者的病情，正确实施护理措施和安全措施：整理床单位；根据自理情况协

助面部清洁、梳头、会阴护理、足部清洁、翻身、压疮预防及护理等。

⑤ 提供护理相关的健康指导。

4. 三级护理

（1）病情稳定或处于康复期，且自理能力轻度依赖或无需依赖的患者，可以确定为三级护理。

（2）护理标准。

① 每 3 h 巡视患者，观察患者病情的变化。

② 根据患者的病情，测量生命体征，整理床单位，做好患者安全管理。

③ 根据医嘱，正确实施治疗、给药措施。

④ 提供护理相关的健康指导。

二、专科知识培训

（一）颈椎病康复护理

颈椎病（Cervical spondylosis）是指颈椎椎间盘退行性病变及其继发病理改变累及周围组织结构（神经根、脊髓、椎动脉、交感神经等），并出现一系列功能障碍的临床综合征。颈椎病的好发年龄为 45～50 岁，超过 50 岁时，颈椎病的发病率将达到 25%，60～70 岁时发病率将达到 50%，70 岁以上发病率几乎升至 100%。年龄增长、不良的生活习惯及工作姿势不当，导致椎间盘发生退行性改变，使关节囊、韧带松弛，脊柱活动时稳定性下降，进一步发展可引起椎体、椎间关节及其周围韧带发生变性、增生、钙化，最终导致相邻的脊髓、神经、血管受到刺激或压迫。一旦发生颈椎病会给人们的工作、生活带来严重影响。

1. 康复护理原则

增强患者的防病意识，增强其治疗信心，掌握康复护理方法，循序渐进，持之以恒。

2. 康复护理目标

（1）短期目标：患者的焦虑有所减轻、心理舒适感增加，疼痛减轻甚至消失，能独立或部分独立进行躯体活动。

（2）长期目标：加强患者颈部姿势的调整，使其不舒适的症状减轻或得到控制。

3. 康复护理措施

（1）睡姿与睡枕。

颈部姿势对颈椎病症状有明显影响，睡眠姿势的影响尤其大。绝大多数患者通过姿势调整（特别是睡姿）、适当休息以及正确的颈肩背部肌肉锻炼就能恢复健康或是大幅度缓解症状。颈椎有正常的生理弯曲，从侧面看有轻度前凸，从正面看颈椎排列是一条直线。因此，睡姿应以仰卧为主，头应放于枕头中央，侧卧为辅，要左右交替，侧卧时左右膝关节微屈对置。俯卧、半俯卧、半仰卧或上、下段身体扭转而睡，都属于不良睡姿，应及时纠正。

合适的睡枕对防治颈椎病十分重要，是药物治疗所不能替代的。适合人体生理特点的睡枕应是曲线造型，符合颈椎生理弯曲，枕芯可承托颈椎全段，使颈椎得到充分松弛和休息；枕芯透气性应良好，避免因潮湿而加重颈部不适。此外，睡枕还需具备科学的高度和舒适的硬度。枕高应结合个体体型，一般以仰卧时枕中央在受压状态下高度 $8 \sim 15$ cm 为宜，而枕两端应比中央高 10 cm 左右，使仰卧或侧卧时头与颈保持在一个水平上，以利于颈肩部肌肉放松。总之，睡枕高度以醒后颈部无任何不适为宜。

（2）颈托和围领。

颈托和围领是颈椎病患者治疗和康复中常用的器具，其主要起制动作用，限制颈椎过度活动。其使用有助于组织的修复和症状的缓解，但长期应用可引起颈背部肌肉萎缩、关节僵硬，不利于患者的康复，故仅在颈椎病急性发作时、颈椎病微创术后、颈椎错位手法治疗后等颈椎需要制动、固定时使用。颈托和围领的合适高度以保持颈椎处于中立位为宜。若有颈部损伤则可应用前面宽、后面窄的颈托，使颈部处于轻度后伸位，以利于颈部损伤组织的修复。

4. 颈椎牵引的康复护理

颈椎牵引适用于脊髓型以外的各型颈椎病，通过对颈椎牵伸的生物力学效应，增大椎间隙和椎间孔，解除血管神经受压，改善神经根袖内血液循环，消除淤血、水肿，使椎动脉伸展、通畅，放松痉挛肌肉，减小颈椎应力，改善颈椎曲度，解除后关节处可能存在的滑膜嵌顿，减轻症状。

坐位牵引：患者体位多取稳当的坐位，使颈部自躯干纵轴向前倾 $10° \sim 30°$，避免过伸。要求患者充分放松颈部、肩部及整个躯体肌肉。牵引姿位应使患者感觉舒适，如有不适应酌情调整。椎动脉型患者前倾角宜较小，脊髓型患者宜取几近垂直位，忌前屈牵引。常用的牵引重量差异很大，可用自身体重的 $1/15 \sim 1/5$，多数用 $6 \sim 7$ kg，开始时用较小重量以利于患者适应。每次牵引快结束时，患者应有明显的颈部受牵伸感觉，但无特殊不适，如这种感觉不明显，应酌情增加重量。每次牵引持续时间通常为 $20 \sim 30$ min。牵引重量与持续时间可做不同的组合，一般牵引重量较大时持续时间较短，牵引重量较小时持续时间较长。一般每日牵引 $1 \sim 2$ 次，也有每日 3 次者，$10 \sim 20$ d 为一疗程，可持续数个疗程直至症状基本消除。

仰卧位牵引：如坐位牵引疗效不显著或症状较重或体弱不耐久坐时可采用。用枕垫保持适当姿位，牵引重量一般为 $2 \sim 3$ kg。持续牵引 2 h 后休息 15 min，然后再作牵引，每天牵引总时间可达 $10 \sim 14$ h。由于持续卧床有诸多不利，症状有好转时应改为坐位牵引。牵引时应防止枕颌带下滑压迫气管引起窒息，进食时应防止食物呛入气管。除保证牵引安全外，必须掌握好牵引角度、牵引时间和牵引重量三个要素，以达到颈椎牵引的最佳效果。牵引时要注意患者的舒适程度，牵引过程可能出现不适，必须有毅力和耐力，在牵引中要分散患者的注意力，可采用读报、谈心等方法，使其消除不适感，并要注意观察其面色、神态、呼吸、脉搏,以免发生意外。少数患者颈椎牵引时可有不良反应,如颈痛加重,多为颈部姿势不当引起;又如颞下颌关节疼痛,多为牵引重量太大引起,适当调整后多可消除。牵引时配合颈肩部热疗,有助于放松肌肉,增强疗效。

5. 手法治疗的康复护理

手法治疗有很好的疗效,简便易行,可疏通经脉,减轻疼痛、麻木,缓解肌肉紧张与痉挛,加大椎间隙与椎间孔,整复滑膜嵌顿及小关节半脱位,改善关节活动度,但切忌粗暴。在进行手法治疗前,要做好细致的思想工作,说明手法治疗的目的和必要性,以取得患者的配合。在进行手法治疗时要观察患者的反应,有异常情况应暂停。

6. 心理护理

耐心倾听患者的诉说,理解患者的感受,对患者提出的问题(如手术、治疗效果、疾病预后)给予明确、有效的回答,建立良好的护患关系,使其能积极配合治疗。向患者婉言说明焦虑对身心健康可能产生的不良影响,帮助并指导患者及家属应用松弛疗法(如按摩、听音乐)。创造安静、无刺激的环境,限制患者与具有焦虑情绪的病友及亲友接触。帮助患者树立正确的心态,掌握科学的手段防治疾病。

7. 并发症预防及护理

颈椎病的并发症包括褥疮、坠积性肺炎、失用性肌萎缩、血栓性静脉炎、尿路感染等。特别强调对褥疮的预防,应给予气垫床,并做到勤观察、定时擦洗和更换体位,应用减压贴预防褥疮。指导患者佩戴颈围在床上坐起活动,再逐渐离床活动。

8. 健康教育

(1)纠正不良姿势:纠正生活、工作中的不良姿势,防止慢性损伤,对颈椎病的防治显得尤为重要。正确坐姿应尽可能保持自然端坐,头部保持略前倾;桌椅间高度比例应合适,桌面高度原则上以能使头、颈、胸保持正常生理曲线为准,避免头颈部过度后仰或过度前倾;避免长时间处于同一姿势,一般1～2 h变换一次体位。长期伏案工作者应定时改换头部体位,合理调整头与工作面的关系,不宜长期低头伏案看书或工作,也不宜长期仰头工作,工作中注意纠正头、颈、肩、背的姿势,不要偏头耸肩,谈话、看书时要正面注视,不要过度扭曲颈部。

(2)体育锻炼:① 合理适度体育锻炼可以调整颈部组织间的相互关系,使相应的神经肌肉得到有规律的牵拉,有助于颈部活动功能的恢复,增加颈椎的稳定性,长期坚持对巩固疗效、预防复发有积极意义。进行医疗体育锻炼的方法因人而异,主要是运动颈椎、颈肩关节。应注意颈部运动的量和强度,运动时间每次30～40 min,以舒适为宜,其中颈椎操可以加强颈部肌肉,增强其运动功能,使颈椎具有较好的稳定性。② 在颈椎病患者的家庭康复和预防中,调整颈椎姿势的同时还应加强颈肩部肌肉的锻炼,常用方法:头颈部缓慢进行前屈后伸、左右侧弯、内外旋转的放松动作,双肩、肋骨做并拢动作;采用坐位,双手交叉紧握并置于枕后,使头向后仰,胸部前挺,以扩大椎间隙;采用仰卧位,颈项枕于枕上,使头后仰,然后左右转动头部,可使颈肌松弛。每日数次,要求动作规范、长期坚持,既可缓解疲劳,又能使肌肉发达、韧度增强,从而有利于颈段脊柱的稳定性,增强颈肩顺应颈部突然变化的能力。

(3)防止外伤:避免各种生活意外损伤,如乘车中睡眠时急刹车,极易造成颈椎损伤,故坐车时尽量不要打瞌睡。运动、劳动或走路时要防止闪、挫伤。在头颈部发生外伤后,应及时到医院早诊断、早治疗。另外,落枕、强迫体位及其他疾病(如咽喉部炎症、高血压、内分泌紊乱)等因素均可诱发颈椎损伤,应尽可能避免。

(4)饮食:颈椎病患者的一般饮食原则为合理搭配。颈椎病是由椎体增生、骨质疏松等引起的,所以患者需对症进食,应以富含钙、蛋白质、B族维生素、维生素C和维生素E的饮食为主。其中,钙是骨的主要成分,以牛奶、鱼、猪尾骨、黄豆、黑豆等含钙量较多;蛋白质也是形成韧带、骨骼、肌肉所不可缺少的营养素;B族维生素、维生素E则可缓解疼痛、解除疲劳。

(二)脊髓损伤后康复护理

脊髓损伤(Spinal cord injury, SCI)是各种致病因素引起脊髓结构和功能损害,造成损伤水平以下脊髓功能障碍,包括感觉和运动功能障碍,反射异常及大、小便失禁等相应的病理改变,也就是常见的四肢瘫(颈段脊髓损伤)、截瘫(胸、腰段脊髓损伤),是一种严重致残性损伤。脊髓损伤是一种引起患者生活方式变化的严重疾病,很多患者因此生活不能自理,需要有人照料,如护理不当,还会发生压力性损伤、泌尿系统感染、呼吸系统感染等严重并发症。现代医学在脊髓损伤的药物、手术治疗、康复治疗方面有重大进展。在脊柱、脊髓损伤患者的诊治过程中,脊髓损伤康复显得尤为重要。脊髓损伤康复能够使患者在尽可能短的时间内以较少的治疗费用得到最大限度的功能恢复,提高患者的生活质量,减轻家庭、社会负担,为患者回归社会奠定基础。

1. 康复护理

(1)患者卧床时床褥保持清洁、柔软、舒适,肢体处于良好的功能位,定时被动活动及按摩,鼓励患者主动活动,防止关节挛缩、足下垂等,定时翻身,指导有效咳嗽、咳痰,进行呼吸训练、胸廓扩张训练等,防止压力性损伤和肺部感染。

(2)合理安排饮食,给予高蛋白、高营养的饮食,患者多吃新鲜的蔬菜和水果,多饮水,以利于排便通畅,少吃甜食和豆类等易产气的食物,以免腹胀。

(3)做好生活护理,定时为患者洗头、擦浴、更换衣物,协助和指导刷牙、洗脸、进食,协助会阴护理和足部清洁,尽可能满足患者的日常生活需要。

(4)心理护理:病情严重、四肢不全瘫甚至瘫痪、生活不能自理,导致患者不同程度的痛苦、焦虑、恐惧。应经常巡视病房,多与患者交谈,改善患者的心理状态,帮助其树立战胜疾病的信心,以积极配合治疗。

(5)正确指导功能锻炼:向患者讲解功能锻炼的意义,使患者主动配合,提高功能锻炼效果,鼓励患者做力所能及的事情,根据患者损伤平面及程度的不同,制定不同的训练计划,训练患者穿衣、进食、如厕、修饰、洗澡等日常生活活动,循序渐进地进行上下肢训练、翻身训练、坐起训练、呼吸及排痰训练、轮椅训练,直到行走训练。

（6）神经源性膀胱训练:早期采用保留导尿管,后期可采用清洁间歇导尿。留置导尿管者,尿袋位置应低于耻骨联合,防止尿液反流,每日进行两次尿道口护理,观察尿液的量、颜色、性状,有无絮状物。患者应多饮水,每日 2 000～3 000 mL。截瘫早期尿管保持开放,当肌张力开始恢复时反射出现,一般 2～4 h 开放一次,防止膀胱缩小或过度膨胀。清洁间歇导尿者,制定个体化的饮水计划,严格掌握导尿间歇时间。

（7）神经源性直肠的护理:均衡饮食,增加纤维的摄取,多进食蔬菜、水果,注意油脂的补充,不要进食辛辣食品,养成定时排便习惯,促进反射的建立,一般在餐后 30～45 min 为宜,可按升结肠→横结肠→降结肠的顺序进行腹部按摩,可使用大便软化导泻剂(如甘油、开塞露)。

2. 并发症护理

（1）尿路感染:脊髓损伤患者通常存在排尿功能障碍、尿道解剖结构及泌尿系统的病理生理改变,进而引起尿动力学的变化。如处理不当很容易出现反复尿路感染、泌尿系结石,甚至引起肾积水及肾功能损害。因此,尽早评估泌尿系功能的障碍、确定正确的阶段性膀胱管理模式并进行恰当的防治至关重要。长期留置导尿管,可增加患者尿路感染的发生率,并给患者的生活带来不便。及时对患者行尿动力学检查,以尽早拔除导尿管,行清洁间歇导尿。间歇导尿期间,根据患者的个体情况制订并实施相应的饮水计划;根据患者膀胱残余尿量和液体入量,决定每天导尿时间和次数;定期行尿常规及尿培养检查。若出现泌尿系感染症状,则指导患者多饮水,保持会阴部清洁,必要时按医嘱应用抗生素等抗感染治疗。

（2）呼吸系统感染:呼吸系统并发症是外伤性脊髓损伤患者死亡的主要原因,以通气障碍、肺不张和肺炎较为常见。其发生与脊髓损伤的节段有关,损伤节段越高对呼吸系统及其功能的影响就越大。此外,外伤性胸髓损伤还常合并有胸膜炎、血气胸、肺挫裂伤等损伤,这也是引起肺部感染及肺不张的重要因素。患者长期卧床,支气管及喉部的分泌物不易排出,容易发生肺部感染。保持呼吸道通畅,及时清除呼吸道分泌物,是预防肺部感染的关键措施。对于长期卧床的患者,指导患者采用缩唇法、深呼吸及借助呼吸训练器等方法锻炼肺功能。定时给予翻身、拍背,指导患者注意防寒保暖,防止受凉。病房内每天开窗通风两次,每天空气消毒一次。对于气管切开患者,各项操作严格遵从无菌操作原则,加强气道湿化,及时吸痰,保持呼吸道通畅。如已发生肺部感染,则按医嘱应用抗生素,加强翻身、拍背;痰液黏稠较难咳出时,遵医嘱予以纤维支气管镜下吸痰、超声雾化吸入,并应用化痰药物治疗。

（3）循环系统并发症。

① 深静脉血栓:肾静脉血栓形成(Deep venous thrombosis, DVT)是脊髓损伤后常见并发症,与其相关的肺栓塞直接危及患者生命。卧床期间可对瘫痪肢体进行被动运动、

按摩、间断充气加压等康复治疗。住院期间,常规行四肢静脉彩超检查。若检查结果为阳性,则注意患肢制动,抬高 10°～15°,勿热敷、按摩等;严密观察患肢周径的变化,局部有无红、肿、热等现象及足背动脉搏动的情况;尽量避免选用患肢静脉输液或采血等;按医嘱应用抗血栓药物治疗,注意观察有无出血倾向及肺栓塞表现,必要时行下腔静脉滤器植入术。

② 直立性低血压:脊髓损伤患者早期站立训练时,因交感神经反应丧失、静脉扩张、血压不能随体位及时调整,造成直立性低血压。损伤早期,待患者生命体征稳定后,即可进行体位适应性训练,开始床上被动活动,保持患肢功能位;3 周后过渡到床上的自主活动,逐步从卧位转向半卧位或坐位,颈髓损伤患者早期抬高床头时,需使用颈托;4 周后进行起立床训练,倾斜的角度每日逐渐增加,从 30° 逐渐抬高至 80°,循序渐进。指导患者改变体位时动作不宜过快;摄入充足的钠盐和水分,保证血容量;避免久坐久站,即使在训练时也应每隔 1～2 h 活动一下;避免使用易引起血压下降的药物,若使用降压药物或利尿药,随时监测血压;少食多餐,进食不宜过饱,餐后避免马上活动;积极进行康复训练,物理治疗直立性低血压,包括电动起立床治疗、手法治疗、紧张性治疗;患者在改变体位前可穿弹力袜,腹部采用弹力腹带,减少腹腔血液淤滞;坐轮椅时腰部前倾可缓解直立性低血压。注意观察患者有无低血压症状,如头晕、面色苍白、虚脱,一旦发生,立即给予患者平卧位,抬高双下肢。若患者乘坐在轮椅上,立即将轮椅向后倾斜以减轻症状,并通知医生处理。

③ 自主神经过反射:自主神经过反射是脊髓损伤最严重的并发症,由机体交感神经系统过度激活乃至失控所引起,在第 6 胸椎或其以上节段损伤较为常见。脊髓损伤段以下的许多刺激都可诱发,最常见的是下尿路受激,如尿潴留、感染、尿道扩张、结石和睾丸扭转,其次是大便滞留。临床表现为面部潮红、损伤平面以上皮肤出汗、血压升高(比平常血压高 40 mmHg 以上)、心动过缓或过速。一旦发现,使患者立即坐直或抬高床头;减少搬动,使静脉回流减少,并保持病房安静;及时检查膀胱是否过度充盈,大便是否有潴留,注意衣着、鞋袜、矫形器有无压迫或不适,积极去除诱因;据医嘱吸氧,密切监测血压变化情况并及时上报;若处理后收缩压仍然高于 150 mmHg,可给予硝苯地平(心痛定)10 ng,舌下含服,以快速降压、减轻症状和避免高血压引起的并发症。若 10 min 后仍然未缓解,可再次给药并及时汇报。使用硝苯地平时应注意预防低血压的发生,遵医嘱给予镇静药、阿托品等;向患者及家属讲解发生自主神经反射的原因,消除患者的紧张情绪。

④ 神经源性皮肤:即压力性损伤,是因身体局部过度受压引起血液循环障碍,造成皮肤及皮下组织坏死。压力性损伤好发于脊髓损伤瘫痪区域的骨突部,如骶尾部、大粗隆部、坐骨结节部、跟骨部、肩胛骨部、棘突部、头后部。患者因活动受限,长期卧床或依赖轮椅转移,皮肤及全身抵抗力差,极易引起压力性损伤。应保持患者床单元的清洁、干燥、平整、无渣屑,协助患者每 1～2 h 翻身一次,翻身时避免拖、拉、拽等动作,必要时可

安置气垫床减压保护。动态评估患者压力性损伤,建立翻身卡,加强交接班,每次患者便后用温水擦洗其会阴部及肛周,对皮肤较干燥者可涂油保护。采用坐位时,每 30 min 左右指导患者支撑身体,抬起臀部 1～2 min,或在臀部放置臀垫,以减少皮肤受压。指导患者进食优质高蛋白饮食,提高皮肤抵抗力。如已发生压力性损伤,则缩短翻身间隔时间,及时予以换药处理。根据创面情况选择合适的敷料,动态评估患者的伤口情况,遵医嘱予以药物抗感染治疗。

(4)消化系统并发症:脊髓损伤,自主神经功能紊乱,出现大便控制障碍,主要表现为便秘和大便失禁,统称为神经源性直肠,后者在临床少见。

(5)神经系统并发症。

① 疼痛:脊髓损伤后疼痛是常见的并发症之一,多与情绪改变有关,应经常与患者交流,帮助其树立战胜疾病信心。去除各项诱因,分散患者的注意力,减轻疼痛。

② 体温调节功能障碍:根据患者病情测量患者体温,保持室温 22 ℃～26 ℃,给予适当的护理措施。

③ 痉挛:及时发现并去除促使痉挛恶化的因素,采取各项康复训练方法抑制痉挛,促进康复。

(6)内分泌系统并发症。

① 骨质疏松:及早康复,指导患者多进食含钙丰富的食物,多晒阳光,补充钙剂,防止及延缓骨质疏松的发生。

② 低钠血症:定期抽血测量尿、电解质,准确记录 24 h 出入量,加强饮食护理,增加钠的摄入量。

(7)异位骨化:异位骨化是指关节周围的软组织中出现成骨细胞,并形成骨组织。早期可有低热,伴局部组织肿痛;可做康复训练,但动作应轻柔,禁止粗暴用力,也可以采用活血化瘀、舒筋通络、消肿止疼的中药进行热敷,以有效防止异位骨化的形成。

3. 健康教育

脊髓损伤患者的康复是终身的,出院后需继续康复锻炼及护理,因此必须将脊髓损伤的基本知识、生活自理所需的技巧教给患者及其照顾者,特别是不完全性脊髓损伤患者的自我护理知识与技巧的掌握,对提高其独立水平有很大的帮助。

(1)饮食调节:注意饮食调节,制定合理的膳食计划,保证维生素、纤维素、钙及各种营养物质的合理摄入。

(2)自我护理。

① 学会自我护理:教会患者和家属在住院期间完成"替代护理"到自我护理的过渡,重点是教育患者学会如何自我护理。

② 培养良好卫生习惯:住院期间,培养患者养成良好的卫生习惯,掌握家居环境的要求,出院后要定期复查,防止主要脏器发生并发症。

③ 用药指导:指导患者遵医嘱按时准确服药,尤其注意抗痉挛药物停药时应逐渐

减量。

④ 学会自己处理大小便：掌握排尿、排便的管理方法，学会自己处理大小便，高颈髓损伤的患者家属要学会协助患者处理大小便问题。

⑤ 制订长远康复计划：教会家属掌握基本的康复训练知识和技能，防止二次残疾。

（3）心理调适：教育患者培养良好的心理素质，正确对待自身疾病，充分利用残存功能去代偿致残部分功能，尽最大努力去独立完成各种生活活动，成为一个身残志不残、对社会有用的人。

（4）回归社会：配合社会康复和职业康复部门，协助患者做回归社会的准备，帮助家庭和工作单位改造环境设施，使其适合患者的生活和工作。

三、操作培训：口腔护理技术操作

项目	总分	技术操作要求	评分标准	扣分
仪表	5	仪表、着装符合护士礼仪规范。	1项不合要求，扣2分。	
操作前准备	10	（1）洗手，戴口罩； （2）核对医嘱、执行单； （3）备齐用物，用物放置合理、有序，检查所备物品，保证安全有效： ① 治疗车上层：治疗盘内放治疗碗2个（一个内放棉球、血管钳、镊子，另一个放漱口水）、压舌板2个、吸水管、治疗巾、棉签、液状石蜡、溃疡粉、纱布2块、手电筒，必要时备用开口器； ② 治疗车下层：弯盘、速干手消毒剂、医疗垃圾袋、生活垃圾袋。 （4）准确清点棉球数量（≥16个）。	未核对，扣3分； 物品少1件，扣1分； 其余1项不合要求，扣1分。	
安全评估	10	（1）携用物至患者床旁，查对床头牌，查对患者询问患者姓名，查看手腕带与执行单信息是否一致； （2）解释操作的目的、方法，了解患者的病情、意识状态，指导患者配合； （3）观察患者口腔黏膜情况、有无活动性义齿； （4）环境安静、整洁、宽敞、明亮； （5）与患者沟通时语言规范，态度和蔼。	未核对，扣3分； 未查对床头牌、手腕带、患者信息，各扣2分； 查对患者姓名不规范，扣2分； 其余1项不合要求，扣1分。	
操作过程	65	（1）患者取侧卧位或仰卧位，头偏向护士侧，有活动性义齿者应先取下； （2）铺治疗巾于患者颌下及枕上； （3）将弯盘置于患者口角旁； （4）协助清醒患者漱口（安全评估：昏迷患者严禁漱口）；	未核对，扣3分； 压舌板、开口器使用错误，扣3分； 使用开口器时未从白齿放入，扣3分；	

项目	总分	技术操作要求	评分标准	扣分
		（5）用纱布擦净患者的口唇及面颊部； （6）嘱患者张口，护士一只手持手电筒，另一只手持压舌板；安全评估口腔情况以及有无口臭、炎症、溃疡、出血等；对昏迷患者用开口器打开口腔； （7）将棉球拧至合适湿度（安全评估：以不滴水为宜）； （8）擦净患者口唇、口角； （9）嘱患者咬合上、下齿，左手持压舌板轻轻撑开左侧颊部； （10）右手持血管钳夹棉球擦洗上、下齿左外侧面（由白齿擦向门齿），纵向擦拭； （11）用相同方法擦洗右外侧面； （12）嘱患者张开上、下齿，擦洗牙齿左上内侧面左上咬合面、左下内侧面、左下咬合面； （13）弧形擦洗左侧颊部； （14）用相同方法擦洗右侧牙齿及右侧颊部； （15）擦洗硬腭部及舌面； （16）擦拭口唇及口角； （17）协助患者漱口，将漱口水吐入弯盘； （18）用纱布擦干口唇及面部； （19）撤去弯盘； （20）用手电筒再次观察口腔； （21）安全评估：有口腔黏膜溃疡时，涂溃疡粉；口唇干裂时涂液状石蜡； （22）撤去治疗巾； （23）清点棉球数量； （24）洗手； （25）再次核对，签名； （26）询问患者的感受，交代注意事项。	污染患者的衣服、床单，扣2分； 夹取棉球方法不正确，扣2分； 每个棉球未只擦一面，扣2分； 操作时清洁、污染交叉1次扣1分，最高分扣5分； 擦拭过程中未随时询问患者的感受，扣5分； 其余1项不合要求，扣1分。	
操作后	5	（1）帮助患者取合适卧位，整理床单位； （2）整理用物，垃圾分类正确； （3）洗手，记录。	1项不合要求，扣1分。	
评价	5	（1）操作熟练，动作轻柔，未损伤黏膜及牙龈，金属钳未碰及牙齿，"爱伤观念"强； （2）患者口腔清洁、无异味，有舒适感； （3）操作时间5 min。	操作时间每延长30 s，扣1分； 其余1项不合要求，扣1分。	
合计	100			

（1）口腔护理常用溶液及作用。

① 生理盐水：浓度为 0.9％，作用为清洁口腔，预防感染。

② 过氧化氢：浓度为 1％～3％，作用为防腐、防臭，适用于口腔感染（有溃烂、坏死的组织）。

③ 碳酸氢钠：浓度为 1％～4％，作用为预防真菌感染。

④ 氯己定溶液：浓度为 0.02％，作用为清洁口腔、广谱抗菌。

⑤ 呋喃西林溶液：浓度为 0.02％，作用为清洁口腔、广谱抗菌。

⑥ 醋酸溶液：浓度为 0.1％，作用为治疗铜绿假单胞菌感染。

⑦ 硼酸溶液：浓度为 2％～3％，作用为抑菌、消炎。

⑧ 甲硝唑溶液：浓度为 0.08％，作用为治疗厌氧菌感染。

（2）为患者进行口腔护理时应注意的问题。

① 操作时动作轻柔，防止损伤口腔黏膜及牙龈，尤其是有凝血功能障碍的患者。② 长期使用抗生素患者应密切观察口腔黏膜情况、有无真菌感染。③ 昏迷患者严禁漱口，擦洗时用血管钳夹紧棉球，防止遗漏在口腔内，棉球不可过湿，以防患者误吸水分，需用开口器时应从臼齿处放入，痰多时及时予以吸痰处理。④ 有活动性义齿的患者，活动性义齿不戴时应放在清水中浸泡保存，于每日早晨更换清水。⑤ 对传染病患者用物严格按照消毒隔离原则处理。

（3）口腔护理的目的。

① 保持口腔清洁、湿润，使患者感到舒适，预防口腔感染等并发症的发生。② 防止口臭，促进食欲，保持口腔的正常功能。③ 注意口腔黏膜、舌苔的变化及特殊的口腔气味，为诊疗提供信息。

（4）口腔护理的适应证。

口腔护理适应于禁食、高热、昏迷、鼻饲、有口腔疾病及术后生活不能自理患者。

（5）口腔护理的并发症。

① 口腔黏膜损伤。② 吸入性肺炎。③ 窒息。④ 口腔及牙龈出血。⑤ 恶心、呕吐。

·第三周培训内容·

一、专科知识培训

（一）骨折康复护理

骨折（Fracture）是指骨的完整性和连续性中断。骨折可由创伤和骨骼疾病所致。创伤性骨折最为多见，受伤的方式不同，造成骨折的部位、形式、程度也不一样，往往伴有肌肉、肌腱、神经、韧带的损伤。

1. 治疗原则

（1）早期。

① 此期治疗重点是止痛、止血。一般予以冰疗，抬高肢体可减轻疼痛、减少炎性渗出。主动运动是有效、可行的减轻肿胀的方法之一。

② 预防感染：早期进行肌肉的等长收缩，未受累关节及健肢的完善运动，以促进血液循环，防止肌肉萎缩及关节粘连。

③ 运动疗法：要在手术医生的密切配合下，熟悉固定物的性质和应用，待患者骨折复位和固定、生命体征稳定、一般状态良好，即开始运动治疗。骨折固定的技术及稳定性的提高为早期康复提供了良好条件。在患肢无痛情况下进行骨折部位近关节肌肉等长收缩训练，如股骨骨折、胫骨骨折后股四头肌的等长收缩，持续收缩 6 s，休息 20 s，重复 20 次，每天一次；也可为持续收缩 10 s，休息 10 s，重复 10 次为 1 组，共 10 组；健肢维持主动运动，保持正常的肌肉与关节功能。

④ 物理因子治疗包括蜡疗、超短波治疗、水疗等，及时、合理地应用物理因子治疗可以改善血液循环、消炎、消肿、减轻疼痛、防止肌肉失用性萎缩及促进骨折愈合。电疗及热疗应于受伤后 48 h、出血停止后开始。骨折部位没有石膏外固定及手术切口可以应用蜡疗，每日 1～2 次，每次 20～30 min。短波或超短波疗法：无温量－微温量，每日 1 次，每次 10～15 min，若身体有金属内固定物，禁用此方法。

（2）后期。

① 运动疗法：继续上述治疗，增加频度及强度，进行开链及闭链训练。肌肉力量在 3 级以上可进行等张抗阻、增强肌肉力量的训练。下肢骨折可以用功率自行车进行关节活动度及协调性训练。上肢骨折者下地活动应无障碍，下肢骨折者应扶拐或使用行走架进行渐进性下地负重训练，从体重的 10%～20% 开始，每周增加 5～10 kg。

② 日常生活能力训练：根据骨科手术部位，结合日常生活能力所需，制定训练方案，达到生活完全自理的状态，重返工作岗位。

2. 康复护理措施

骨折后康复训练一般分为三期进行。

（1）骨折愈合早期（骨折后 1～2 周）。

这一阶段内肢体肿胀、疼痛，骨折断端不稳定，容易再移位，因此，早期功能训练的重点如下。

① 疼痛的处理：局部冰冻疗法能减轻局部的炎症反应，减轻水肿，降低疼痛传入神经纤维的兴奋性，从而减轻疼痛，必要时可给予止痛药物。

② 肢体肿胀的处理：遵循保护、休息、冰敷、包扎、患肢抬高（PRICE）治疗方案，能有效防治肢体肿胀。给予受伤肢体足够的保护、适当的制动，冰敷可减少出血，减轻水肿，同时给予弹力带或弹力袜轻轻地包扎患肢，促进静脉回流，患肢抬高时，肢体远端必须高于近端且高于心脏。早期四肢肌群的等长收缩练习能产生唧筒作用，促进回流。目前，

充气压力治疗在临床广泛应用,以促进静脉回流、减轻肿胀,预防深静脉血栓形成。

③ 肌力训练:固定部位的肌肉有节奏地等长收缩练习,可以预防失用性肌肉萎缩及肌腱、肌肉与周围组织间的粘连,并对骨折远端产生向近端靠近的牵引力,这种应力刺激有利于骨折愈合。肌肉收缩应有节奏地缓慢进行,尽最大力量收缩,然后放松,每日训练 3 次,每次 5～10 min,以不引起疲劳为宜。健侧肢体与躯干各肌群的肌力练习可采取等张收缩练习及等张抗阻练习。患肢未受累部位的肌群可根据具体情况选择等长或等张收缩练习,以不影响骨折的复位与固定为前提。

④ 关节活动度训练:健侧肢体和患肢非固定关节的被动及主动训练在术后麻醉反应解除后即可进行,上肢应注意肩关节外展、外旋及手掌指关节、指间关节的屈伸练习,下肢应注意踝关节的背屈运动。每日训练 3 次,每次 5～10 min,关节活动范围逐渐加大。固定关节也应尽早进行关节活动度练习,特别是骨折累及关节面时更易产生关节内粘连,遗留严重的关节功能障碍。为减轻障碍程度,固定 2～3 周,应每日短时解除外固定,在保护下进行受累关节不负重的主动运动,并逐步增加关节活动范围,运动后继续维持固定。这种相应关节面的研磨还能促进关节软骨的修复、关节面的塑形并减少关节内的粘连。

⑤ 日常活动和呼吸训练:应鼓励患者尽早离床,绝对卧床患者需每日做床上保健操,以改善全身状况,预防失用性综合征、压力性损伤等的发生。

⑥ 长期卧床的患者,尤其是老年人及骨折较严重者易并发坠积性肺炎,可通过呼吸训练和背部叩击排痰训练来预防。

⑦ 物理因子治疗:超短波疗法、低频磁疗、超声波、高电位治疗、冲击波等均可促进成骨,加速骨折愈合,对软组织较薄部位的骨折(如手、足部骨折)更适合用低频磁场治疗,而深部骨折则适用于超短波治疗。这些治疗可在石膏或夹板外进行,但有金属内固定时禁忌使用。经皮神经电刺激疗法能有效预防肌肉萎缩,温热疗法至少需在术后或伤后 48 h 进行,疼痛、肿胀明显者应使用冷冻疗法。音频电疗和超声波治疗可减少瘢痕和粘连。

(2)骨折愈合中期(骨折后 3～8 周)。

① 此期上肢肿胀逐渐消退,疼痛减轻,骨折断端有纤维连结,并逐渐形成骨痂,骨折处日趋稳定。本期进行康复训练的目的是促进骨痂的形成,逐渐增加关节活动范围,增加肌肉力量,提高肢体活动能力,改善日常生活活动能力,尽可能恢复部分工作能力。

② 关节活动度训练:尽可能鼓励患者进行受累关节各个运动轴方向的主动运动,轻柔牵伸挛缩、粘连的关节周围组织,每个动作重复多遍,每日 3～5 次。运动幅度应逐渐加大,遵循循序渐进原则。当外固定刚去除时,可先采用主动助力运动,以后随着关节活动范围的增加而相应减少助力。若关节挛缩、粘连严重,且骨折愈合情况许可,可给予被动运动,动作应平稳、缓和、有节奏,运动方向与范围符合其解剖及生理功能,以不引起明显疼痛及肌肉痉挛为宜,避免再骨折,可配合器械或支架进行辅助训练。

③ 肌力训练:逐步增加肌肉训练强度,引起肌肉的适度疲劳。外固定解除后,可逐步由等长收缩练习过渡到等张收缩练习及等张抗阻练习。当肌力为 0～1 级时,可采用水疗、按摩、生物反馈电刺激、经皮神经电刺激、主动助力运动等;当肌力为 2～3 级时,以主动运动或主动助力运动为主,辅以水疗、经皮神经电刺激等;当肌力达到 4 级时,应进行抗阻练习,但需保护骨折处,避免再次骨折。

④ 物理因子疗法:红外线、蜡疗等热效应治疗可作为手法治疗前的辅助治疗,以促进血液循环、软化瘢痕;紫外线照射可促进钙盐沉积和镇痛;音频电疗、超声波疗法能软化瘢痕、松解粘连。

⑤ 改善日常生活活动能力训练及工作能力训练:尽早进行作业治疗,并逐步进行职业训练,注重平衡性和协调性练习,改善患者的日常生活活动能力及工作能力。

(3)骨折愈合后期(骨折后 8～12 周)。

此期骨性骨痂已逐步形成,骨骼有了一定的支撑力,但可能仍存在关节活动范围受限、肌肉萎缩等问题。此期训练的目的是消除残存肿胀,进一步减轻瘢痕挛缩、粘连,最大限度恢复关节活动范围,增加肌力,恢复肢体功能,使患者的日常生活活动能力、工作能力接近正常,重返家庭及工作。

骨折从临床愈合到骨性愈合需要相当长的时间,功能训练的时间和强度应循序渐进,逐步使患者适应,既不能超前,也不能滞后。要根据患者的体征及影像学表现判定是否骨折愈合,确定能够适应地运动。若骨折尚未愈合,过早使用患肢,会影响骨折的对位对线,最终畸形愈合。

① 肌力训练:根据肌力情况选择肌力训练方式,此阶段可逐步进行等张抗阻训练,有条件者可进行等速训练。

② 关节活动度训练:除继续进行前期的关节主动运动、主动助力运动、被动运动外,若仍存在关节活动度受限,可进行关节功能牵引、关节松动等。关节功能牵引是将受累关节的近端固定,远端沿正常的关节活动方向加以适当力量进行牵引,使关节周围的软组织在其弹性范围内得到牵伸,牵引力量以患者感到可耐受的酸痛但不产生肌肉痉挛为宜,每日 2～3 次,每次 10～15 min。对于关节中度或重度挛缩者,可在牵引后配合使用夹板或支具,进行持续牵伸,减少纤维组织回缩,维持治疗效果。对僵硬的关节,可配合热疗进行手法松动,即关节松动技术。治疗师一只手固定关节近端,另一只手握住关节远端,在轻度牵引下,按其远端需要的运动方向松动,使组成关节的骨端能在关节囊和韧带等软组织的弹性范围内发生移动。

③ 负重练习及步态训练:若上肢骨折,在不影响骨折固定及全身情况下,伤后即可尽早下地进行步行训练。若下肢骨折,需根据骨折的类型、固定的方式及骨科医生的随访决定何时开始负重练习,并遵循由不负重逐步过渡到部分负重、充分负重的原则进行负重训练。若患者能充分负重,可做提踵练习、半蹲起立练习等以增加负重肌力。在站立练习的基础上,依次作不负重、部分负重、充分负重的步行练习,并从持双拐步行逐步

过渡到健侧单拐、单手杖、脱拐步行。此期也应加强站立位平衡训练,可进行重力转移训练,由双侧重力转移过渡到单侧重力转移,由矢状面不稳定平面过渡到冠状面,以训练患者的平衡能力。当患者获得了一定的动态稳定性后还可运用平衡系统训练仪进一步提高患者的平衡性。

④ 日常生活活动能力及工作能力训练:逐步增加日常生活活动能力训练和职业训练的方式和强度,并尝试重返家庭或工作岗位;逐步恢复体育运动,根据不同部位的骨折选择运动项目及运动强度,并逐步增加运动量。

3. 并发症护理

骨折后常见的并发症有功能障碍、周围神经损伤、骨筋膜室综合征、深静脉血栓和压力性损伤等。

(1)周围血管功能障碍:外固定过紧、软组织肿胀压迫、骨折移位压迫血管、止血带应用时间过长、不当的手法复位对血管的牵拉挤压等可引起周围血管功能障碍,表现为皮肤发绀、患肢肿胀加重、肢体末端疼痛、皮温降低以及感觉和运动功能障碍。肱骨外髁颈易损伤腋动脉,肱骨干中下 1/3 交界处骨折易损伤肱动脉。

(2)周围神经损伤:锐器伤、撕裂伤、火器伤等可直接损伤周围神经,牵拉伤、骨折断端的挤压或挫伤、手术及手法治疗不当引起医源性损伤等亦可引起周围神经受损。锁骨骨折易损伤臂丛神经,肱骨中下 1/3 交界处骨折易损伤桡神经,肱骨近端骨折易损伤腋神经,肱骨髁上骨折易损伤正中神经,尺骨鹰嘴骨折易损伤尺神经,腓骨颈部骨折易损伤腓总神经。

(3)骨筋膜室综合征:由骨、骨间膜、肌间隔和深筋膜组成的骨筋膜室内的肌肉和神经因急性缺血而引起的一系列病理改变,主要为不同程度的肌肉坏死和神经受损,从而引起相应的症状和体征,多见于前臂掌侧和小腿。骨折后血肿和组织水肿使骨筋膜室内内容物体积增加,而外包扎过紧、局部压迫等使骨筋膜室容积减小,导致骨筋膜室内压力升高,若不及时诊断和处理,可迅速发展为骨筋膜室综合征,引起坏死甚至坏疽,造成肢体残疾,如有大量毒素进入血液循环,可致休克、心律不齐、急性肾功能衰竭。

4. 健康教育

(1)心理调适:患者因意外受伤,常常自责,并顾虑手术效果,担忧骨折预后,易产生焦虑、恐惧心理,常寄希望于有最好的药或最好的康复方法,在最短的时间内,恢复至最佳状况。应给予耐心开导,介绍骨折的治疗和康复训练方法、可能的预后等,并给予悉心地照顾,以减轻或消除患者的心理问题。鼓励患者调适好心理状态,积极参与康复训练,但也不能急于求成,正确地按指导进行康复训练。

(2)饮食:绝大部分骨折患者食欲下降,易便秘,所以需给予易消化的食物,鼓励多吃蔬菜和水果。老年人常伴有骨质疏松,骨折后也易引起失用性骨质疏松,宜给予高钙饮食,必要时补充维生素 D 和钙剂,甚至是接受专业的骨质疏松用药。适量的高蛋白、高热量饮食有助于骨折后愈合和软组织修复。骨折后患者体内的锌、铁、锰等微量元素

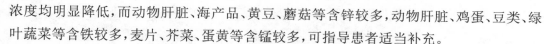

浓度均明显降低,而动物肝脏、海产品、黄豆、蘑菇等含锌较多,动物肝脏、鸡蛋、豆类、绿叶蔬菜等含铁较多,麦片、芥菜、蛋黄等含锰较多,可指导患者适当补充。

（3）自我观察病情指导:患者自我观察病情,特别是观察远端皮肤有无发绀、发凉,有无疼痛和感觉异常等,及早发现潜在的并发症,尽早就医。

（4）自我护理指导:患者进行日常生活活动的自我护理,尽早生活独立。皮肤的清洁护理非常重要,以避免局部感染的发生,尤其是带有外固定者,并需注意避免外固定引起的压力性损伤。

（5）准确进行功能锻炼指导:患者进行相关的活动度、肌力、坐位、站立位、步行等功能训练,特别是要牢记锻炼中的注意事项,避免因不恰当的锻炼引起意外的发生。功能训练还需遵循循序渐进的原则,运动范围由小到大,次数由少到多,时间由短到长,强度由弱到强,锻炼以不感到疲劳、骨折部位无疼痛为度。

（6）指导患者定期随访:一般患者术后1个月、3个月、6个月于骨科复诊,了解骨折愈合情况。若有石膏外固定者,术后1周复诊,确定是否需要更换石膏、调整石膏的松紧度。进行功能锻炼者,需每1～2周到康复科随访,由专业人员给予功能训练的指导,了解当前的训练状况及功能恢复情况,及时调整训练方案。

（二）腰椎间盘突出症康复护理

腰椎间盘突出症(Lumbardischerniation, LDH)是由于椎间盘变性、纤维环破裂,髓核突出刺激或压迫神经根所表现的一种综合征。腰椎间盘突出症是骨伤科的常见病、多发病,是下腰痛常见的原因之一,好发于青壮年,男性患者多于女性患者。在腰椎间盘突出症的患者中,多见L4-L5、L5-S1椎间盘突出,占90%以上,随着年龄的增长,L2-L3、L3-L4发生突出的危险性增加。病理上将腰椎间盘突出分为未破型(退行型、膨出型、突出型)和破裂型(脱出后纵韧带下型、脱出后纵韧带后型、游离型),分别占73%和27%。未破型和脱出后纵韧带下型采用非手术治疗可取得满意疗效,脱出后纵韧带后型、游离型应以手术治疗为主。掌握腰椎间盘突出症的分型,可以选择正确治疗方法。

1. 治疗原则

在腰椎间盘突出症的治疗中,约80%的患者可经非手术治疗得到缓解和治愈。

（1）卧床休息:急性期卧床休息,减轻负重,缓解疼痛。

（2）腰椎牵引:腰椎牵引可以使椎间隙增宽,椎管容积增加,有利于突出物回纳,减轻对神经根的压力,松解神经根周围的软组织,缓解肌肉痉挛。

（3）腰背肌训练:可利用五点支撑法,即患者仰卧,用头部、双肘及两足撑起全身,使背部尽力挺起后伸;三点支撑法即患者取仰卧位,双臂置于胸前,用头及足部撑起全身,使背部尽力挺起后伸。

（4）物理因子治疗:具有镇痛、消炎、促进组织再生等作用,如超短波、红外线等物理因子治疗。

（5）手法治疗：利用推拿、按摩、筋膜放松疗法、关节松动、肌肉牵伸等技术，使患者自己进行肌肉等长收缩，降低肌肉张力，重获软组织的柔韧性，恢复其正常功能。

（6）传统中医疗法：拔管、针灸等疗法方法，可以消炎、消肿、减轻疼痛、促进血液循环。

2. 康复护理措施

（1）卧硬床休息和制动：腰椎间盘的压力在坐位时最高，站位时居中，平卧位时最低。通常卧硬床，绝对卧床最好不超过1周，患者卧床休息一段时间后，随着症状改善，应尽可能下床做一些简单的日常活动动作。

（2）腰椎牵引。

作用机制：① 缓解腰背部肌肉痉挛，纠正脊柱侧凸。② 增加椎间隙，使突出物充分还纳，减轻对神经根的压迫。③ 椎间孔变大，上下关节突关节间隙增宽，减轻对关节滑膜的挤压，缓解疼痛。④ 松解神经根粘连，改善神经的运动和感觉功能。

应用原则：① 急性期腰痛和患侧下肢剧烈疼痛的患者一般不急于牵引治疗，待卧床休息和药物治疗使疼痛减轻后再行牵引治疗。② 对于侧隐窝狭窄明显、下肢直腿抬高角度小于30°的患者，可行慢速牵引，慢速牵引1～2次，如果患者腰痛和患侧下肢疼痛减轻，可行快速牵引。③ 慢速牵引5～7次或快速牵引2次疼痛无缓解，改用其他方法治疗。

根据牵引的重量和持续时间可分为快速牵引（Rapid traction）和慢速牵引（Slow traction）。

物理治疗：常用的疗法有局部冰敷、直流药物离子导入、超短波治疗、红外线治疗、石蜡治疗、温水浴等。

手法治疗：是国外物理治疗师治疗下腰痛的常用方法，其治疗作用主要是恢复脊柱的力学平衡，缓解疼痛。各种手法治疗各成体系，西医中 Mckenzie 脊柱力学治疗法和 Maitland 脊柱关节松动术较为常用；中医的推拿手法比较普遍，常用的方法有抚摩腰部法、推揉舒筋法和推拿神经根法等。

运动治疗：可采用体位疗法、肌力训练、康复训练等方法。

① 体位疗法：根据腰椎间盘突出的病因不同，分别采用不同的体位。开始为第1式，可能仅仅维持数分钟，逐步增加1～2 h，上升至第2式。升级标准为维持此姿势1～2 h无不适，1～2 d可升1级。

② 肌力训练：当神经根刺激症状消除后，应开始进行腰背肌和腹肌的肌力训练。使患者通过系统锻炼，逐步形成强有力的"肌肉背心"，增强脊椎的稳定性，巩固疗效，预防复发。常用的方法有 Mckenzie 式背伸肌训练和 Williams 式前屈肌训练等，适用于疾病的亚急性期和慢性期。

腰椎间盘突出症患者躯干肌肉训练时，应将屈、伸肌作综合考虑。在全面增强的同时，注意两者的平衡，对肌力偏弱的一方进行重点训练，同时考虑腰椎前凸弧度。前凸过小需要增大时,宜偏重伸肌训练;前凸过大需纠正并减小骶骨前倾角度时,需要着重屈肌训练。在脊柱损伤、椎间盘病变或手术后,需要及早进行腹背肌训练,注意不宜使脊柱屈曲或过伸,防止椎间隙变异导致椎间盘内压力增加。当神经根刺激症状消除后,宜做腰椎的柔韧性练习,以牵引挛缩粘连组织,恢复腰椎活动度,包括腰椎屈曲、左右侧弯及左右旋转运动。节奏应平稳、缓慢,幅度尽量大,以不引起明显疼痛为度。

③ 康复训练:早期练习方法主要是腰背肌练习。五点支撑法:患者采用仰卧位,用头、双肘及双足跟着床,臀部离床,腹部前凸,以5个点为支撑抬起后放下,重复进行。三点支撑法:即患者采用仰卧位,双手抱头,用头和双足跟支撑身体抬起臀部。飞燕式:患者采用俯卧位,双手后伸至臀部,以腹部为支撑点,胸部和双下肢同时抬离床面。

恢复期练习方法如下。体前屈练习:身体开立,两足等肩宽,以髋关节为轴心,身体上部尽量前倾,双手扶于腰的两侧或自然下垂,使手向地面逐渐接近;做1～2 min还原,重复3～5次。体后伸练习:身体开立,两足等肩宽,双手托扶于臀部或腰间,身体上部尽量伸展后倾;维持1～2 min还原,重复3～5次。体侧弯练习:身体开立,两足等肩宽,两手叉腰,身体上部以腰为轴心向左侧或右侧弯曲,重复6～8次。弓步行走:右脚向前迈一大步,膝关节弯曲,角度大于90°,左腿在后绷直,然后迈左腿成左弓箭步,双腿交替向前行走,挺胸抬头,上体直立,自然摆臂;每次练习5～10 min,每天2次。后伸腿练习:双手扶住桌边或者床头,挺胸抬头,双腿伸直交替进行后伸摆动,每次3～5 min,每天1～2次。蹬足练习:取仰卧位,右髋及右膝关节屈曲,足背勾紧,足跟向斜上方用力蹬出,大约5 s;双腿交替进行,每侧下肢做20～30次。伸腰练习:身体开立,两足等肩宽,双手上举或扶腰,同时后伸身体,主要活动腰部,重复8～10次。

④ 心理康复:多与患者交流,了解患者的心理状态。及时告诉患者症状、体征缓解情况,用实际疗效鼓励患者坚持康复治疗。

3. 并发症预防及护理

(1)血管损伤:大血管损伤是此病手术可能危及生命的重大并发症,多发生于后路手术。在L4-5平面左前方易损伤腹主动脉和髂总动脉,发生率最高;在L5-S1平面则易损伤髂动静脉。前路手术也可造成大血管损伤,以静脉多见。

① 患者术后数小时内突然发生休克,多为失血性休克,表现为面色苍白、四肢冰冷、血压骤降等,应立即向医生报告。

② 给予吸氧、心电监护,维持两条以上静脉通路的通畅。

③ 严密观察神志意识、面色、血压、脉搏、尿量、皮肤弹性等变化,同时检查血型,备血,为再次急症手术做好准备。

(2)椎间盘炎:椎间盘组织缺乏血供,容易发生感染引起椎间盘炎。若术后原腰腿痛症状消失,而术后4～10 d又出现较前更剧烈的腰痛,血沉增快,则是椎间隙感染的表现。

① 依据药敏试验结果选用抗生素。必要时行椎间隙冲洗,彻底清除坏死组织。

② 保持切口敷料干燥,引流通畅。鼓励患者吃高蛋白、高热量、富含维生素的食物。

③ 合并糖尿病的患者,术前、术后积极控制血糖,合理膳食,保证营养,增强机体抵抗力,促进切口愈合。

（3）神经损伤:若双下肢进行性麻木、小腿肌力减退、大小便失禁、会阴部麻木、足背感觉异常,应高度警惕马尾神经损伤的可能。

① 依据医嘱给予地塞米松、甲泼尼龙和弥可保等药物,以减轻神经根水肿、营养神经,促进功能恢复。

② 有尿失禁或尿潴留症状患者应留置导尿,定时开放尿管,每 2 h 开放 1 次。

③ 鼓励协助患者做双下肢主动或被动功能锻炼。

（4）深静脉栓塞:多发生于下肢静脉,可合并肺栓塞死亡,做前路手术,深静脉栓塞的发生率较高。

① 观察肢体肿胀情况,可抬高患肢 20°～30°。

② 嘱患者切忌用手按摩和摩擦患肢,以免血栓脱落造成肺动脉栓塞。

③ 观察肢体活动情况,配合医生正确使用抗凝剂,并观察效果,指导患者进行肢体功能锻炼。

4. 健康教育

（1）用药指导:常用的药物有如下几种。

① 非甾体抗炎药,如乙酰氨基酚、双氯芬酸钠。② 有肌痉挛的患者可以加用肌肉松弛剂,如氯唑沙宗。③ 脱水剂,在腰椎间盘突出症急性期有神经根水肿时使用,如利尿剂、甘露醇。④ 辅助性镇痛药,包括抗抑郁药、抗痉挛药、抗惊厥药等。

（2）健康指导:让患者了解并维持正确的姿势。在卧位时屈髋屈膝,两腿分开,大腿下垫枕;在仰卧位时在膝、腿下垫枕;在俯卧位时于腹部及踝部垫薄枕,使脊柱肌肉放松。行走时抬头、挺胸、收腹,使腹肌有助于支持腰部。坐时使用脚踏,使膝与髋保持同一水平,身体靠向椅背。站立时应尽量使腰部平坦伸直,收腹提臀。

（3）日常生活指导:腰椎间盘突出症是运动系统疾病,应让患者减少运动,放松休息。应使患者保持良好的生活习惯,防止腰腿受凉和过度劳累,避免搬重物、穿高跟鞋或缩短穿着时间。患者饮食应均衡,蛋白质、钙、维生素含量宜高,脂肪、胆固醇含量宜低。教育患者戒烟。

（4）运动指导:腰椎间盘突出症的基本病因是腰椎间盘退变、腰部外伤或积累劳损。锻炼的同时加强营养,减缓机体组织和器官的退行性病变,可进行倒走、打太极拳、做广播操、做健美操、游泳等训练。

（5）工作中指导:工作时应注意姿势正确、劳逸结合,不宜久坐久站,要定期更换姿势。驾驶员应有一个设计合理的座椅,保持坐姿的正确,避免或减少震动。腰部劳动强

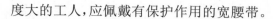

度大的工人,应佩戴有保护作用的宽腰带。

（6）手术后指导:术后鼓励患者在床上进行主动或被动双上肢(特别是肩关节)和双下肢关节功能锻炼、直腿抬高训练、踝关节主动背伸训练。术后一周应进行腰背肌和腹肌的锻炼,同时进行呼吸训练以促进换气。

二、操作培训:使用呼吸机患者(气管切开)吸痰技术(中心负压装置)

项目	总分	技术操作要求	评分标准	扣分
仪表	5	仪表、着装符合护士礼仪规范,戴手表、手套。	1项不合要求,扣2分。	
操作前准备	8	（1）洗手,戴口罩; （2）核对医嘱单、执行单; （3）备齐用物,用物放置合理、有序,依次检查所备物品,保证安全有效: ① 治疗车上层:执行单,吸痰连接管,治疗盘内备250 mL生理盐水1袋(注明湿化用和开启时间),20 mL空针内已抽取湿化液(注明湿化液和抽取时间),型号适宜的一次性无菌吸痰包(吸痰包内有吸痰管,治疗巾,一次性手套,如无吸痰包,用物需另备),治疗碗内放纱布1块,手电筒,听诊器,中心负压表; ② 治疗车下层:消毒瓶(内盛1∶1 000含氯消毒液,用于浸泡吸痰连接管头端),痰液引流瓶(内盛少量水,放置1片500 mg的含氯消毒片),速干手消毒剂,医疗垃圾袋,生活垃圾袋。	未核对,扣3分;其余1项不合要求,扣1分。	
安全评估	12	（1）备齐用物,携至床旁,核对患者,查看床头牌、手腕带与执行单是否一致; （2）了解患者的病情及痰量、性状、颜色情况,向患者解释吸痰的目的; （3）听诊双肺呼吸音; （4）评估气管插管(气管切开)是否固定妥善,是否通畅,呼吸机管道连接是否紧密; （5）观察并口述生命体征和氧饱和度; （6）观察呼吸机运转情况,确认吸氧浓度并调节纯氧2 min; （7）评估环境整洁,安静,光线明亮; （8）与患者沟通语言规范,态度和蔼。	未核对,扣3分;未查对床头牌、手腕带、患者,各扣2分;查对患者姓名不规范,扣2分。	

项目	总分	技术操作要求	评分标准	扣分
操作过程	65	（1）协助患者取安全舒适卧位； （2）悬挂消毒瓶和痰液引流瓶，妥善固定； （3）连接中心负压装置（吸痰连接管）； （4）调节负压（0.02～0.04 MPa）； （5）检查吸痰连接管道是否通畅，确认连接紧密后，将吸痰连接管头端放入消毒瓶内（勿浸入液面以下）； （6）打开吸痰管包，取出治疗巾，铺治疗巾于患者胸前，右手戴无菌手套； （7）左手持吸痰管外包装，右手取吸痰管并盘绕在手中，左手把吸痰管包装袋扔入黑色垃圾袋中并取出吸痰连接管； （8）将吸痰连接管与吸痰管连接，观察负压是否通畅； （9）再次核对患者； （10）再次观察生命体征和氧饱和度情况； （11）右手持吸痰管，左手分离呼吸机管道（接口处放在治疗巾上）； （12）左手控制负压，右手将吸痰管轻轻插入气管插管/气管切开，插管深度适宜，放开负压，吸痰时轻轻左右旋转吸痰管上提吸痰，避免反复提插； （13）吸痰过程中观察患者痰液情况（量、颜色、性状）、血氧饱和度、生命体征变化，与患者有交流； （14）吸痰结束，立即连接呼吸机管道，脱下右手套并将吸痰管包裹扔进医疗垃圾袋内； （15）如患者痰液黏稠不易吸引时，可在吸痰前滴入适量的湿化液进行湿化后再吸痰； （16）再调节纯氧 2 min； （17）用消毒液冲洗吸痰连接管（如需再次吸痰，应重新更换吸痰包）； （18）关闭负压，将吸痰连接管头端浸泡至消毒瓶内； （19）用纱布擦净人工气道周围的分泌物，撤一次性治疗巾； （20）消毒手，核对患者； （21）听诊双肺呼吸音，告知患者痰液情况； （22）观察患者的生命体征、氧饱和度情况、呼吸是否通畅，观察气管插管是否固定妥善，呼吸机运转情况，呼吸机管道紧密连接；	未核对1次，扣3分； 核对内容不全，少1项，扣1分； 查对患者姓名不规范，扣2分； 污染1次，扣5分； 分离呼吸机管道手法不正确，扣3分； 吸痰时，无菌与有菌概念不清，每次扣2分； 吸痰操作方法不规范，扣5分； 吸痰时未观察，扣5分； 未与患者交流，扣5分； 一次吸痰时间超过15 s，扣5分； 沾湿床单位、盖被或工作面不洁，每次扣2分； 其余1项不合要求，扣1分。	

项目	总分	技术操作要求	评分标准	扣分
		（23）确认呼吸机氧浓度恢复至原来浓度； （24）签名。		
操作后	5	（1）协助患者取舒适卧位，整理床单位、盖被； （2）整理用物，按垃圾分类处理用物正确； （3）洗手，记录吸痰效果及痰液性状、颜色、量。	1项不合要求，扣1分。	
评价	5	（1）患者体征及痰液清理情况良好，无特殊不适； （2）操作熟练，方法正确、节力、有效； （3）操作时间6 min。	操作不熟练，扣2分； 操作时间每延长30 s，扣1分。	
合计	100			

（1）吸痰的注意事项。

① 操作动作应轻柔、准确、快速，每次吸痰时间不超过15 s，连续吸痰不得超过3次，吸痰间隔予以纯氧吸入。

② 注意吸痰管插入是否顺利，遇到阻力时应分析原因，不可粗暴盲插。

③ 吸痰管最大外径不能超过气管套管内径的1/2，负压不可过大，进吸痰管时不可给予负压，以免损伤患者气道。

④ 注意保持呼吸机接头不被污染，戴无菌手套的手不被污染。

⑤ 冲洗水瓶应分别注明气管插管、口鼻腔之用，不能混用。

⑥ 吸痰过程中应当密切观察患者的病情变化，如有心率、血压、呼吸、血氧饱和度的明显改变时，应当停止吸痰，立即接呼吸机通气并给予纯氧吸入。

（2）吸痰的并发症。

① 有低氧血症。

② 呼吸道黏膜损伤。

③ 心律失常。

④ 气道痉挛。

· 第四周培训内容 ·

一、应急预案：患者非计划性拔管应急预案

（1）护理人员应认真评估患者的意识状态及合作程度，确定患者是否存在管路滑脱的风险。

（2）插管时，导管插入深度符合要求，做好标识（置入导管的日期、时间），按无菌技术原则定时更换引流瓶（袋）并妥善固定，防止管道脱出。

（3）做好宣教,告知患者及家属留置管道的目的、意义、注意事项,使其充分了解预防管道滑脱的重要性,取得配合。

（4）对意识不清、躁动等不配合的患者,在家属同意情况下适当使用约束带,防止自行拔管,必要时遵医嘱给予镇静剂。

（5）在置管过程中,护理人员应注意观察患者意识、面色、生命体征等变化,观察引流液的颜色、性质、量。

（6）对外出检查或下床活动的患者,应认真检查导管接口处是否衔接牢固,并告知患者及家属注意避免牵拉。

（7）护士应及时巡视病房,仔细观察导管各连接是否紧密、牢固、固定良好,加强巡视,动态监测,并做好记录。

（8）保持管道引流通畅,避免折叠、受压。

（9）若出现导管脱落,按照导管脱落应急预案程序执行。

（10）患者发生管路滑脱的处理流程如下图所示。

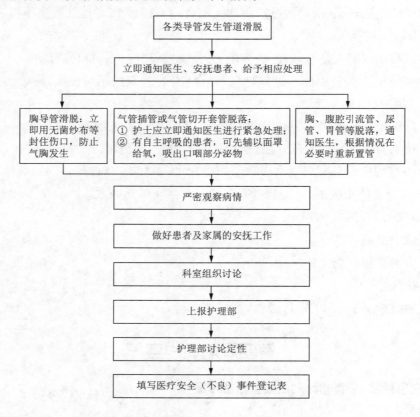

二、专科知识培训

（一）如何预防坠积性肺炎

1. 心理护理

有效沟通，取得患者与家属配合。

2. 环境与休息

（1）为患者提供安静、舒适的病室环境，保持室内空气清新、洁净，每天开窗通风2～3次。维持室温（18 ℃～20 ℃）和湿度（50%～60%），以充分发挥呼吸道的自然防御功能。

（2）使患者保持舒适体位，采取坐位或半坐位有助于改善呼吸和咳嗽排痰。

3. 饮食与饮水

（1）给予高热量饮食，适当增加蛋白质和维生素，尤其是维生素C及维生素E的摄入；避免油腻、辛辣刺激的食物。

（2）如患者无心、肾功能障碍，应给予充足的水分，使每天饮水量达到1.5～2 L，有利于呼吸道黏膜的湿润，使痰液稀释容易咳出。

4. 促进有效排痰

（1）深呼吸及有效咳嗽。

① 指导清醒患者正确咳嗽，及时排出呼吸道分泌物。具体做法：患者尽可能采取坐位，先进行深而慢的腹式呼吸5～6次，然后深吸气至膈肌完全下降，屏气3～5 s，继而缩唇，气体缓慢地经口肺内呼出，再深吸一口气屏气3～5 s，身体前倾，从胸腔进行2～3次短促有力的咳嗽，咳嗽时同时收缩腹肌，或用手按压上腹部，帮助痰液咳出，循环做2～3次。

② 清醒的患者鼓励其自行翻身、床上活动，有利于呼吸道分泌物的引流。护士协助不能自主变换体位者翻身，每2～3 h一次。

③ 指导清醒患者每日做深呼吸运动等呼吸功能锻炼，以利于肺部扩张。

④ 如病情允许，床头抬高30°～45°，防止误吸及反流。

（2）气道湿化：保持充足的液体入量，防止痰液黏稠。痰液黏稠不易咳出的患者，遵医嘱给予雾化吸入，一般以15～20 min为宜，雾化吸入后协助患者叩背。

（3）胸部叩击：是一种借助叩击所产生的震动和重力作用，使滞留在气道内的分泌物松动，并移行到中心气道，最后通过咳嗽排出体外的方法。该方法适用于久病体弱、长期卧床、排痰无力者。具体做法：患者采用侧卧位或在他人协助下取坐位，叩击者两手手指弯曲并拢，使掌侧呈杯状，以手腕力量，从肺底自下而上、由外而内、迅速而有节律地叩击胸壁，每一肺叶叩击1～3 min，叩击时发出一种空而深的拍击音则表明叩击手法正确。叩击时避开乳房、心脏、骨突部位及衣服拉链、纽扣等，叩击力量应适中，以患者不感觉头痛为宜。根据患者耐受情况每次叩击3～5 min为宜，在餐前30 min或餐后2 h进行，每日 3～5 次。

（4）体位引流：是利用重力作用使肺、支气管内分泌物排出体外的胸部物理疗法之一，又称为重力引流。

（5）机械吸痰：适用于痰液黏稠无力咳出、意识不清或建立人工气道者，可经患者的口、鼻、气管插管或气管切开进行负压吸痰。

注意事项如下。

① 每次吸引时间少于 15 s，两次抽吸间隔时间大于 3 min。

② 吸痰动作要迅速轻柔，将不适感降到最低。

③ 在吸痰前后适当提高吸入氧浓度，避免吸痰引起低氧血症。

④ 严格执行无菌操作，避免呼吸道交叉感染。

5. 做好患者保暖

寒冷可使患者气管血管收缩，黏膜上皮抵抗力下降，细菌容易侵入呼吸器官，因此要防止受凉引发呼吸道感染。

（二）颅脑损伤康复护理

颅脑损伤（Traumatic brain injury，TBI）是指头颅部（特别是脑）受到外来暴力打击所造成的脑部损伤，可导致意识障碍、记忆缺失及神经功能障碍。颅脑损伤具有损伤部位的多发性、损伤的复杂性等特点，其康复不仅涉及肢体运动功能的康复，更多地涉及对记忆力、注意力、思维等高级中枢功能的康复，因此更需要家庭成员了解和参与患者的康复训练和护理，使患者的功能得到最大限度的恢复。

1. 护理常规

（1）康复护理原则与目标。

康复护理原则：个体化方案、长期康复、全面康复、家属参与。

康复护理目标：颅脑损伤患者应遵循全面康复的原则，即从急诊到入院、从康复中心到社区及家庭进行全面系统的康复评定，制定个体化的康复方案，进行全面的康复训练和指导，使患者和家属积极参与，达到最大化的康复以减少并发症、减轻残疾，使患者尽早回归家庭及社会。

① 短期目标：尽最大限度提高患者的觉醒能力，防止各种并发症。

② 长期目标：最大限度地促进患者功能的恢复，提高生活质量，使患者最大限度地回归社会。

（2）康复护理。

全面康复护理：指导患者进行全面康复，在功能评定的基础上，合理安排康复治疗计划，制定切实可行的近期目标、中期目标和远期目标。既要选择适当的运动疗法进行反复训练，又必须进行认知、心理等其他康复训练，并且持之以恒。

综合康复护理。

① 维持营养，保持水、电解质平衡，以增强体质。

② 维持合理体位,头的位置不宜过低,应利于颅内静脉血回流。肢体置于功能位,尤其注意防止下肢屈曲挛缩和足下垂畸形。

③ 肢体被动活动和按摩:定时活动肢体各关节,在被动活动时动作要轻柔,以防损伤关节和发生骨折。

④ 患者的促醒:对昏迷患者有计划地进行感觉刺激,每一次与患者的接触过程中直接对患者说话就是一种有益的刺激。在患者耳边放录音机,以合适的音量播放其平时熟悉、喜爱的音乐、戏曲。

⑤ 肢体功能康复护理。

⑥ 日常生活练习:进行日常生活活动练习,以逐步达到生活自理。

(3) 心理康复护理:颅脑损伤常因突然发生的意外所致,致残率高,患者从过去健康的身体突然转变为肢体功能障碍、需要他人照顾,身体和心理方面面临了巨大的打击和压力,常表现出情绪低落、意志消沉、抑郁、悲观和焦虑,甚至会产生轻生的念头及其他异常的行为举止。对于情绪消极、行为障碍的患者,护理人员应多与其交谈,在情感上给予支持和同情,鼓励患者积极面对现实、树立信心,以积极的态度配合治疗,努力恢复和(或)代偿其失去的功能,早日回归家庭和社会。对患者进行行为矫正疗法,通过不断再学习,消除病态行为,建立健康行为,使患者能面对现实,学会放松,逐步消除恐惧、焦虑与抑郁。鼓励患者尽可能做力所能及的事情,逐步学会生活自理,融入社会。

2. 并发症预防及护理

(1) 预防压力性损伤:颅脑损伤患者的皮肤保护包括两个方面,一是预防压力性损伤,应用特殊的病床(如气垫床、水垫床)定时翻身,保持床单清洁、平整、干燥,骨突处和易受压部位要垫以棉垫,一旦发现皮肤发红或发生压力性损伤,应及时处理和治疗;二是避免因躁动不安引起的皮肤擦伤,必要时可应用有良好衬垫的石膏夹板保护踝部。

(2) 预防挛缩:及早进行关节的主动和被动活动,并维持良好的肢位和体位。

(3) 鼓励活动:颅脑损伤和其他神经疾病一样,不活动不仅使肌肉力量逐渐丧失,还导致心肺功能障碍。除加强身体的支持治疗外,更重要的是对患者进行适当刺激,鼓励其尽早参与自身照顾活动,如在床上翻身;及早下床是增强肌力、恢复心肺功能、防止挛缩畸形和缓解皮肤压力等一系列重要康复措施的起始点。

(4) 预防并发症的康复护理:可进行早期功能训练、被动运动和按摩肢体,预防关节挛缩、肩手综合征、肩关节半脱位、直立性低血压、肾静脉血栓、肺部感染等并发症。

3. 健康教育

(1) 急性期。

颅脑损伤是因外界暴力作用于头部而引起,由于发病突然,患者有不同程度的意识障碍,家属难以接受现状,表现为急躁、恐慌和不知所措。另外,多数颅脑损伤患者均有不同程度的原发性昏迷,失去自我表达能力、接受能力,教育对象主要是家属,教育内容包括颅脑损伤疾病相关知识、病情观察合作要点、饮食指导、体位指导、气管切开护理指导、各种管道护理指导、康复训练指导、输液指导、用药指导以及对并发症的预防和处理等。

（2）恢复期。

① 教育家属及患者树立战胜疾病的信心，正确面对现实，积极配合康复训练，争取早日康复。

② 在训练过程中讲解相关训练技巧、方法等，使其了解功能康复是一个缓慢渐进的过程，需要有足够的信心、耐心，使家属及患者主动协助医护人员对患者实施康复训练，提高患者的康复质量和生活质量。

③ 对自我健康维护的指导，指导患者及家属掌握日常生活自理方面的护理技能，积极进行关节活动训练、言语训练、吞咽训练；患者学习生活自理，自己洗脸、刷牙、梳头、洗澡等。

④ 指导合理营养，安排清淡、高蛋白、高热能、低脂肪、易消化、富含维生素的膳食，提高患者的抵抗力，减少并发症，促进康复，缩短住院时间。

患者家属承担着对患者长期照顾的责任，其对相关知识的了解和掌握直接影响患者的康复和生活质量。如患者后遗认知障碍，根据患者家属在患者出院前对健康教育的需求，把家属纳入健康教育对象，为他们提供需要掌握和了解的相关消息。

三、出科考试：理论技能操作考核

四、实习生出科讲评总结

中英文缩写对照

英文缩写/单词	中文全称
COPD	慢性阻塞性肺疾病
AECOPD	慢性阻塞性肺疾病急性加重期
ARDS	急性呼吸窘迫综合征
PEEP	呼气终末正压
PCO_2	血二氧化碳分压
CVP	中心静脉压
ATN	急性肾小球坏死
cmH_2O	厘米水柱
AF	房颤
CVC	中心静脉导管
CMV	容量控制通气
AMV	容量辅助通气
IPPV	间歇正压控制通气
PCV	压力控制通气
PSV/ASV	压力辅助通气
SIMV	同步间歇指令通气
BIPAP	气道双向正压通气
CPAP	持续气道正压
APRV	气道压力释放通气
VT	潮气量
Rate	呼吸频率
I:E	吸气呼气时间比,简称吸/呼
PS	吸气压力
FiO_2	吸入氧浓度

续表

英文缩写/单词	中文全称
Trigger Sensitivity	触发灵敏度
SIgA	分泌型免疫球蛋白
RBC	红细胞
HGB	血红蛋白
WBC	白细胞
PLT	血小板
PCA	自控镇痛系统